Nicola J. Petty | Dionne Ryder
Foreword by Jeremy Lewis

Musculoskeletal Examination and Assessment
A Handbook for Therapists
Fifth Edition

肌肉骨骼检查和评估

（第5版）

主　编　〔英〕　妮可拉·J.佩蒂
　　　　　　　　戴欧妮·瑞德

主　译　肖　波

天 津 出 版 传 媒 集 团
天津科技翻译出版有限公司

著作权合同登记号：图字：02-2019-356

图书在版编目（CIP）数据

肌肉骨骼检查和评估 /（英）妮可拉·
J. 佩蒂 (Nicola J. Petty),（英）戴欧妮·瑞德
(Dionne Ryder) 主编；肖波主译 . — 天津：天津科技
翻译出版有限公司 , 2024.3
书名原文：Musculoskeletal Examination and
Assessment:A Handbook for Therapists
ISBN 978-7-5433-4292-7

Ⅰ.①肌… Ⅱ.①妮… ②戴… ③肖… Ⅲ.①肌肉
骨骼系统 Ⅳ.① R680.5-62

中国版本图书馆 CIP 数据核字 (2022) 第 208299 号

Elsevier(Singapore)Pte Ltd.
3 Killiney Road, #08-01 Winsland House I, Singapore 239519
Tel: (65)6349-0200; Fax: (65)6733-1817

Musculoskeletal Examination and Assessment: A Handbook for Therapists，5E
Copyright © 2018 Elsevier Ltd. All rights reserved.
First edition 1997, Second edition 2001, Third edition 2006, Fourth edition 2011, Fifth edition 2018
ISBN: 9780702067174

This Translation of Musculoskeletal Examination and Assessment: A Handbook for Therapists, 5E by Nicola J. Petty and Dionne Ryder was undertaken by Tianjin Science & Technology Translation & Publishing Co., Ltd. and is published by arrangement with Elsevier (Singapore) Pte Ltd.

Musculoskeletal Examination and Assessment: A Handbook for Therapists, 5E by Nicola J. Petty and Dionne Ryder
由天津科技翻译出版有限公司进行翻译，并根据天津科技翻译出版有限公司与爱思唯尔（新加坡）私人有限公司的协议约定出版。

《肌肉骨骼检查和评估》（第 5 版）（肖波主译）
ISBN: 978-7-5433-4292-7
Copyright © 2024 by Elsevier (Singapore) Pte Ltd. and Tianjin Science & Technology Translation & Publishing Co., Ltd.

注意

　　本译本由天津科技翻译出版有限公司完成。相关从业及研究人员必须凭借其自身经验和知识对文中描述的信息数据、方法策略、搭配组合、实验操作进行评估和使用。由于医学科学发展迅速，临床诊断和给药剂量尤其需要经过独立验证。在法律允许的最大范围内，爱思唯尔、译文的原文作者、原文编辑及原文内容提供者均不对译文或因产品责任、疏忽或其他操作造成的人身及(或)财产伤害及(或)损失承担责任，亦不对由于使用文中提到的方法、产品、说明或思想而导致的人身及(或)财产伤害及(或 损失承担责任。

授权单位：Elsevier（Singapore）Pte Ltd.
出　　　版：天津科技翻译出版有限公司
出 版 人：刘子媛
地　　　址：天津市南开区白堤路 244 号
邮政编码：300192
电　　话：022-87894896
传　　真：022-87893237
网　　址：www.tsttpc.com
印　　刷：天津新华印务有限公司
发　　行：全国新华书店
版本记录：787mm×1092mm　16 开本　30 印张　600 千字
　　　　　2024 年 3 月第 1 版　　2024 年 3 月第 1 次印刷
定　　价：180.00 元

（如发现印装问题，可与出版社调换）

译校者名单

主　译　肖　波

译校者（按姓氏汉语拼音排序）

毕方方　中山大学附属第五医院

陈　锶　中南大学湘雅医院

胡　静　河北医科大学第二附属医院

李　静　中南大学湘雅医院

肖　波　中南大学湘雅医院

肖　飞　重庆医科大学第一附属医院

徐严明　四川大学华西医院

杨　欢　中南大学湘雅医院

赵　哲　河北医科大学第二附属医院

赵玉英　山东大学齐鲁医院

张　旻　华中科技大学附属同济医院

张如旭　中南大学湘雅三医院

周瑾瑕　中南大学湘雅医院

编者名单

■ ■

COLLEEN BALSTON, BSc(Hons) MSc MMACP FHEA

Senior Lecturer, Department of Allied Health Professions and Midwifery, School of Health and Social Work, University of Hertfordshire, Hatfield, UK

KIERAN BARNARD, BSc(Hons) MSc MCSP MMACP

Advanced Practitioner Physiotherapist, Hip and Knee Clinical Lead, Sussex MSK Partnership, Brighton, UK; Private Practitioner, Flex Physiotherapy, Horsham, UK

HELEN COWGILL, BSc(Hons) MMACP MCSP

Clinical Director, TMJ Physio, London; Clinical Lead Physiotherapist, Department of Physiotherapy, Kings College Hospital NHS Foundation Trust, London; Invited Lecturer, Kings College London, London; Liverpool University, Liverpool and Coventry University, Coventry, UK

LINDA A. EXELBY, BSc GradDip (Man Ther) FMACP

Clinician at Fontwell and Southbourne Physiotherapy Clinics. Eastergate nr Chichester, UK. Invited Lecturer, Department of Allied Health Professions and Midwifery, School of Health and Social Work, University of Hertfordshire, Hatfield, UK

GAIL FORRESTER-GALE, BSc(Hons) MSc PGCertEd SFHEA MMACP

Senior Lecturer, Physiotherapy Department, School of Health, Faculty of Health and Life Sciences, Coventry University, Coventry, UK

KEVIN HALL, BSc(Hons) MSc MMACP

Advanced Practitioner, Western Sussex Hospitals NHS Foundation Trust, West Sussex; NIHR Clinical Doctoral Fellowship, University of Brighton and Western Sussex Hospitals NHS Foundation Trust, UK

ANDREA MOULSON, BSc(Hons) MA MSc (NMS Physiotherapy) PGCert (Learning and Teaching) MMACP

Senior Lecturer in Physiotherapy, Department of Allied Health Professions and Midwifery, School of Health and Social Work, University of Hertfordshire, Hatfield, UK; Extended Scope Practitioner, Physiotherapy Department, The Hillingdon Hospital Trust, Hillingdon, Middlesex, UK

NICOLA J. PETTY, DPT MSc GradDipPhys FMACP FHEA

Associate Professor, School of Health Sciences, University of Brighton, Eastbourne, UK

COLETTE RIDEHALGH, BSc(Hons) MSc PhD MMACP

Senior Lecturer, School of Health Sciences, University of Brighton, Eastbourne, East Sussex, UK

DIONNE RYDER, MSc(Manipulative Therapy) MMACP PGCert (Learning and Teaching) FHEA

Senior Lecturer, Department of Allied Health Professions and Midwifery, School of Health and Social Work, University of Hertfordshire, Hatfield, UK

BILL TAYLOR, MSc GradDip(Adv Man Ther (Canada))

Director, Taylor Physiotherapy, Edinburgh, UK; Visiting Lecturer, Edinburgh University, Edinburgh, UK

HOWARD TURNER, BSc BAppSc(Phty)

Part-time Teaching Fellow, University of Bath, Bath; Visiting Lecturer, Keele University, Keele, Staffordshire; Private Practitioner, Wilmslow Physiotherapy, Wilmslow, Cheshire, UK

HUBERT VAN GRIENSVEN, BSc DipAc MSc(Pain) PhD

Senior Lecturer in Pain, Department of Allied Health Professions and Midwifery, School of Health and Social Work University of Hertfordshire, Hatfield, UK

CHRIS WORSFOLD, MSc PGDip(Man Phys) MMACP MCSP

Physiotherapist Specializing in Neck Pain, The Tonbridge Clinic, Kent, UK; Visiting Lecturer, School of Health Sciences, University of Brighton, Eastbourne, East Sussex, UK

中文版前言

通过病史询问和体格检查的方式尽可能准确地获取患者病情信息，是顺利开展临床工作的关键。把握前进的船舵，才不至于在浩瀚的医学领域中迷失方向。随着时代与科技的进步，临床知识不断迭代更新。本书基于前4版的知识架构，融合了近年来最新的专业知识，并汇集多名专家的诊断学经验，涵盖了肌肉骨骼疾病的问诊、体格检查、鉴别诊断以及注意事项等方面。更为重要的是，本书详细地描述了躯体各个区域症状的问诊和体格检查方法，以及相关适应证和禁忌证，并罗列了异常检查结果的可能原因，有助于医学生丰富自身知识储备、拓宽视野、提升专业技能，协助临床医生更全面地看待问题。

多名临床医生和学者参与了此书的编写和修订，感谢他们的努力与贡献，同时感谢各位译者的辛苦付出。

这一版本对肌肉骨骼症状的检查方法有所更新，考虑到"以人为本"，注重临床推理，对评估患者的病情具有指导意义。无论对于医学生培养临床思维，还是医生开展临床工作，本书均有一定的借鉴意义，希望读者都能有所收获！

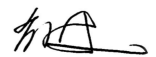

序　言

关于评估肌肉骨骼疾病患者的科学技术和实践在不断发展。随着通信服务、系统和网络的不断发展，新的研究、思想和哲学方法的发表速度越来越快，如何保持与文献同步仍然是一个持续的挑战。

当在临床实践中遇到肌肉骨骼疾病患者时，无论是低年资医生还是具有丰富经验的高年资医生，都能从本书中获益，本书有助于提高临床医生必备的临床评估技能。本书共分为16章，由14位该领域权威专家编写，为肌肉骨骼疾病体格检查和评估提供了一个系统、详尽的框架，通过汇集广泛的专业知识来支持临床实践。

本书为读者提供了不同的临床推理模型，系统、全面地指导临床医生进行临床评估，前面几章包括常见的和特异性问题，以及主观检查和体格检查方法，涉及人体各个区域，从颞下颌到足部和踝关节。每一章都包含了丰富的临床信息，并配有清晰的图表和解释，指导读者一步步进行评估。

本书为第5版，多年来在临床医生培训和教育方面发挥了巨大作用。在1997年出版的第1版前言中，Geoff Maitland指出，本书适用于不同年资的医生。当然，第5版也不例外。在第3版的前言中，Agneta Lando描述了本书是如何带领读者通过一系列合乎逻辑的提问、检查和评估诊断患者，同时汇总了肌肉骨骼疾病领域的大量研究。第5版也不例外。在第4版前言中，Alison Rushton指出，本书将持续为读者提供当前最佳的临床实践方法，以帮助临床医生更好地进行患者检查和评估。第5版也不例外。Nicola J. Petty和Dionne Ryder在该版本中延续了以往的风格，作为主编，他们与其他12位专家一起编写了一部有价值的、内容丰富的著作。我们在此感谢第5版的所有编辑和编者，衷心感谢他们付出的努力。

最好的临床医生能够认识到患者是所有医疗机构中最重要的人。临床医生需要不断地学习和发展，掌握不同领域的新知识，不断接受教育。关于教育，John F. Kennedy曾提到："我们应该把教育看作是提升自身能力最有效的手段，每个人都有希望和梦想，一旦其实现了，就可以造福每个人。"

本书可帮助临床医生提高自身技能，其在肌肉骨骼疾病的临床检查和评估方面做出了重要贡献。对临床医生而言，本书是一部不可多得的重要参考书。在阅读过程中，读者可以通过画重点、做注释，深入思考，提出问题和自己的想法，从而扩展自己的专业知识、提高评估技能，进而不断提升治疗水平，造福更多的肌肉骨骼疾病患者。

Jeremy Lewis

前　言

■ ■

　　本书内容已进行了更新，由我与Dionne Ryder一同担任主编。第5版加入了9位新编者，再加上参与之前版本编写的Linda Exelby、Colette Ridehalgh 和Kieran Barnard，这样的团队阵容为本书内容的呈现提供了新的视角。每章内容都反映了当前的临床实践，增加了新的检查和评估方法，去除了过时的内容。所有编者在管理肌肉骨骼疾病患者方面都有自己独到的经验，并从他们自己的临床和学术背景角度出发，带给读者高效、合理的检查方法。我们不仅要感谢每位编者对本书做出的贡献，还要感谢他们在百忙之中为完成本书所付出的精力和热情。

　　感谢Elsevier出版社，尤其要感谢Rita Demetriou-Swanwick、Sally Davies和Nicola Lally，感谢他们在本书出版过程中所提供的指导和支持。

　　编写本书的目的是为读者提供一本体例清晰、具有实践性的指南，便于临床医生开展肌肉骨骼检查和评估。临床医生的主要任务是促进患者康复，然而，由于受到临床实践中各种不确定因素的影响，这个目的并不总是那么容易实现。康复是一个复杂的过程，需要临床医生具备丰富的临床专业知识。本书旨在为广大临床医生介绍开展肌肉骨骼疾病检查和评估时所涉及的专业技术和临床推理过程。

Nicola J. Petty

Dionne Ryder

谨以此书献给我的父母。

NJP

谨以此书献给我的父母Thomas和Gretta McGovern，我的丈夫Steve，以及两个女儿Hannah和Grace。

DR

目　录

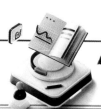

共同交流探讨 提升专业能力

智能阅读向导 为您严选以下专属服务

推荐书单

点击后可获取更多康复按摩图书推荐，拓展专业知识技能。

读者社群

加入本书读者社群，交流探讨专业知识。

扫码添加
智能阅读向导

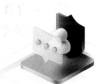

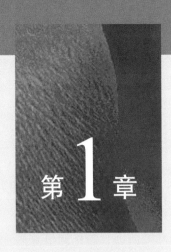

第1章 引言

Nicola J. Petty, Dionne Ryder

本书旨在为肌肉骨骼疾病患者提供以生物-心理-医学为框架的体格检查及评估流程指南。

本文提供了一种对身体各部位进行全面的、循序渐进的检查方法。第2章为主观检查的总则，明确了以何种方式提问以及所提出问题与临床的相关性。第3章介绍了体格检查，提出体格检查的步骤，并且介绍各项检查之间的联系。第4章探讨了临床思维以及如何解释体格检查的结果。身体各区域相关章节都依照类似结构进行编写，同时也注意区分这些原则如何适用于身体各区域，包括下颌关节、上颈部、颈胸部、胸部、肩部、肘部、手腕/手部、腰部、骨盆、髋关节、膝关节和足部。为了加强读者记忆并避免反复翻页，第2章及第3章的内容会有一定重复。

依据解剖结构、生物功能对人体进行分区，分为颈-胸-肩关节区域和腰-骨盆-髋关节区域。因此，虽然本书依据各个分区分别进行介绍，读者依然需要意识到所有区域都存在临床上和功能上的联系。

需要注意的是，临床初学者可能会将本书奉为圭臬。然而，书中所描述的检查方法是在特定的时间经专业的临床医生对相应的患者所实施的。此外，对临床操作的理解程度也会影响临床医生的执行方式。初学者必须要有切入点来重复本书中所展示的检查方法，只有明白想通过体格检查获得什么样的结果，才能明智地选择对于自身和患者最合适的检查方法。可以通过以下问题来了解采用的检查方法是否有效。

■ 体格检查是否简单、舒适。当一个姿势简单并可以轻松地用力时，则认为查体方法是简单、舒适的。患者的体位及其足部、下肢、躯干、上肢的位置，都会影响执行操作的难易程度。在学习的过程中，可以通过一个简单的方法来检验体格检查是否容易完成，即延长时间和增加强度，观察是否持续易行。如果感觉过于劳累，可能需要做一些微调。

■ 患者是否舒适。在学习时，通过将模拟对象想象为处于病痛中的患者，有助于提高舒适度的标准，并为其提供真实和建设性的反馈信息。

■ 是否达到体格检查的目的。如果这项体格检查是舒适、准确、具体的，那么体格检查易达到其目的。无论何时执行一项检查，都需要思考其是否可以达到自己的预期目的，如果不能，则更换一种检查手段。这并不仅仅适用于学习技能的初学者，医生在日常临床实践中也需要根据不同的患者调整查体步骤。

对于首次学习查体步骤的初学者，有以下小技巧可以提高体格检查结果的有效性和可靠性。

■ 练习、练习、再练习！没有任何方法可以取代大量高质量的练习。

■ 练习时，可以将任务分成独立的小单元，然后再组成一个整体。例如，检查手的握力，对手施加外力，而后对不同个体施加握力，与模拟对象进行交流，最后从不同患者身上总结经验。

■ 当进行体格检查时，想象一下组织器官正在发生哪些变化。

■ 告诉接受体格检查的模拟对象，你想要什么样的反馈；被检查者的反馈应该是真实并且有效的。

■ 大声告诉被检查者你正在做什么。

■ 当完成一项体格检查时，对其进行评估，并且预测被检查者可能做出的反馈，学习不受被检查者反馈信息的影响，并进行独立思考。

■ 扮演患者，感受可能发生的不适。

■ 扮演观察者，如果能观摩正确的体格检查，或者感受正确的体格检查，有助于提高自己的技术。

■ 通过影像记录来观察自己的操作。

■ 在空闲的时间不断想象自己进行体格检查的过程。

值得注意的是，临床医生最初通过体格检查可能无法确定肌肉骨骼疾病患者具体的病理过程。对于某些患者，医生可以通过体格检查获得明确的诊断，如膝关节半月板损伤或足踝外侧韧带损伤。然而，对于有些患者，即使整合目前所有已知的疼痛机制，并考虑其对现有症状产生的影响，临床医生仍然难以做出诊断。详细分析运动障碍后发现，其可能与社会心理因素相关，临床医生的职责就是制订合理的治疗和管理策略。读者可以阅读相关书籍来了解更多有关肌肉骨骼疾病患者治疗及管理的信息（Petty 和 Barnard，2017）。

参考文献

Petty, N.J., Barnard, K., 2017. Principles of musculoskeletal treatment and management: a handbook fur therapists, third ed. Elsevier, Edinburgh.

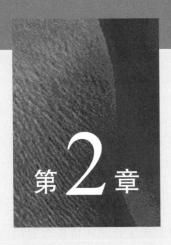

第2章 主观检查

主观检查

Hubert Van Griensven, Dionne Ryder

■ ■ ■ ■ ■ ■ ■ ■ ■ ■ ■ ■ ■ ■

引言

本章和第3章包含了肌肉骨骼系统体格检查的一般原则和过程。本章主要介绍主观检查，包含询问患者及收集其他途径获取的信息，如病历记录等。第3章主要介绍体格检查。此种体格检查系统提供了一个框架，可对该框架进行调整，以满足不同临床情景下肌肉骨骼疾病患者的体格检查需要。

健康和患病的临床推理

为全面了解患者的病情，临床医生应考虑所有能够影响患者健康的因素（图2.1）（世界卫生组织，2001）。

临床医生可通过主观检查来确定造成患者出现症状的可能病因，以及相关的生理和心理因素，以便对患者做出个体化管理。

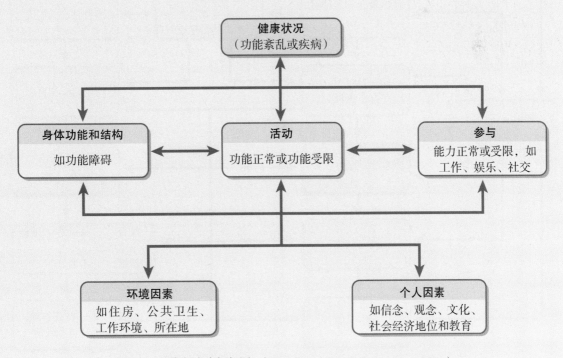

图2.1　健康与疾病框架图。（*From World Health Organization 2001.*）

临床推理的过程将有助于确定这些因素是否与患者的症状相关，并在体格检查中将其考虑在内。临床推理被定义为：

> 临床医生基于临床数据、客户选择和专业知识及判断，并与其他重要的人员进行沟通（患者、护理人员、医疗保健团队的成员），构建有意义的目标和健康管理策略（Higgs 和 Jones，2000，p.11）。

研究表明，临床医生会用到很多临床推理模型，这些模型可以大致被分为认知/思维过程，如假说演绎推理（Rivett 和 Higgs，1997）、模式识别（Barrows 和 Feltovich，1987）和互动过程，如叙事或协同推理（Jones，1995；Edwards 等，2004，2006；Jones 和 Rivett，2004；Jones 等，2008）。

图2.2 展示了以患者为中心的协同推理模型。这个模型将认知和交互过程相结合，两者在本质上是相互联系的，并且是思想-身体相互作用复合体的理解核心。为了建立一个用来协助主观检查和体格检查的知识和推理组织的框架，目前已提出一个假设分类（Jones 和 Rivett，2004），该假设分类能反映健康和患病的框架（世界卫生组织，2001）（框2.1）。更多详细内容见第4章。

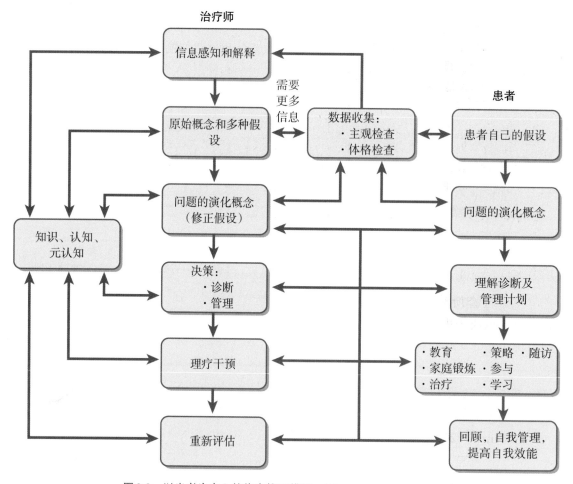

图2.2　以患者为中心的临床推理模型。（*From Jones & Rivett 2004.*）

框2.1　主观检查和体格检查假设类别（JONES 和 RIVETT，2004 ）

- **活动能力正常/受限**：患者可完成或无法完成什么样的活动，如走路、举重物、坐下。
- **社会参与能力正常/受限**：患者能/不能进行日常生活，如工作、家庭生活和休闲娱乐。
- **患者对其经历的看法**：必须承认，自身认知也是一个重要范畴。患者的看法能显著影响他们的表现及对治疗的反应。
- **病理生理机制**：结构和组织异常导致患者产生症状，以及相关的组织病理、持续的组织损伤、愈合阶段和所涉及的疼痛机制。
- **生理损伤和相关结构/组织来源**：可能出现症状的靶组织和由此产生的损伤。单独识别特定组织通常是困难的，而针对损伤进行处理，同时对所涉及的病理过程做出假设是最有效的。
- **疾病进展及持续的促进因素**：可以是环境因素、心理社会因素、行为因素、身体因素或遗传因素。环境因素可能包括患者的工作岗位或工作环境、家庭和车内环境。心理社会因素包括患者的信念，如认为疼痛或锻炼是有害的，导致回避式行为及对疾病本质的错误认知，引起紧张性回避。行为因素可能包括患者在工作中及在家中做什么、体力活动水平，如他们习惯久坐的生活方式。身体因素包括活动减少和肌肉病变等因素。遗传因素在某些肌肉紧张性疾病的进展中起作用，如强直性脊柱炎和骨关节炎（Solomon 等，2001）。
- **体格检查、治疗和管理的注意事项/禁忌证**：包括患者症状的严重性及易激惹性、对特殊问题的反应和疾病的本质。
- **管理策略和治疗方案**
- **预后**：疾病所处的阶段、严重程度以及患者的期望值、性格和生活方式等均会影响预后。心理社会因素（黄旗）、患者的工作压力（蓝旗）和工作环境，包括就业和社保政策，以及工作类型和工作量（黑旗），均被认为会对治疗效果造成严重影响。橙旗代表心理健康疾病，需要精神卫生专业人员对其进行治疗。（Main 和 Spanswick，2000；Jones 和 Rivert，2004）

逐步进行主观检查

主观检查所获取信息的准确性在很大程度上取决于患者和医生之间沟通的质量。临床医生在采集病史时应仔细聆听患者的描述，以轻松的语气交谈，问题应简短，每次仅提问一个问题（Hengeveld 和 Maitland，2014）。若想了解更多，请参考 Petty 和 Barnard（2017）的第9章。

主观检查获得信息的质量在很大程度上取决于临床医生是否可以应用临床推理技巧进行相关问题的询问。本章的目的即介绍所提出问题的背景知识，使临床医生可以有效地提问，获取以患者为中心的体格检查所依据的相关信息。本章概述了非常详细的主观检查方法，但并不是每一例患者都需完全按此进行。例如，不是所有的问题都需进行深度提问——临床医生应为患者量身定制询问方式。主观检查过程中最重要的发现可用星号（*）标明以便查阅，并且可在后续治疗中作为评估治疗干预效果的指标。

主观检查的目的在于获取足够多的信息，以便医生确定患者症状原因的原始假设和可能假设。医生可根据这些信息进行临床推理及安全有效的体格检查，从而证实或推翻之前的假设。主观检查还可以让医生在以患者为中心的背景下进行检查和治疗。主观检查小结见表2.1。

患者的观点

明确患者的个人观点和期望是进行主观检查的有效途径，医生可以就患者就诊原因提出开放性提问，并给予患者回答机会（Gask 和 Usherwood，2002），医生可选择在当时或在检查时进一步询问。例如，医生可能会询问患者其认为导致症状出现的问题是什么或者对症状的最佳解释是什么。患者提供有效答案的能力与努力表达或承认病情未明一样具有提示作用。

洞察患者的观点可帮助医生以患者为中心进行检查（Goodrich 和 Cornwell，2008）：

■ 清楚地表明医生将患者看作一个人，有助于患者与医生之间建立和谐的关系。

■ 医生采用一种合作的、以患者为中心的方式。

■ 确定患者的信念和理解与病情是否有关是现实且有用的，在向患者解释时，必须牢记这一点，这可能需要通过后期的患者教育来解决（Petty 和 Barnard，2017，第8章）。

■ 确定转诊信函中陈述的转诊原因是否与患者的就诊原因相对应。例如，患者可能要求解释症状和不希望采取某种治疗。

■ 探讨患者的症状在日常生活中给其造成影响的程度，可以帮助确定其对物理

表2.1　主观检查小结

	获得的信息
开始了解患者	患者期望、信念，明确其观点
社会背景	年龄和性别、家庭和工作状态、家属和休闲活动
人体图	当前症状的类型和区域、深度、性质、强度、异常感觉、症状间的关系
症状行为	加重因素、缓解因素、病情的严重性和易激惹性、24小时行为、日常活动、疾病阶段
家族史的特殊问题	一般健康情况、药物、激素、抗凝药物、最近无法解释的体重减轻、类风湿关节炎、脊髓或马尾症状、眩晕、近期影像学检查结果
既往史	相关的医疗史、既往发作史、既往治疗的效果
现病史	每一症状区域的病史——何种方式、何时开始的、如何变化的

疗法的期望值和目标。

为了确定患者的症状对他们的影响，临床医生可以采用以下简短的问题进行筛查（Aroll 等，2003；Barker 等，2014）：

■ 在过去1个月里，疼痛是否严重到不能进行日常活动？

■ 在过去1个月里，疼痛是否让你焦虑或抑郁？

社会史

社会史通常与患者疾病的发生和进展密切相关，包括患者的年龄、家庭环境和休闲活动的细节。为使治疗更加合理，对患者社会和工作环境进行综合管理非常重要。

人体图

人体图（图2.3）是对患者症状类型、

累及范围进行记录的一种有效的方式。在体格检查前期完成，可以保证临床医生对患者症状类型、严重程度有明确了解，从而便于临床医生更具针对性地提出问题，并且保证临床经验丰富的医生应用模型识别推理，也可以确保医生耐心地倾听患者的病史。

当前症状的区域

建议医生准确绘制症状累及的范围。尽管疼痛是肌肉骨骼系统疾病最常见的症状，但它并非唯一表现。患者可有一系列症状，如捻发音、咔嗒声、交锁感，重要的是使用患者选择的词语来识别他们的症状，如疼痛、感染，以避免混淆，并保证医生认真倾听，明确区分疼痛、感觉异常、肌强直和肌无力可以帮助临床医生区分不同症状并建立它们之间的联系。相反，不清晰的模式可能对临床医生推理和确定检查方案产生影响（参考第3章，以及 Petty 和 Barnard，2017，第8章）。出现症状的部位并不总是病灶所在的部位，因为症状可能出现在病灶的远端；例如，肘部疼痛可能是局部原因造成的，也有可能是颈椎病、肩部或桡神经损伤造成的（参见下文）。

要求患者区分哪些症状对他们影响最大（是否不止一个病灶）可以帮助医生确定检查重点并优先处理该症状。

除此之外，可询问患者从哪里开始感觉不舒服："如果用手指着你认为的症状所在部位，你会指向哪里？"若患者能做到这一点，便可以帮助推断症状的来源，但是需谨慎推断获得的信息，因为这可能仅仅是疼痛的一个放射部位。

与检查部位相关的区域

需要对任一症状的所有相关区域均进行检查，任何无症状区域均需要用对勾（√）在人体上进行标注。需要注意的是，患者可能仅仅描述最严重的症状，而不会刻意关注症状轻微或症状不同的区域，尽管这可能与患者的病情高度相关。例如，颈段及胸段脊髓病变可以引起上肢症状；腰椎及骶髂关节病变可以引起下肢症状。患者经常出现周围器官损伤的典型表现和症状，如网球肘，通过体格检查最终确定病变位于颈椎，当脊柱触诊或其他诊断措施可引起症状加重或减轻时即可诊断。

疼痛：最常见症状

国际疼痛研究协会（IASP）将疼痛定义为：

> 一种令人不快的感觉或情绪，伴有实际上或潜在的组织损伤，是一种主观感受（IASP，2015）。

该定义强调疼痛的复杂性，清楚地揭示了疼痛具有情绪方面的特点，同时也证实了即使患者有组织损伤，也不能认为疼痛来源于组织损伤。疼痛可是广泛性的，也可是局限性的，可以遵循解剖分布，亦可不遵循解剖分布。临床医生应认识到疼痛是一种主观感受，每个人的感受都不尽相同。如图2.4所示，疼痛可包括多种程度，所以很难评估一个人心理和情感上的疼痛程度。

疼痛的性质

临床医生经常问患者："你如何描述自己的疼痛？"患者常用一些具有情绪化的形容词来描述疼痛，而非形容疼痛的本质，

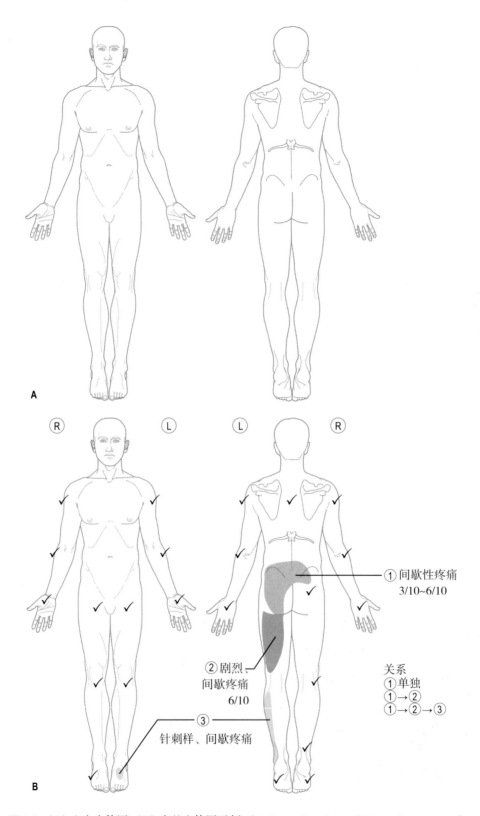

图2.3 （A）空白身体图。（B）完整人体图示例。（*Redrawn from Grieve 1991, with permission.*）

如痛苦、悲惨或可怕，这可以让我们了解患者忍受疼痛的过程。对疼痛性质的描述，如烧灼痛、尖锐痛、针刺样痛，有助于临床医生明确疼痛产生的机制。将疼痛的性质、疼痛的位置及症状的表现相结合，有助于确定病变的所在位置。通过了解疼痛产生的神经生物学机制，可促进针对特定疼痛机制治疗的发展（Woolf，2004）。疼痛的外周起源可以是痛觉感受器，也可以是神经性，且中枢敏感性可加强疼痛的程度（框 2.2；Petty 和 Barnard，2017， 第 8 章）。注意很多因素可引起疼痛或对疼痛有影响，如中枢神经系统损伤、自主神经系统的活动或心理状态。更多的信息可参考 Petty 和 Barnard（2017）的第 8 章。

记录疼痛的强度

疼痛强度可以通过数值定量或视觉模拟评分来进行衡量（Hinnant，1994），详见图 2.5。

为完成数字等级评分，要求患者说出最能描述他们疼痛程度的数字。通常以 11 分 Likert 量表来表示，即 0~10 分。0 分代表"不痛"，10 分代表"极度疼痛"。视觉模拟评分量表（VAS）则要求患者在 100mm 长的线上标记出最能代表其疼痛强度的点，范围为 0~100。VAS 评分为标记点与 0 之间的距离。要求线的长度精确为 100mm，用毫米来衡量可以提高数字量表的临床可用性。

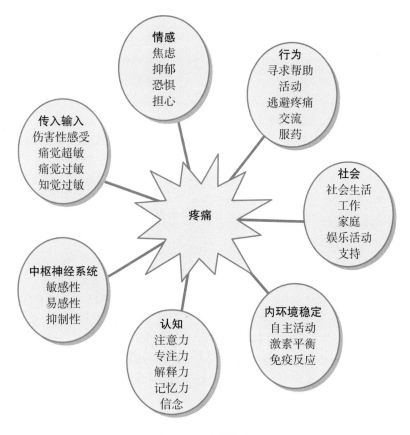

图 2.4 疼痛的维度。

框2.2　疼痛的特点

伤害性疼痛

非神经组织实际性或威胁性的损害，以及伤害性感受器激活均可引起疼痛（IASP，2015），可以根据病因进一步分为机械性、炎症性和缺血性。

机械性	炎症性	缺血性
局限的间歇性疼痛	疼痛持续/多变运动时迅速加重	通常为间断性疼痛
可预测的一致性反应：由伸展、受压和运动诱发	潜在的疼痛	可预测模式：持续姿势和（或）反复运动加重
醒来时不痛，但随着起身逐渐加重	夜间痛、醒来时痛	
	易激惹且疼痛剧烈	变换姿势和停止反复活动可使疼痛减轻
通常为轻度至中度疼痛	疼痛导致运动受限	
单用止疼药物有效	非甾体类抗炎药有效	

（van Griensven, 2014）

周围神经性疼痛

躯体感觉神经系统病变或疾病可引起疼痛（IASP, 2015）。仅存在某些提示神经病变的症状或体征（例如，触摸诱发的疼痛）时不能使用"神经病变"这一术语（IASP, 2015）。应注意神经性疼痛也可能是由中枢神经系统病变或疾病引起的（例如，脊髓损伤或卒中后），这种情况被称为中枢神经病理性疼痛。

- 符合神经解剖学分布，即沿脊髓节段或者周围神经/脑神经传导通路传导/分布。
- 典型描述，如烧灼样、尖锐、射击样、触电样疼痛，即使疼痛可表现为多种形式。
- 可表现为痛觉超敏（由正常刺激引发的疼痛）、感觉异常（异常感觉）、感觉障碍（疼痛异常）、感觉减退、感觉过敏，也可能是以上异常感觉的混合表现。

- 由神经受牵拉、挤压（Phalen 试验）和接触（Tinel 试验）引起。
- 可能与感觉减退或痛觉缺失（部分或完全感觉丧失）、肌肉无力和自主神经功能异常相关。
- 对单纯止痛药物和抗炎药物反应不佳。
- 对被动治疗反应因人而异。

（Hansson 和 Kinnman，1996；Cook 和 van Griensven，2013）

中枢性敏感化

中枢神经系统中伤害性神经元对其正常或阈下传入信号的反应性增加（IASP, 2015）可引发任何持续性疼痛，而且是持续的伤害性或神经性输入的结果。以下症状可提示中枢敏感性，但必须谨慎解释：

- 广泛，不符合解剖学分布。
- 痛觉过敏（对疼痛的反应增加），显著异常性疼痛。
- 对刺激和测试反应不一致。
- 患者难以对疼痛进行定位和描述。
- 疼痛似乎有"自己的想法"。
- 单纯止疼药无效。
- 被动治疗不一定有效，甚至完全无效。

（Woolf, 2012；van Griensven, 2015）

自主神经性疼痛

交感神经系统是一个传入系统，其可通过释放化学介质对疼痛产生间接的影响，即肾上腺素影响毛细血管反应，通过肾上腺髓质间接影响皮质醇水平，从而阻断炎症反应。虽然这使身体在受损伤后受益，但是如果应急反应强且持续时间长，肾上腺素和皮质醇会降低组织修复能力及降低免疫反应。对自主神经兴奋性的认识非常重要，有助于向患者解释为何需要通过放松和锻炼来降低皮质醇水平。

（待续）

框2.2（续）

局部表现：

- 变色。
- 干燥。
- 肿胀。
- 出汗。
- 竖毛。

一般表现：

- 心悸。

- 血压变化。
- 多汗。
- 呼吸变化。
- 消化功能改变。
- 肌肉紧张。
- 疲劳。
- 伤口愈合不良。

（van Griensven, 2005；Hall, 2015）

医生在要求患者填写疼痛评分时必须清晰一致，尤其是在后期对比时。例如，必须明确其代表的是患者当天的疼痛情况、平均情况，还是最糟糕时的情况。一些临床医生要求患者对其最好的和最差的情况进行评分，以确定一个范围。英国疼痛协会（2014）开发了一套疼痛评定量表，要求患者对当天的疼痛进行评价，同时要求其对过去1周内的疼痛进行平均评分。该量表还包括与疼痛相关的紧张量表（当天和平均）、对活动的干扰程度和之前治疗的有效性，且可以多种语言形式免费下载。

疼痛的等级不是对等的，也就是说，在VAS量表中将疼痛标记为80的人不一定会在数字量表中将疼痛评定为8分（满分为10分）。因此，分数的比较只能在使用相同的量表的情况下进行。疼痛强度评分可在一天内重复多次，或者作为疼痛记录的

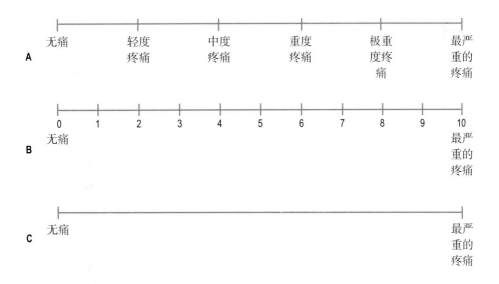

图2.5　疼痛强度评定量表。（A）简单的描述性疼痛强度量表。（B）1~10数字疼痛强度量表。（C）视觉模拟量表（VAS）。请注意，VAS必须为100mm长。（*From Hinnant DW 1994 Psychological evaluation and testing. In Tollison CD (ed.) Handbook of pain management, 2nd edn. Baltimore: Williams & Wilkins. © Williams and Wilkins.*）

一部分在一段治疗时期内重复多次。其可被用于构建疼痛档案，包括可评价的疼痛表现、疼痛治疗的有效性。然而，人们意识到衡量一系列不同领域在针对持续性疼痛患者的干预措施中很重要，包括特定条件的功能、一般健康状况、就业障碍、患者的满意度以及疼痛等（Bombadier，2000；Strong 和 van Griensven，2013）。

牵涉痛

　　当出现疼痛的区域与病变组织相距甚远时，这种疼痛被称为牵涉痛；病灶越靠近中心，牵涉痛出现的区域就越远，如腰椎关节突病变可以导致足部症状（Mooney 和 Robertson，1976），髋关节病变可引起膝关节的症状，而踝关节病变常引起踝关节局部的症状。牵涉痛被认为是感觉神经元汇聚至同一脊髓刺激神经元的结果（Bogduk，2009）。图2.6描述了传入通路，例如，内脏或深部躯体结构的传入通路汇聚于次级神经元，次级神经元主要接收皮肤的传入（McMahon，1997；Arendt-Nielsen 等，2000）。两种理论可解释牵涉痛如何

产生，覆盖投射理论揭示了两个来源的刺激传入汇聚至一个次级神经元（McMahon，1997）。汇聚易化理论认为，内脏或深部躯体结构的伤害性感觉神经元没有二级感觉通路，但是可以易化（McMahon，1997）。

　　脊柱结构，如小关节、韧带和椎间盘也可产生躯体牵涉痛（Bogduk，2009）。这种类型的疼痛不同于根性疼痛和神经根病变，根性疼痛是由神经根的敏感化而产生刺痛，而神经根病则是由脊神经传导受阻所致（Bogduk，2009）。进一步询问患者疼痛的性质和神经系统症状，然后进行详细的检查，对于区分这些类型的脊髓疼痛至关重要。

　　内脏疼痛也可涉及躯体组织，从而产生躯体疼痛及敏感化（Cervero 和 Laird，2004）。内脏的牵涉痛如图2.7所示（Lindsay 等，1997），但必须记住内脏的牵涉痛是弥漫性的，极少是局限性的（AlChaer 和 Traub，2002）。

　　相同节段支配的不同组织病变引起的牵涉痛最常见，疼痛可从内脏投射到体表区域（由相应躯体传入纤维支配）（图2.6）。

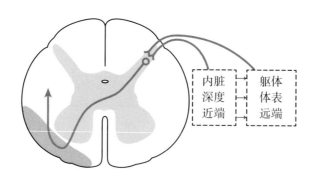

图2.6　参与牵涉痛的背侧传入通路。不同组织的初级神经元与单个次级神经元突触。较常受刺激的神经元的输入（右侧框）与较少受刺激的神经元的输入（左侧框）至同一通路，或者由较少受刺激的神经元（左侧框）的输入促进（McMahon，1997）。框之间的箭头为牵涉痛的方向。

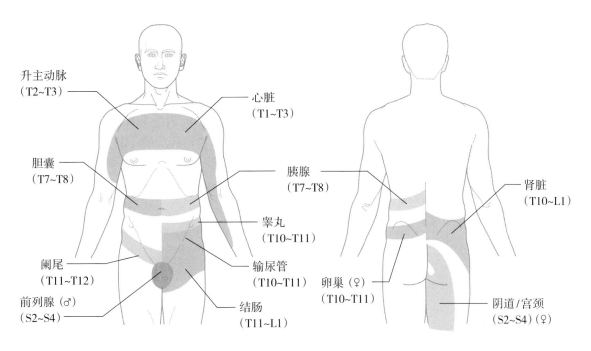

升主动脉
（T2~T3）

心脏
（T1~T3）

胆囊
（T7~T8）

胰腺
（T7~T8）

肾脏
（T10~L1）

睾丸
（T10~T11）

阑尾
（T11~T12）

输尿管
（T10~T11）

卵巢（♀）
（T10~T11）

前列腺（♂）
（S2~S4）

结肠
（T11~L1）

阴道/宫颈
（S2~S4）（♀）

图 2.7　内脏牵涉痛体表分布。（*From Lindsay et al. 1997, with permission.*）

此外，子宫病变的投射区域对应T10~L2和S2~S5神经支配区（van Cranenburgh，1989）。内脏器官受累后一般不会因为运动加重，亦不会因为休息而减轻，可作为与原发肌肉骨骼系统疾病的鉴别要点，但并非完全如此。临床医生需要意识到，牵涉症状可以是从脊髓至周围神经，从周围神经到其他周围器官组织或者靠近中心的器官，从内脏器官至脊髓，或者从脊髓到内脏器官。

所牵涉的肌肉骨骼疼痛的另一个潜在来源是触发点，即较硬肌肉离散带中的可产生局灶性和牵涉痛的敏锐压痛点（Bron和Dommerholt，2012）。触发点曾被认为可存在于任何软组织中（Travell和Simons，1983），现在则认为其与过度使用肌肉、过度活动及创伤有关（Dommerholt，2011；Bron和Dommerholt，2012）。常见的触发点及其所在位置参见第3章中图3.36。

感觉异常

感觉异常的区域已在人体图中绘出，包括异常感觉（非正常的感觉）、麻木（感觉完全缺失）、感觉减退（触觉感知下降）、感觉过敏（触觉感知提高）、痛觉超敏（正常刺激即可引发疼痛）。异常感觉包括刺痛、针刺样疼痛、肢体肿胀感、躯体束带感和水滴在皮肤上的感觉。疼痛指的是感觉障碍，具体的描述及定义参见IASP网站（IASP，2015）。

包括神经根在内的周围神经、脑神经的病变及脊髓或大脑的病变均可造成上述感觉异常。神经缺血为常见病因，如颈肋压迫部分臂丛，造成颈肋综合征；正中神经受压造成腕管综合征。了解神经根、臂丛、腰骶丛、外周神经的体表支配区有助于临床医生鉴别神经根损伤与周围神经损伤造成的感觉缺失。皮神经分布和皮区介绍见第3章（图3.15至图3.18）。

持续性或间歇性症状

"持续性"是指持续24个小时的症状，即使仅缓解数分钟都意味着症状是间歇性的。一些患者将他们的疼痛描述为持续性的，直到被问到他们是否有不痛的时候。间歇性症状的发作频率很重要，因为其具有很大差异，可从一个月一次到一个小时一次。这一阶段的具体细节很重要，以便在后续治疗过程中可清楚地观察病情进展。无变化的持续性疼痛提示严重病理变化，如恶性肿瘤。有变化的持续性疼痛提示炎症、感染。机械作用所致疼痛，如由某些部位或活动所致，常提示伤害性或组织来源的疼痛（van Griensven，2014）。

症状间的关系

症状区域之间的相互关系非常重要，它有助于临床医生明确症状之间的相关性，并且发现病灶所在结构。例如，当背部疼痛加剧时，可感觉到小腿后方疼痛，提示小腿疼痛和背部疼痛可能为同一病灶导致。另一方面，如果疼痛单独出现，患者背部疼痛不合并小腿疼痛，小腿疼痛不伴背部疼痛，则可能由不同的病灶导致了以上两种症状。

这可完善人体图所记录的信息。完整的人体图见图2.3B。

症状的表现

临床医生应询问症状如何影响患者的功能，如坐、站、卧、屈曲、跑步、爬坡、上下楼梯、洗澡、开车、举重和搬运、工作、休闲娱乐以及包括锻炼在内的运动。临床医生发现，不论患者是右利手还是左利手，优势侧紧张度会升高。正常活动时患者的症状表现常用来推断患者功能损害的程度，

以及活动能力及其受限的程度（世界卫生组织，2001）。对患者功能及生活质量的影响可使用一系列功能结局测量指标来衡量：一些是通用的指标，而另一些则适用于特定的区域或疾病，如 Roland Morris 问卷、Oswestry 残疾指数、EQ-5D。使用结局衡量标准可提供一些基线衡量标准，这些标准可用来衡量任何干预措施的影响。选择干预措施时必须考虑一些因素，如对特定患者的适用性，以及可靠性和有效性（Kyte 等，2015）。

加重和缓解因素

采用临床推理的方法可理解加重或缓解因素的作用机制，临床医生可假设症状的潜在病因（如病灶），并可判断患者表现的严重性及易激惹性。这为在体格检查中再现患者症状提供了有用的信息。

进一步的询问还可了解患者对疼痛的反应，以及患者应对策略的效果，可为临床医生了解个人因素在功能、健康和疾病框架内的作用提供思路（世界卫生组织，2001）。

加重因素

对于每一个有症状的区域，临床医生都会询问患者何种活动、体位或环境因素会加重或再现症状。临床医生需要仔细分析可加重症状的活动和体位，以推断哪个结构受压可能引起症状。为了协助临床推理，临床医生可询问患者理论上已知的结构上的加重因素，这些因素可被假设为症状的起源，如蹲下和上下楼梯是可疑的髋关节和膝关节症状的加重因素，抬头向上看是颈椎症状的加重因素。关节和肌肉神经组织的常见加重因素在表2.2中列出。

患者多长时间可再次出现症状？出现

表2.2　常见的加重因素——各区域或结构，多种功能活动举例及对所列活动的基础分析

	功能活动	对活动的分析
颞下颌关节	打哈欠	下颌下降
	咀嚼	下颌抬高/下降
	说话	下颌抬高/下降
头痛	压力、视觉疲劳、噪声、过度饮食、饮酒、抽烟、通风不良、气味	
颈椎	倒车	旋转
	久坐读书/书写	颈椎持续屈曲
胸椎	倒车	旋转
	深呼吸	伸展
肩关节	穿衬衣	手向后背
	系文胸	手向后背
	侧卧压迫肩关节	关节压迫
	伸手	屈曲
肘关节	进食	屈伸
	提重物	牵拉
	抓握	屈伸
	以肘支撑	压迫
前臂	使用钥匙开锁	旋前/后
腕/手	打字/写字	持续伸展
	抓握	伸展
	用力抓握	伸展
	扭握力	尺偏，旋前/后
	转动钥匙	旋后，拇指内收
	以手支撑	压迫
腰椎	坐	屈曲
	站立/行走	拉伸
	举重物/弯腰	屈曲
骶髂关节	单腿站立	同侧向上用力，对侧向下用力
	床上翻身	骶骨扭转
	下床	骶骨扭转
	行走	骶骨扭转
髋部	蹲起	屈曲
	行走	屈曲/伸展
	髋部疼痛时对侧侧卧	内收/内旋
	上下楼梯	屈曲/伸展
膝关节	下蹲	屈曲
	行走	屈曲/伸展
	上下楼梯	屈曲/伸展
足和踝	行走	背屈/跖屈，内翻/外翻
	跑步	背屈/跖屈，内翻/外翻
肌肉组织		肌肉收缩
		肌肉被动拉伸
神经组织		神经组织被动拉伸和受压

症状（或症状加重）的时间长短可提示症状的易激惹程度和体格检查时症状再次出现的难易程度。例如，一场90分钟的足球比赛后出现的膝关节症状较爬一小段楼梯引起的症状更难在临床中重现。

患者是否能维持体位或活动？如果症状太严重以至于停止某一活动，如由于神经组织的机械敏感性，在使用键盘时，患者沿正中神经走行的神经系统症状可能会严重受限。

当这种症状再次出现或加重时，其他症状是什么样的？这一信息有助于我们确定症状之间的关系。如果不同的症状由同一体位或活动引起，这说明这些症状均为同一起源。

上述活动的具体信息对于区分功能受限和病灶很有价值。对于最明显的功能受限，应在患者的临床记录中用星号（*）标出，并在体格检查中进一步证实，这在接下来的治疗中可作为评价干预措施的评估标志。

缓解因素

即可缓解患者症状的活动、体位和其他因素。

与加重因素一样，应明确特定的活动或姿势及症状缓解的时间，这些信息有助于医生判断易激惹性，从而在体格检查中明确缓解患者症状的难易程度。可因活动或姿势改变而缓解的症状较不易缓解的症状对治疗的反应更快。临床医生可通过详细分析可使症状缓解的活动或姿势来推测哪些结构病变导致症状的发生。

再次强调，缓解因素取决于每种症状发生的区域。一种症状的缓解对另一症状的影响有助于医生确定症状间的关系。如果不同的症状因同一体位或活动缓解，那么说明症状均为同一起源或由同一组织产生。

应对策略

了解加重和缓解因素后，临床医生必须确定患者是否对这些因素有反应及如何反应，以便控制病情，如患者可能改变或停止某些活动以应对症状，临床医生必须判断这样是否有效。短期内减少或避免某些活动可能是应对疼痛的有效策略，因此其被称为适应性。另一方面，长期的活动减少为适应不良，虽然可以避免疼痛，但可导致适应性及功能下降。患者适应不良的应对策略可延长疾病病程，且对治疗不利（Harding 和 Williams，1995；Shorland，1998；Main 等，2008）。无益的应对策略包括：

■ 避免活动，导致失用性及适应性、力量和灵活性下降。这可对患者参加休闲活动和工作产生影响。

■ 活动不足/过度活动：疼痛时避免活动，疼痛缓解时过量活动以弥补疼痛时减少的活动。疼痛加重时减少活动，导致疼痛减轻时组织过量运动。随着时间推移，疼痛逐渐加重而活动量逐渐减少。

■ 长时间应用药物可能会导致相关副作用，如便秘、消化不良、嗜睡等。药物仅能控制症状，长期服用会产生副作用且可以影响一般功能及其恢复，而且患者可产生药物依赖性。

■ 为寻求诊断和治疗而就诊于大量医生和专家(Butler 和 Moseley，2003)。

■ 患者不愿意接受管理，不愿意采用适应性应对策略。

症状的严重性和易激惹性

必须明确症状的严重性和易激惹性，

以确定患者能否进行全面的体格检查，并拟定一套合适且合理的体格检查方案（Banks 和 Hengeveld，2014）。一般情况下，体格检查需要患者配合活动和（或）保持某些姿势，以诱发某些症状。有时诱发的疼痛太剧烈，以至于不能维持这些姿势，这表明患者的症状很严重。有时，疼痛会随着体格检查的进行而逐渐加重，以至于患者无法忍受，体格检查被迫终止，直至症状消失。这种情况下，患者的症状被认为具有易激惹性。临床医生进行体格检查之前，必须了解患者症状的严重性和（或）易激惹性，以进行适当的体格检查，避免造成患者疼痛加重。

症状的严重性

症状的严重性即活动和（或）功能受限的程度，并与症状的强度相关（Banks 和 Hengeveld，2014）。例如，临床医生询问有颈椎症状的患者："当你开车、转头和颈部剧烈疼痛时能否维持这个姿势？"如果一定范围内的运动可以引起疼痛，运动到某一点时疼痛剧烈，必须立即终止运动，即可认定该症状严重。

若症状很严重，以至于患者不能进行更加广泛的体格检查，对组织施压或活动时必须快速、短暂，并在疼痛初期完成。另一方面，如果症状轻微，则可进行更广泛的检查（Banks 和 Hengeveld，2014）。临床医生常主观地将症状的严重程度描述为轻度、中度、重度。

症状的易激惹性

症状的易激惹性指产生症状所需的激发次数、严重性，以及缓解被激发的症状所需的时间（Banks 和 Hengeveld，2014）。

例如，运动时可产生疼痛（或使疼痛加剧）并持续一段时间，则可认为该症状具有易激惹性。体格检查时每完成一个动作，需要停下来几秒钟，以缓解疼痛。如果运动停止后疼痛即消失，则认为症状无易激惹性。

临床医生可能会询问患者："把头转向左侧，当感到尖锐的疼痛时立即将头转回，尖锐的疼痛会如何变化？"患者可能会说尖锐的疼痛立即缓解或者需要一段时间才能缓解。如果疼痛立刻缓解，则认为症状无易激惹性，可扩大体格检查范围，如可进行所有运动或选择重复进行某些运动。如果症状需要几分钟才可消失，则认为症状有易激惹性，临床医生可采用临床推理的方法选择有限的体格检查，以避免使患者症状加重。临床医生可以在症状开始时即进行检查，减少运动的次数，在进行完一个动作后暂时休息，再进行下一个动作。此外，临床医生可选择在刺激引起症状的初期迅速实施所有的动作，这样所有动作都可以被执行，并且不需要暂停。

偶尔可能会发生潜在的激惹反应，例如，如果症状为神经源性，活动或姿势可能延迟数分钟后方引发症状，且症状常持续较长一段时间。对于此类患者，要求临床医生和患者之间进行清楚的沟通并谨慎地处理，以避免造成症状加重。尽管临床医生判断易激惹性很重要，但需注意其中存在主观因素（Barakatt 等，2009）。患者的症状常表现为需谨慎推理的组合形式。例如，患者的症状可能不严重但易激惹，或者，症状严重但不易激惹，甚至既严重又易激惹。

症状的24小时行为

夜间症状

问题根据患者症状的行为进行调整。

■ 患者因症状难以入睡吗？平卧可在某种程度上改变病灶的紧张度，从而缓解症状。例如，负重关节（如脊柱、骶髂关节、臀部、膝关节和足踝），平卧时所受压力较站立时明显减少。

■ 哪些是患者最舒服和最不舒服的姿势？通过对这些姿势进行分析，临床医生可以确定症状来源。

■ 患者使用几个或者哪种类型的枕头？如何放置枕头？例如，海绵枕头的形状和非延展性，造成过度弯曲或过度侧弯的睡姿，常引起颈椎病患者的不适。

■ 患者使用硬床垫还是软床垫，最近是否更换过？新床垫引起的睡姿改变，有时可以引起脊柱的症状。

■ 患者是否因不适而惊醒，如果有，哪些症状会导致惊醒，是否与运动（如床上翻身）相关？

■ 夜间症状对患者的影响是何种程度？

■ 患者任意一个晚上醒来几次？

■ 在过去1周内，患者有几个晚上醒来？

■ 醒来后患者都会做什么？例如，患者仅仅是换个姿势，还是必须起床活动？

■ 患者还可以继续入睡吗？

■ 需要多长时间可以再次入睡？

■ 尽可能详细地了解这些信息，以便评估症状的严重性和易激惹性，以及思考睡眠不足是否会影响疼痛的状态，也可用于指导选择优先的治疗方案以及为评估治疗效果提供一个基线值。

临床医生根据晨起及夜间的症状来判断症状的模式。

早晨症状

清晨醒后运动前和起床后患者出现的症状是什么样的？晨起后疼痛、肢体僵硬时间延长并随着运动小幅度改变，表明病变是一个炎性过程，如类风湿关节炎（Magee，2014）。晨僵伴/不伴轻微疼痛与退行性病变相关，如骨关节炎或颈椎病（Huskisson等，1979；Rao等，2007）。

晚间症状

同那些可持续全天的症状相比，晨起即出现不适症状，可能取决于患者日常活动水平。疼痛在运动后加重、休息后减轻，常表明其与神经骨骼肌肉系统相关。活动时疼痛加重可能是由反复机械压力、炎症作用或退行性病变引起。运动可缓解缺血性疼痛。相较休息而言，若患者工作一整天后夜间疼痛加重，那么探讨患者的工作并明确哪些活动会加重症状就变得尤为重要。

疾病的阶段

病情好转、恶化还是稳定可以提示疾病所处阶段，亦可帮助临床医生推测预后。正在恶化的症状对治疗的反应往往比正在缓解的症状所需时间长，这有助于了解所考虑病变的自然史（van Griensven，2005）。

慢性病的危险因素

在最初的几周或几个月中患者的某些表现可能提示发生持续性急性或亚急性疼痛的概率较高（框2.1）。这些都被认为是慢性病的危险因素。在背部疼痛患者中，心理和社会风险因素被称为心理社会黄旗（Kendall 等，1997；Waddell，2004）。表 2.3 列出黄旗和其他类型旗。对于具有危险因素和黄旗的患者，临床医生需注意其患慢性病的可能性，但不能将其作为疾病诊断或预后的绝对预测因素（Mallen 等，2007）。因此，建议临床医生区分患者的危险因素是否与其病情相关。同样重要的是，不要放弃有危险因素的患者，而要解决任何阻碍患者恢复的问题。

系统综述已确定肌肉骨骼疼痛患者的危险因素。一些研究侧重于背部疼痛（Pincus 等，2002）或颈部及背部疼痛的患者（Linton，2000），而其他研究包括所有肌肉骨骼疾病（Mallen 等，2007）。这些研究提示以下发现可预示恢复不良或对治疗反应差。

疼痛相关的危险因素

- 高度疼痛。
- 疼痛持续时间长。
- 疼痛部位多。
- 背部疼痛：神经根病变或特殊的脊柱病变。

心理危险因素

- 焦虑。
- 抑郁。
- 心理压力。
- 认为疼痛可避免。
- 认为疼痛与工作相关。
- 患者认为自己身体差。
- 与疼痛相关的负面或极度消极心理预期（Sullivan 等，2001），包括交织在一起的反思、放大和无助感（Haythornthwaite，2013）。

社会危险因素

- 高度残疾。
- 赔偿问题（事故相关索赔，福利申请）。

如果患者处于发展为持续性疼痛的风险中，我们就要尽最大可能控制疼痛，包括建议、理疗干预，以及与全科医生或内科医生商量处方用药。此外，向患者解释疼痛的实际原因和保证他们所期望的恢复情况很重要（Kendall 等，1997）。患者必须采取积极的策略处理他们的症状，而不是采取消极策略，如回避所有活动（Kendall 等，1997）。

特殊问题

必须问一些特殊问题，因为它们有助

表 2.3　旗子的类型（基于 Waddell，2004；Linton 和 Shaw，2011）

旗子	本质	举例
红旗	提示有严重病理的症状	严重意外，体重减轻，进展性神经系统症状
橘旗	精神症状	临床抑郁症，人格障碍
黄旗	慢性病的心理和社会因素	对疼痛的本质有不切实际的认识，认为必须避免疼痛，赔偿要求
蓝旗	关于工作影响疼痛或健康的认知	认为工作会进一步造成伤害，认为医生没用
黑旗	医生和患者预期之外的阻碍恢复的因素	不能适应工作，缺乏重返工作岗位的机会，家庭成员过度关心

于临床医生确定身体检查和（或）治疗的一些注意事项或禁忌证（表2.4）。临床医生应合理推断患者的病因并筛选患者任何提示非肌肉骨骼起源的症状特点，如内脏或全身疾病（Goodman 和 Snyder，2013）。做到这点并不容易，因为在早期阶段，严重的情况可以表现为肌肉骨骼疾病，如主动脉瘤可仅表现为背部疼痛（Greenhalgh 和 Selfe，2010）。当然，重要的是，临床医生要意识到系统病理学的非线性过程。目前有3个明确的阶段：①亚临床阶段，在没有体征和症状的情况下有病理变化；②前驱阶段，以不明确的非特异性症状为特征；③临床阶段，因为症状和体征的出现而更容易识别。提示严重潜在病理的症状和体征，如肿瘤、感染、骨折或脊髓/马尾神经受压都被认为是红旗，通过临床观察和回顾性分析确定红旗。红旗的作用各不相同，它们如何提示严重病理还有待探究（Greenhalgh 和 Selfe，2010）（表2.5）。

需要注意的是，单个红旗的存在并不能提示存在严重的病理改变，而需要考虑整体的状况，包括临床医生的询问以及合理解释患者的答案。除了红旗外，临床医生还需意识到可能的危险，患者或医生可能会误导症状，从而导致推理错误（Greenhalgh 和 Selfe，2004）。我们认为主观检查在识别严重病理方面较体格检查更有用（Deyo 等，1992）。更多的信息可见配套教科书，如 Greenhalgh 和 Snyder（2013），以及 Greenhalgh 和 Selfe（2013）。

对于所有患者，均需收集以下信息。

一般情况

明确患者的一般情况很重要。临床医生需要认识到患者的生活方式对他们健康的影响，如吸烟、饮酒、使用兴奋药物和体力活动水平。临床医生需要询问患者是否存在乏力、疲劳、发热、恶心、呕吐、压力、焦虑或者抑郁等。感觉不适、疲乏是系统性疾病、代谢性疾病、恶性肿瘤常见的表现（Greenhalgh 和 Selfe，2010）。

体重减轻

患者是否注意到近期自身体重减轻？这可由恶心、呕吐，尤其是剧烈疼痛造成。如果患者3~6个月内体重下降10%，医生需注意恶性肿瘤或系统性疾病的存在，如结核（TB）、人类免疫缺陷病毒（HIV）感染（Greenhalgh 和 Selfe，2010）。

癌症

询问癌症的病史是很重要的，疾病的家族史可能与该病相关，因为一些癌症有家族史，如乳腺癌（Greenhalgh 和 Selfe，2010）。恶性疾病的缓解期与体格检查和治疗并不冲突，尽管出现的症状必须确定是起源于肌肉骨骼。另一方面，如果处在恶性疾病的活跃期，体格检查的主要目的是明确症状是由恶性疾病引起还是由单独的肌肉骨骼疾病引起。如果明确由恶性肿瘤导致的症状，则大多数肌肉骨骼疾病的治疗措施均不适用。

结核病

随着TB发病率的增加，应注意询问患者是否存在TB的暴露史，尤其对于贫困群体（Bhatti 等，1995）。1%~2%的骨骼受累的患者为 HIV 阴性，60% 为 HIV 阳性（Greenhalgh 和 Selfe，2010）。大多数肺外TB 出现在 T10~L1 节段，早期患者可能表现为背部疼痛。应注意既往史，因为TB可保持休眠30~40年。

表2.4　脊柱、周围神经、关节被动检查的相关注意事项

主观检查项目	病史信息	可能的病因/体格检查和（或）治疗的提示
人体图	持续不间断疼痛	恶性、全身性、炎性病变
	肩以下的上肢症状和臀部以下的下肢症状	神经根受压，体格检查时选择合适的神经系统完整性检查
	广泛的感觉异常和（或）上下肢无力	1个以上的神经根受压、代谢病（如糖尿病、维生素B_{12}缺乏）、系统性病变（如类风湿关节炎）
加重因素	症状严重和（或）易激惹	在治疗中需多加注意，以避免不必要地诱发症状或加重症状
特殊问题	感觉不适	全身性或代谢性疾病
	一般情况	
	▪ 恶性疾病病史，缓解期	不相关
	▪ 同目前症状相关的活跃期恶性疾病	禁止采用肌肉骨骼疾病的治疗方式，可以做缓和的功能锻炼
	▪ 同目前症状不相关的活跃期恶性疾病病史	
	▪ 子宫切除术	不相关
	近期原因未明的体重减轻	骨质疏松症风险增加
	骨疾病诊断（如骨质疏松症、Paget脆性骨病）	恶性疾病、系统性疾病 骨骼不正常和（或）脆弱
	类风湿关节炎和其他炎性关节疾病诊断	避免骨骼直接受压，尤其是肋骨 避免上颈椎的辅助和生理活动，并注意保护其他关节
	感染性关节炎诊断	疾病活动期可选择固定治疗
	腰椎峡部裂或腰椎滑脱诊断	避免半脱位椎体受强力直接压迫
	应用类固醇激素	仔细处理骨质疏松症和皮肤损害，避免使用胶带
	抗凝治疗	凝血时间延长，软组织易挫伤
	人类免疫缺陷病毒（HIV）	核对药物及其可能的副作用
	妊娠	韧带松弛，避免受强力
	糖尿病	延迟愈合、周围神经病变
	双手/足针刺样痛和（或）麻木	脊髓压迫、周围神经病变
	行走困难	脊髓压迫、周围神经病变、上运动神经元损伤
	膀胱和（或）直肠功能紊乱	马尾综合征
	会阴（鞍区）	马尾综合征
	麻木/感觉异常	
	颈胸段脊髓症状：头晕、视力改变、恶心、共济失调、跌倒发作、面部感觉改变、言语困难、吞咽困难、自主神经功能障碍、偏身麻木、偏身瘫痪	颈动脉功能不全、上颈椎不稳、内耳疾病

（待续）

表2.4 （续）

主观检查项目	病史信息	可能的病因/体格检查和（或）治疗的提示
	心脏或呼吸系统疾病	排除某些治疗体位
	口服避孕药	增加血栓形成的可能性——检查颈部血管，避免手法粗暴
	吸烟史	循环问题——增加血栓形成可能性
近期史	创伤	可能存在未发现的骨折，如舟骨

表2.5 红旗的最新分级（Greenhalgh和Selfe，2010）

4个红旗	3个红旗	2个红旗	1个红旗
>50岁	<10岁和>50岁	11~19岁	失去行动能力、绊倒、跌倒和上下楼梯时存在异常
癌症史	治疗史：癌症、TB，HIV感染或经静脉输注药物、骨质疏松症	体重减轻5%~10%（3~6个月内）	腿脚不便
不明原因的体重减轻	体重下降>10%（3~6个月内）	带状疱疹	体重减轻<5%（3~6个月内）
保守治疗1/12后未见改善	严重的夜间疼痛括约肌张力和S4消失膀胱和肠道症状足底伸肌反应阳性	腹痛和大便习惯改变不能仰卧痉挛和步态紊乱	吸烟全身不适创伤双侧针刺样感觉既往治疗失败胸痛头痛明显关节僵硬

人类免疫缺陷病毒（HIV）

HIV感染患者的状况如何？艾滋病是一种获得性疾病，影响免疫系统，使患者对多种严重疾病易感，但无症状期可达10年。HIV是一种亲神经病毒，在感染早期即可导致中枢和周围神经系统组织脱髓鞘。这可能导致患者患累及脊柱的脊髓病和（或）手或足部症状的感觉性周围神经病变（Goodman和Synder，2013）。

炎症性关节炎

患者是否曾被诊断为类风湿关节炎或反应性关节炎，如强直性脊柱炎？临床医生还需了解患者家族成员是否曾患过此类疾病，因为这类疾病具有遗传性，而患者可能是第一个出现临床表现的人。每个人的症状各不相同，但患者常有与不适和疲劳相关的隐匿性发作。他们很可能有弥漫性的肌肉骨骼疼痛，常主诉关节自发性肿胀，尤其是手部和足部，以及持续超过45分钟的晨僵（Goodman和Synder，2013）。如果怀疑是类风湿关节炎，那么需要将患者转诊至风湿科医生。因关节侵袭和慢性滑膜炎，特别是其对上颈椎韧带稳定性的影响，对患有类风湿关节炎的患者进行体格检查时应小心谨慎。

心血管疾病

患者是否存在心血管疾病史，如高血压、心绞痛、陈旧性心肌梗死、脑卒中？血流动力学改变是另一个红旗，因为血管病变，如深静脉血栓形成最开始的症状是疼痛。因此，临床医生需考虑患者主诉症状是否提示潜在的血管病变。患者可能主观地认为运动引起非皮节区的疼痛，常被描述为脉动或搏动样。患者也可能主诉感到乏力或疲劳。如果患者的确有心血管疾病史，临床医生需要详细地询问其心血管疾病的治疗手段，如药物和监测。如果患者安装了起搏器，则需要在距离脉冲短波治疗设备至少3m的位置进行治疗（Watson，2016）（参见第6章和第7章）。更多关于血流动力学改变的信息请参考Taylor和Kerry（2015）。

呼吸系统疾病

患者是否患有影响呼吸功能的疾病？如果有，患者如何进行控制？有呼吸问题的患者可能因呼吸暂停而无法平卧或俯卧，而且可导致运动受限。用于慢性呼吸系统疾病（如哮喘）的药物（如类固醇）可影响骨骼的健康状态。

癫痫

患者是否患有癫痫？何种类型的癫痫？病情是否得到了很好的控制？有没有特殊的诱发因素？最后一次发作是什么时候？

甲状腺疾病

患者是否有甲状腺疾病病史？病情控制如何？甲状腺功能异常可能与肌肉骨骼疾病高度相关，如肩周炎、Dupuytren挛缩、扳机手、腕管综合征（Cakir等，2003）。

糖尿病

患者是否患有糖尿病？如果有，是1型糖尿病还是2型糖尿病？患病多久了？如何控制血糖？血糖控制如何？糖尿病患者可出现一系列肌肉骨骼疾病，如腕管综合征、冻结肩和周围神经病变（Greenhalgh和Selfe，2010）。组织愈合速度减慢，所以可影响预后（Brem和Tomic-Canic，2007）。

骨质疏松症

临床医生需询问患者是否患有骨质疏松症，因为在体格检查过程中有一些注意事项。骨质疏松症是最常见的代谢性骨病，其发病率随年龄的增加而增加，最常见于绝经后女性。继发性骨质疏松可见于内分泌和代谢性疾病患者，如甲状腺功能减退和糖尿病，也可继发于长期服用某些处方药，如类固醇和抗癫痫药。患者可能出现与压缩性骨折相关的间歇性急性胸痛/高位腰痛（Goodman和Synder，2013）。但可能未被诊断出来，若临床医生有顾虑，需要识别危险因素，以进行临床推理并作为参考。

神经系统症状

患者是否出现了神经系统症状，如麻刺感、针刺痛、疼痛、无力或超敏反应。临床医生必须鉴别这些症状是由中枢神经系统的上运动神经元（UMN）病变所致还是周围神经系统的下运动神经元病变（LMN）所致。对于脊髓病变，收集以下病史将有助于推理：

■ 患者是否曾出现过脊髓受压症状（从枕骨大孔到L1节段任意部位的脊髓受压）？脊髓受压可以发生在任意脊髓节段，但绝大多数发生在颈椎，通常是由椎管狭窄引起颈椎病。典型症状包括疼痛、颈部僵硬、感觉异常、无力、动作迟钝、平衡失调、膀胱控制障碍和功能缺陷，体征包括颈椎活动范围减少、感觉异常、无力、痉挛、步态异常，且随着疾病的进展变得更加明显（Salvi等，2006）。转移性疾病也可能是脊髓受压并伴有剧烈疼痛的原因，通常被描述为躯干周围的带状疼痛，这也是一个重要的特征（Greenhalgh和Selfe，2010）。若患者近期出现脊髓压迫，需将其转诊至外科。这些症状的出现表明在体格检查中需进行神经系统完整性检查。

■ 临床医生应对患者进行马尾综合征的筛查，马尾综合征通常由椎间盘突出或转移性疾病引起。在L1~L2水平压迫脊髓圆锥，可导致感觉和运动神经问题，其中最有意义的是不可逆的膀胱和肠道功能障碍（Greenhalgh和Selfe，2010）。患者常被问及是否有膀胱和肠道括约肌障碍，包括潴留、失控（失禁）、犹豫不决、紧迫感和排泄不完全感。患者肛门、会阴和生殖器周围的感觉是否有任何改变（麻木/感觉异常）？回答这些问题时，患者可能会感觉到尴尬，所以医生可能需要向患者解释获取这些信息的必要性。询问患者的下肢症状，如沉重和步态异常。临床推理这些症状必须结合任何与之相关的疼痛以及同时存在的疾病和使用的药物（如阿米替林），这可解释膀胱或肠道功能的改变。马尾综合征相对罕见，一旦怀疑其存在，则为急诊手术指征，早期脊髓减压效果最佳。临床医生应时刻保持警惕并制订一个备选方案，以便快速、合理地治疗患者（Greenhalgh和Selfe，2010）。

神经病理性疼痛症状

神经病理性疼痛是由躯体感觉神经系统的病变或疾病引起的疼痛（IASP，2015）。如果临床医生怀疑患者的疼痛可能是神经病理性的，有效的神经病理筛查工具可能会有所帮助。这些工具可帮助临床医生系统地对患者的症状和体征进行评分。常用的筛查工具有Leeds神经病理性疼痛症状与体征评价（LANSS）、神经病理性疼痛问卷（NPQ）、Douleur神经病理性疼痛量表（DN4）、PD-Q量表和ID-Pain量表。有关这些工具的综述，请参见Bennett等（2007）。LANSS和DN4包括一些简单的体格检查，如刷触诱发痛和提高针刺阈值。

关节过度活动综合征（JHS）

患者是否曾患过JHS？JHS患者可能表现为广泛的弥漫性疼痛，其他症状也有相关报道，如当啷声、咔嗒声、僵硬和疲劳（Simmonds和Keer，2007）。如果怀疑存在JHS，5个简单的问题可以帮助我们主观识别这一综合征（Hakim和Grahame，2003）：

1. 你现在（或曾经）是否可以把手平放在地板上而无须弯曲膝关节？

2. 你现在（或曾经）是否可以弯曲拇指来触碰前臂？

3. 当你还是儿童的时候，你有没有将身体扭曲成奇怪的形状或劈叉来取悦你的朋友？

4. 当你还是儿童或者青少年的时候，膝关节和肩膀是否不止一次脱臼过？

5. 你认为自己是"双关节"吗？

这些问题的肯定回答必须在患者出现症状的背景下进行临床推理并在体格检查中证实。

颈动脉功能障碍

颈动脉功能障碍的早期特征类似肌肉骨骼疼痛的表现，常表现为颈部疼痛和异常或严重的头痛。临床医生需要通过询问患者是否有创伤或感染史来对颈部动脉功能障碍进行筛选，如动脉剥脱所致的椎动脉功能不全（Thomas，2016）。随访时可询问患者缺血性脑血管疾病的任何提示信息，如视觉障碍、平衡和步态障碍、言语困难和肢体无力或感觉异常。临床模式可能仅来源于病史询问，而不适用于经典的肌肉骨骼模式，这可导致临床医生怀疑患者存在更多潜在的病理改变。若想了解更多信息，读者可参考 Rushton 等（2014）和第6章。

药物治疗

关于药物的一系列问题可帮助临床推理：

1. 患者是否长时间服用药物/类固醇？长时间大剂量应用皮质类固醇可导致皮肤功能下降、引起骨质疏松症。这种情况下，应小心处理且避免使用胶带，以防止患者皮肤受损。由于患骨质疏松症的概率提高，应避免对骨骼直接施力。长时间应用药物会导致相关的副作用，如便秘、消化不良和嗜睡，甚至药物依赖。这会影响患者的一般功能及恢复。

2. 患者是否应用抗凝药？如果使用抗凝药物，在进行体格检查时应避免对组织造成创伤和出血。

3. 使用的药物是治疗肌肉骨骼疾病的，还是患者自行购买的药物？这可提供与病理过程相关的信息，并且可能影响治疗。例如，应用何种强度的止痛药物可以表明患者疼痛的严重程度。世界卫生组织的三步止痛阶梯疗法基于患者疼痛的程度和机制推荐使用合适的止痛药物（Vargas-Schaffer，2010）。对于疼痛药理学的全面描述，读者可参考 Smith 和 Muralidharan（2014）。需要注意的是，如果患者在服用止痛药后不久进行评估/治疗，疼痛可能会被掩盖，且评估/治疗可能会加重患者病情。此外，临床医生需要注意药物的副作用，在整个治疗期间持续进行监测，并与同事讨论患者的药物治疗。

影像学检查

患者是否接受过 X 线检查或者其他医学检查？如果有，结果是什么？患者如何理解其被告知的信息？X 线检查对于诊断骨折、骨关节炎和严重骨骼病变（如感染、骨质疏松、肿瘤）非常有价值，可同时明确损伤的程度。X 线检查可提供有用的信息，但这些发现必须同患者临床表现相关，这一点尤其适用于脊柱 X 线检查。X 线检查可以发现与年龄相关的正常退行性改变，但不一定同患者症状相关（Brinjikji 等，2015）。有证据表明，影像学检查结果会对患者的幸福感产生负面影响。如果不是在正常流行病学数据的背景下向患者提供影像学结果，可能会导致患者持续性疼痛（McCullough 等，2012）。因此，常规的脊柱 X 线检查已不作为非创伤性脊椎疼痛患者的必要检查项目［16 岁以上人群腰痛和坐骨神经痛的评估和管理 NICE 指南（2016）］。其他影像学技术包括 CT、磁共振成像、脊髓造影、椎间盘造影、骨扫描和关节造影，这些检查可以协助临床医生明确患者病变性质，但是只有基于合理的推理和临床表现才适用。这些检查的详细内容及其对诊断的价值参见 Goodman 和 Snyder（2013）。

此外，患者是否进行过其他检查，如血液检查？血细胞计数可提示红细胞、白细胞和血小板的数目，如果超出正常范围可提示多种情况，所以仅用作初始筛选试验。随后可进行更具特异性的检查，如红细胞沉降率，可提示严重病理，如恶性骨髓瘤和结核。C-反应蛋白常用于检测炎症反应和感染（Greenhalgh 和 Selfe，2010）。

既往史

以下信息由患者和（或）病历记录提供：

■ 既往病史的详细情况，如重大或慢性疾病病史、与患者病情相关的外伤史、手术史。

家族史

临床医生应询问相关的家族史，因为这些家族史可能表明患者易患某种疾病，因为许多疾病都具有遗传易感性。此外，了解家族史有助于解释患者对该疾病的看法。

现病史

这通常在检查早期进行讨论，但是一旦临床医生了解更多关于患者临床表现的信息，在主观检查结束时再次检查是有用的。对于每一个有症状的区域，临床医生应确定：

■ 症状出现的时间。

■ 起病缓急。

■ 是否存在引起症状已知或未知的病因，如创伤或生活方式改变均可能引发疾病。

■ 患者是否接受过治疗？若有，已接受过何种治疗？效果如何？

■ 患者是否感觉症状正在好转、恶化，还是没有变化？

这些问题为临床医生提供关于患者当前症状可能病因的信息。

■ 为了确定症状间的关系，临床医生应询问患者每个症状开始的时间及其同其他症状的关系。例如，5 周前出现下背部疼痛，1 周前症状加重伴大腿后部疼痛，这可能意味着背部和大腿疼痛是相关的，可能由同一个病灶引起。如果大腿出现疼痛，而背部疼痛没有变化，则说明以上两个症状可能没有相关性，分别由不同的病灶引起。

■ 既往发作史，如发作的次数、持续时间、诱因及发作间期症状是否可完全缓解。如果无发作史，患者是否有其他症状，如僵硬可能是疼痛发生的前驱症状。

■ 患者之前接受过治疗吗？如果就诊过，治疗效果如何？如果可以提供过去的治疗记录，可获取更多信息。很可能出现的情况是过去有效的治疗现在依然有效，但是仍须明确复发时的可能原因。

体格检查计划

所有的信息收集完成后即完成了主观检查。在这个阶段，临床医生再次简要地确认患者对主诉的理解是非常有用的。在为患者解释体格检查目的和制订体格检查计划前，可进一步完善他们目前为止没有机会描述的内容。为便于参考，应用星号（*）标记重要发现，尤其是一种或多种功能受限，以便在治疗阶段重新检查，以评价治疗效果。

关于第一部分主观检查总结见图 2.8。

为了制订体格检查计划，应对从主观检查中得到的假设诊断进行检验（图 2.9）。

■ 是否存在需要进一步探讨的体格检查禁忌证，如红旗（如神经系统受累、脊髓压迫）？是否有体格检查的注意事项，如近期骨折、外伤、类固醇治疗和类风湿关节炎？

■ 根据症状分布、疼痛机制描述、行为症状和起病过程，在主观检查过程中进行临床推理，临床医生必须判断出患者病灶所在结构。临床医生需要根据最可能引起患者症状的原因优先列出初步假设——主要的初步假设。这可能包括病灶所在区域的结构，如关节、肌肉、神经和筋膜，以及可放射至此范围的区域。检查可能是症状病因的放射区域，如颈椎、胸椎、肩关节、腕关节和手。在复杂的病例中，不可能总是在第一次体格检查中就进行全面检查，因此，临床医生需使用临床推理，评估和考虑哪些检查必须优先进行，哪些检查是在后续阶段"应该"或"可能"需要进行的。

■ 导致患者出现症状的疼痛机制是什么？这些机制对于理解疾病、随后的管理决策的影响是什么？例如，反复活动导致的疼痛可能与炎症或者神经源性疼痛相关。这可能表明需在早期对患者活动进行评估，并且建议患者限制活动。患者的接受程度和积极接受治疗的意愿取决于患者的观点和对症状的反应。如果患者表现出恐惧回避行为，此时临床医生需要向患者进行解释并针对其病情进行宣教，这对于顺利治疗非常重要。

■ 一旦决定了体格检查进行的项目后，下一步需要考虑的是体格检查应该如何进行？这些症状是否严重和（或）具有易激惹性？重现症状是简单还是困难的？如果症状很严重，体格检查可以在症状开始前或者刚刚开始时进行；对组织进一步加压，过大的力可能因患者不能忍受而无法施加。如果症状具有易激惹性，体格检查应尽可能在症状开始前或者激发初期进行，并减少体格检查的项目，且允许患者在各项检查之间稍稍休息。此外，明确是否需要应用组合动作、重复动作来重现患者症状。

基于 Jones 和 Rivett（2004）提出的假设类别（框 2.1）的临床推理表（图 2.10），以及用于体格检查的简单计划表对临床医生十分有用，可为他们进行复杂的临床推理提供指导。

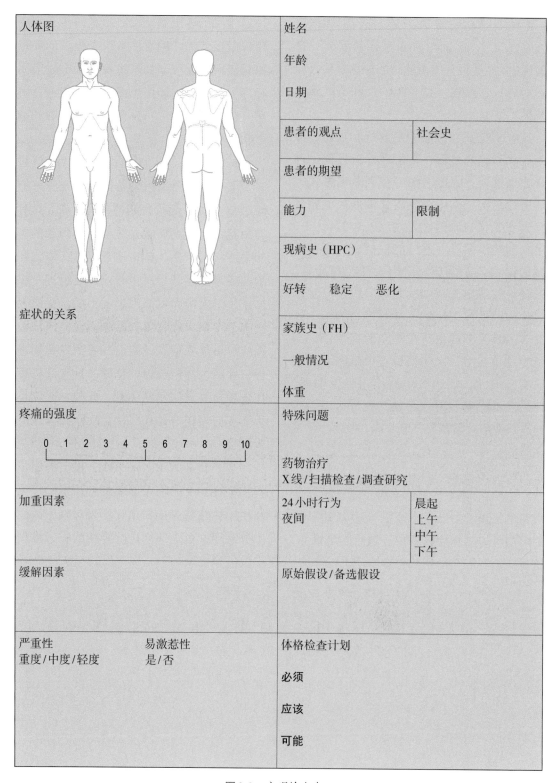

人体图	姓名	
	年龄	
	日期	
	患者的观点	社会史
	患者的期望	
	能力	限制
	现病史（HPC）	
	好转　　稳定　　恶化	
症状的关系	家族史（FH）	
	一般情况	
	体重	
疼痛的强度	特殊问题	
0 1 2 3 4 5 6 7 8 9 10	药物治疗 X线/扫描检查/调查研究	
加重因素	24小时行为 夜间	晨起 上午 中午 下午
缓解因素	原始假设/备选假设	
严重性　　　　　易激惹性 重度/中度/轻度　　是/否	体格检查计划 必须 应该 可能	

图2.8　主观检查表。

禁忌证	
注意事项	

症状	1		2		3	
	Y	N	Y	N	Y	N
严重性						
易激惹性						

症状	1	2	3
停止 P1			
部分再现			
全部再现			

疼痛机制

输入机制		处理机制	输出机制
伤害性症状	神经病理性症状	中枢敏感化	行为、运动功能、思想、信念、认知、自主神经系统

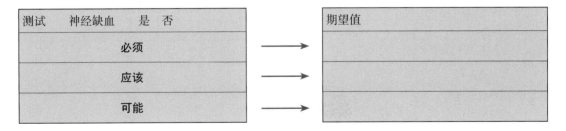

图 2.9　体格检查表 (简要版本)。

采用 Jones 和 Rivett（2004）的假设分类进行临床推理

1. 活动参与能力 / 受限

活动能力	限制
参与能力	限制

2. 患者对其经历的看法

例子：
– 理解
– 感受
– 应对策略
– 对自我管理和躯体活动的态度
– 患者的信念/经验对他们来说意味着什么？
– 期望值
– 目标

3. 病理机制

3.1　组织来源 / 组织愈合，例如，你判断主要疾病处于炎症修复过程的哪个阶段？

3.2　疼痛机制。列出支持每种症状的特异性机制的主观证据。

输入机制		处理机制	输出机制
伤害性症状	神经病理性症状	中枢敏感化	行为、运动功能、思想、信念、认知、自主神经系统

疼痛机制的参与比例见该图

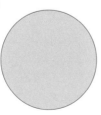

疼痛感受器
周围神经病变
中枢敏感化
自主神经系统

4. 症状的来源

按照可能性大小列出每一个区域 / 症状可能对应的病灶结构

组织来源	症状1：	症状2：	症状3：	症状4：
局灶性				
放射性				
神经源性				
血管性				
内脏性				

图 2.10　临床推理表。（待续）

5. 影响因素

例如：

- 物理因素
- 环境因素
- 心理因素
- 与健康相关的因素

6. 症状病史

起病 / 身体损伤 / 阶段 / 体格检查指征

7. 每个症状区域的列表

	加重活动	加重的时间	停止活动	缓解活动	缓解的时间	易激惹性是 / 否	严重性是 / 否
症状1（P$_a$）							
症状2（P$_a$）							

8. 指出在疼痛的产生机制中炎症所占比例以及支持或否定假设的临床特征

机械作用

鉴别

炎症

鉴别

9. 体格检查和管理的健康考量、注意事项及禁忌证

9.1 患者是否有健康问题、红旗、注意事项来限制体格检查？

考虑以下与红旗相关的事项

9.2 再现症状是困难还是容易？你对患者每种症状对应区域的检查情况如何？

症状	缺少P$_1$	仅有P$_1$	疼痛再现25%	疼痛完全再现
P$_1$				
P$_2$				
P$_3$				

9.3 是否有必要进行神经系统完整性检查

是 否
证明你的选择是正确的

图2.10（续）（待续）

10. 根据患者主诉的原因提出原始假设（H1）并找到支持的证据

原始假设（H1）	备选 H2	备选 H3	备选 H4	备选 H5
证据：				

测试 　神经缺血　　是　否		期望值
必须	→	
应该	→	
可能	→	

图 2.10（续）

参考文献

Al-Chaer, E., Traub, R., 2002. Biological basis of visceral pain: recent developments. Pain 96, 221–225.

Arendt-Nielsen, L., et al, 2000. Referred pain as an indicator for neural plasticity. In: Sandkühler, J., et al. (Eds.), Nervous system plasticity and chronic pain. Elsevier, Amsterdam, pp. 344–356.

Aroll, B., et al., 2003. Screening for depression in primary care with two verbally asked questions: cross sectional study. Br. Med. J, 327, 1144–1146.

Banks, K., Hengeveld, E., 2014. The Maitland concept as a clinical practice framework for neuromusculoskletal disorders. In: Hengeveld, E., Banks, K. (Eds.), Maitland's vertebral manipulation. Churchill Livingstone, Edinburgh (chapter 1).

Barakatt, E., et al., 2009. The reliability of Maitland's irritability judgements in patients with low back pain. J. Man. Manip. Ther. 17, 135–140.

Barker, C., et al., 2014. Problematic pain - redefining how we view pain? Br. J, Pain 8, 9–15.

Barrows, H.S., Feltovich, P., 1987. The clinical reasoning process. Med. Educ. 21, 86–91.

Bennett, M., et al., 2007. Using screening tools to identify neuropathic pain. Pain 127, 199–203.

Bhatti, N., et al., 1995. Increasing incidence of tuberculosis in England and Wales: a study of the likely causes. Br. Med. J. 310, 967–969.

Bogduk, N., 2009. On the definitions and physiology of back pain, referred pain, and radicular pain. Pain 147, 17–19.

Bombadier, C., 2000. Outcome assessments in the evaluation of treatment of spinal disorders: summary and general recommendations. Spine 25, 3100–3103.

Brem, H., Tomic-Canic, M., 2007. Cellular and molecular basis of wound healing in diabetes. J. Clin. Invest. 117, 1219–1222.

Brinjikji, W., et al., 2015. Systematic literature review of imaging features of spinal degeneration in asymptomatic populations. AJNR Am.J. Neuroradiol. 36, 811–816.

British Pain Society, 2014. www.britishpainsociety. org.

Bron, C., Dommerholt, J, 2012. Etiology of myofascial trigger points. Curr. Pain Headache Rep. 16, 439–444.

Butler, D., Moseley, L., 2003. Explain pain. Neuro

Orthopaedic Institute, Adelaide.

Cakir, M., et al., 2003. Musculoskeletal manifestations in patients with thyroid disease. Clin. Endocrine!. (Oxf) 59, 162–167.

Cervero, F., Laird, J., 2004. Referred visceral hyperalgesia: from sensations to molecular mechanisms. In: Brune, K., Handwerker, H. (Eds.), Hyperalgesia: molecular mechanisms and clinical implications. IASP Press, Seattle, pp. 229–250.

Cook, N., van Griensven, H., 2013. Neuropathic pain and complex regional pain syndrome. In: van Griensven, H., et al. (Eds.), Pain. A textbook for health professionals, 2nd ed. Churchill Livingstone, Edinburgh, pp. 137–158.

Deyo, R.A., et al., 1992. What can the history and physical examination tell us about low back pain? J. Am. Med. Assoc. 268,760–765.

Dommerholt, J., 2011. Dry needling – peripheral and central considerations. J. Man. Manip. Ther. 19,223–237.

Edwards, I., et al., 2004. Clinical reasoning strategies in physical therapy. Phys. Ther. 84, 312–330.

Edwards, I., et al., 2006. The interpretation of experience and its relationship to body movement: a clinical reasoning perspective. Man. Ther.ll, 2–10.

Gask, L., Usherwood, T., 2002. ABC of psychological medicine. The consultation. Br. Med. J. 324, 1567–1569.

Goodman, C., Snyder, T., 2013. Differential diagnosis for physical therapists screening for referral, 5th ed. Elsevier, St Louis.

Goodrich, J., Cornwell, J., 2008. Seeing the person in the patient. The Point of Care review. The King's Fund, London.

Greenhalgh, S., Selfe, J., 2004. Margaret, a tragic cue of spinal red flags and red herrings. Physiotherapy 90, 73–76.

Greenhalgh, S., Selfe, J., 2010. Red flags II: a guide to identifying serious pathology of the spine. Elsevier, Edinburgh.

Grieve, G.P., 1991. Mobilisation of the spine, 5th ed. Churchill Livingstone, Edinburgh.

Hakim, A., Grahame, R., 2003. A simple questionnaire to detect hypennobility; and adjunct to the assessment of patients with diffuse musculoskeletal pain. Int. J. Clin. Pract. 57, 163–166.

Hall, J., 2015. Guyton and Hall textbook of medical physiology, 13th ed. Saunders, Edinburgh.

Hansson, P., Kinnman, B., 1996. Unmasking mechanisms of peripheral neuropathic pain in a clinical perspective. Pain Rev. 3, 272–292.

Harding, V., de C. Williams, A.C., 1995. Extending physiotherapy skills using a psychological approach: cognitive-behavioural management of chronic pain. Physiotherapy 81, 681–88.

Haythomthwaite, J., 2013. Assessment of pain beliefs, coping, and function. In: McMahon, S.B., et al. (Eds.), Wall & Melzack's textbook of pain, 6th ed. Saunders, Philadelphia, pp. 328–338.

Henegveld, B., Maitland, G., 2014. Communication in the therapeutic relationship. In: Hengeveld, B., Banks, K. (Eds.), Maitland's vertebral manipulation. Churchill Livingstone, Edinburgh (chapter 3).

Higgs, J., Jones, M. (Eds.), 2000. Clinical reasoning in the health professions, 2nd ed. Butterworth Heinemann, Oxford.

Hinnant, D.W., 1994. Psychological evaluation and testing. In: Tollison, C.D. (Ed.), Handbook of pain management, 2nd ed. Williams & Wllkins, Baltimore.

Huskisson, E.C., et al., 1979. Another look at osteoarthritis. Ann. Rheum. Dis. 38, 423–428.

IASP, 2015. The International Association for the Study of Pain. www.iasp-pain.org.

Jones, M.A., 1995. Clinical reasoning and pain. Man. 1her. 1, 17–24.

Jones, M.A., Rivrlt, D.A., 2004. Clinical reasoning for manual therapists. Butterworth-Heinemann, Edinburgh.

Jones, M., et al., 2008. Clinical reasoning in physiotherapy. In: Higgs, J., et aL (Eds.), Clinical reasoning in the health professions, 3rd ed. Butterworth Heinemann/Elsevier, Amsterdam, pp. 245–256.

Kendall, N., et al., 1997. Guide to assessing psychosocial yellow flags in acute low back pain. Accident Rehabilitation and Compensation Insurance Corporation and National Advisory Committee on Health and Disability, Wellington, NZ.

Kyte, D., et al, 2015. An introduction to patient reported outcome measures PROMS in physiotherapy. Physiotherapy 101, 119–125.

Lindsay, K.W., et al., 1997. Neurology and neurosurgery illustrated, 3rd ed. Churchill Livingstone, Edinburgh.

Linton, S., 2000. A review of psychological risk factors in back and neck pain. Spine 25, 1148–1156.

Linton, S., Shaw, W., 2011. Impact of psychological factors in the experience of pain. Phys. 1her. 91,700–711.

Magee, D.J., 2014. Orthopedic physical assessment, 6th ed. Saunders Elsevier, Philadelphia.

Main, C.J., Spanswick, C.C., 2000. Pain management, an interdisciplinary approach. Churchill Livingstone, Edinburgh.

Main, C., et al, 2008. Pain management. Practical applications of the biopsychosocial perspective in clinical and occupational settings, 2nd ed. Churchill Livingstone, Edinburgh.

Mallen, C., et al., 2007. Prognostic factors for musculoskeletal pain in primary care: a systematic review. Br. J, Gen. Pract. 57, 655–661.

McCullough, B., et al, 2012. Lumbar MR imaging and reporting epidemiology: do epidemiologic data in reports affect clinical management? Radiology 262, 941–946.

McMahon, S., 1997. Are there fundamental differences in the peripheral mechanisms of visceral and somatic pain? Behav. Brain Sci. 20, 381–391.

Mooney, V., Robertson, J,, 1976. The facet syndrome. Clin. Orthop. Relat. Res. 115, 149–156.

National Institute for Health and Clinical Excellence, 2016. Low back pain and sciatica in the over 16s: Assessment and Management. NICE guideline (NG59).

Petty, N.J., Barnard, K., 2017. Principles of musculoskeletal treatment and management: a handbook for therapists, 3rd ed. Elsevier, Edinburgh.

Pincus, T., et al., 2002. A systematic review of psychological factors as predictors of cluonicity/disability in prospective cohorts of low back pain. Spine 27, E109–E120.

Rao, R., et al., 2007. Degenerative cervical spondylosis pathogenesis and management. J, Bone Joint Surg. Am. 89, 1360–1378.

Rivett, D.A., Higgs, J., 1997. Hypothesis generation in the clinical reasoning behavior of manual therapists. J. Phys. Ther. Educ. 11, 40–45.

Rushton, A., et aL, 2014. International framework for examination of the cervical region for potential cervical arterial dysfunction prior to orthopaedic manual therapy intervention. Man. Ther. 9, 222–228.

Salvi, F., et al., 2006. The assessment of cervical myelopathy. Spine J, 6, S182–5189.

Shorland, S., 1998. Management of chronic pain following whiplash injuries. In: Gifford, L. (Ed.), Topical issues in pain. Falmouth: Neuro-Orthopaedic Institute UK. pp. 115–134.

Simmonds, J., Keer, R., 2007. Hyperrnobility and the hyperrnobility syndrome. Man. Ther. 12, 298–309.

Smith, M., Muralidharan, A., 2014. Pain pharmacology and pharmacological management of pain. In: van Griensven, H., et al. (Eds.), Pain. A textbook for health professionals, 2nd ed. Churchill Livingstone, Edinburgh, pp. 159–180.

Solomon, L., et al., 2001. Apley's system of orthopaedics and fractures, 8th ed. Arnold, London.

Strong, J., van Griensven, H., 2013. Assessing pain. In: van Griensven, H., et al. (Eds.), Pain. A textbook for health professionals, 2nd ed. Churchill Livingstone, Edinburgh, pp. 91–114.

Sullivan, M., et al., 2001. Theoretical perspectives on the relation between catastrophizing and pain.

Clin. J, Pain 17, 52–64.

Taylor, A., Kerry, R., 2015. Haemodynamics and clinical practice. In: Jull, G., et aL (Eds.), Grieves modem musculoskeletal physiotherapy, 4th ed. Elsevier, Edinburgh, pp. 347–351.

Thomas, L., 2016. Cervical arterial dissection: an overview and implications for manipulative therapy practice. Man. 1her. 21, 2–9.

Travell, J., Simons, D., 1983. Myofascial pain and dysfunction: the trigger point manual. Williams & Wilkins, Baltimore.

van Cranenburgh, B., 1989. Inleiding in de toegepaste neurowetenschappen, deel1, Neurofilosofie (Introduction to applied neuroscience, part 1, Neurophysiology), 3rd ed. Uitgeversmaatschappij de Tijdstroom, Loc.hum.

van Griensven, H., 2005. Pain in practice – theory and treatment strategies for manual therapists. Elsevier, Edinburgh.

van Griensven, H., 2014. Neurophysiology of pain. In: van Griensven, H., et aL (Eels.), Pain. A textbook for health professionals, 2nd ed. Churchill Livingstone, Edinburgh, pp. 77–90.

van Griensven, H., 2015. When pain goes weird: central sensitisation and its implications for physiotherapy practice. In Touch 152, 14–19.

Vargas-Schaffer, G., 2010. Is the WHO analgesic ladder still valid? Twenty-four years of experience. Can. Fam. Physician 56, 514–517.

Waddell, G., 2004. The back pain revolution, 2nd ed. Churchill Livingstone, Edinburgh.

Watson, T. 2016 Electrotherapy on the web. www.electrotherapy.org.

Woolf, C., 2004. Pain: moving from symptom control toward mechanism specific pharmacologic management. Ann. Intern. Med. 140, 441–451.

Woolf, C., 2012. Central sensitisation: implications for the diagnosis and treatment of pain. Pain 152, S2-S15.

World Health Organization, 2001. International classification of functioning, disability and health. World Health Organization, Geneva. http://www. who.intlclassifications/icf/en/.

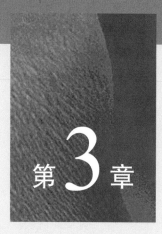

第3章 体格检查

Dionne Ryder, Hubert Van Griensven

引言

体格检查不应该一概而论，而是应针对每例患者的独特表现（Jones 和 Rivett，2004，p.5）。

在开始体格检查前，临床医生应该为每例患者制订一套计划：必须做的、应该做的、可能做的。体格检查的实施应该根据临床推理具有一定的选择性，其目的应该是收集证据来纳入和排除假设。

临床医生应当根据主观检查的结果，以及基于特定的骨骼肌肉疾病或更大范围的主要功能障碍的考量，来选择体格检查的方法。损伤的机制、相对应的行为、定位症状以及相对较短的病程，这些提示体格检查应基于"纳入"方法，即临床医生应着重于所有受累的组织和诱因。

另一方面，如果疾病累及范围很大或是长期存在，或者对患者的生活质量和功能影响较大，临床医生应该采用"排除"的方法进行体格检查。对于此类患者，尝试找到某一病变的组织也许没什么意义。长时间的病程和功能障碍已经引起一系列的组织或系统病变，明确单纯某一组织的诊断对选择有效的管理策略并无裨益。因此，临床医生应当根据主观检查结果来排除某一诊断。

体格检查的目的总结如下：

- 明确某一结构异常和（或）因素能否引起患者症状。
- 了解功能是否受影响以及如何被影响。
- 探讨患者的表现造成的行为方面的影响。

解释体格检查的结果时应该注意许多方面。如果症状加重（或缓解），表明检查在某种程度上影响了病变的结构。"结构"一词的含义非常广泛，可以被理解为解剖结构或生理机制。没有任何一项检查仅强调某一个结构——实际上，每项检查都会涉及一定数量的组织，无论是局部还是远处组织。例如，膝关节屈曲会影响胫股关节、髌股关节的关节内和关节周围结构、周围肌肉和神经、髋关节和脊柱近端以及踝关节远端的关节、肌肉、神经。

如果在体格检查时发现某一结构异常，理论上症状与此结构相关，可进而推测该结构异常引起了症状，随后应对其进行详细的检查。事实上，牵涉痛的评估一定要通过局部症状的再现来证实。

"客观"一词经常被应用于体格检查，

辅以说明检查的结果不存在偏见，是有效、可靠的。这显然具有误导性，因为大部分检查都依赖于临床医生通过观察、活动和触诊患者获得相关信息的能力。

当解释体格检查的发现时，需要考虑到检查的敏感性和特异性，即阳性结果或阴性结果有多大概率明确或排除某一疑似诊断。例如，Lachman试验前十字韧带撕裂的敏感性是指真实存在前十字韧带撕裂（ACL）的患者进行该检查时表现为阳性的比例，然而其他没有ACL的患者进行该检查时也可能出现阳性反应，特异性是指正确检出没有ACL的能力（真阴性率）。敏感性和特异性与检查本身有关，而与特定人群的患病率无关。

预测值的意义比敏感性和特异性更大，因为预测值能够预测在某一人群中阳性结果或阴性结果的可能性。例如，运动员患ACL的可能性更大。

似然比（LR）综合了敏感性和特异性，总结了诊断的准确性。LR>1表明与致病相关，LR<1表明结果与致病无关。理论上，阳性LR>2或阴性LR<0.5提示结果准确度性高（Valdes和LaStayo，2013）。

临床医生根据体格检查结果推测患者临床症状时应当考虑如下因素。临床医生应该整合和思考主观检查和体格检查的结果，并根据这些信息来获取对患者的整体印象，即"特征匹配"（Hengeveld和Banks，2014），如果该"特征"不适用于已知的肌肉骨骼模式，应该注意思考其中的原因。临床医生应当保持思维开阔来避免偏倚，逻辑地、全面地思考体格检查，并且反映在体格检查的评价或推测中。只根据一个或两个试验的结果就直接跳到结论，易引起误差和症状的错误定位，进而导致管理策略错误和不良结局。

以星号（*）标记重要的体格检查结果，并作为患者特定的重新评估标志来评估干预手段（Hengeveld和Banks，2014）。

体格检查的大纲，详见表3.1。

临床医生根据患者情况及其症状进行临床推测，并确定体格检查的顺序。大部分身体区域常见的检查，如姿势、肌肉力量和神经系统检查，将在本章进行介绍，在后续章节中不再赘述。一些身体区域的特异性检查，如颈动脉检查，将在相关章节中描述。

表3.1 体格检查大纲

观察	患者姿势、肌肉体积、肌张力、软组织、步态、功能以及患者反应的一般和正式观察
主动生理运动	主动运动 具有一定的适应性，如在功能位和组合位上能重复和维持主动生理运动
被动生理运动	被动运动 具有一定的适应性，如在功能位和组合位上能重复和维持被动生理辅助运动
关节完整性检查	例如，膝关节的外展和内收应力试验
肌肉检查	力量、控制力、长度、等长收缩
神经检查	神经完整性、神经敏感性测试，包括对负荷和神经触诊的反应
特殊检查	血管，软组织
触诊	表面和深部软组织、骨、关节、韧带、肌肉、肌腱和神经
关节检查	辅助运动来测试不同方向上的活动度：前/后、内侧/外侧、头端/尾端，并适应关节的不同位置

逐步体格检查

观察

非正式观察

初见之时，临床医生便开始对患者进行观察。患者是如何活动的？活动勉强可能提示患者身体功能和个人生活被影响。患者是否表现出疼痛？在检查过程中，患者是否感觉舒适或频繁改变体位？这些观察能提供与正式评估一样的信息，在医生的检查和审视下，患者可能不能适应他们平时的姿势。临床医生也能观察到患者是否需要辅助（指定的或非指定的），如衣领、拐杖和束身衣，以及这些辅助工具是否被正确使用。

一般和正式的观察可向临床医生提供以下信息。

■ 病理：例如，局部炎症，如鹰嘴滑囊炎在鹰嘴位置产生的局部肿胀。

■ 引起患者症状的可能因素。例如，观察到患者肌肉萎缩，临床医生需要考虑肌肉萎缩和患者症状之间的相关性，并且做一些测试来证实其是否与症状的产生有关。

■ 提供与患者合作推理的机会，来获得潜在的病因，例如，患者对负重的意愿。因此，提出一些问题，如"你感觉如何？""你如何看待症状？"，以保证患者后续配合。

■ 临床医生应当注意患者是否表现出病态行为的体征，如对疼痛、损伤或疾病做出的适应性行为（框3.1）。例如，在活动前，患者是精神抖擞还是屏住呼吸？这可能提示一种病态行为或急性状况下的适应或适应不良的表现，可能会诱发后续的症状。

框3.1 疾病行为（Keefe 和 Block，1982；Waddell，2004）

解释患者的表现时一定要谨慎。因此，当考虑患者表现出疾病行为时，临床医生需要保持警惕（Waddell，2004）。

■ 应当对患者进行全面的检查。

■ 意识到观察者偏倚。

■ 孤立的行为症状并无意义；多个发现更具有相关性。

■ 疾病行为并不一定能解释患者的疼痛，也不意味着患者不存在疼痛。

■ 疾病行为并不意味着没有躯体疾病；大多数患者同时存在躯体疾病和一定程度的疾病行为。

■ 疾病行为不等于诊断。

■ 疾病行为并不意味着患者在假装或装病。

以下发现可能提示疾病行为（Waddell 2004）：

■ 非解剖部位的疼痛。

■ 疼痛的描述（见第2章）。

■ 非解剖部位的症状或描述性的症状。

■ 行为体征。

■ 明显的疼痛行为。

　■ 防卫——异常的强直、改变体位时运动中止或僵直。

　■ 支撑——支撑的体位，充分伸展的肢体支持并且维持异常分布的重量。

　■ 摩擦——手和背部之间的任何接触，例如，触摸、摩擦或抓住疼痛的区域。

　■ 痛苦面容——面部表情明显显示疼痛，包括：皱眉、眼裂减小、嘴巴紧闭、口角下垂、咬紧牙关。

　■ 叹气——呼出气体明显增多，常伴肩部先升高后降低；颊部可能会充满气体。

■ 过度、不合理或无效使用步行辅助。

■ 过多的休息（"无精打采"）。

■ 私人护理需要帮助。

正式观察

观察姿势。医生需要记住的是，患者采取的姿势可以反映诸多因素，不仅是骨骼、关节、肌肉和神经组织的状态，更反映了患者感受到的症状和患者的情绪，以及其对自己身体的认知。

临床医生可以通过检查患者的前面观、侧面观和后面观来观察患者的姿势。有许多工具可以被用来测量和记录姿势，如垂直线，甚至更复杂的软件，并且可以在之后进行基线测量和再评估。与其他的测量方法相同，医生也需要考虑到测量方法的可靠性（Fedorak 等，2003；May 等，2006；Herrington，2011）。Kendall 等人在 2010 年描述了 4 种类型的姿势。

1. 理想姿势：即效率最高的姿势，总结见图 3.1。

2. 脊柱后凸-前凸姿势（Kendall 等，2010）：骨盆旋前、腰椎前凸，同时胸椎后凸、髋部稍屈曲，颈屈肌、上背伸肌以及外斜肌拉长而肌力弱，腹直肌拉长，髋部屈肌收缩，见图 3.2。

3. 平脊姿势（Kendall 等，2010）：见图 3.3，颈椎稍伸直、上胸椎屈曲（下胸椎直立）、腰椎平立或直立、骨盆后倾、髋关节伸直、踝关节稍跖屈。这个姿势被认为与拉长而肌力弱的髋部屈肌、收缩而肌力强的腘绳肌有关。

4. 脊柱弯曲姿势（Kendall 等，2010）：见图 3.4，头部向前、颈椎稍微伸直、上部分躯干屈曲并向后、腰椎直立、骨盆后倾、髋关节过伸且骨盆向后，膝关节过伸、踝关节中立。这个姿势被认为与拉长而肌力弱的髋部屈肌、外斜肌、上背伸肌和颈屈肌，收缩而肌力强的腘绳肌、腹内斜肌上

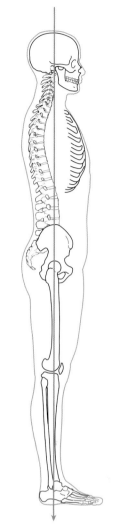

图 3.1 理想姿势。（*From Kendall et al. 2010 © Williams and Wilkins.*）

部纤维，以及肌力强的腰椎旁肌有关。这是关节过度活动的患者倾向于采取的姿势，如腰部屈曲或膝关节过伸位。

过度活动

Beighton 评分（框 3.2）被用来评估患者是否有关节过度活动（Beighton 等，1973）。

当 Beighton 评分 ≥4 分（满分为 9 分）时，可被诊断为关节过度活动。Beighton 评

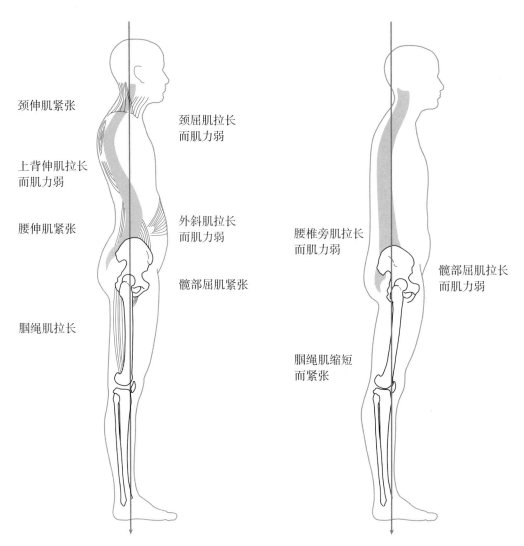

颈伸肌紧张

颈屈肌拉长
而肌力弱

上背伸肌拉长
而肌力弱

腰伸肌紧张

外斜肌拉长
而肌力弱

髋部屈肌紧张

腘绳肌拉长

腰椎旁肌拉长
而肌力弱

髋部屈肌拉长
而肌力弱

腘绳肌缩短
而紧张

图3.2 脊柱后凸–前凸姿势。(*After Kendall et al. 2010 © Williams and Wilkins.*)

图3.3 平脊姿势。(*After Kendall et al. 2010 © Williams and Wilkins.*)

分阳性是关节过度活动综合征（JHS）的Brighton诊断标准的一部分，其他诊断标准还包括多关节疼痛、关节脱位和症状持续时间等（Grahame等，2000）（框3.3）。需要注意单独活动过度不足以诊断为JHS。详细的检查建议请参考Keer和Butler（2010）。

■ 惯用手模式（Kendall等，2010），见图3.5。对右利手个体来说，右肩稍低、右肩胛内收下垂、胸腰线凸向左侧、骨盆倾斜角偏向一侧（右侧较高），右髋关节内收

并轻微旋内、左髋关节外展并内转向右足。这些可能与以下肌肉的拉长和肌力弱有关：左躯干肌、右髋外展肌、左髋内收肌、右腓骨长肌和腓骨短肌、左胫后肌、左踇长屈肌、左趾长屈肌。右阔筋膜张肌力弱或异常与以下肌肉收缩而肌力强有关：右躯干肌、左髋外展肌、右髋内收肌、左腓骨长肌及腓骨短肌、右胫后肌、右踇长屈肌和右趾长屈肌。左阔肌膜张肌通常肌力强，髂胫束可能紧张。从外观上来看，右

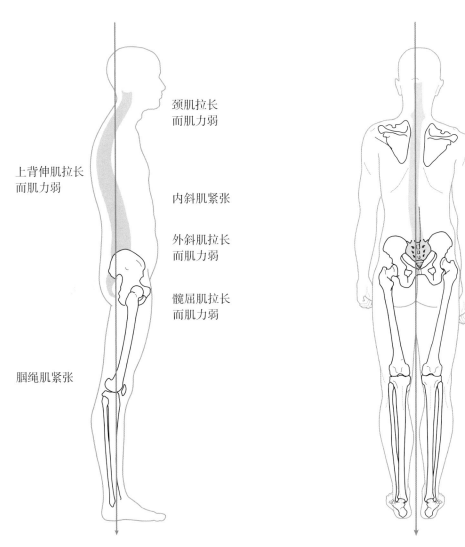

颈肌拉长
而肌力弱

上背伸肌拉长
而肌力弱

内斜肌紧张

外斜肌拉长
而肌力弱

髋屈肌拉长
而肌力弱

腘绳肌紧张

图3.4 脊柱弯曲姿势。(*After Kendall et al. 2010 © Williams and Wilkins.*)

图3.5 惯用手姿势。(*After Kendall et al. 2010 © Williams and Wilkins.*)

腿更长。在一些从事特殊活动，如划船或打高尔夫的个体身上可以观察到一些其他姿势。

其他姿势的观察发现包括不同脊椎水平的皮肤皱褶，提示过度活动的区域。常见的例子是颈椎中段的褶皱提示该水平为颈椎运动的集中区域；随后检查被动的辅助椎间运动（PAIVM）和被动的生理椎间运动（PPIVM），可证实或推翻该水平运动过度的假设。

更多相关姿势检查的细节可以参照Magee（2014）和Kendall等（1993）。

临床医生可以观察患者持续的姿势和习惯性/重复性动作来判断这些是否与问题相关。持续的姿势和习惯性的动作在功能障碍的发展中起到了重要作用（Sahrmann，2002）。患者姿势对于临床医生了解其是否是患者症状的诱发因素十分重要。如果患者主诉坐下以后出现颈部疼痛，那么在这个姿势下进行评估最有意义。如果在检查

框3.2　Beighton评分（Beighton等，1973）

　　Beighton评分满分为9分，一共包括5个动作（每个关节1分），总分4分及以上为过度活动综合征。
- 小指被动伸展超过90°。
- 拇指被动向前臂弯曲。
- 肘关节过度伸展超过10°。
- 膝关节过度伸展超过10°。
- 膝关节伸直，躯干向前屈曲，手掌可轻松触碰地面。

过程中，观察到该患者在触摸骨盆时出现骨盆后倾，颈椎拉伸和头部向前，中段颈椎皮肤出现皱褶，临床医生需要评估这一加重体位，以鉴别其能否造成患者的持续性疼痛（图3.6A）。当临床医生引导患者转换直立姿势时，颈部疼痛减轻，证实了姿势和症状之间的相关性，则可以考虑姿势为诱发因素。如果症状没有任何改变，则可排除姿势为诱发因素（图3.6B）。

　　习惯性活动模式，如患者在向前弯腰时出现腰痛，患者可能表现为腰椎显著屈曲，可能由腘绳肌长度或髋部灵活度受限导致（图3.7A）。控制腰椎屈曲或通过髋关节让腰椎更屈曲可能减轻症状（图3.7B）。如果活动主要发生在腰椎，则该部位可能是活动过度［后续检查被动的辅助椎间运动（PAIVM）或被动的生理椎间运动（PPIVM）］；如果该部位活动最少，可能就是低活动性的。

　　肌肉形态观察。临床医生观察患者肌肉的外形、体积和张力，并对比左右两侧。患者使用右手或左手的习惯、生理运动的类型、水平和频率，包括特定的运动类型，

框3.3　Brighton诊断标准（Simmonds和Keer，2007）

关节过度活动综合征的诊断标准
（JHS；Grahame等，2000）

主要标准

　　1. Beighton评分达到4分或4分以上（同时或先后出现）。

　　2. 4个及4个以上的关节出现关节疼痛超过3个月。

次要标准

　　1. Beighton评分达到9分中的1、2、3分（>50岁为0、1、2、3分）。

　　2. 1~3个关节出现关节疼痛（≥3个月）或背部疼痛（≥3个月），脊椎关节僵硬，脊椎滑脱/脊椎前移。

　　3. 多个关节脱位或半脱位，或同一个关节多次出现。

　　4. 软组织风湿病：3个及以上的组织损伤（例如，肱骨外上髁炎、腱鞘炎、滑囊炎）。

　　5. 马方综合征体形［高，细长，宽/高度比为41.03，上下肢比小于0.89，蜘蛛样指（趾）综合征，Steinberg征阳性/腕管综合征］。

　　6. 异常的皮肤皱褶，过度伸展，菲薄的皮肤和瘢痕。

　　7. 眼部症状：眼睑下垂，近视，眼裂歪斜。

　　8. 静脉曲张，疝气，子宫/直肠脱垂。

　　JHS的诊断依靠两项主要标准，一项主要标准加两项次要标准或四项次要标准。如果明确有亲属患病，符合两项次要标准也可做出诊断。诊断JHS要排除马方综合征（MF）或Ehlers–Danlos综合征（EDS），其不是EDS的过度活动类型（旧称Ⅲ型EDS）。

　　注意：主要标准1和次要标准1是相互排斥的，主要标准2和次要标准2同理。

如划船，可能导致左右两侧肌肉体积不同。

软组织观察。出现症状区域局部的软组织更容易被观察，注意皮肤的颜色和纹理，瘢痕和不正常的皱褶都提示了正常生理功能的改变，如软组织肿胀或关节部位的渗出。皮肤的颜色和纹理可以预示循环的状态（淡蓝色提示发绀或者淤血，红色提示炎症），交感神经的改变，如汗液增多、擦伤和其他疾病。例如，1 型复杂区域疼痛综合征可能会导致毛发过度生长、皮肤光亮但失去弹性、指甲变脆并呈脊状。瘢痕

提示损伤或之前经历过手术，新近的瘢痕会发红，陈旧的瘢痕没有血管的营养则会发白。

在观察时也可进行功能检查，如步态、爬楼、伸手、坐立试验等。

步态观察。需要对存在脊柱或下肢问题的患者进行步态评估。一般来说，评估时患者穿短裤、脱袜脱鞋。在一个步态周期，从足跟着地到足趾离地、摆动期和支撑期，临床医生从前面、后面、侧面来观察患者的步态，注意患者的躯干、骨盆、

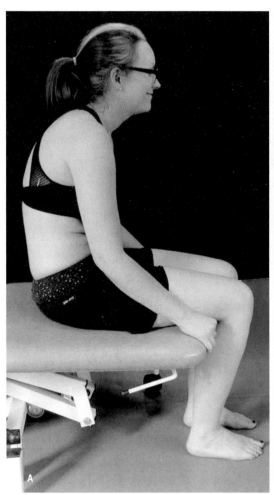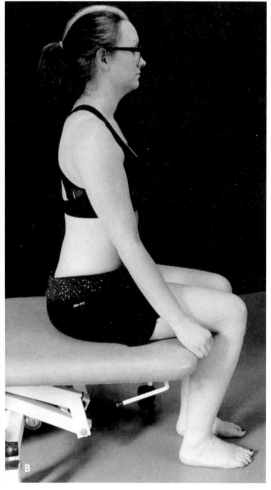

图 3.6　骨盆倾斜对颈椎姿势的影响：（**A**）骨盆后倾，颈椎伸展，头部前倾。（**B**）骨盆后倾减少，颈椎位置更中立。

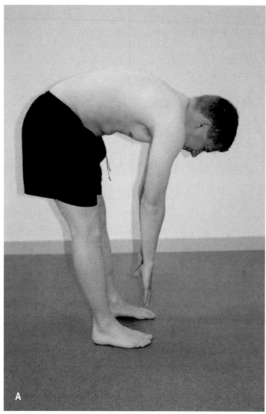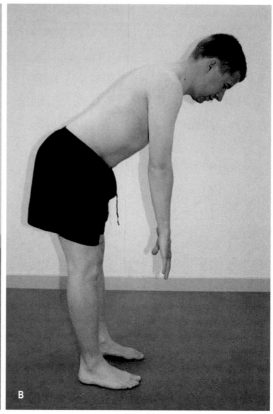

图3.7　患者向前弯曲时可主要屈曲脊椎（A）或者臀部（B）。

髋部、膝部、踝部和双足。全面的步态观察详见 Magee（2014）。值得考虑的是，如何借助视频和软件应用程序来完成观察过程。常见的步态异常包括：

■ 减痛步态，由骨盆、髋关节、膝关节或足的疼痛引起。患侧的支撑期缩短，导致健侧摆动期和步长缩短。

■ 关节强直步态，由髋关节和膝关节的僵硬或畸形引起。对侧踝关节过度跖屈，强直腿进行环形运动以抬起足趾。

■ 臀大肌步态，是肌肉无力的结果。患者表现为胸部后仰，以维持支撑期髋关节伸展。

■ 臀中肌步态（Trendelenburg征），源于臀中肌无力。患者胸部向患侧肢体过度偏移来保持步态周期中支撑期的重心偏向患侧。Trendelenburg征阳性则是由于受累肢体臀中肌肌力弱，导致对侧髋部下垂。

■ 短腿步态，导致患腿支撑期躯干向患侧偏移。

■ 垂足步态，由踝关节和足背屈肌无力或神经功能障碍引起。患者通过抬高患肢膝关节，以使足趾离开地面来代偿。由于缺乏背屈肌控制足跟着地，可闻及足落地的声音。

功能/物理检查

肌肉骨骼问题对全身功能的影响可通过标准化和有效的身体活动能力检测来评估。这样做也能为评估进展提供一些功能性的结局指标。临床医生需要牢记的是，这些试验的结局取决于多种混合因素，如力量、灵活性和心肺功能。详见 Harding 等（1994）和 Galindo（2005）。常用的结局指标包括：

■ 步行试验。患者以自己的速度步行预定的最长时间，如5分钟或10分钟。记录时间、距离和休息情况。

■ 往返步行试验（Singh 等，1992）。患者在轨道上来回步行10m，逐渐延长中途休息的时间间隔。记录时间和距离。

■ 起立试验，在预定的时间或最大的重复次数内反复起立和坐下。

■ 爬楼试验。患者在预定时间内在标准的楼道里上楼和下楼。

■ 伸手试验（Duncan 等，1990）。患者在与肩平齐高度沿水平尺子向前伸手，并不移动双足或失去平衡。

进一步的功能评估可以通过有效的调查问卷来实现。调查问卷可能特异性地针对某一病理或身体局部区域，以下的调查问卷可覆盖更大的区域和情况。

■ 上肢：QuickDASH（Work 和 Health 机构，2006）。

■ 下肢：下肢功能评分（LEFS）（Binkley 等，1999）。

■ 下背部：Roland Morris 残疾量表（RMDQ）或 Owestry 残疾量表（ODQ）（Roland 和 Fairbank，2000）。

■ 颈部：颈部残疾指数（NDI）（Sterling 和 Rebbeck，2005）。

关节完整性检查

一些特殊的检查可以判断关节的稳定性，且在检查早期就可以使用，任何不稳定的因素都将会影响进一步的检查。特殊检查将在相关章节中描述。

主动生理运动

主动生理运动是指能主动进行的运动。换句话说，患者自己进行运动；包括屈曲、伸展、外展、内收、旋内和旋外。这些运动可用于检查关节活动范围和完整性、神经系统控制能力和范围、肌肉系统和患者的主观运动意愿。值得注意的是，运动的范围受许多因素影响——年龄、性别、职业、时间、温度、情感状态、精力、药物、损伤和疾病，并且不同个体间的运动范围的差异也很大（Gerhardt，1992）。临床医生通过对比左右两侧来判断患者是否正常。

对于评估何种运动，应当通过临床推理、主观发现（尤其是加重和缓解因素），以及基于最初的观察来选择。

患者症状的严重性和易激惹性，以及临床医生对症状潜在原因的假设可指导试验的顺序和程度。

评估主动生理运动的目标：

■ 确定每种运动的模式、质量、范围、耐受度和疼痛反应。

■ 重现全部或部分症状，分析产生症状的运动，指导进一步检查。

■ 鉴别易导致或引起疾病的因素。

■ 获得相关信息来评估疗效（重新评估"星号"和"标记"）。

接下来的信息可以在主动运动过程中记录，并在运动图表中展示（本章后文将描述）。

■ 运动的质量。

■ 运动的范围。临床中，关节范围可用测角器、卷尺或目测来测量。读者可参考其他文章中的关节测量细节（美国足外科学会，1990）。

■ 运动范围内及最大运动范围中的阻力。

■ 运动过程中的疼痛表现（包括局部痛和牵涉痛）。

■ 运动过程中肌肉痉挛的发生。

■ 正常的主动运动是无痛的、运动充分到位的。运动范围减小（运动过少）或扩大（运动过度）、对运动的异常抵抗（在运动范围之内或最大限度地运动）、疼痛和（或）肌肉痉挛都被认为是功能障碍。

检查主动生理运动的步骤如下：

■ 明确患者在运动前的静息状态下的症状，以确定运动对症状的影响。

■ 进行主动生理运动并观察运动的质量，注意运动的连续性和控制能力，与正常运动相比有无偏差，累及肌肉的活动度及运动范围中产生的组织张力。可以通过纠正运动偏差来判定其与症状的相关性。运动偏差被纠正后症状发生改变，说明二者是相关的，如果运动偏差被纠正以后症状没有改变，则提示运动偏差可被排除，与病情无关（Van Dillen 等，1998）。

■ 主动运动过程中改变患者的姿势可以同时检查运动的数量和质量（Sueki 等，2013）。例如，临床医生系统性调整胸部、肩胛骨和肱骨头的位置后，再次检查肩部的主动运动，可以鉴别可能的诱发因素。调整应能产生使症状改善30%，并且患者对重复运动的反应应该是持续性的（Lewis，2009）。

■ 检查主动生理运动不仅仅是检查关节的功能，也检查肌肉和神经的功能。Sahrmann（2002）提出的运动系统平衡理论可以很好地解释它们之间的相互关系。其指出，在运动系统功能的理想模型中，任何偏差都会造成该系统的组成部分效能

下降和压力升高（Comerford 和 Mottram，2013）。

理想的运动系统功能依赖于：

■ 旋转运动的准确维持，也就是按照正常规律的瞬间轴性旋转（IAR）。旋转运动中心点是指在生理运动过程中，椎骨运动的中心点持续变化，在任何瞬间，其位置即为IAR。关节表面的形状和软组织结构的长度和移动度（皮肤、韧带、肌腱、肌肉和神经），都会影响IAR（Sahrmann，2002）。

■ 正常的肌肉长度。如前所述，肌肉能缩短或伸长，这都会影响到运动的质量和范围。

■ 正常运动控制。肌肉运动的精确性和协调性。

■ 正常收缩和舒张状态下组织的相对硬度。机体运动时是最不能抵抗阻力的，也就是说，当阻力最小时即产生运动。硬度的增加限制关节范围，因此正常功能的维持需要运动系统的其他部分代偿。活动不足或抵抗的区域将通过其他区域的运动来代偿，进而导致这些区域的活动增加。长此以往，这些运动将被"习得"，关节周围的软组织适应新的运动模式，长期的代偿可能会导致组织病理性改变（Comerford 和 Mottram，2013）。

■ 正常动力学，如症状部位的运动系统近端和远端关节的功能。

运动系统功能异常可归因于以下方面（Sahrmann，2002）：

■ 组织缩短会阻碍特定的运动。

■ 肌力弱且不能产生运动。

■ 主要肌肉的运动——可能与肌肉瘫痪同时发生，肌肉长度张力关系的改变、疼痛抑制、重复性动作或姿势都导致了该

运动模式的发生

■ 运动时出现疼痛。

运动时记录疼痛的表现（包括局部痛和牵涉痛）。医生要求患者指出运动时最先出现疼痛的部位，疼痛的感觉是否增加（在运动前就出现了疼痛），以及疼痛是如何影响接下来的动作。在第2章中，图2.5讨论了医生如何让患者明确疼痛的强度，使用运动图表将会清晰地展现出患者运动过程中的疼痛行为，稍后本章将会有更详细的描述。

在运动中任何引起肌肉痉挛的刺激将会被记录。肌肉痉挛是肌肉无意识的自主收缩，是由于神经受到刺激或基本组织结构损害（比如骨骼、肌肉、关节）而发生继发性损伤，其目的是阻止运动或进一步损伤的发生。

在最大限度的生理运动中施加阻力来探索最大运动范围。如果患者的症状允许、病情不严重，临床医生可以施加被动的阻力激发运动来进一步评估该运动的活动范围。在这种情况下，施加的阻力可被定义为被动运动，然而，常规惯例应包括在主动运动试验中施加的阻力。如果临床医生在施加阻力的过程中感觉到对运动的抵抗是正常的，且无法再现症状，则该关节可以被排除（Hengvel和Banks，2014）。

要想获得准确的信息，应该仔细施加阻力。以下的指导意见将会帮助临床医生：

■ 患者应该处于舒适和合适的位置，并且准备好接受检查。

■ 临床医生应将座椅调至合适的高度，位置舒适。

■ 为使施加阻力方向准确，医生身体的方向应与用力方向在同一条直线上。

■ 施力要缓慢平滑，直至患者的最大

运动范围，并与患者保持交流。

■ 在最大的活动范围内，医生可以轻微来回摆动来感受该处的阻力（Hengveld和Banks，2014）。

我们有多种施加阻力的方法，要根据实际情况来选择，如患者的健康状态、年龄和体形、待施压的关节和医生的体形。施加阻力的时候，医生应：

■ 感受运动的质量。

■ 记录运动的范围。

■ 在运动中和运动终末时感受阻力。

■ 记录对抗阻力时运动的疼痛表现（包括局部痛和牵涉痛）。

■ 运动时感受任何肌肉痉挛的表现。

如果疼痛使运动受限，一些临床医生就不会施加阻力，在一些严重程度或易激惹性较高的情况下，这是正确的。然而，在严重程度和易激惹性较低的情况下，若未进一步探索且医生不能确定运动是否因为疼痛而受限，则存在争议。在下列3种情况下，出现疼痛时施加阻力有助于获得信息：疼痛减轻，没有变化或者加重。这些信息可以帮助临床医生更好地推测运动的限制因素，并选取合适的治疗剂量。若与疼痛加重时进行比较，施加阻力时疼痛减轻或者没有变化，就可以使用更加具有刺激性的动作。疼痛限制给运动施加阻力时，关键的是谨慎缓慢地施力，从而最低限度地增加患者的疼痛。

正常的运动是无痛、流畅、没有阻力的，直到接近最大运动范围以后，阻力才会逐渐增加。患者的面部表情可以提示不甚理想的运动质量，如夸张的面部表情源于过度用力或疼痛，肢体颤抖源于肌力弱、替代运动源于关节活动受限或肌力弱，如当髋关节主动屈曲时，临床医生可以观察腰椎的弯曲以及骨盆的向后旋转运动。

运动会受到一个或者更多因素的影响，如关节的接触面、韧带、肌肉、肌腱伸展性、软组织结构等，每个因素都会产生不同程度的阻力。例如，手腕的屈曲或背伸受到周围肌肉和韧带张力的限制；膝关节的屈曲受到腓肠肌和大腿肌肉，以及软组织结构的限制；肘关节的伸展则受到多块骨骼的影响。因此，不同的关节、不同的运动就会有不同的感觉。Cyriax（1982）和Kaltenborn（2002）对运动终末时所感到的阻力的特性进行了分类，见表3.2。

如果关节没有其特征性的终末阻力感，则被认为异常。例如，在正常的运动范围内，膝关节屈曲出现疼痛，或者阻力出现得太早或者太晚。此外，Cyriax还描述了3种异常的感觉：落空感、弹性和肌肉痉挛，见表3.3。

施加阻力可以让疼痛加重、减轻或没有变化。这些信息具有很大价值，因为其可以确定患者疼痛的严重程度以及协助决定手法治疗的方式。

和施压一样，运动的主动范围也能通过多种方式进行探讨（框3.4），接下来将对每一种方式进行详细描述。

联合运动

联合运动指的是一个平面上的运动联合另一个平面上的运动。例如，腰椎屈曲联合侧屈或腕部伸展并背离桡侧。临床医生采用这种联合运动方式的原因如下：

■ 获取运动障碍的更多信息。

框3.4   主动运动体格检查的修正

■ 过压。
■ 联合运动。
■ 重复运动。
■ 运动速度。
■ 挤压或分离。
■ 持续运动。
■ 伤害性运动。
■ 鉴别检查。
■ 功能检查。

表3.2   正常的终末阻力感觉（Cyriax，1982；Kaltenborn，2002）

Cyriax	Kaltenborn	描述
软组织类似感觉	软组织类似感觉或软组织拉伸感	运动终末时阻力的感觉是柔软的，如膝关节屈曲或踝关节背屈
囊性感觉	坚韧的拉伸感	停止运动后阻力的感觉是坚实的，如肩、肘、髋关节的旋转依赖于关节囊和韧带的拉伸
骨性感觉	坚硬	突然停止运动时的感觉，如肘部伸展时

表3.3   异常的终末阻力感觉（Cyriax，1982；Kaltenborn，2002），异常是指关节没有运动终末阻力感觉或在正常运动幅度内过早或过晚出现阻力

Cyriax	Kaltenborn	描述
落空感	落空	继发于严重病理状态（如骨折、活动性炎症、肿瘤）的严重疼痛导致没有阻力感
被弹性阻断感		运动终末有反弹感，如膝关节半月板撕裂
痉挛		由于肌肉痉挛而突然僵硬

- 模拟并探索功能活动。

- 增加潜在的组织压力，特别是关节。

在检查主动运动和多种联合运动后，患者会被分成以下3种模式中的其中一种（Edwards，1999）：

1.常规牵拉模式。该情况发生在一侧定向运动时，产生了对侧的症状。例如，颈椎向右侧弯曲和旋转造成患者左侧颈椎疼痛，与此同时，其他方向的运动都是充分且没有疼痛的。在这种情况下，患者的情况被称为常规牵拉模式。"牵拉"一词用于描述再现患者症状的脊柱结构的一般牵拉。

2.常规压迫模式。该情况发生在定向运动时产生了同侧的症状。当颈椎拉伸时，再次产生左侧颈部疼痛，左侧侧屈和左旋及其他的动作都很到位并且没有疼痛，我们称这种情况为常规压迫模式。"压迫"一词被用来描述脊柱结构的一般压迫。图3.8描述了左侧腰部疼痛患者的腰椎联合运动的检查结果。

这展示了常规压迫模式，左旋、伸展、左侧屈曲和限制在正常范围一半内的伸展，患者的症状在身体左后方再现。

3.非常规模式。患者不符合常规牵拉模式和常规压迫模式，被称为非常规模式，该情况的产生源于牵拉和压迫的混合作用。

这些信息结合严重程度和易激惹性能够验证或推翻初始假设。通过将患者置于此种体位下增加或者减少牵拉或者压迫效应，临床医生可以使用这些信息来指导后续的检查。例如，在生理运动范围内或最大舒适度体位下对脊椎实施辅助运动。

为了确定关节是否为患者症状的来源，可以进行辅助运动（见下文）。联合运动和辅助运动有时被称为"关节排查测试"，在本章中也称为"筛选试验"。如果联合运动和辅助运动没有让患者的症状再次出现并且重新评估的结果也是相同的，那么就认为该关节不是患者症状的来源。如果症状产生了或者运动范围减小了，就不能认为该关节是正常的，要进行进一步的检查。表3.4列举了推荐的排查关节对应的联合运动，这些运动通常是更大压力下的生理运动。

重复运动

重复一个动作数次可能会改变该动作的性质和范围。重复动作将会逐渐增加运动范围，主要是由于含胶原蛋白组织的滞后作用，如关节囊、韧带、肌肉、神经（Threlkeld，1992）。如果患者伴有Colles骨折并用石膏固定，重复手腕弯曲的动作，其活动范围可能会增加。检查重复动作可能会导致肌肉疲劳并影响动作的质量。随着动作的重复，症状可能加重或者减轻。

McKenzie的机械诊断和治疗理论重新定义了重复动作引起的症状变化（May和Clare，2015）。临床医生进行临床推理来选择能够在站立位或卧位检查的重复运动。矢状位的运动，如俯卧位的腰椎伸展将首先被检查。在检查前，需对症状进行监测，并重复4~5次10种运动。对重复运动的反应可使临床医生将患者分成不同亚组，如紊乱、功能障碍、姿势综合征及其他。读者可参考May和Clare（2015）来获得更多关于亚组分类的定义细节。这一分类系统被用来进行有效的管理。

紊乱组是脊柱疼痛患者中的最大亚组，其特征是重复运动可以产生外周化症状和中枢化症状。中枢化症状被定义为"经治疗后远端疼痛消失"（May和Clare，2015）。

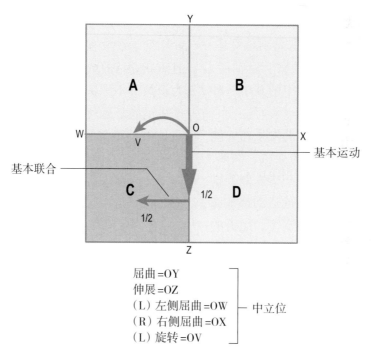

图3.8　记录联合运动。使用该图可以简单快速地记录运动。假设医生站在患者的后方，A和B是身体前部，C和D是身体后部，A和C是左侧，B和D是右侧。该图描述了以下信息：左旋时只能完成正常运动范围的一半；伸展和左侧屈曲时只能完成正常运动范围的一半；症状出现在身体的左后部（阴影部分）。（*From Edwards 1999, with permission.*）

当实施某种运动时，来源于脊柱且在中线两侧或远端（上肢或下肢）被感知到的症状减轻或转移至更靠近中枢的部位被定义为中枢化。有证据表明，中枢化是物理治疗干预预后良好的标志（May 和 Clare，2015）。当实施某种运动时，来源于脊柱且从中线两侧或远端（上肢或下肢）被感知到的症状加重或转移至更远端的地方，被定义为外周化（图3.9）。

如果在运动末期产生症状，而重复该动作没有引起症状的显著改变，这种情况就被定义为功能障碍综合征。该综合征是由瘢痕组织挛缩引起的，运动使缩短的组织得到拉伸，从而产生疼痛，当拉伸解除后，疼痛便会减轻。疼痛可发生在任何不恰当的运动中，如创伤或手术后瘢痕组织

愈合的过程中。这种情况在外周关节的制动期很常见，如骨折后。

姿势综合征将疼痛和静态负荷联系起来，纠正姿势后疼痛可减轻。"其他"亚组包括无法被归类到机械综合征的患者，如有持久性疼痛、狭窄等脊柱状况和不适宜用这种运动方法的患者。

运动的速度

以不同的速度进行运动，症状也会存在差异。增加运动速度是有必要的，这可以重复患者的功能限制和使患者的症状再现。例如，若足球运动员存在膝关节疼痛，仅当快跑时才会感到疼痛，膝关节的快速运动或负重增加时疼痛会再现。速度的改变可以影响症状的原因之一是弹性

表3.4　关节排查测试

关节	生理运动
颞下颌关节	张开/闭合下颌骨，左右运动，伸展/回缩
颈椎	屈曲/伸展
胸椎	旋转和屈曲/伸展
腰椎	屈曲/伸展
骶髂关节	前方和后方分离
肩胛带	抬高、下降、伸展、回缩
肩关节	屈曲和将手放在背后
肩锁关节	所有运动（尤其是水平屈曲）
胸锁关节	所有运动
肘关节	所有运动
腕关节	屈曲/伸展，桡侧/尺侧偏离
拇指	伸展腕掌关节和拇指相对
手指	指间关节屈曲
髋关节	下蹲和屈曲、伸展
膝关节	所有运动
髌股关节	内侧/外侧滑动，头侧/尾侧滑动
踝关节	跖屈/背屈，外翻
跗骨关节	背屈、跖屈、内收和内旋受限，外展和外旋充分
第一跖趾关节	伸展比屈曲更受限
其他四趾的跖趾关节	各不相同；倾向于伸展，趾间关节屈曲

组织的载重率决定它们的伸展度和强度（Threlkeld，1992）。

挤压或分离

运动会增加关节接触面的挤压或分离的程度。例如，肩关节的被动屈曲可以使得肩关节挤压或分离。如果是关节内出现损伤，压迫会使症状加重，拉伸会使症状减轻（Magee，2014）。

持续性运动

某种运动在运动终末或运动范围内某一点得到维持，应记录其对症状的影响。

在这种位置下，组织缓慢地移动，组织结构会被拉伸变长（Threlkeld，1992）。正常组织的运动范围将会增加。这对于评估持续性姿势导致病情加重的患者来讲是非常有价值的。

伤害性运动

我们可以对损伤时进行的运动进行检查。如果使用前文所述的动作，患者的症状没有出现或仅短暂出现，该检查是有必要的。

鉴别检查

这些检查对于鉴别症状来源的两种可疑结构是很有用的。保持诱发症状的体位不变，施加一个可以增加或者减少压力的动作，然后记录其对症状的影响。例如，在直腿抬高试验中，维持髋关节屈曲和膝关节伸直，将会对坐骨神经和髋部伸肌（尤其是股后群肌）产生压力，随后屈曲颈椎。在增加坐骨神经压力的同时并没有改变髋部伸肌的长度。这有助于区分症状的来源是神经组织，还是腰椎周围的其他结构。

被动生理运动

与患者的主动运动相比，被动运动可使临床医生了解所有关节活动范围。不同患者的关节活动范围不同，临床医生须将被动运动的感受和主动运动检查的结果联系起来。如前所述，临床医生需要感受运动的质量、活动范围产生的阻力、症状再现和终末感觉。

比较主动运动和被动运动的症状有助于临床推断异常的结构是否是固定的，如所有不可收缩的组织或可收缩的组织。如果病变是固定的组织，如韧带，那么进行

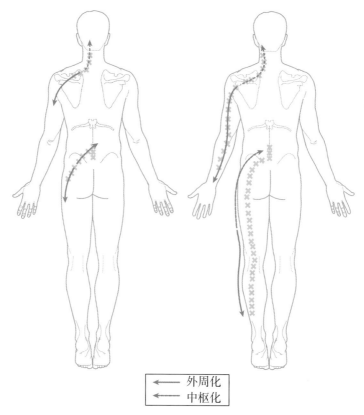

外周化
中枢化

图3.9 中枢化和外周化现象。

主动运动和被动运动时患者都会出现疼痛和（或）同一方向上的活动受限。如果示指近端指间关节的前侧关节囊缩短，无论是主动运动还是被动运动，都会产生疼痛和（或）手指伸展受限。如果损伤位于收缩性组织（如肌肉），在相反的方向上，主动或者被动运动时患者都会出现疼痛和（或）活动受限。例如，如果患者三角肌前纤维损害，当肩关节主动屈曲和被动伸展时会出现疼痛。

脊柱主动生理运动的范围是由一系列椎骨的联合运动产生的。使用被动生理性椎间运动（PPIVM）分节段评估脊柱被动运动。在生理运动中，临床医生感受相邻棘突、关节柱或横突的运动。进行PPIVM的具体方法在相关章节中有详细描述，并且

Hengeveld 和 Banks（2014）也对其有详细记录。图3.10展示了快速简洁记录PPIVM的方法。这个方法也适用于主动运动。

肌肉检查

Comerford 和 Mottram（2013）认为，最理想的肌肉功能要求肌肉需满足以下条件：

■ 同心性收缩缩短并产生运动——运动功能。

■ 等长收缩维持体位和姿势——控制姿势功能。

■ 离心性拉长——稳定功能。

■ 为中枢神经系统提供本体感觉反馈，以进行后续协调和调节。

然而，一些肌肉更倾向于具有运动功能，而另一些肌肉由于其解剖和生理特点，

更加具有稳定功能。

Bergmark（1989）首次提出适用于腰椎的分类系统，Comerford 和 Mottram（2001）对其进行了再定义。肌肉被分为以下3类：局部稳定、总体稳定、总体运动。一般来说，无论关节运动的方向如何，局部稳定肌肉在所有的关节都会保持低频、持续激活，当出现疼痛时，活动将受到抑制。局部稳定肌肉包括股内斜肌、颈深屈肌、腹横肌等。在关节活动的特定方向，总体稳定肌肉激活并提供离心控制和旋转运动，当出现功能障碍时，肌肉拉长且肌力变弱。总体稳定肌肉包括臀中肌、浅表多裂肌和内、外斜肌。总体运动肌肉激活时会产生特定方向的运动，特别是向心性运动，当出现功能障碍时，肌肉缩短并过度激活，总体运动肌肉包括腹直肌、腘绳肌和胸锁乳突肌（Comerford 和 Mottram，2013）。更多的肌肉分类见表3.5。

值得注意的是，肌肉无法独自完成相关功能，一块肌肉完成相关功能须依赖于拮抗肌功能正常，以及局部和远端的肌肉群功能正常，肌肉功能失调可以广泛影响肌肉骨骼系统。

主动肌和拮抗肌具有非常密切的功能关系。主动肌的激活与拮抗肌的抑制相关。也就是说，一块肌肉的激活，伴随着拮抗肌群的抑制和肌力变弱。这种情况可造成肌肉失衡，例如，肌肉相互协调关系的破坏。肌肉失衡可以发生于肌肉缩短，并改变关节IAR的位置。这种改变将造成拮抗肌拉长和肌力变弱。体位可影响躯干肌激活模式，发生改变的肌肉模式与腰盆部疼痛有关（Dankaerts等，2016）。例如，驼背患者的竖脊肌过度激活，导致腹直肌拉长和活动减少。肌肉失衡也可以由肌肉反射受抑制，以及疼痛和（或）损伤引起的肌无力所致。为证明运动障碍导致患者症状的假设，临床医生应纠正肌肉运动模式并且注意症状反应。

肌肉检查包括对主动肌和拮抗肌的肌肉力量和长度的检查。

以下检查常被用来评估肌肉功能：肌肉力量、肌肉控制、肌肉长度、等长肌肉检查和其他肌肉检查。

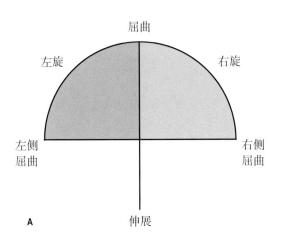
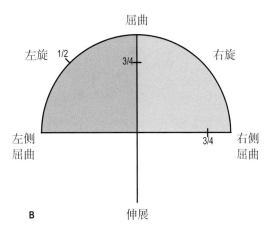

图3.10 （A）被动生理性椎间运动（PPIVM）记录。（B）某一节段的完整的PPIVM记录。解释：3/4的范围是屈曲和右侧屈曲，1/2的范围是左旋。伸展没有限制。

肌肉力量

通过有效运动范围内的等长收缩对肌肉力量进行检查，并根据医学研究委员会（MRC）评分来进行分级（医学研究委员会，1976），见表3.6。

根据临床推理，对于特定患者，肌肉可被分成不同的肌群，对肌群进行检查，如腘绳肌，需要对一些特殊的肌肉进行单独检查，如股二头肌。肌肉收缩的强度取决于患者年龄、性别、体型和日常活动的水平。检查的相关细节见Kendall等（2010）。表3.7中列举了一些容易被抑制和肌力弱的肌肉（Jull和Janda，1987；Janda，

1994，2002；Comerford和Mottram，2001）。

这些肌肉的特点是肌张力低下、肌力减弱、激活延迟，以及随着时间推移而萎缩（Janda，1993）。该过程的机制仍然不是十分清楚，因此检查这些肌肉的力量十分必要。Sahrmann（2002）认为，不良的姿势导致维持姿势的肌肉拉长，这些肌肉在收缩时表现为肌力减弱，尽管它们在运动范围外的最大张力实际上比正常长度肌肉产生的最大张力要大（图3.11）（Gossman等，1982）。

Crawford（1973）发现，运动范围外的这些被拉长的肌肉的最大张力比正常肌肉

表3.5　基于功能、特点和功能障碍的肌肉功能分级（Comerford和Mottram，2013）

局部稳定	总体稳定	总体运动
举例		
腹横肌	腹内斜肌和腹外斜肌	腹直肌
腰部深层多裂肌	浅表多裂肌	髂肋肌
腰大肌（后束肌纤维）	棘肌	腘绳肌
股内侧斜肌	臀中肌	背阔肌
中、下斜方肌	前锯肌	肩胛提肌
深部颈屈肌	颈长肌（斜肌纤维）	前、中、后斜角肌
功能和特点		
增加肌肉硬度、控制节段性运动	控制运动幅度的一般力量	扭矩产生运动
控制关节的中立位置。肌肉收缩不产生长度变化和运动。本体感受功能：关节的位置，运动的速度和幅度	控制内部和外部运动范围。倾向于离心性收缩，以便低负荷减速和控制旋转	产生关节运动，特别是在矢状面上。同心性收缩，减少冲击
活动独立于运动方向	活动依赖于运动方向	活动依赖于运动方向
运动过程中持续活动	非持续的活动	非持续的活动
功能障碍		
肌肉硬度降低，关节失去中立位置（节段性控制），延时募集	内部和外部运动范围控制不佳，偏心控制不佳，旋转分离，内外部肌肉无力	肌肉痉挛，肌肉变短（缩短），辅助运动和（或）生理运动幅度受限
被抑制	降低低阈值募集	低阈值过度活跃，低负荷募集
局部抑制	**总体失衡**	**总体失衡**
节段性控制丧失	肌肉长度增加，稳定性降低，导致运动节段牵拉不足	缩短和过度激活的运动肌肉导致运动节段过度牵拉

大35%。此外，肌肉失去其长度后，随着时间的推移会变得无力。图3.12概括了检查肌肉力量的方法。患者需对抗医生施加的阻力来完成相关运动。

肌肉控制

肌肉控制的检查主要是观察主动运动下肌肉的协调性。当进行关节检查时，一些运动已经进行，但是还有一些特殊的检查也需要在此时进行。肌肉的相对力量、耐力和控制比单纯肌肉或肌群的全部力量更为重要（Jull和Janda，1987；Janda，1994，2002；Jull 和 Richardson，1994；White 和 Sahrmann，1994；Sahrmann，2002；Comerford和Mottram，2013）。相对力量的评估通过观察肌肉运动的模式、运动的质量以及不同姿势下触诊肌肉的活动度来进行。值得注

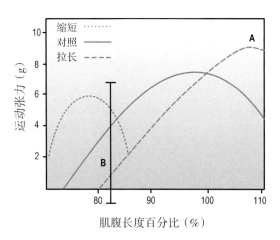

图3.11 肌肉长度对肌肉力量的影响。对于被拉长的肌肉，其标准长度–张力曲线（对照）向右移动，最大张力较正常升高35%（A点），但在运动范围内（B点），肌肉检查较正常弱。（*From Norris 1995，with permission.*）

意的是，这些都依赖于临床医生的观察和护理技能。肌肉控制概念中的一个常见词汇是募集（或激活），即按时间设定的肌肉活动。读者可以查阅Sahrmann（2002），以及Comerford和Mottram（2013）对这个概念的深入描述。

肌肉长度

应该注意检查肌肉的长度，尤其是一些紧绷和失去收缩性的肌肉（Comerford和Mottram，2013）（表3.7）。这些肌肉以张力升高、肌力增强和活化速度加快为特征（Janda，1993）。图3.13概述了检查具体肌肉长度的方法。

表3.6 肌力分级

分级	肌肉活动
0	无收缩
1	轻微收缩或有收缩的迹象
2	主动活动，但不能对抗重力
3	主动活动，可以对抗重力
4	主动活动，可以对抗重力和部分阻力
5	正常肌力

（*From Medical Researth Council 1976 Aids to the investigation of peripheral nerve injuries. London: HMSO. Reproduced with kind permission of the Medical Research Council.*）

表3.7 常见的肌肉模式/肌肉对应激的反应（Jull和Janda，1987；Janda，1994；Comerford和Mottram，2013）

易紧张的肌肉	易无力的肌肉
咬肌、颞肌、二腹肌、枕下肌、肩胛提肌、大菱形肌、小菱形肌、上斜方肌、胸锁乳突肌、胸大肌、胸小肌、上肢屈肌、竖脊肌（尤其是胸腰段和颈段）、腰方肌、梨状肌、阔筋膜张肌、股直肌、腘绳肌、髋短内收肌、胫后肌、腓肠肌	前锯肌、中斜方肌、下斜方肌、颈深屈肌、下颌舌骨肌、肩胛下肌、上肢伸肌、臀大肌、臀中肌、臀小肌、腰深层多裂肌、髂腰肌、股内侧肌、股外侧肌、胫前肌、腓骨肌

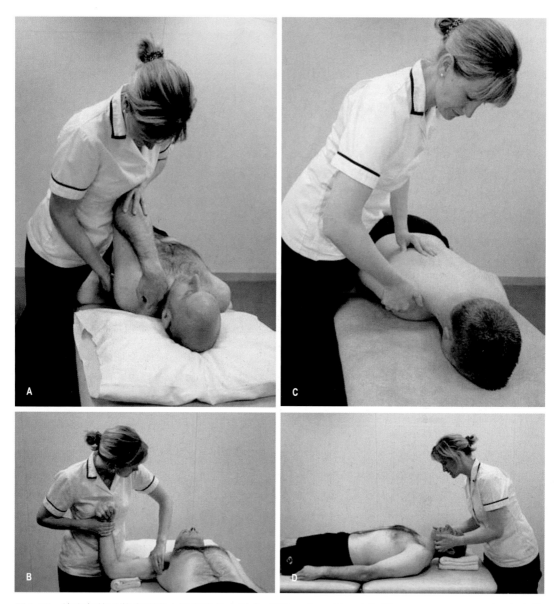

图3.12　检查每块可能出现无力的肌肉的力量（Jull 和 Janda，1987；Cole 等，1988；Janda，1994）。（A）前锯肌。患者取仰卧位，肩关节屈曲90°，肘关节完全屈曲。对肩胛带肌施加阻力。（B）肩胛下肌。患者取仰卧位，肩关节外展90°，肘关节屈曲90°。将毛巾垫在上臂下方，使其与肩胛骨处于同一平面。临床医生轻柔内旋患者上臂。可以在腋窝下从前到后触及肩胛下肌腱。外展位不应该有肩胛骨的移动和位置改变。（C）斜方肌下部肌肉纤维。患者取俯卧位，上肢置于身体两侧。内旋盂肱关节，临床医生被动地移动喙突，使肱骨头和肩胛骨处于同一平面。在没有肩胛提肌、菱形肌和背阔肌等肌肉的协助下，当姿势不能被维持时，考虑是下斜方肌纤维收缩不良所致。（D）颈深屈肌。患者取仰卧位，颈椎处于正中位，最大限度地张口。如果存在肌纤维收缩不良，则胸锁乳突肌会代偿这个动作。（待续）

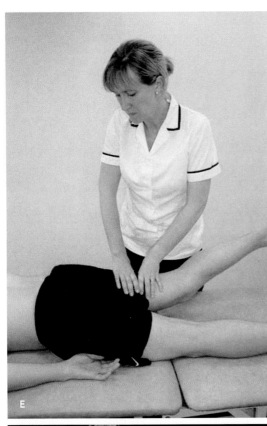

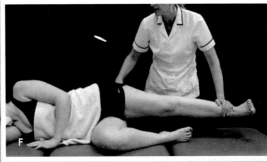

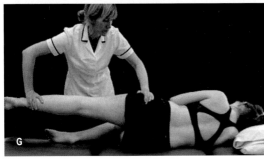

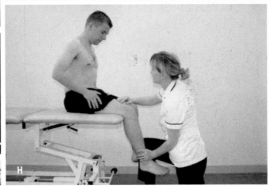

图3.12（续）（E）臀大肌。医生抵抗髋关节伸展。正常的模式是股后肌群和臀大肌产生运动，竖脊肌稳定腰椎和骨盆。当臀大肌无力时收缩迟缓。或者临床医生可被动拉伸髋关节，并要求患者维持该姿势（Jull 和 Richardson，1994）。（F）臀中肌后部。要求患者主动外展大腿，髋关节伸展并稍微外旋。医生施加阻力。若需髋部伸肌来产生运动，则表明骨盆外侧肌无力。其他可以代替的运动包括躯干侧屈或骨盆后旋。通过被动外展髋部，可以检查运动范围内的无力。如果活动范围比主动运动范围大，也提示范围内的无力。（G）臀小肌。医生对抗髋关节外展。（H）股外侧肌、股内侧肌和股中间肌。医生对抗膝关节伸展。（待续）

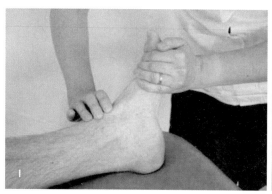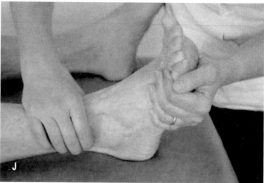

图3.12（续）（Ⅰ）胫骨前肌。临床医生对抗足踝背屈和反转。（J）腓骨长肌和腓骨短肌。临床医生抵抗足踝外翻。

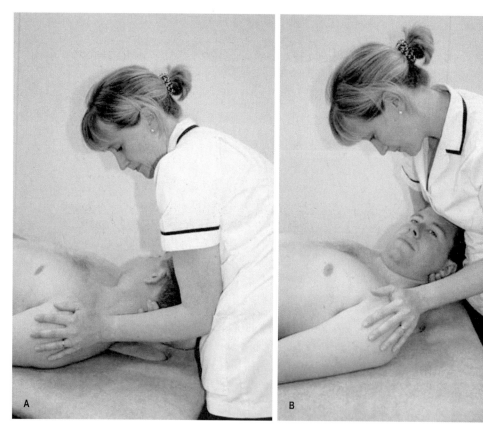

图3.13　检查可能收缩的肌肉的长度（Jull 和 Janda，1987；Cole 等，1988；Janda，1994；Kendall 等，2010）。（A）肩胛提肌。通过颈部对侧屈曲和旋转，以及压迫肩胛带肌来实现被动拉伸。运动范围受限和肩胛提肌触诊时压痛提示肌肉紧张。（B）上斜方肌。通过颈部对侧屈曲、同侧旋转，以及压迫肩胛带肌来实现被动拉伸。运动范围受限提示肌肉紧张。（待续）

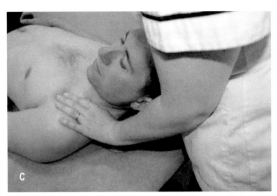

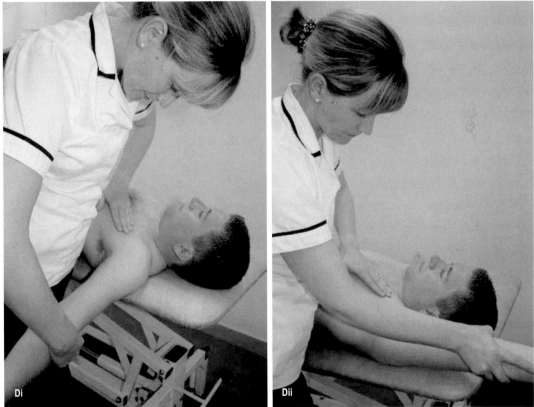

图3.13（续）（C）胸锁乳突肌。医生让患者抬起下颌，侧向屈曲头部面向医生。另一手固定患者的锁骨。（D）胸大肌。（Di）锁骨纤维。医生固定患者躯干，肩关节外展90°。被动水平拉伸会导致运动幅度受限，如果肌肉紧张，肌腱也会紧张。（Dii）胸肋纤维。医生充分抬高患者肩关节。若活动受限、肌腱紧张，提示肌肉紧张。（待续）

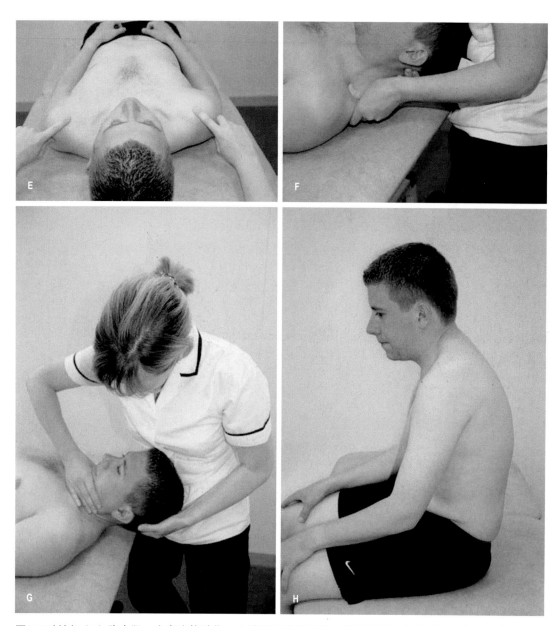

图3.13（续）（E）胸小肌。患者取仰卧位，上肢置于身体两侧，当该处肌肉收缩时，喙突会向前、向下移位。此外，患侧肩峰后部也会从基底部向患侧移位。（F）斜角肌。固定第1肋和第2肋，医生侧向屈曲患者的头部，使之转向检测前斜角肌的一侧，对侧屈曲以检查中斜角肌，对侧屈曲和侧向屈曲以检查后斜角肌。（G）枕深肌。左手触诊枕深肌时，右手被动屈曲上部颈椎，触诊有压痛提示肌肉紧张。（H）竖脊肌。患者将肩关节向腹股沟方向下垂，腰椎生理曲度变平提示肌肉紧张。（待续）

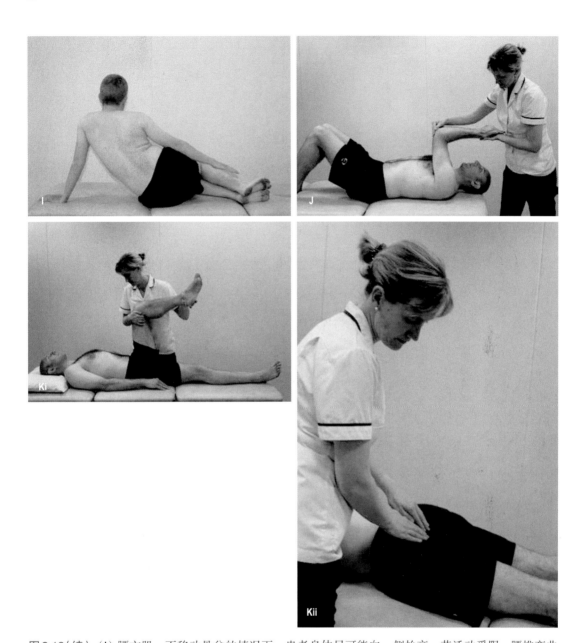

图3.13（续）（I）腰方肌。不移动骨盆的情况下，患者身体尽可能向一侧抬高。若活动受限，腰椎弯曲度降低和（或）触诊紧张（髂骨上方和竖脊肌一侧）提示肌肉紧张。（J）背阔肌。患者平躺，腰椎弯曲，与床面构成拱形，腰椎弯曲，盂肱关节向外侧旋转。嘱患者弯曲腰部、抬高上肢。若患者不能维持腰椎拱形结构和（或）不能充分抬高上肢，提示背阔肌缩短。（K）梨状肌。（Ki）医生被动屈曲患者髋关节呈90°，内收，髋部侧向旋转，感受到运动极限的阻力。正常情况下，可侧向旋转大约45°。（Kii）如果梨状肌紧张，通过在髂嵴和坐骨结节的连线与髂前上棘和大转子之间的连线的交点处施加深部压力，可以触诊梨状肌。（待续）

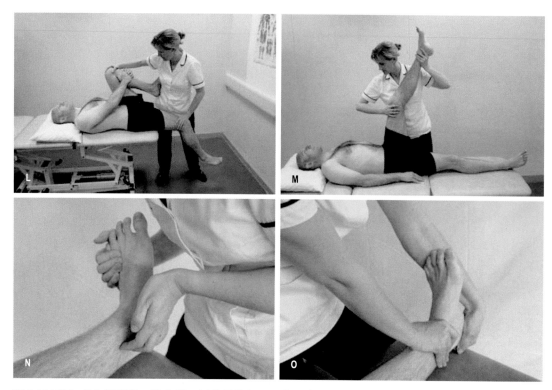

图3.13（续）（L）髂腰肌、股直肌、阔筋膜张肌。固定患者左腿于医生侧，如果存在髂腰肌紧张，另一条腿将屈曲。膝关节伸展提示股直肌紧张。髋关节外展、髌骨水平偏移、股侧面的沟线清晰，提示阔筋膜张肌和髂胫束紧张。对每一个运动施加压力，包括短内收肌的髋关节外展，可确定以上任一肌肉的紧张程度。（M）股后肌群。患者取仰卧位，医生被动屈曲患者髋关节至90°，膝关节被动伸直。（N）胫骨后肌。临床医生让患者踝关节背屈，外翻足掌。运动幅度受限提示肌肉僵硬。（O）腓肠肌和比目鱼肌。通过踝关节背屈和膝关节拉伸后屈曲的范围来检查腓肠肌长度。如果屈膝时范围增加提示腓肠肌紧张。

关于肌肉长度检查，有两个重要的观点。首先，尽管这些检查方法是针对具体肌肉的，其他肌肉也应该同时进行检查。解读肌肉检查结果时，以下意识十分重要：当检查上斜方肌时，不能断定仅斜方肌长度变短，而其他肌肉长度没有变短。例如，肩胛提肌和斜角肌也可能导致运动减少。图3.13展示了许多肌肉的检查方法。所有的检查都需要根据推理进行验证，并且具体肌肉具有一定的特异性。例如，为了对股后肌群长度进行全面检查，临床医生需要检查其参与的不同活动，如髋关节的屈曲、内收、外展和（或）内旋、外旋。与此类似，为了检查肩胛提肌长度，临床医生也需要检查颈部屈曲、对侧屈曲和对侧旋转，并改变动作的顺序。关于肌肉长度检查的更多信息可参考Muscolino（2016）。

临床医生检查肌肉的长度时需要固定肌肉的一端，然后缓慢平滑地移动躯体，以拉伸肌肉。需注意以下信息。

■ 运动的质量。

■ 运动的范围。

■ 在运动范围内及运动的最大范围施加阻力：施加阻力可以鉴别肌肉、关节或神经是否影响运动。

■ 运动时的疼痛行为（包括局部痛和牵涉痛）。

当肌肉不能被拉伸到正常长度时，肌肉长度减少，出现肌肉缩短或者紧张。主动肌和拮抗肌之间的代偿改变也会造成该种情况，因此临床医生应通过运动分析来解读肌肉长度检查的结果。

肌肉等长检查

此项检查有助于鉴别症状来源于肌肉收缩还是其他固有组织。关节处于静息位（此时其他固有组织处于放松状态），患者在医生施加阻力的情况下保持此姿势，临床医生观察保持此姿势的肌肉收缩的情况。患者也许无法阻止关节活动或采取补偿性替代策略或通过肌肉过度活动来维持。以上情况都提示神经肌肉障碍。如果等长收缩时症状再现，可以依此推断症状来源于肌肉。然而，需要注意的是，可能会存在固有组织（如关节）的剪切力和压迫。如果需要进行更加全面的肌肉功能检查，等长力量可以在生理范围内的不同部分进行检查。

Cyriax（1982）描述了等长肌肉测试的 6 种可能的反应：

1. 有力和无痛——正常。

2. 有力和疼痛——提示肌肉或肌腱轻微损伤，如一侧上髁痛。

3. 无力和无痛——肌肉肌腱的完全断裂或神经系统紊乱。

4. 无力和疼痛——提示病变严重，如髌骨骨折。

5. 所有运动都会疼痛——提示外周和（或）感觉过敏。

6. 反复疼痛——提示间歇性跛行。

临床医生需要牢记的是，疼痛是一种主观体验，部分检查取决于患者对检查和疼痛的恐惧心理。

其他肌肉检查

特定区域的肌肉检查在相应章节中进行描述。

感觉运动/神经系统检查

运动感觉的评估应该基于患者症状和临床推理。症状包括：无力、麻木和沿着神经走行的神经病理性疼痛，这些都提示神经来源的可能性，提示上运动神经元（UMN）损伤的症状，如症状双侧分布，建议临床医生进行其他中枢神经系统检查。感觉运动评估的结果能帮助证实或排除神经来源的症状，提供可疑诊断筛查的警示征象（"红旗"），如脊髓压迫症，也可以为 UMN、下运动神经元（LMN）损伤的鉴别诊断提供合适的管理策略。

感觉运动/神经系统检查包括以下内容。

■ 神经完整性检查：神经系统指导动作的能力。

　■ 感觉。

　■ 协调性。

　■ 肌张力。

　■ 肌力。

　■ 反射。

■ 神经敏感性检查。

　■ 神经动力学检查（神经系统对负荷/运动的反应）。

　■ 神经触诊。

神经系统完整性检查

影响周围神经系统最常见的是卡压

性神经病变。近10年来，人们对其症状产生的潜在病理生理机制有了进一步理解（Schmid等，2013；Schmid，2015）。

周围神经系统受压的表现包括：

- 感觉传入减退。
- 沿着神经的运动冲动减少。
- 反射改变。
- 肌节或皮节分布区疼痛。
- 自主神经功能障碍，如感觉过敏、触觉异常、血管舒缩功能障碍。

感觉传入减退

感觉神经从感受器（如关节、皮肤）的终末支到脊神经根的任意一处的受压或病变可引起感觉的改变，如图3.14所示。

了解神经根（皮节）和周围神经支配区域的分布可以帮助临床医生鉴别感觉的缺失是由神经根损伤还是周围神经损伤引起。图3.15至图3.18描述了皮肤神经分布和皮节分布。

然而，需要注意的是，人与人之间的差异，以及周围神经支配的皮肤（Walton，1989）和皮节区存在重叠（Downs和LaPorte，2011）。一个骨节为一个神经根支配的骨骼，图3.19对骨节进行了描述（Inman和Saunders，1944；Grieve，1991）。

沿着神经的运动冲动减少

肌无力提示支配肌肉的运动神经损伤（从脊髓至肌肉的神经末梢的任意一处）或肌肉本身的损伤。如果病变位于神经根，那么该神经根（肌节）支配的所有肌肉都会受到影响。如果病变位于周围神经，那么周围神经支配的肌肉会受到影响。掌握神经根（肌节）和周围神经所支配的肌肉分布将会帮助临床医生推断运动减少是来

自神经根损伤还是周围神经损伤。周围神经和肌节分布见表3.8和图3.20至图3.22。需要注意的是，支配肢体绝大多数肌肉的神经根（肌节）不止一个。

一段时间后，运动神经损伤将会导致肌无力和肌肉萎缩，如腕管综合征（正中神经卡压）引起的大鱼际肌萎缩。

反射改变

肌腱深反射检查脊髓反射的完整性，由传入神经或感觉神经元和传出神经或运动神经元组成。反射检查单独的神经根，如表3.8所示。

神经系统完整性检查的步骤

为了检查周围神经的完整性，需进行3项检查：皮肤感觉、肌力和肌腱深反射。

如果怀疑存在神经根病变，需要对皮节（一个神经根所支配的皮肤区域）、肌节（一个神经根所支配的肌群）和反射进行针对性检查。

感觉检查。可以从5个方面进行感觉检查（Fuller，2004；Cook和van Griensven，2013；Gardner和Johnson，2013）。

1. 轻触觉：检查Aβ纤维和脊柱可能被累及的C纤维的传导（Schmid，2015）。

2. 振动觉：检查Aβ纤维和脊柱的传导。

3. 关节位置觉：检查Aβ纤维和脊柱的传导。

4. 针刺觉：检查Aβ纤维和脊髓丘脑束的传导。

5. 温度觉：检查Aβ纤维、C纤维和脊髓丘脑束的传导。

当检查轻触觉时，患者应处于一个放松的和有支撑的体位，暴露皮肤。临床医

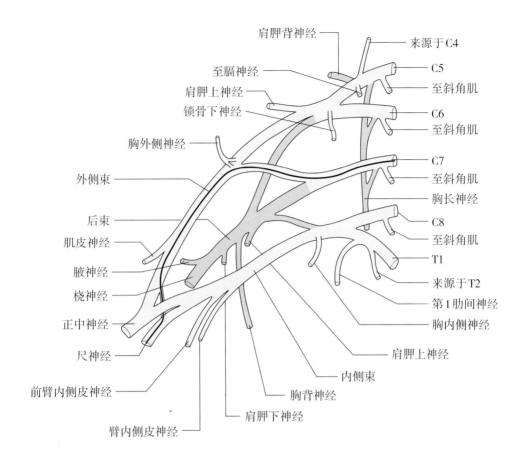

图3.14 臂丛的平面图，显示神经根和周围神经（*From Williams et al. 1995, with permission.*）

生应首先向患者解释需对未受累的皮肤进行检查，使患者知道可能会发生什么。最常用的检查轻触觉的工具是棉棒。临床医生用棉棒轻轻擦过要检查的皮肤，询问患者两侧的感觉相同还是有区别。另一个可替代的、更为标准的评估轻触觉和深压觉的方法是使用尼龙线（Semmes-Weinstein或West）。每一根尼龙线对应一定程度的压力，过程是可重复的，压力范围可由轻至正常（Bell-Krotoski等，1995）。

临床医生需要判断并对感觉缺失的部位进行精确定位，然后通过检查针刺觉（感受疼痛的能力）、振动觉、冷热觉、关节位

置觉（本体感觉）和实体觉（手），进一步判断感觉缺失的区域。

针刺觉可以通过用一次性针轻轻地刺皮肤来检查。嘱患者闭眼，医生针刺不同区域，包括躯干在内，从远端向近端，询问患者是否感到了尖锐的感觉。

检查温度觉最简单的方法是用冷的音叉或金属汤匙来检查，并比较室温下的对应物品，询问患者感觉如何。

振动觉可以通过使用128Hz的音叉来检查。嘱患者闭眼，临床医生将音叉的平面放置在骨骼突起处，从远端向近端进行检查，如足踝。询问患者何时感到振动

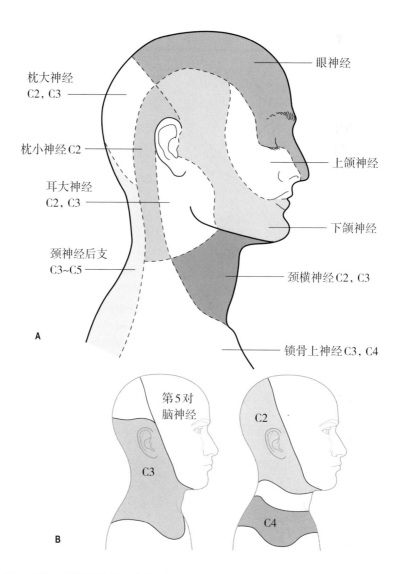

图3.15 （A）头部、面部、颈部的皮神经分布。（*From Williams et al. 1995, with permission.*）（B）头部和颈部的皮节分布。（*From Grieve 1981, with permission.*）

（Leak，1998；Fuller，2004）。患者需要确认感受不到振动的时间，医生需要记录下振动消失的时间（O'Connaire等，2011）。也可使用已校准的Rydel-Seiffer音叉（Martina等，1998）。并与对侧肢体进行对比。

当进行关节本体觉检查时，嘱患者闭眼并指出其肢体的位置，然后让患者分辨其是否朝某一方向运动。或者可以让患者

一侧进行运动，另一侧进行模仿。例如，患者取仰卧位，医生屈曲患者的右膝关节，患者需要相对应地屈曲左膝关节。

感觉异常的区域应该在图表上进行记录。区域的定位应该准确，区域的变化，特别是较之前的区域有所增加，可能提示病情进行性加重，需要将患者转诊至专业的医生；因此，每一次就诊都需要对感觉

进行重新评估,直到感觉缺失的部位稳定。

肌力检查。肌力检查包括一个肌群在数秒内进行抵抗的等长收缩。患者处于有支撑的体位,以最小化替代策略。要求患者的肌肉保持在中间的位置,并且在临床医生施加阻力下维持体位。缓慢柔和地施加阻力,使患者可以充分对抗阻力,施加的阻力大小应对肌肉和患者都是合适的。肌节检查见图3.23和图3.24。如果怀疑存在周围神经损伤,如前所述,临床医生需要使用MRC评分量表检查周围神经支配的肌肉。周围神经损伤的细节不在本书的讨论范围内,但可以在骨科和神经科的相关书籍中找到标准答案。

反射检查。通过数次敲击肌腱来引出肌腱深反射。最常用的肌腱深反射是肱二头肌反射、肱三头肌反射、膝反射和跟腱反射(图3.25)。

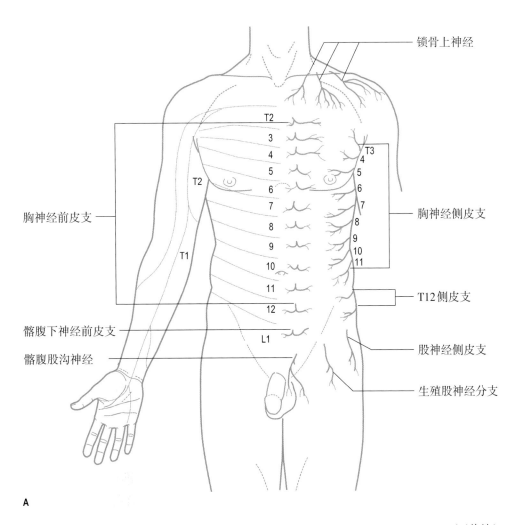

A

图3.16 (**A**)躯干的皮肤神经分布。(*From Williams et al. 1995, with permission.*)(待续)

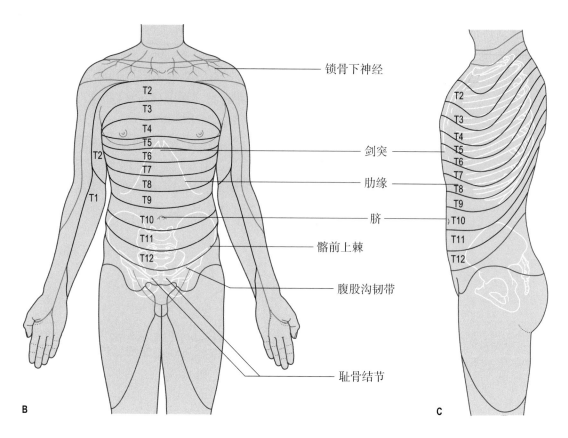

图3.16（续）（B）胸椎皮节和胸椎神经对应关系的正面观。（C）胸皮节和胸椎脊神经对应关系的侧面观。（*From Drake et al.2005.*）

反射的分级如下。

−或0级：无反射。

+或1级：反射减弱。

++或2级：反射正常。

+++或3级：反射活跃。

++++或4级：反射亢进。

如果反射很难引出，临床医生可以用Jendrassik练习增强并易化脊髓上运动神经元后再次检查。例如，当引出上肢的腱反射时，可嘱患者咬紧牙；当引出下肢的腱反射时，可嘱患者握紧双手并在敲击肌腱前松开手。

反射减退可发生于感觉和（或）运动传导通路存在病变时。老年人的腱反射普遍减弱。

仅有反射减弱，而没有感觉或运动变化，并不一定提示神经根受累。于脊椎关节注射低渗盐水后可出现踝反射减弱，注射类固醇后反射恢复（Mooney和Robertson，1976）。因此，仅有反射改变不一定与临床发现相关。

反射增强提示UMN损伤，如多发性硬化，需要进行更多的检查。值得注意的是，在患者紧张或焦虑的情况下，所有的腱反射可能出现增强。

如果怀疑存在UMN损伤，应当检查跖反射。这是检查有无UMN早期损伤最可靠的方法。该检查包括触摸足底外侧缘并观

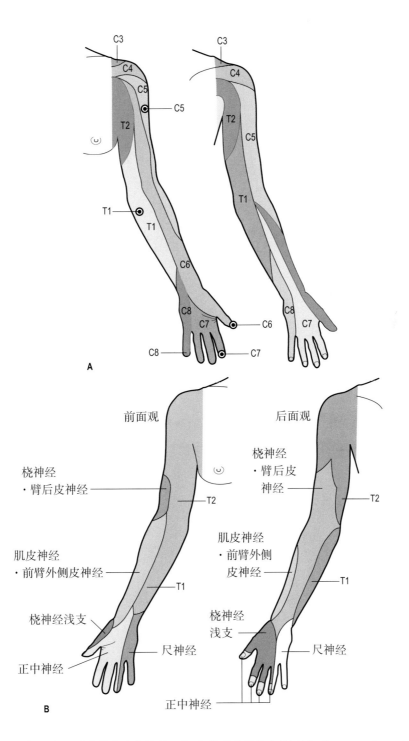

图 3.17 （A, B）上肢皮节分布和神经。"·"代表重叠最小的区域。（*From Drake et al. 2005.*）

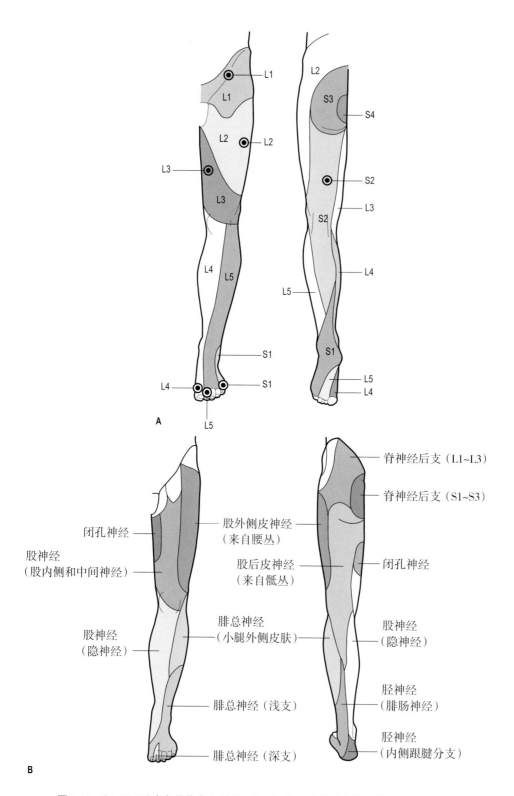

图3.18 （A，B）下肢皮节分布和神经。"·"代表重叠最小的区域。（*From Drake et al. 2005.*）

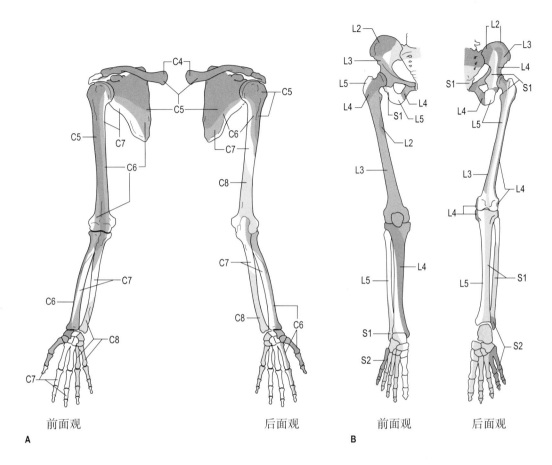

图 3.19　上肢（A）、下肢（B）的骨节分布。(*From Grieve.1991, with permission based on Inman & Saunders 1944.*)

察患者的足趾运动情况。正常反应是所有足趾都屈曲，异常反应是大踇趾伸展，其余足趾外展，其又被称为伸肌反射或巴宾斯基征。

阵挛与反射过度有关，表现为肌肉持续性拉伸后的快速、强烈、振荡的肌肉收缩。最常在下肢进行阵挛检查，患者屈膝，医生用一只手支撑患者小腿，另一只手背屈患者足部。

除此之外，应该对张力（即对运动的阻力）进行检查。强直或痉挛提示 UMN 损伤，可以通过两种快速的上肢测试进行可靠的筛查。

1. 腕部：握住患者腕部，上下、左右活动患者的手（Donaghy，1997）。

2. 旋前肌检查：使患者翻掌向上（Donaghy，1997）。

协调。快速筛查包括上肢的指鼻试验、下肢的跟膝胫试验，评估震颤、动作幅度过大以及"特技"动作。

神经敏感性检查

通过神经动力学检查可以评估神经系统的机械敏感性（Butler，2000）。其中一些检查方法已经被应用超过 100 年（Dyck，1984），过去 30 年，其一直是物理治疗的一

表3.8 肌节（Grieve，1991）

神经根	关节运动	反射
第5对脑神经（三叉神经）	咬牙，关注颞肌和咀嚼肌	下颌反射
第7对脑神经（面神经）	额纹，闭眼，噘嘴，露出牙齿	
第11对脑神经（副神经）	上举肩关节和胸锁乳突肌	
C1	上颈椎屈曲	
C2	上颈椎伸展	
C3	颈椎侧弯	
C4	肩带上举	
C5	肩关节外展	肱二头肌反射
C6	肘关节屈曲	肱二头肌反射
C7	肘关节伸展	肱三头肌反射、肱桡肌
C8	拇指背伸，手指屈曲	
T1	手指外展和内收	
T2~L1	无相关肌肉和反射检查	
L2	髋关节屈曲	
L3	膝关节伸展	膝反射
L4	足背屈	膝反射
L5	大踇趾背伸	
S1	足外翻 臀部收缩 膝关节弯曲	踝反射
S2	膝关节弯曲	
足尖站立		
S3~S4	盆底肌、膀胱和生殖器功能	

部分（Elvey，1985；Bulter，2000；Maitland等，2001）。研究人员正在进一步理解和改进这些检查（Coppieters和Nee，2015；Ridehalgh等，2105）。本书给出了对这些检查的总结，这些检查的理论基础的详细信息可参考Butler（2000）和Shacklock（2005）。除下文描述的敏感性检查之外，临床医生可以在神经紧张或松弛的情况下触诊神经，有关触诊的细节可参考相关章节。其他常见的有关周围神经的神经敏感性检查包括叩击（Tinel征）和压迫（Phalen征），将在相关章节中进行详细描述。

神经动力学检查步骤和关节运动检查相同。

此外，在任何运动检查之前需要了解静息状态的症状，并且需要注意以下信息：

- 运动的质量。
- 运动的范围。
- 运动范围内和最大阈值时的阻力。
- 运动范围内的疼痛（局部或牵涉痛）。

如果患者的全部或部分症状已经再现，且症状随着增加/减少刺激而变化，说明检查结果为阳性。

与检查技术相同，选择的所有检查都应经过合理的临床推断。在实施这些检查前，应先进行基线水平的神经完整性检查。

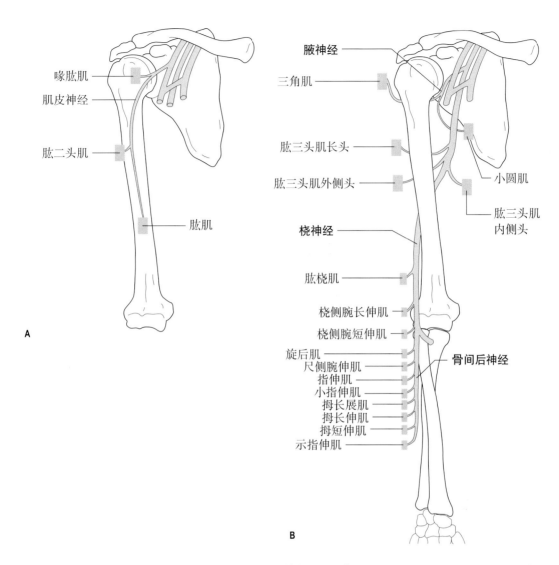

图3.20 上肢肌皮神经（**A**）、腋神经和桡神经（**B**）及其支配的肌肉。（*From Medical Research Council 1976 Aids to the investigation of peripheral nerve injuries. London: HMSO. Reproduced with kind permission of the Medical Research Council.*）

该过程中所有的关节的运动范围也应该被检查。

Butler（2000）提出了检查的流程指南：

■ 在一些敏感性和急性疾病中，不需要进行所有的检查（例如，患者下肢严重疼痛以至于无法平躺，在开展直腿抬高试验时，可屈曲另一条腿，以使脊髓和椎间管神经组织稍微侧向移位）。

■ 首先检查受影响最小的一侧。

■ 可根据临床推断以不同的检查顺序进行检查，但每次应保持一致（例如，在颈下放置枕头）。

■ 仔细注意症状反应，包括症状的区域和性质。

■ 不要只关注症状，也要仔细关注肢体，并感受组织的抵抗。

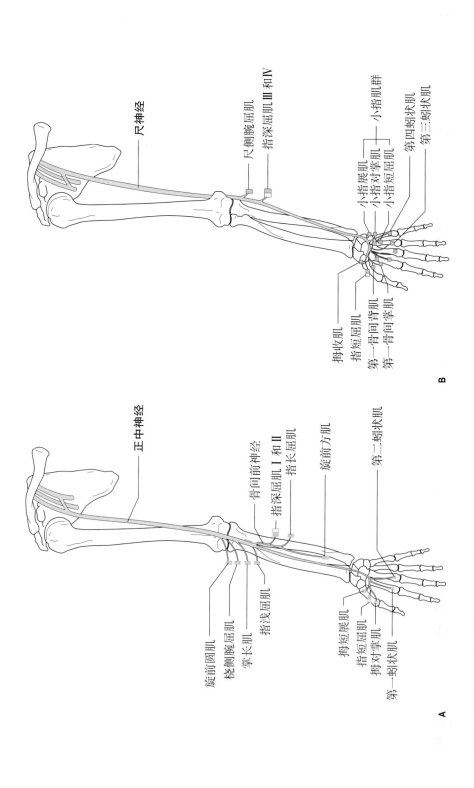

图3.21　上肢正中神经（A）、尺神经（B）及其支配的肌肉。(*From Medical Research Council 1976 Aids to the investigation of peripheral nerve injuries. London: HMSO. Reproduced with kind permission of the Medical Research Council.*)

B图标注：
尺神经
尺侧腕屈肌
指深屈肌Ⅲ和Ⅳ
小指展肌
小指对掌肌
小指短屈肌
小指肌群
第四蚓状肌
第三蚓状肌
拇收肌
指短屈肌
第一骨间背侧肌
第一骨间掌侧肌

A图标注：
正中神经
骨间前神经
指深屈肌Ⅰ和Ⅱ
指长屈肌
旋前方肌
第二蚓状肌
旋前圆肌
桡侧腕屈肌
掌长肌
指浅屈肌
拇短展肌
拇短屈肌
拇对掌肌
第一蚓状肌

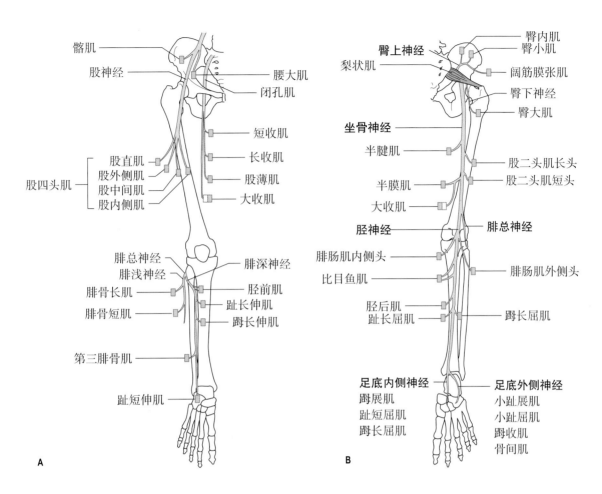

图3.22　下肢神经前面观（**A**）和后面观（**B**）及其支配的肌肉。（*From Medical Research Council 1976 Aids to the investigation of peripheral nerve injuries. London: HMSO. Reproduced with kind permission of the Medical Research Council.*）

检查的目的在于向患者解释，并且让他们告诉临床医生自己在检查过程中的感受。在检查过程中持续监测症状，对于获得有用的个人信息数据十分关键。逐渐增加某一平面的单一运动，并按照运动顺序进行上肢和下肢的检查。运动检查的顺序可以影响组织的反应（Coppieters 等，2006）。缓解症状部位的紧张感可以更具特异性地检查神经组织，因为其可以保持更长的时间。例如，慢性足踝损伤患者可能伴有腓总神经损伤，首先进行跖屈和翻转，

然后进行直腿抬高试验。如果患者的症状非常易激惹，首先进行局部检查会过于激进，在进行每次检查时都应保证一致。临床医生应缓慢、仔细地增加运动，并持续监测患者的症状。如果患者症状再现，临床医生可活动一部分脊椎或者远离症状部位的肢体，来增加神经系统的全长（运动敏感化），这又被称为张力技术；或者减少神经系统的全长（运动脱敏化），或者检查神经和干预的相互关系及其"滑行"的能力。其他的所有身体部位应保持静止，以

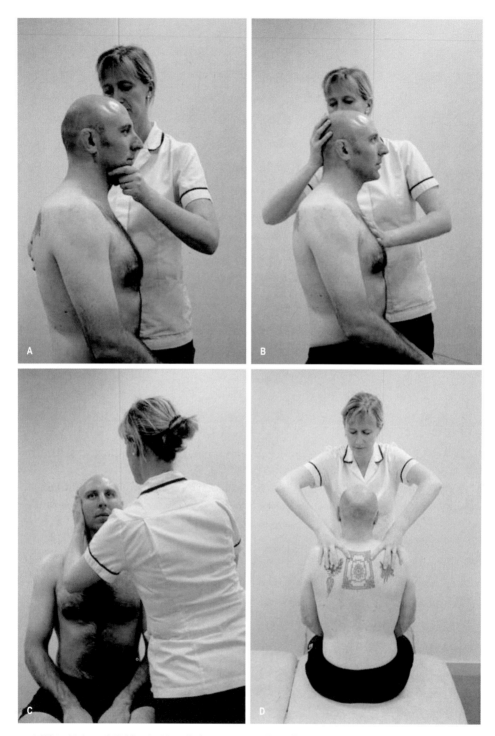

图3.23   颈神经根和上胸段神经根的肌节检查。嘱患者保持体位并对抗医生施加的阻力。(A)C1，上颈部屈曲。(B)C2，上颈部伸展。(C)C3，颈部侧屈。(D)C4，肩带上抬。(待续)

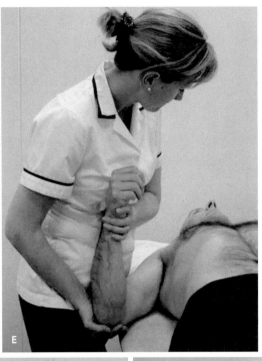

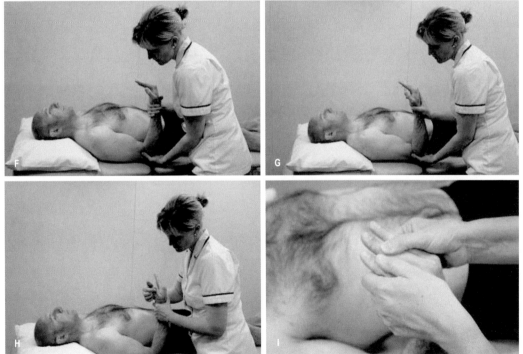

图3.23(续)（E）C5，肩部外展。（F）C6，肘关节屈曲。（G）C7，肘关节伸展。（H）C8，拇指伸展。（I）T1，手指内收。

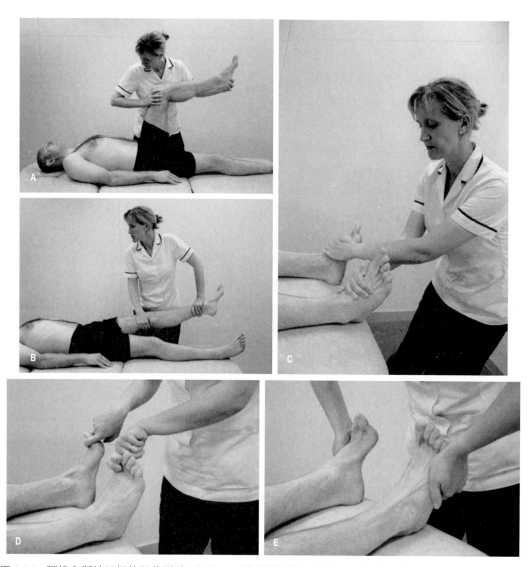

图3.24　腰椎和骶神经根的肌节测试。（A）L2，髋关节屈曲。（B）L3，膝关节伸展。（C）L4，足部背屈。（D）L5，跼趾背伸。（E）S1，足部外翻。（待续）

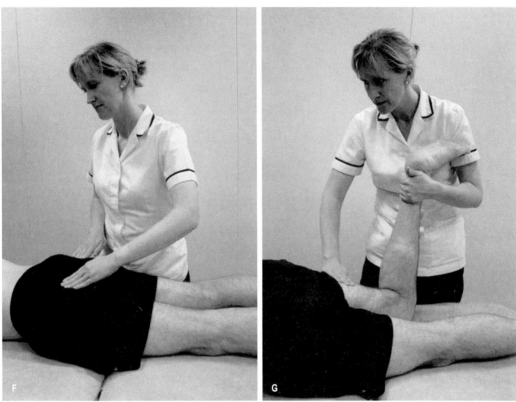

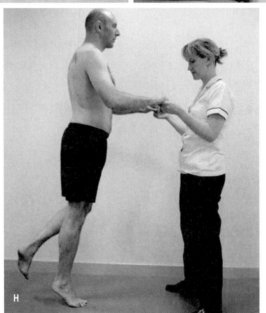

图 3.24（续）　（F）S1，臀部收缩。（G）S1 和 S2，膝关节屈曲。（H）S2，足尖站立。

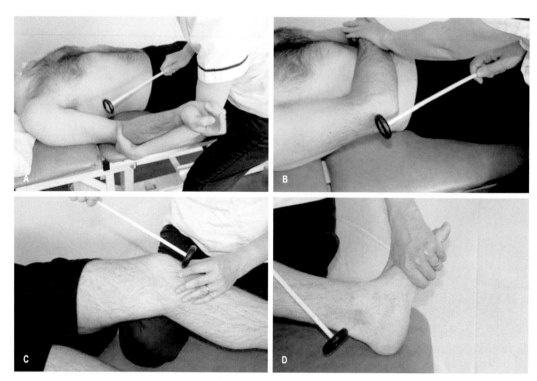

图3.25 反射检查。(A) 肱二头肌反射（C5和C6）。(B) 肱三头肌反射（C7）。(C) 膝反射（L4和L5）。(D) 踝反射（S1）。

保证检查的有效性。如果运动脱敏化可以减轻患者的症状或运动敏感化会加重患者的症状，临床医生可假定检查结果为阳性。例如，患者取仰卧位，屈髋伸膝，大腿后部产生疼痛，医生可以增加患者的颈部屈曲，若大腿疼痛在屈颈阳性试验后增加，则提示大腿疼痛中存在神经动力学因素。

神经动力学检查包括以下方面：

- 被动屈颈试验。
- 直腿抬高试验。
- 屈膝试验。
- 股神经塌陷试验。
- 隐神经试验。
- 塌陷试验。
- 闭孔神经试验。
- 上肢神经动力学试验（ULNT1、2a、2b和3）。

被动屈颈试验。患者取仰卧位，颈部被动屈曲（图3.26）。正常的反应是运动的全程都产生疼痛。敏感性检查包括直腿抬高试验和上肢压力试验。颈部被动屈曲在产生运动的同时，也可产生脊髓、脑膜、上颈部伸肌和关节的张力（Breig，1978；Tencer等，1985）。

直腿抬高试验。患者取仰卧位。直腿抬高试验的操作方式取决于患者产生症状的部位。直腿抬高试验包括髋关节内收、髋关节内旋、髋关节屈曲、膝关节伸展（影响坐骨神经）。足的位置可以影响不同的神经；踝关节背屈/前足掌外翻会使胫神经变得敏感，踝关节跖屈/前足掌内翻会影响腓总神经，踝关节背屈/内翻会影响腓肠神经，前足的运动可能影响足底内侧或外侧神经（Alshami等，2008）。颈部屈曲可以影响脊髓、脑膜、坐骨神经和（或）躯干侧屈，可拉长脊髓及对侧的交感神经干。

直腿抬高试验能使神经系统紧张（包括交感神经干）（Breig，1978）。髋关节屈曲/内收/内旋和膝关节伸展、足背屈的正常反应是大腿后侧肌肉、膝关节后部、小腿后部和足部强烈的拉伸感和疼痛感（Miller，1987；Slater，1994）。临床医生通过对比两侧肢体来判断何为正常（图3.27）。

屈膝试验。该检查最常在仰卧位下进行。患者膝关节被动屈曲，产生症状则被判定是阳性结果。然而，这无法帮助分辨神经组织（股神经）和被拉伸的股前肌群和筋膜。双侧对比，正常范围为110°~150°。该检查能够对腰部中间神经根（L2~L4）施加压力，有证据表明其是外侧椎间盘（L3~L5）病变的良好提示。（Butler，2000；Nadler等，2001；Kobayashi等，2003）。

股神经塌陷试验。患者取侧卧位，头部和躯干屈曲时可以更好地对股神经进行检查，颈部伸展可被当作一项运动脱敏试验（图3.28）。检查步骤如下：

■ 临床医生确定患者静息状态下症状，并嘱患者及时汇报在运动过程中出现的任何不适症状。

■ 患者头下垫枕头，取侧卧位，症状侧朝上（避免脊柱侧屈或者旋转），患者需要抱紧膝关节，使之靠近胸部。

■ 患者朝医生方向抬起膝关节，医生屈曲膝关节，被动拉伸髋关节，确保骨盆和躯干保持静止。医生使患者髋关节内旋或外旋和（或）外展或内收，以使患者症状再现。

■ 当患者出现症状时，嘱其稍微伸展头颈部，同时医生维持患者腿部和躯干的

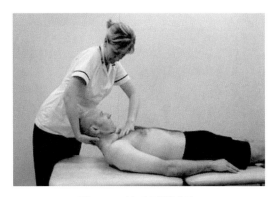

图3.26 被动屈颈试验。

姿势。患者伸展颈部时，大腿前部疼痛缓解，这是典型的阳性体征。如果颈部伸展会增加患者的疼痛，也是阳性体征。

隐神经检查。患者取俯卧位，髋关节伸展和外展，膝关节伸展。医生将患者髋关节被动侧旋、足背屈和外翻（图3.29A）。Shacklock（2005）认为，髋关节内旋是由缝匠肌受到刺激后变换位置所致。Butler（2000）在一项基于青少年隐神经压迫试验的研究中提出进行髋关节外旋（Nir-Paz等，1999）。医生可以采取以下体格检查，使得检查更具敏感性，如当症状位于膝关节之上时将足跖屈（图3.29B），或者当症状位于膝关节以下时将膝关节内旋或者将脊柱向对侧屈曲。

塌陷试验。Maitland等（2001）和Butler（2000）详细地描述了此检查，见图3.30。

塌陷试验可按以下步骤进行：

■ 临床医生确定患者在静息状态下的症状，并嘱患者及时汇报在运动过程中出现的任何不适症状。

■ 患者取坐位，双手放在背后。

■ 嘱患者屈曲躯干，将肩部向腹股沟贴近。

■ 临床医生指导患者屈曲躯干。

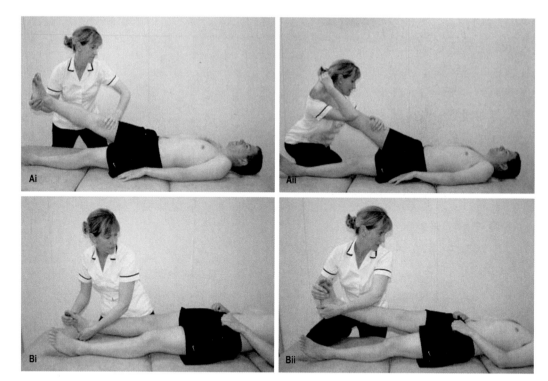

图3.27 （A）直腿抬高试验，例如，症状出现在大腿后侧。（Ai）髋关节内收、内旋，然后屈曲至大腿后部出现症状。（Aii）医生使患者踝关节背屈和前足掌外翻。如果大腿后部症状加重（或减轻）伴踝关节背屈和前足掌外翻，为试验结果阳性。（B）直腿抬高试验，踝关节跖屈和前足掌内翻，症状出现在小腿外侧。（Bi）踝关节被动跖屈和前足掌内翻，症状覆盖小腿外侧面。（Bii）医生使患者髋关节内收、内旋和屈曲。如果髋关节内收，小腿外侧症状加重（或减轻），为试验结果阳性。

- 主动屈曲颈部。
- 医生指导患者屈曲颈部。
- 无症状侧膝关节主动伸展。
- 无症状侧足主动背屈。
- 足和膝关节复位。
- 有症状侧膝关节主动伸展。
- 有症状侧足主动背屈。
- 足和膝关节复位。
- 双足主动背屈。
- 双侧膝关节主动伸展。
- 足和膝关节复位。

下肢联合运动检查完毕，临床医生可以选择最合适的运动来增加运动敏感性，

常见如下：

- 有症状侧膝关节主动伸展。
- 有症状侧足主动背屈。
- 患者头部伸展并向上看，及时汇报症状的变化。当颈椎伸展时，需要保持下肢和躯干的姿势不变。颈椎伸展时症状减轻是典型的阳性体征，提示患者症状与神经动力学有关，同时症状加重也提示阳性体征。

正常的反应可能包括：

- 当躯干和颈部屈曲时，上胸部出现疼痛或者不适。
- 当躯干和颈部屈曲时，膝关节后方

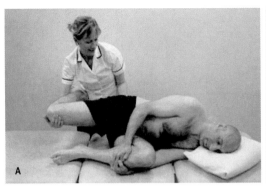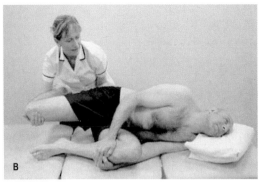

图 3.28 股神经塌陷试验（侧卧位）。（A）膝关节屈曲，医生被动拉伸患者髋关节，直至患者大腿后部开始出现症状。（B）患者颈椎伸展，随着颈部运动，大腿前部的症状减轻（或增加），为试验结果阳性。

或腘绳肌出现疼痛或者不适，踝关节背屈时症状加重。

■ 当躯干和颈部屈曲时，膝关节伸展受限。

■ 当躯干和颈部屈曲时，踝关节背屈和膝关节伸展受限，并且双侧对称。

■ 当颈部不再屈曲时，一个或以上的区域疼痛减轻。

■ 当颈部不再屈曲时，膝关节伸展和（或）踝关节背屈运动幅度增加。

脱敏试验，即颈椎伸展。致敏试验包括颈部旋转、颈部侧屈、髋关节屈曲、髋关节内收、髋内旋、胸椎侧屈，改变足部和踝关节运动（如直腿抬高试验）或上肢拉伸试验。

闭孔神经检查。 可利用塌陷位置来帮助鉴别腹股沟牵拉来源于肌肉还是神经功能障碍。患者取坐位，外展髋关节至产生症状，然后颈部屈曲、塌陷，如果症状增加，提示有闭孔神经参与；如果症状无变化，提示只是腹股沟局部牵拉。

需要着重强调的是，可以通过增加颈椎伸展和胸椎侧屈来检查交感神经。

上肢神经动力检查（ULNT）。 一共有 4 种检查方法，每一种方法对应一个神经。

■ ULNT 1：正中神经。

■ ULNT 2a：正中神经。

■ ULNT 2b：桡神经。

■ ULNT 3：尺神经。

检查方法概括如下。以下检查是基于症状位于上肢的假设。需要对运动的顺序进行选择，以便临床医生能通过肉眼简单地估计最后一项运动。患者症状的区域能帮助医生选择最合适的 ULNT。如果患者症状主要位于桡神经支配区域，那么应当选择 ULNT 2b 方法。

ULNT 1：正中神经（图 3.31）。如果患者症状位于上臂或以下（即前臂前方和手部），以下检查顺序是合适的：

1. 患者位于检查台的中间位置。

2. 颈椎对侧侧屈。

3. 按压肩胛带。

4. 肩关节外展。

5. 腕关节和手指伸展。

6. 前臂后旋。

7. 肩关节外旋。

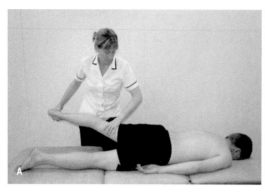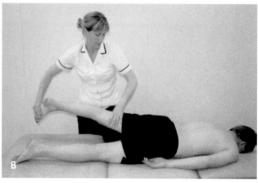

图 3.29　隐神经检查。（A）髋关节伸展、外展、外旋，膝关节伸展，医生移动患者足部至背屈和外翻。（B）如果症状出现在膝关节以上，医生移动患者足部至跖屈和内翻。随着足部移动，如果症状出现减轻（或加重），为试验结果阳性。

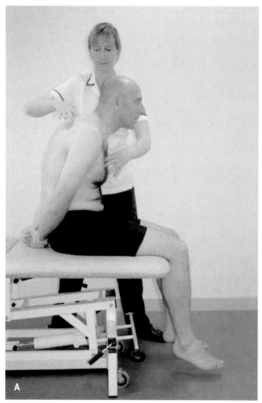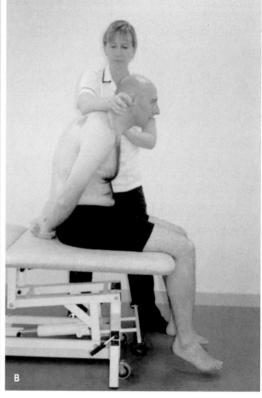

图 3.30　塌陷试验。患者左侧大腿后部疼痛。（A）双手背后，主动屈曲躯干。（B）监测躯干屈曲情况。（待续）

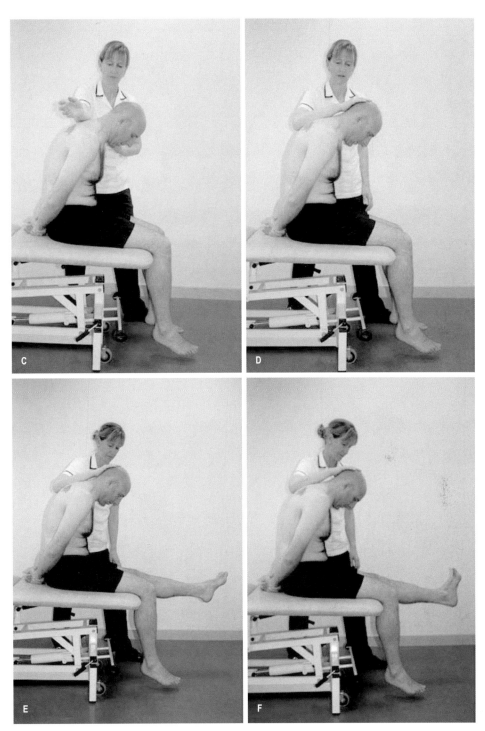

图 3.30（续）（C）主动屈曲颈部。（D）监测颈部屈曲情况。（E）左腿：膝关节伸展。（F）左腿：背屈。（待续）

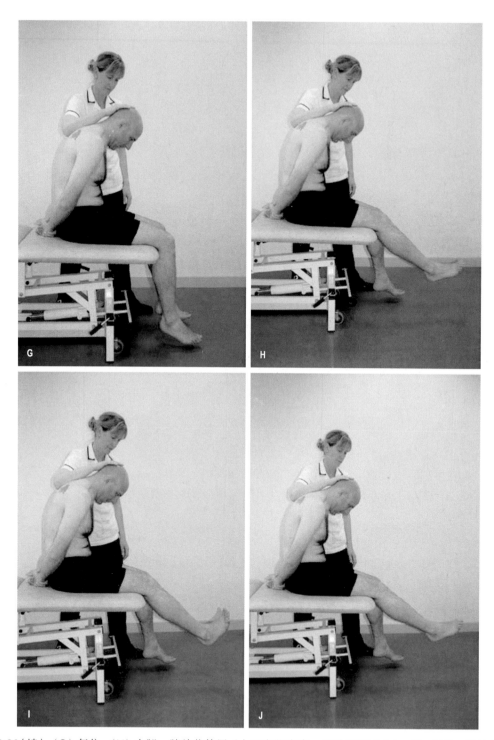

图3.30（续）（G）复位。（H）右腿：膝关节伸展（由于右腿疼痛，活动范围减少）。（I）右腿：膝关节伸展（由于左腿疼痛，活动范围减少），足部背屈导致右腿疼痛增加。（J）右腿：足部不再背屈，右腿疼痛减少。（待续）

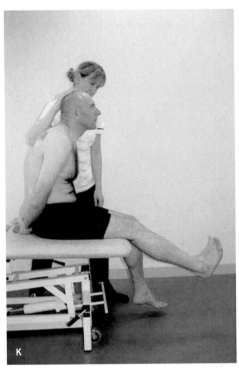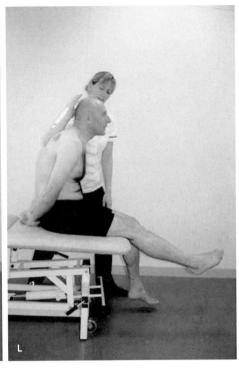

图3.30（续）（K）主动伸展颈部。如果颈部伸展活动减少（或增加），患者右侧大腿后部疼痛，为试验结果阳性。（L）主动伸展颈部可能引起活动范围增加，足部不再背屈，进一步引起活动范围增加。

8. 肘关节伸展。

9. 颈椎同侧侧屈。

如果症状超过了斜方肌的上部纤维：

10. 以腕关节屈曲代替颈椎同侧侧屈。

颈椎同侧侧屈通常被用来检查神经动力学因素是否参与患者症状的产生。如果神经动力学因素参与患者症状的产生，患者的症状在进行以上2~8项运动时应当再现，并且颈椎同侧侧屈后，这些症状应该会减轻（或增加）。

ULNT 2A：正中神经（图3.32）。该检查被用于检查盂肱关节活动受限。如果患者症状位于上臂或以下（即前臂前方和手部），以下检查顺序是合适的：

1. 患者位于检查台的中间位置，肩胛带位于检查台边缘。

2. 颈椎对侧侧屈。

3. 按压肩胛带。

4. 腕关节、手指、拇指伸展。

5. 前臂后旋。

6. 肘关节伸展。

7. 肩关节外旋。

8. 肩关节外展。

9. 颈椎同侧侧屈的脱敏运动。

如果症状邻近颈椎，超过了上斜方肌纤维，腕关节屈曲可被当作脱敏运动。

ULNT 2B：桡神经（图3.33）。如果患者症状位于上臂或以下（即前臂后部和手部），以下检查顺序是合适的：

1. 患者位于检查台的中间位置，肩胛带位于检查台边缘。

2. 颈椎对侧侧屈。

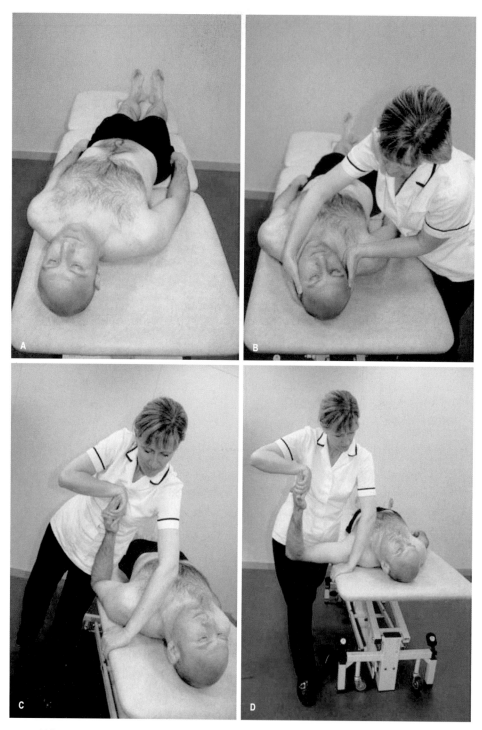

图3.31　上肢神经动力学检查（ULNT1）。（A）起始中间位置。（B）颈椎对侧侧屈。（C）肩带受压。（D）肩关节外展。（待续）

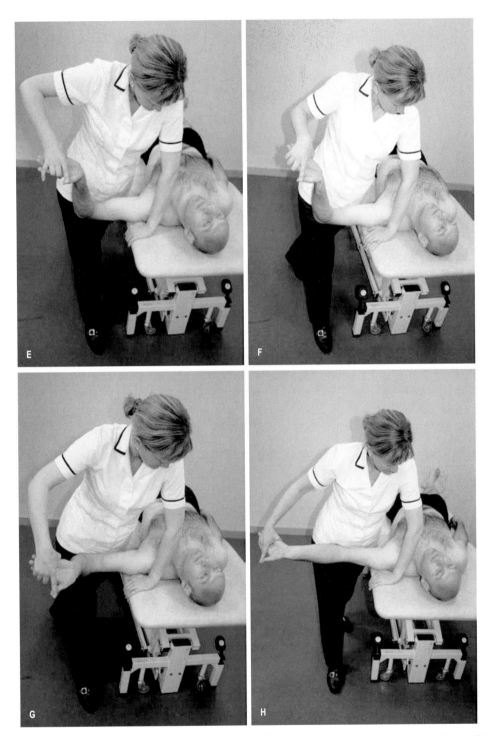

图 3.31（续）（E）腕关节、指关节伸展。（F）前臂后旋。（G）肩关节外旋。（H）肘关节伸展。（待续）

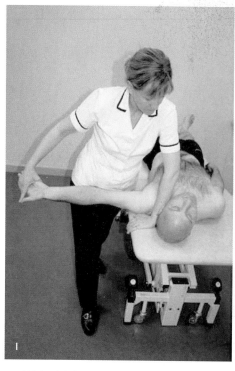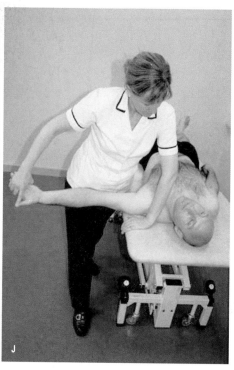

图3.31（续）（I）如果症状出现在手臂，颈椎同侧侧屈。如果颈椎同侧侧屈可减轻（或加重）患者症状，判定为试验结果阳性。（J）如果症状出现在邻近颈椎，如超过斜方肌的上部纤维，可屈曲腕关节来脱敏。如果屈腕可减轻（或加重）患者症状，判定为试验结果阳性。

3. 按压肩胛带。

4. 腕关节、手指、拇指屈曲。

5. 肩关节内旋。

6. 肘关节伸展。

7. 颈椎同侧侧屈的脱敏运动。

或

8. 如果症状邻近颈椎，如超过了上斜方肌纤维，腕关节伸展可被当作脱敏运动。

ULNT 3：尺神经（图3.34）。如果患者症状位于上臂或以下（即前臂内侧和手部），以下检查顺序是合适的。

1. 患者位于检查台的中间位置。

2. 颈椎对侧侧屈。

3. 肩胛带固定。

4. 腕关节、手指伸展。

5. 前臂内旋。

6. 肘关节伸展。

7. 肩关节外展。

8. 肩关节外旋。

9. 肩关节进一步外展。

10. 颈椎同侧屈曲的脱敏运动。

或

11. 如果症状邻近颈椎，如超过了上斜方肌纤维，腕关节屈曲被当作脱敏运动。

ULNT 1的正常反应（Kenneally等，1988）是肘窝的深部疼痛感或拉伸感，并延伸至前臂前方和手部的桡侧，拇指和前三个手指的针刺感，以及肩关节前方的牵拉感。颈椎对侧侧屈导致症状加重，同侧侧屈导致症状减轻。

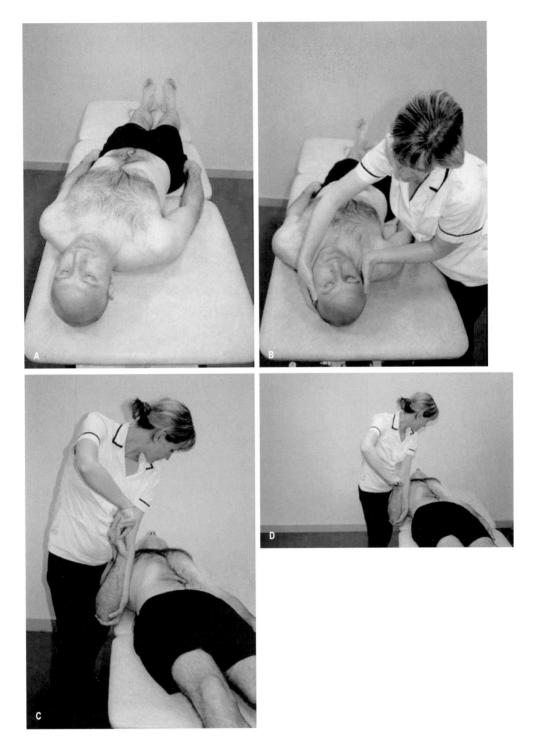

图3.32   上肢神经动力学检查（ULNT)2a。（A）患者位于检查台的中间位置，肩胛带位于检查台边缘。（B）颈椎对侧侧屈。（C）肩胛带肌受压。（D）手腕、手指、拇指伸展。（待续）

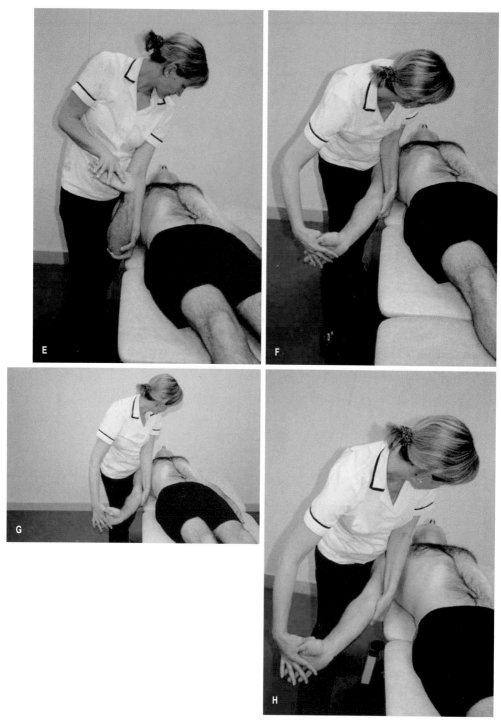

图3.32（续）（E）前臂后旋。（F）肘关节伸展。（G）肩关节外旋。（H）肩关节外展。（待续）

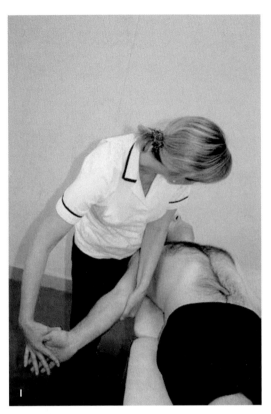

图 3.32（续）（I）颈椎同侧侧屈的脱敏运动。

ULNT 2b 的正常反应（Yaxley 和 Jull，1993）是无症状患者出现前臂近端桡侧牵拉性疼痛；颈椎对侧侧屈会加重症状。

ULNT 3 的正常反应是小鱼际肌、环指、小指牵拉样和针刺样疼痛（Butler，2000）。

其他的上肢牵拉试验包括让另一侧上肢处于 ULNT 位置，增加直腿抬高试验或者塌陷试验。当患者处于其他初始位置时，也可实施这些检查，例如，当患者取仰卧位时也可进行 ULNT 检查，并且同时进行辅助运动。也可实施其他上肢运动，如前旋/后旋或向尺侧/桡侧偏移，可添加到 ULNT 1 检查中。

神经组织触诊

临床医生可以通过在有和没有张力的位置直接触诊浅表位置的神经组织来判断神经组织是否受累（Walsh 和 Hall，2009）。神经触诊可以引起不同的感觉，含有筋膜和结缔组织越多的神经越难引出神经反应。例如，围绕腓骨头的腓总神经通常被结缔组织保护。正常情况下，神经触摸起来是坚硬和圆形的，类似吉他弦。当神经有张力或与周围组织粘连时，神经的移动度减小。在卡压部位，神经摸起来发硬、肿胀、变厚。

神经触诊的详细信息可参考 Butler（2000）和本书中特定身体区域的章节。

其他神经检查

脊髓和周围神经损伤检查详见其他相关章节。

其他检查

包括血管检查和其他软组织检查（如膝关节的半月板损伤），细节详见相关章节。

触诊

临床医生应当注意到触诊对患者心理的影响。触诊能产生神经生理效应，并引起患者症状的变化。交流应简洁明了，以确保患者的舒适度。

在触诊骨骼和软组织过程中应注意：

■ 局部温度（温度升高提示炎症可能）。

■ 局部皮肤潮湿（提示自主神经功能障碍）。

■ 水肿和渗出。

■ 浅表组织的移动度和感觉，如神经节、结节。

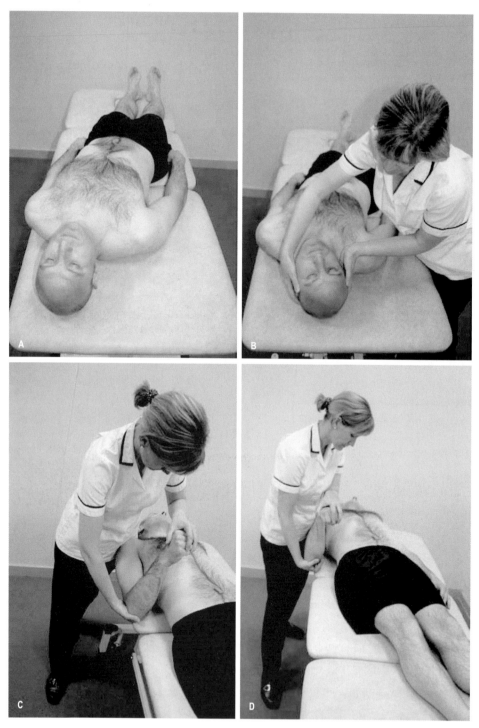

图3.33　上肢神经动力学检查（ULNT)2b。（A）患者位于检查台的中间位置，肩胛带位于检查台边缘。（B）颈椎对侧侧屈。（C）肩胛带肌受压。（D）手腕、手指、拇指屈曲。（待续）

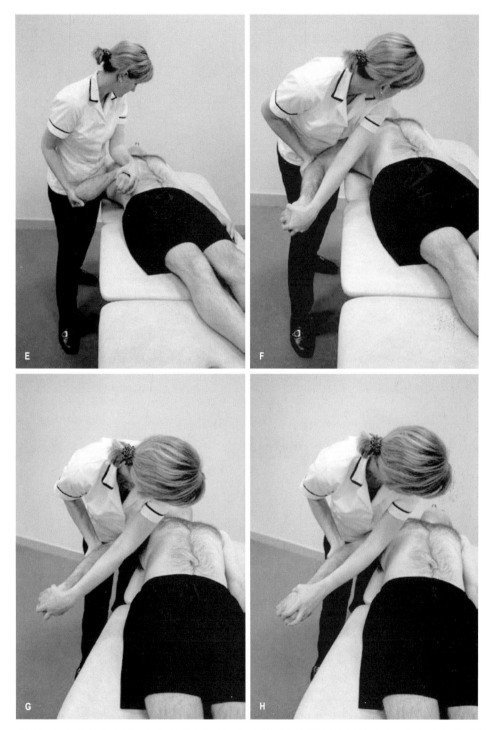

图3.33(续)（E）肩关节内旋。（F）肘关节伸展。（G）颈椎同侧侧屈的脱敏运动，或（H）如果症状邻近颈椎，如超过了上斜方肌纤维，则行腕关节伸展的脱敏运动。

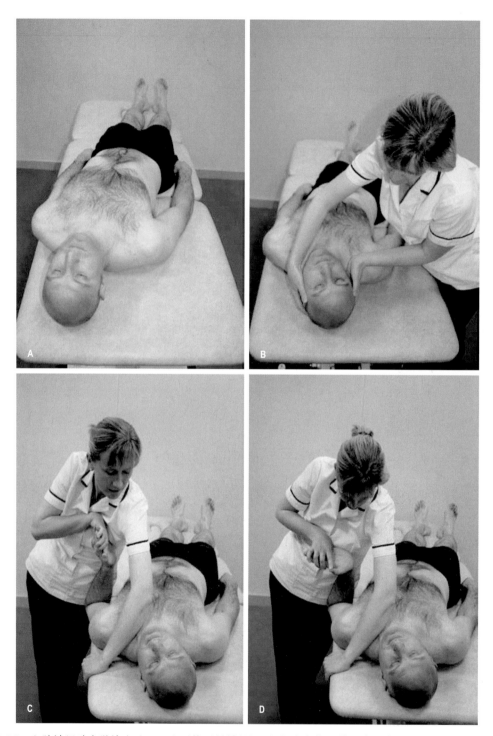

图 3.34　上肢神经动力学检查（ULNT）3（偏于尺神经）。（A）患者位于检查台的中间位置。（B）颈椎对侧侧屈。（C）肩胛带固定。（D）手腕、手指伸展。（待续）

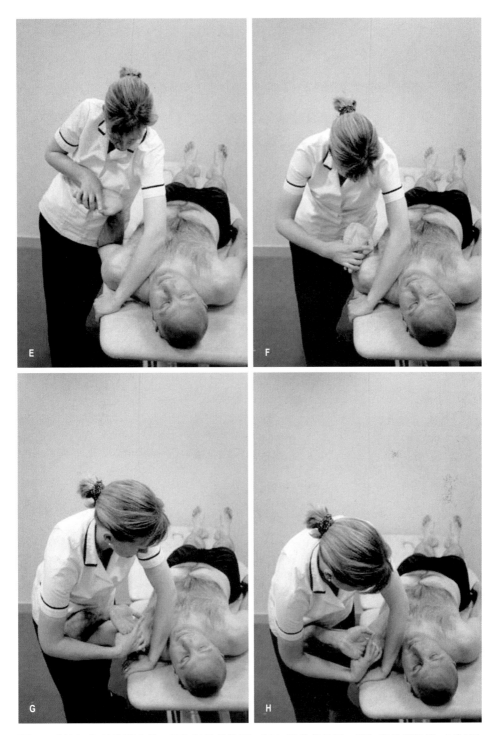

图3.34(续)（E）前臂内旋。（F）肘关节伸展。（G）肩关节外展。（H）肩关节外旋。（待续）

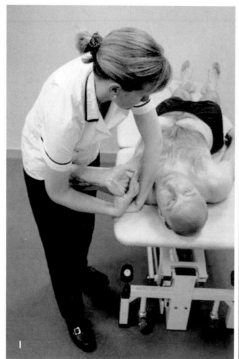
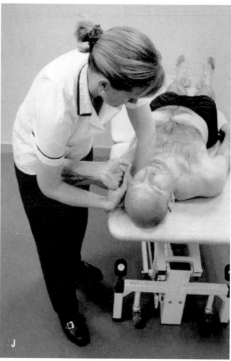

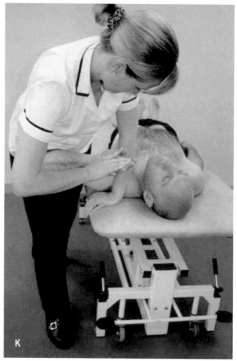

图3.34（续）（I）肩关节进一步外展。（J）颈椎同侧屈曲的脱敏运动（若症状在前臂或手部），或（K）如果症状邻近颈椎或肩关节，则屈曲腕关节。

■ 存在或诱发肌肉痉挛。

■ 骨骼、韧带、肌肉、肌腱、腱鞘、触发点和神经均有压痛。

■ 骨性突出的增加或者减少。

■ 利用卷尺来衡量肢体肿胀和关节渗出程度，注意左右两侧对比。

■ 触诊激发疼痛或减少疼痛。

框 3.5 列举了触诊方法的一些要点。关于软组织触诊的更多指导可参考 Hunter（1998）。触诊可以帮助医生了解组织的状态。然而由于触诊具有主观性，其在诊断上的应用也存在质疑，存在可靠性和有效性的问题。然而，在临床推断范围内，其能提供有用的信息，特别是被熟练使用时。可以在人体图（参见图 2.3）和（或）椎体柱形表（图 3.35）中记录触诊的发现。

触发点（图 3.36）

触发点详见第 2 章。触发点可能是潜在的或活跃的，可以导致痛觉过敏和牵涉痛。潜在的触发点只有被触发时才出现疼痛，如被触诊时，活跃的触发点能自发引起疼痛（Dommerholt，2011）。当检查触发点时，肌肉应处于轻微被牵拉的状态，临床医生用手指对肌肉施加压力。与周围组织相比，如果较小的范围明显更敏感，并且再现患者的症状，可认为该触发点处于活跃的状态（Dommerholt，2011）。这也包括牵涉痛的再现。

辅助运动

辅助运动被定义为患者不能自主完成，但是可以借助外力完成的运动（Maitland 等，2001）。辅助运动的存在形式如下，一些关节表面的（向内、向外、向前或向后）滑动（有时也被称为移动或滑行）、关节表

框 3.5　触诊要点

■ 确保患者处于舒适的体位，并保证患者理解检查的目的。

■ 调节座椅至舒适的高度。

■ 触诊未受累侧，并与患侧进行对比。

■ 由浅到深地触诊。

■ 触诊力度适当，太用力可降低敏感性。

■ 不要想当然地认为相关区域不需要触诊。

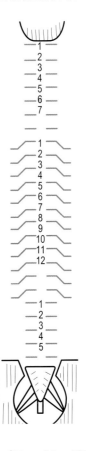

○ 触痛　　✕ 僵直节段　　⊗ 突起
● 疼痛　　ⅠⅠⅠ 增厚（深部）
　　　　　≋ 引出痉挛
　　　　　∿∿ 活动过度节段

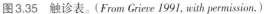

图 3.35　触诊表。（*From Grieve 1991, with permission.*）

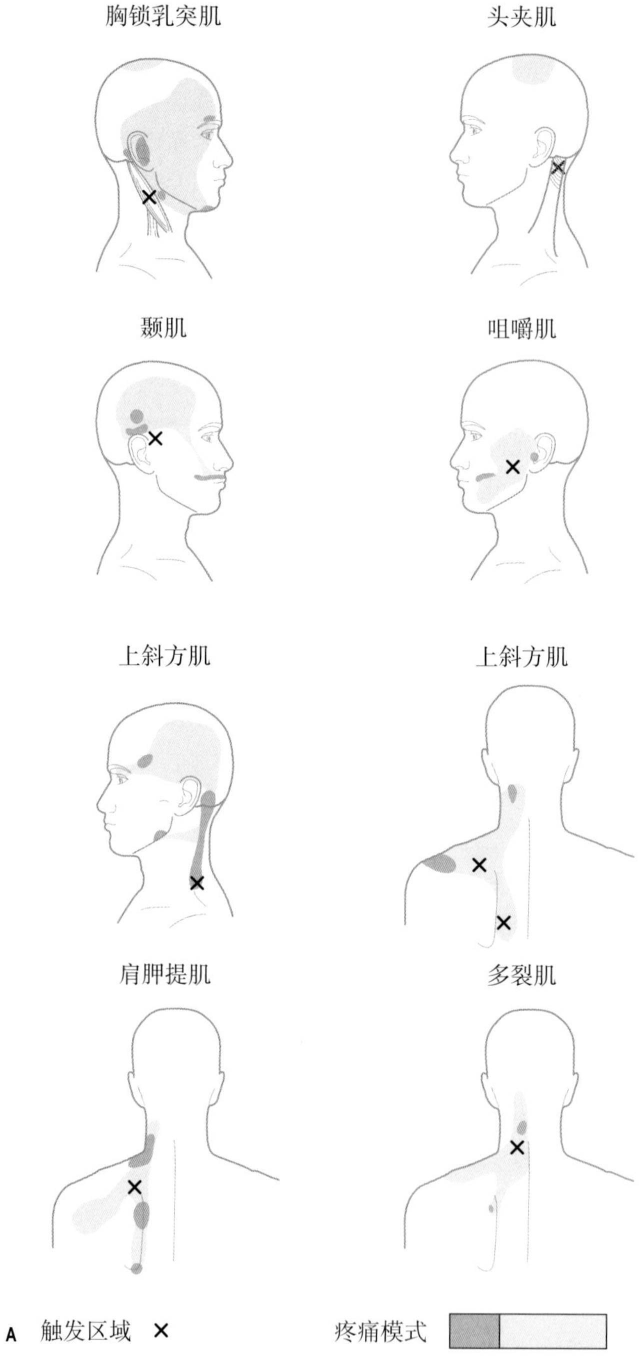

胸锁乳突肌

头夹肌

颞肌

咀嚼肌

上斜方肌

上斜方肌

肩胛提肌

多裂肌

A 触发区域 ✕　　　　疼痛模式

图3.36 （A~D）肌筋膜触发点。（待续）

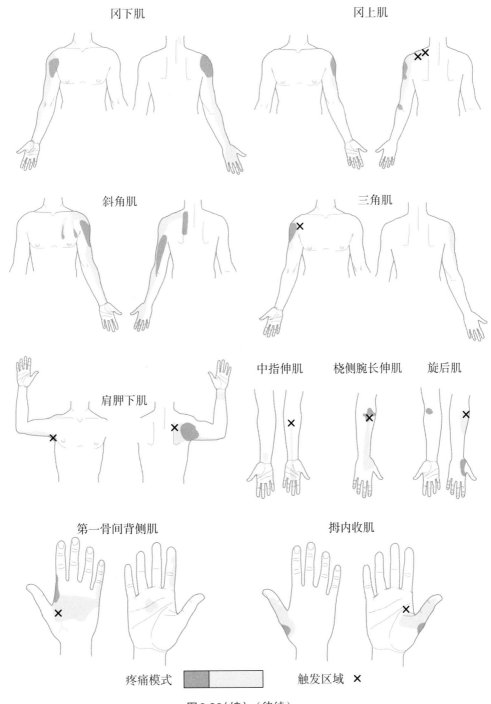

B

图3.36（续）（待续）

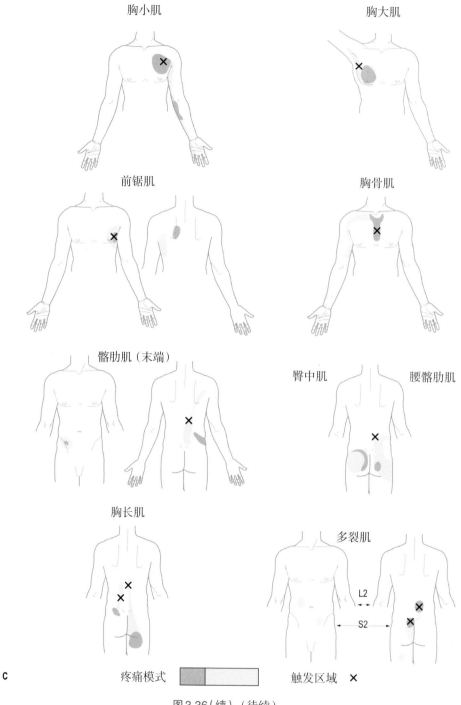

胸小肌   胸大肌

前锯肌   胸骨肌

髂肋肌（末端）   臀中肌   腰髂肋肌

胸长肌   多裂肌

c   疼痛模式 ▭▭   触发区域 ✗

图3.36（续）（待续）

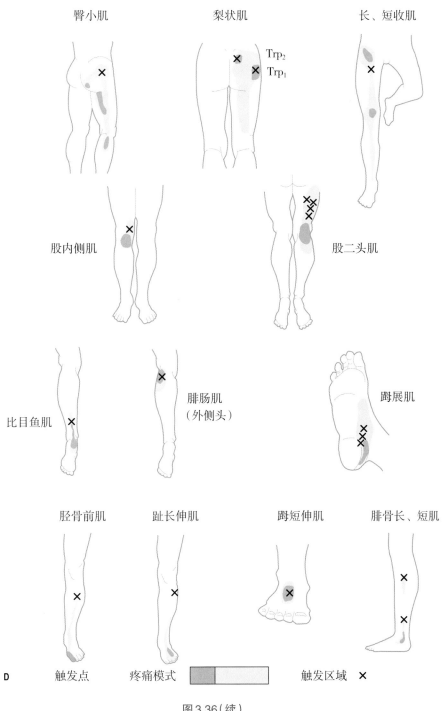

图 3.36（续）

面的牵拉和压迫，以及不能主动完成运动的关节的旋转运动，如所有手指的掌间关节和指间关节。这些运动之所以得以实现，是因为所有关节的周围韧带和关节囊具有一定间隙和"松弛性"（Kaltenborn，2002）。

生理运动范围的限制是由于关节辅助运动范围的限制。生物力学模型的应用提出使用凹凸规则（图3.37）来评估周围关节。近年来，采用脊髓耦合理论来佐证关节面以不同于理论模型的方式运动，即表明存在病变（Schohmacher，2009）。尽管运动模型很有用，仔细检查对于鉴别症状的原因也十分关键。

事实上，支持单纯生物力学作为检查基础的依据有限。对辅助运动检查的神经生理效应理解的加深，拓展了推理和思考，以理解中枢神经系统内复杂的相互作用（Bialosky等，2009）。这些效应也有心理作用，因为患者对检查的反应也会被患者的心情、期待和状况影响（Bialosky等，2011）。这意味着临床医生必须意识到实施检查的环境，推理出身体和思想之间方方面面的复杂的相互作用。

辅助运动能提供以下信息：
■ 患者对局部运动的反应。
■ 识别和定位产生症状的关节。
■ 理解关节异常运动的本质。
■ 识别关节异常运动的相关区域。
■ 选择局部肌肉和神经组织，识别患者症状的起因或促进因素。
■ 为治疗方案的选择提供基础。

向邻近关节线的骨骼施加压力，临床医生在一定范围内逐渐增加运动，并且注意以下信息：
■ 运动的质量。
■ 运动的范围。
■ 疼痛行为（局部痛和牵涉痛），何时激惹或缓解。
■ 运动过程中和运动结束时的阻力。
■ 出现肌肉痉挛。

框3.6给出了实施辅助运动的一些要点。结果包括：
■ 过度的骨性突出。
■ 过度的触痛。
■ 软组织增厚。
■ 软组织移动度减少，如关节周围的组织、肌肉和神经。
■ 症状在辅助运动中的某一范围加重或减轻。
■ 症状易激惹的征象（见第2章）。

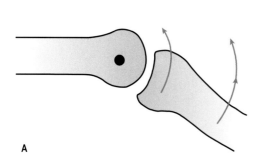
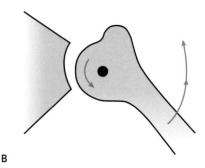

图3.37 （A，B）生理运动时关节面的运动。单箭头提示关节面的运动方向，双箭头提示生理运动。（*From Kaltenborn 2002, with permission.*）

- 患者处于舒适的体位，并确保患者理解检查的目的。
- 调整座椅至合适的高度。
- 先检查未受累侧的关节运动，并与患侧对比。
- 全程与患者持续进行交流，以获得反馈。
- 皮肤接触区域应足够大，以尽可能保证患者舒适。
- 医生借助自身重力而不是手部肌肉的力量来施力，否则患者和医生都会感到不适。
- 医生的前臂尽可能与施力方向一致。
- 在一定范围内缓慢、轻柔地施力，不要产生振荡。
- 在可达到的运动范围末，施加小的振荡来感受范围末的阻力。
- 以合适的力度来感受运动，越用力，感受到的越少。

- 关节运动过多的证据。
- 关节运动过少的证据。
- 诱发肌肉痉挛。
- 无症状的关节。
- 症状的部位。
- 症状间的关系。
- 可能受累结构的提示。
- 在运动范围内，是什么限制了运动，以及疼痛、阻力和肌肉痉挛的关系。运动图表（关节图）可以展示相关信息。

运动图表

运动图表是学习检查关节运动方法的一个有用的工具，也是记录关节运动信

息的快速而简单的方法。最早由Maitland（1977）描述，临床病例运动图表绘制的细节可参考Hengeveld和Banks（2014）。

运动图表是表示描述疼痛行为、运动阻力、肌肉痉挛的图表，以及在关节被动辅助运动和被动生理运动过程中，可感受到上述内容的强度和范围（图3.38）。

基线AB代表任意关节的运动幅度。A点是运动的开始，可以是运动范围内的任意一点。B点是被动运动范围的终点。

纵轴AC描述了质量强度、被描绘因素的性质或强度，如疼痛、阻力或肌肉痉挛。C点是临床医生计划激发的最大强度。临床医生需要判断患者症状的激惹性和潜在的病因，以协助推理激发的适当水平。

绘制运动图表的步骤

绘制阻力（图3.39）。医生移动关节，第一次感受到阻力的位点记录为R_1，并标记在AB线上。正常的关节做被动运动时应该是顺滑、无摩擦的，直到运动范围末可感到一些阻力，限制被动运动的范围。如前所述，抵抗进一步运动的阻力取决于骨附着、周围韧带和肌肉张力增加，以及软组织附着。

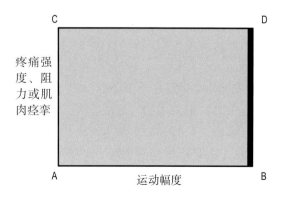

图3.38 运动图表。基线AB是任一关节的活动范围，纵轴AC描述疼痛强度、阻力或肌肉痉挛。

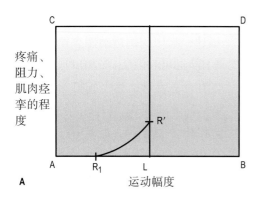
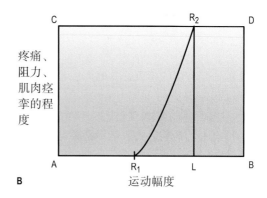

图3.39 用生理运动图表描述阻力。(A) 描述关节活动范围被限制在正常范围的一半（L）。阻力在运动范围的1/4(R_1) 时首次被感受到，在可达到的运动范围，阻力轻度增加（R'）。(B) 关节活动范围被限制在正常范围的3/4(L)，阻力在运动范围的1/2时首次被感受到（R_1），而后逐渐增加，直至最大运动范围（R_2）。

移动关节到运动范围的极限，该极限点在AB线上标记为L。如果阻力限制了运动范围，阻力点在经过L的垂线与CD线的交点上，标记为R_2，提示阻力限制了运动范围。R_2在医生计划施力的点之外。连接R_1和R_2来描述阻力的行为。

另一方面，如果疼痛限制了运动范围，用可达到的运动范围来估计阻力强度，并在经过L的垂线上标记为R'。R_2和R'之间的阻力可通过两点之间的线来描述。

在生理运动过程中，运动图表的阻力曲线本质上是负荷-软组织位移曲线的一部分（Panjabi，1992；Lee和Evans，1994），见图3.40。在一个正常的关节中，运动的初始范围阻力最小，被称为"足尖区域"（Lee和Evans，1994），或者中间区域（Panjabi，1992）。关节进一步移动进入范围内，阻力增加，这被称为线性区域（Lee和Evans，1994）或弹性区域（Panjabi，1992）。R_1是医生感受到阻力增加的位置，位于足尖区/中间区和线性区/弹性区之间。医生感受阻力变化的难易程度可能取决于关节运动的幅度和被检查的关节类型。当

运动范围较大或者足尖区域较长，如肘关节屈曲时，容易感受到R_1。

相比之下，辅助运动可能只有几毫米的运动，并没有明确的足趾区域（Petty等，2002）；这种情况下，在运动范围的开始就可以感受到R_1。正因如此，辅助运动的阻力发生在运动范围的开始，见图3.41。找到脊柱辅助运动的R_1更为复杂，因为脊柱的运动并不局限于某一关节，而是脊柱的全面运动（Lee和Svensson，1990）。

绘制疼痛诱发（图3.42）。在这种情况下，在移动关节前，临床医生必须确定患者是否有静息痛。

在范围内被动移动关节，立即询问患者有无不适。施行小范围的来回振荡运动，逐渐移动进入范围，直至到达首先感受到疼痛的点，在图表中可以记录范围内发生疼痛的准确位置。首次感受到疼痛的点为P_1，将其标记在基线AB上。

在超过P_1的范围被动移动关节，来决定运动幅度内疼痛的表现。如果疼痛限制了运动范围，限制点在基线AB上标记为L。经过L的垂线和CD线的交点标记为P_2，提

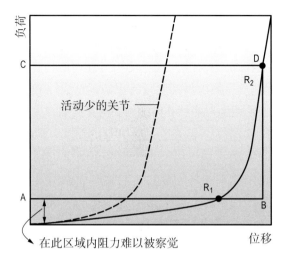

图 3.40 运动图表（ABCD）与负荷-位移曲线的相互关系。(*From Lee & Evans 1994, with permission.*)

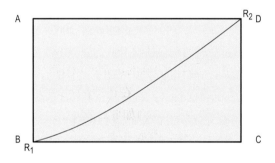

图 3.41 辅助运动的运动图表，R_1 起始于运动范围开始处（A 点）。

示疼痛限制运动范围。P_1 和 P_2 之间疼痛的行为即被绘制出。

如果阻力限制运动范围，用可达到的运动范围估计疼痛的强度，并在经过 L 的垂线上标记 P'。P_1 和 P' 之间的疼痛行为可通过两点之间的线来描述。

肌肉痉挛绘制（图 3.43）。关节在运动范围内移动，首次感觉到肌肉痉挛引起的阻力的点在基线 AB 上标记为 S_1。

移动关节至最大运动范围。如果肌肉痉挛限制了运动范围，限制点在基线 AB 上标为 L，经过 L 的垂线与 CD 线的交点标为 S_2，提示肌肉痉挛限制了运动范围，S_1 和 S_2 之间的连线描述了肌肉痉挛的行为。当痉挛使活动受限时，往往迅速达到峰值，为几乎垂直向上的直线，肌肉痉挛引起的阻力变化取决于关节运动的速度，即随着速度增加，阻力也会增加。

完整的运动图表示例见图 3.44。

一些可供对比的运动图表示例见图 3.45。

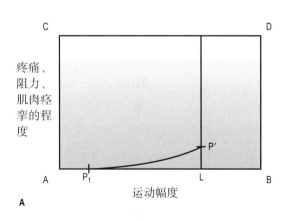

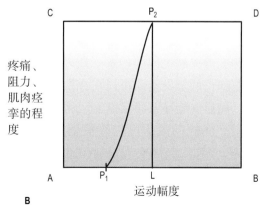

图 3.42 用运动图表描述疼痛。（A）关节活动范围被限制在正常的 3/4（L）。在运动幅度的 1/4 处第一次感受到疼痛（P_1），在可达到的范围结束时疼痛轻度增加（P'）。（B）关节活动范围被限制在正常的 1/2（L），在运动幅度的 1/4 处第一次感受到疼痛（P_1），在运动范围的极限点疼痛逐渐增加（P_2）。

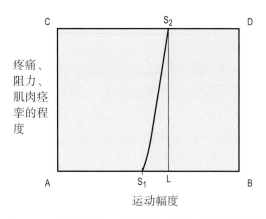

图3.43　用运动图表描述肌肉痉挛。该图描述了关节活动范围被限制在正常的3/4（L）。在3/4运动幅度之前首次出现肌肉痉挛（S_1），并迅速增加到最大范围（S_2）。

辅助运动检查修正

辅助运动可以通过以下改变进行修正：

■ 施加力的速度；压力应该缓慢或迅速施加，并且可以在范围内振荡。

■ 施加力的方向。

■ 施加力的作用点。

■ 关节静息位。

关节可被置于不同的起始位置。基于已知的加重因素和缓解因素，以及对易激惹性和严重性的判断，临床医生应该根据临床推理选择最适宜患者的起始位置。例如，髌骨的辅助运动应当在膝关节充分屈曲和充分伸展之间的任意一处进行。脊柱任意部位的辅助运动可以在脊椎屈曲、伸展、侧屈或旋转，甚至以上运动的组合时进行。体位的效应可以改变辅助检查的效应。例如，C5中央后前的压力可以引起C5的上关节面滑行至C4的下关节面，这种运动类似于颈部伸展；颈椎处于伸展位可加强这种向上的运动。这适用于颈椎伸展引起症状的严重程度和易激惹性较轻的患者。

凡是被怀疑是症状来源的关节都应该行辅助运动检查。用这种方式检查每一个关节后，所有相关的患者特异性评估时被标记"*"的项目都要进行重新评估，以确定辅助运动对症状和体征的影响。例如，患者出现颈椎、肩关节、肘关节的疼痛，颈椎的辅助运动可以使得颈椎和肩关节的运动范围增加和疼痛减轻，但是对肘关节却没有任何改善。肘关节的辅助运动可能会提高肘关节的运动幅度。这种情形表明，颈椎病变引起颈椎和肩关节疼痛，局部病变组织导致了肘关节疼痛。此过程被Maitland等（2001）描述为"评估分析"，见图3.46。

不同的作者都描述了辅助运动［Cyriax，1982；Grieve，1991；Kaltenborn，2002、2003；Maitland，被Hengeveld和Banks（2014）引用；Mulligan，被Hing等人（2015）引用］。本文主要介绍Maitland、Kaltenborn和Mulligan的描述，相关章节将会对此进行讲解。

Mulligan的概念由Kaltenborn的工作（Kaltenborn，2002、2003）发展而来，其是一种运动障碍的评估方法和管理策略（Hing等，2015）。如前所述，正常生理运动过程中存在关节骨性表面的滑动和旋转的联合运动。Mulligan概念认为，运动功能障碍是由关节运动受限引起的轻微位置错误导致的，因此恢复关节的滑行运动能够使关节的无痛性运动变得简单。在检查过程中，医生平行（平移）或以合适的角度（牵拉/分离）移动骨骼，使之运动至治疗平面。治疗平面穿过关节，坐落于关节凹面（图3.47）。在实施这些辅助运动的过程中，症状缓解提示关节是症状的来源，技术只是使运动简单化。检查方法也可以作为治疗的方法，详细信息可参考Hing等人（2015）。

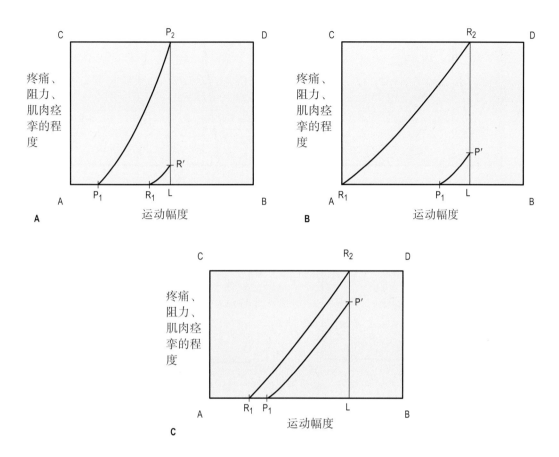

图3.44 完整运动图表示例。（A）肩关节屈曲。解释：肩关节屈曲被限制在运动范围的1/2（L）。1/4范围处（P_1）首次出现疼痛并增加到运动幅度极限（P_2）。在到达最大运动范围之前第一次出现阻力（R_1）并轻度增加（R′）。因此，运动因存在疼痛受到明显限制。（B）L3中央后前位受压。解释：后前运动被限制在运动范围的3/4（L）。在运动的开始立即感受到阻力（R_1），并增加到最大运动幅度（R_2）。在到达最大运动幅度之前首次感受到疼痛（P_1）并轻度增加（P′）。因此，运动因存在阻力受到明显限制。（C）左颈旋转。解释：左颈旋转被限制在运动范围的3/4（L）。1/4范围处首次出现阻力（R_1）并增加到最大运动幅度（R_2）。在出现阻力后很快出现疼痛（P_1）并增加到痛苦程度的8/10（P′）（其中0代表没有痛苦，10代表患者所感受到的最大痛苦）。颈椎旋转受到阻力限制，但疼痛也是一个重要的因素。

生理性骨突滑行（NAG）

对颈椎或者上胸椎（C2和T3之间）中央或一侧施加中间范围的被动节律性的振荡运动。在承重位上进行，沿着治疗平面（前上方）的方向施力。其应该消除运动中引发的疼痛。

持续性生理性骨突滑行（SNAG）

这些是运动范围终末的持续性活动，与主动运动相结合，可被用于脊柱运动的所有区域。与生理性骨突滑行相似，持续性生理性骨突滑行也在承重位上进行，沿着治疗平面的方向施力。其应该减轻在运动过程中所触发的疼痛。

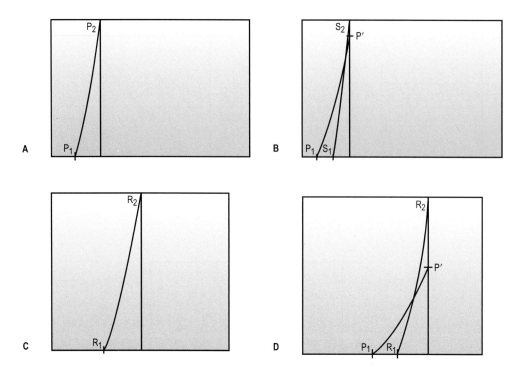

图3.45　运动图表之间的比较。（A）疼痛在运动范围早期即限制运动。（B）痉挛和疼痛在运动范围早期即限制运动。（C）阻力在运动范围中途即限制运动。（D）阻力使运动范围被限制在3/4，在运动范围中途触发某种疼痛。

运动时的活动（MWM）

在主动运动或被动运动或对抗肌肉收缩中的持续性活动，被应用于周围关节。它们通常应用在关节附近，并与运动平面呈直角。它们应该能减轻运动过程中所触发的疼痛。有学者提出，运动可影响和修正骨性定位的缺陷，运动可产生关节面的异常轨迹（Exelby，1996；Mulligan，1999）。

肢体运动时的脊柱活动（SMWLM）

这些方法是鉴别由脊柱还是神经动力学障碍导致下肢或上肢运动受限的有用工具。这些方法可用来辅助补充其他的评估方法，如相关的症状、下肢主动性生理性运动、PPIVM和PAVIM。这种横向滑动可通过增加上、下肢运动，被应用于承重和非承重位的脊柱。

体格检查完成

完成上述检查步骤后，需要准确地记录体格检查结果，并用星号（＊）强调体格检查过程中的重要发现，这在这个阶段是十分重要的（Hengeveld 和 Banks，2014）。在随后的治疗过程中，需要重新评估这些结果，以评价治疗对患者病情的影响。体格检查的大纲及总结见图3.48。

表3.9中总结了一些体格检查步骤，特别是可提示症状来源于关节、神经或肌肉组织的检查步骤。

在量表的一端，检查可能会提供有力的证据，而在另一端，可能提供较弱的证据。这两个极端之间的很多表现都可能被发现。读者可参考第4章，以获得更多的信息。

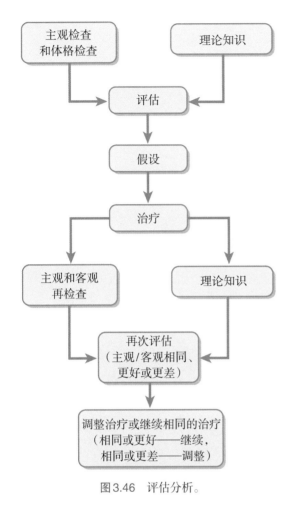

图3.46　评估分析。

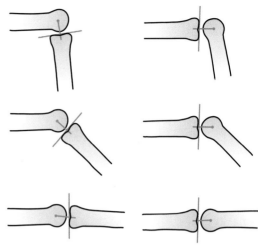

图3.47　治疗平面以横线表示，穿过关节，位于关节凹面。（*From Kaltenborn & Evjenth 1989, with permission.*）

临床医生会发现图3.49列出的治疗和管理计划表有助于指导他们进行复杂的临床推断。

完成体格检查时，医生应该：

■　给患者机会询问问题。患者对其症状的任何疑问都应该被讨论。

■　用合适的语言向患者解释体格检查过程中的发现，以及这些发现对症状的影响。

■　提醒患者在体格检查后的24~48小时内症状可能加重。在严重和（或）易激惹的状况下，在体格检查后患者症状可能加重。

■　要求患者在下一次体格检查时报告症状行为的细节。

■　用临床推断表评估发现和反应，从而改进原始假说，写下问题清单，如排序列举体格检查时患者的问题。例如，髌股关节功能障碍的体征和症状，包括膝关节疼痛、上楼/下楼困难、股内侧肌受抑制、髂胫束和股后肌群紧张，以及髌骨侧向倾斜和外旋。推断应该包括诱发因素，如一般健康状况、人体工学不良及缺乏睡眠都将影响患者的症状。

■　与患者合作，确定和达成长期和短期目标。短期目标可能是通过胶带矫正髌骨位置以缓解爬楼时的膝关节疼痛，增加股内侧肌收缩、增加髂胫束和股后肌伸展度，将患者重新开始运动作为长期目标。

■　与患者讨论，制订初始治疗计划，以达到短期和长期目标，包括治疗的调整

观察	等长肌肉检查
关节完整性检查	其他肌肉检查
主动和被动生理运动	神经完整性检查
	神经动力学检查
	其他神经检查
	其他检查
肌肉力量	触诊
肌肉控制	辅助运动和每个相关区域的重新评估
肌肉长度	

图3.48　体格检查表。

表3.9 体格检查，若为阳性，提示关节、神经和肌肉是患者症状的来源

检查	证据强	证据弱
关节		
主动生理运动	患者症状再现	异常运动：运动范围减少，过度运动，运动质量改变，阻力增加，阻力减少
被动生理运动	患者症状再现，与主动生理运动相似	异常运动：运动幅度减少，过度运动，阻力增加，阻力减少，运动质量改变
辅助运动	患者症状再现	异常运动：运动幅度减少，过度运动，阻力增加，阻力减少，运动质量改变
关节触诊	患者症状再现	触痛
辅助运动治疗量后的重新评估	改善检查后患者症状再现	再现患者症状的体格检查无改变
肌肉		
主动运动	患者症状再现	力量减弱 质量变差
被动生理运动	患者症状没有再现	
等长收缩	患者症状再现	力量减弱 质量变差
被动拉伸肌肉	患者症状再现	运动范围减少，阻力增加，阻力减少
肌肉触诊	患者症状再现	触痛
辅助运动治疗量后的重新评估	改善检查后患者症状再现	再现患者症状的体格检查无改变
神经		
被动拉伸和致敏运动，如远离患者症状的区域神经长度改变	患者症状再现，致敏运动改变症状	长度减小，阻力增加
神经触诊	患者症状再现	触痛

和频率，以及患者教育。以髌骨为例，治疗可能包括髂胫束和股后肌的被动拉伸、髌骨的被动辅助运动、使用胶带来矫正髌骨异位、生物反馈的特异性锻炼，以改善下蹲位股内侧肌收缩的时间和强度、逐步开始步行和特殊的功能锻炼和活动。

体格检查的最后，临床医生应该能够审视并进一步发展在主观检查中提出初始的假设（Jones 和 Rivett，2004）（图3.50）。

■ 行动能力/限制/参与者能力/限制。

■ 患者对其体验的看法。

■ 病理生物学机制，包括被认为产生患者症状的结构或组织，以及与愈合过程和疼痛机制相关的结构或组织。

■ 身体损伤和相关结构/组织来源。

■ 导致问题发展和持续的因素，可能有环境、心理、行为、身体或遗传因素。

■ 治疗和管理的预防措施/禁忌证，包括患者症状的严重性和易激惹性，以及患者病情的性质。

■ 管理策略和治疗计划。

■ 预后，可能受到损伤的阶段和程度，以及患者的期望、性格和生活方式等因素的影响。

列举在患者主观检查中需要重新评估的星号（*）	
主观检查	物理检查
你将使用何种结局衡量指标来评估治疗干预	

说明你对患者主诉的原始假设（H1），并找出支持这个假设的证据				
原始假设（H1）	替代	替代	替代	替代
证据				

列举考虑的影响患者预后的积极和消极因素（根据主观和物理检查发现）	
积极因素	消极因素

管理选择

1.1 基于你的原始假设简单概括临床治疗项目

1.2 第一天你的治疗是怎样的？为什么选择该治疗？

1.3 在接下来24小时，你期待患者出现何种反应？

如果患者症状好转，你将如何调整你的治疗？

如果患者症状保持原样，你将如何调整你的治疗？

如果患者症状恶化，你将如何调整你的治疗？

评价患者预后［包括你对患者好转程度（%）的估计、达到此目的需要的治疗次数和所需时间］

图3.49　管理计划表（待完成体格检查后完善）。(*After Maitland 1985.*)

1. 活动参与能力 / 受限

活动能力	限制
参与能力	限制

2. 患者对其经历的看法

例如：
– 理解
– 感受
– 应对策略
– 对自我管理和躯体活动的态度
– 患者的信念/经验对他们来说意味着什么？
– 期望值
– 目标

3. 病理机制

3.1　组织来源 / 组织愈合，例如，你判断主要疾病处于炎症修复过程的哪个阶段？

3.2　疼痛机制。列出支持每个症状的特异性机制的主观证据。

输入机制		处理机制	输出机制
伤害性症状	神经病理性症状	中枢敏感化	行为、运动功能、思想、信念、认知、自主神经系统

疼痛机制的参与比例见该饼图

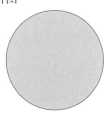

疼痛感受器
周围神经病
中枢敏感化
自主神经系统

4. 症状的来源

按照可能性大小列出每一个区域 / 症状的可能病灶结构

组织来源	症状1：	症状2：	症状3：	症状4：
局灶性				
放射性				
神经源性				
血管性				
内脏性				

图 3.50　临床推断修正表。（待续）

5. 影响因素

例如：
- 物理因素
- 环境因素
- 心理因素
- 与健康相关的因素

6. 症状病史

起病 / 身体损伤 / 阶段 / 体格检查指征

7. 每个症状区域的列表

	加重活动	加重时间	停止活动	缓解活动	缓解时间	易激惹性是/否	严重性是/否
症状1(P_a)							
症状2(P_a)							

8. 提示在患者疼痛的产生机制中炎症所占比例，以及支持或否定假设的临床特征

机械作用   炎症

鉴别		鉴别

9. 体格检查和管理的健康考量、注意事项及禁忌证

9.1　患者是否有健康问题、红旗信号、注意事项来限制体格检查？

考虑以下与红旗信号相关的事情

9.2　再现症状是困难还是容易？你对患者每个症状的区域的检查程度如何？

症状	缺少P_1	仅有P_1	疼痛再现25%	疼痛完全再现
P_1				
P_2				
P_3				

9.3　是否有必要进行神经完整性检查

是　　　　　　　　　否
证明你的选择是正确的

图3.50(续)（待续）

10. 根据患者主诉的原因提出原始假设（H1）并找到支持的证据

原始假设（H1）	备选H2	备选H3	备选H4	备选H5
证据：				

测试　神经缺血　　是　否	期望值
必须 →	
应该 →	
可能 →	

图3.50（续）

更多有关肌肉骨骼功能障碍患者的治疗和管理的信息，请参阅《肌肉骨骼治疗和管理原则》（Petty 和 Barnard，2017）。

参考文献

Alshami, A.M., et al., 2008. A review of plantar heel pain of neural origin: differential diagnosis and management. Man. Ther. 13, 103–111.

American Academy of Orthopaedic; Surgeons, 1990. Joint motion. Method of measuring and recording, third ed. Churchill Livingstone, New York.

Beighton, P.H., et al., 1973. Articular mobility in an Afrikan population. Ann. Rheum. Dis. 32, 413–418.

Bell-Krotoski, J.A., et al., 1995. Threshold detection and SemmesWeinstein monofilaments. J, Hand Ther. 8, 155–162.

Bergmark, A., 1989. Stability of the lumbar spine. A study in mechanic;al engineering. Acta Orthop. Scand. 230 (Suppl.), 20–24.

Bialosky, J., et al., 2011. Placebo response to manual therapy: something out of nothing? J. Man. Manip. Ther. 19, 11–19.

Bialosky, J., et al., 2009. The mechanisms of manual therapy in the treatment of musculoskeletal pain. A comprehensive model. Man. Ther. 14, 531–538.

Binkley, J., et al., 1999. The Lower Extremity Functional Scale (LEFS): scale development, measurement properties, and clinical application. Phys. Ther. 79, 371–383.

Breig, A., 1978. Adverse mechanical tension in the central nervous system. Almqvist and Wiksell, Stockholm.

Butler, D.S., 2000. The sensitive nervous system. Adelaide: Neuro Orthopaedic Institute.

Cole, J.H., et al., 1988. Muscles in action: an approach to manual muscle testing. Churchill Livingstone, Edinburgh.

Comerford, M., Mottram, S., 2001. Movement and stability dysfunction – contemporary developments. Man. Ther. 6, 15–26.

Comerford, M., Mottram, S., 2013. Kinetic control: the management of unoontrolled movement. Churchill Livingstone Elsevier, Edinburgh, pp. 23–42.

Cook, N., van Griensven, H., 2013. Neuropathic pain and complex regional pain syndrome. In: van Griensven, H., et al. (Eds.), Pain. A textbook for health professionals, second ed. Churchill

Livingstone, Edinburgh, pp. 137–158.

Coppieters, M.W., et al., 2006. Strain and excursion of the sciatic, tibial and plantar nerves during a modified straight leg raising test. J. Orthop. Res. 24, 1883–1889.

Coppieters, M., Nee, R., 2015. Neurodynamic management of the peripheral nervous system. In: Jull, G., et aL (Eds.), Grieve's modern musculoskeletal physiotherapy, fourth ed. Elsevier, Edinburgh, pp. 287–297.

Cyriax, J., 1982. Textbook of orthopaedic medicine- diagnosis of

soft tissue lesions, eighth ed. Bailliere Tindall, London.

Dankaerts, W., et al., 2006. Differences in sitting postures are associated with nonspecific chronic low back pain disorders when patients are sub-classified. Spine 31, 698–704.

Dommerholt, J., 2011. Dry needling - peripheral and central considerations. J. Man. Manip. Ther. 19, 223–237.

Donaghy, M., 1997. Neurology. Oxford University Press, Oxford.

Downs, M., LaPorte, C., 2011. Conflicting dermatome maps: educational and clinical implications. J. Orthop. Sports Research Ther. 41, 427–434.

Drake, R.L., et al., 2005. Gray's anatomy for students. Churchill Livingstone, Philadelphia.

Duncan, P., et al., 1990. Functional reach: a new clinkal measure of balance. J. GerontaL 45, 192–197.

Dyck, P., 1984. Lumbar nerve root: the enigmatic eponyms. Spine 9, 3–6.

Edwards, B.C., 1999. Manual of combined movements; their use in the examination and treatment of mechanical vertebral column disorders, seconded. Butterworth-Heinemann, Oxford.

Elvey, R.L., 1985. Brachial plexus tension tests and the pathoanatomical origin of arm pain. In: Glasgow, E.F., et al. (Eds.), Aspects of manipulative therapy, second ed. Churchill Livingstone, Melbourne, p. 116.

Exelby, L., 1996. Peripheral mobilisations with movement. Man. Ther. 1, 118–126.

Fedorak, C., et al., 2003. Reliability of visual assessment of cervical and lumbar lordosis. How good are we? Spine 28, 1857–1859.

Fuller, G., 2004. Neurological examination made easy. Churchill Livingstone, Edinburgh.

Galindo, H., 2005. Assessment of function. In: van Griensven, H. (Ed.), Pain in practice: theory and treatment strategies for manual therapists. Butterworth Heinemann, Edinburgh, pp. 153–180.

Gardner, E., Johnson, K., 2013. Sensory coding. In: Kandel, E., Schwartz, J.H., et al. (Eds.), Principles of neural science, fifth ed. McGraw-Hill, New York, pp. 449–474.

Gerhardt, J.J., 1992. Documentation of joint motion, third ed. Isomed, Oregon.

Gossman, M.R., et aL, 1982. Review of length-associated changes in muscle. Phys. Ther. 62, 1799–1808.

Graharne, R., et al., 2000. The revised (Brighton 1998) criteria for the diagnosis of benign joint hyperrnobility syndrome (BJHS). J. Rheurnatol. 27, 1777–1779.

Grieve, G.P., 1981. Common vertebral joint problems. Churchill Livingstone, Edinburgh.

Grieve, G.P., 1991. Mobilisation of the spine, fifth ed. Churchill Livingstone, Edinburgh.

Harding, V.R., et al., 1994. The development of a battery of measures for assessing physical functioning in chronic pain patients. Pain 58, 367–375.

Hengeveld, E., Banks, K. (Eds.), 2014. Maitland's vertebral manipulation. Churchill Livingstone, Edinburgh, pp. 433–443.

Herrington, L., 2011. Assessment of the degree of pelvic tilt within a normal asymptomatic population. Man. Ther. 16, 646–648.

Hing, W., et al., 2015. The mulligan concept of manual therapy. Churchill Livingstone, Sydney.

Hunter, G., 1998. Specific soft tissue mobilization in the management of soft tissue dysfunction. Man. Ther. 3, 2–11.

Inman, V.T., Saunders, de C.M., 1944. Referred pain from skeletal structures. J. Nerv. Ment. Dis. 90, 660–667.

Institute for Work and Health, 2006. The Quick-DASH outcome measure. A Cuter way to measure upper-extremity disability and symptoms. Information for users. Toronto: Institute for Work and Health.

Janda, V., 1993. Muscle strength in relation to muscle length, pain and muscle imbalance. In: Harrns-Ringdahl, K. (Ed.), Muscle strength. Churchill Livingstone, Edinburgh, p. 83.

Janda, V., 1994. Muscles and motor control in cervicogenic disorders: assessment and management. In: Grant, R. (Ed.), Physical therapy of the cervical and thoracic spine, second ed. Churchill Livingstone, Edinburgh, p. 195.

Janda, V., 2002. Muscles and motor control in cervicogenic disorders. In: Grant, R. (Ed.), Physical therapy of the cervical and thoracic spine, third ed. Churchill Livingstone, New York, p. 182.

Jones, M.A., Rivett, D.A., 2004. Clinical reasoning for manual therapists. Butterworth-Heinemann, Edinburgh.

Jull, G.A., Janda, V., 1987. Muscles and motor control in low back pain: assessment and management. In: Twomey, L.T., Taylor, J.R. (Eds.), Physical therapy of the low back. Churchill Livingstone, Edinburgh, p. 253 (Chapter 10).

Jull, G.A., Richardson, C.A., 1994. Rehabilitation of active stabilization of the lumbar spine. In: 1Womey, L.T., Taylor, J.R. (Eds.), Physical therapy of the low back, second ed. Churchill Livingstone, Edinburgh, p. 251.

Kaltenbom, F.M., 2002. Manual mobilization of the joints, vol. I, sixth ed. The extremities. Olaf Norli, Oslo.

Kaltenbom, F.M., 2003. Manual mobilization of the joints, vol. II, fourth ed. The spine. Olaf Norli, Oslo.

Kaltenbom, F.M., Evjenth, O., 1989. Manual mobilization of the upper extremity joints; basis of examination and treatment techniques, fourth ed. Olaf Norlis Bokandel, Universitetsgaten, Sydney.

Keefe, F.J., Block, A.R., 1982. Development of an observation method for assessing pain behavior in chronic low back pain patients. Behav. Ther. 13, 365–375.

Keer, R., Butler, K., 2010. Physiotherapy and occupational therapy in the hypermobile adult. In: Hakim, A., et al. (Eds.), Hypermobility, fibromyalgia and chronic pain. Churchill Livingstone, Edinburgh.

Kendall, F.P., et al., 2010. Muscles testing and function in posture and pain, fifth ed. Williams & Wilkins, Baltimore.

Kenneally, M., et al., 1988. The upper limb tension test: the SLR test of the arm. In: Grant, R. (Ed.), Physical therapy of the cervical and thoracic spine. Churchill Livingstone, Edinburgh, p. 167.

Kobayashi, S., et al., 2003. Changes in nerve root motion and intraradicular blood flow during intraoperative femoral nerve stretch test. J. Neurosurg. Spine 99, 298–305.

Leak, S., 1998. Measurement of physiotherapists' ability to reliably generate vibration amplitudes and pressures using a tuning fork. Man. Ther. 3, 90–94.

Lee, R., Evans, J., 1994. Towards a better understanding of spinal posteroanterior mobilisation. Physiotherapy 80, 68–73.

Lee, M., Svensson, N.L., 1990. Measurement of stiffness during simulated spinal physiotherapy. Clin. Phys. Physiol. Meas. 11, 201–207.

Lewis, J., 2009. Rotator cuff tendinopathy/subacromial impingement syndrome: is it time for a new method of assessment? Br. J. Sports Med. 43, 259–264.

Magee, D., 2014. Orthopedic physical assessment, sixth ed. Elsevier Saunders, Missouri.

Maitland, G., 1977. Maitland's vertebral manipulation, fourth ed. Butterworths, London.

Maitland, G.D., 1985. Passive movement techniques for intraarticular and periarticular disorders. Aust. J. Physiother. 31, 3–8.

Maitland, G.D., et al., 2001. Maitland's vertebral manipulation, sixth ed. Butterworth-Heinemann, Oxford.

Martina, I., et al., 1998. Measuring vibration threshold with a graduated tuning fork in normal aging and in patients with Polyneuropathy. J, Neurol. Neurosurg. Psychiatry 65, 743–747.

May, S., Clare, H., 2015. The McKenzie method of mechanical diagnosis and therapy – an overview. In: Jull, G., et al. (Eds.), Grieve's modern musculoskcletal physiotherapy, fourth ed. Elsevier, Edinburgh, pp. 460–462.

May, S., et al., 2006. Reliability of procedures used in the physical examination of non-specific low back pain: a systematic review. Aust J. Physiother. 52, 91–102.

Medical Research Council, 1976. Aids to the investigation of peripheral nerve injuries. London: HMSO.

Miller, A.M., 1987. Neuro-meningeal limitation of straight leg raising. In: Dalziel, B.A., Snowsill, J.C. (Eds.), Manipulative Therapists Association of Australia, 5th biennial conference proceedings. Melbourne, pp. 70–78.

Mooney, V., Robertson, J., 1976. The meet syndrome. Clin. Orthop. Relat. Res. 115, 149–156.

Mulligan, B.R., 1999. Manual therapy 'NAGs', 'SNAGs', 'MWMs' etc, fourth ed. Plane View Services, New Zealand.

Muscolino, J., 2016. The muscle bone palpation manual, second ed. Elsevier Mosby, Missouri.

Nadler, S., et al., 2001. The crossed femoral nerve stretch test to diagnose diagnostic sensitivity for the high lumbar radiculopathy: 2 case reports. Arch. Phys. Med. Rehabil. 82, 522–523.

Nir-Paz, R., et al., 1999. Saphenous nerve entrapment in adolescence. Paediatrics 103, 161–163.

Norris, C.M., 1995. Spinal stabilisation, muscle imbalance and the low back. Physiotherapy 81, 127–138.

O'Connaire, E., et al., 2011. The assessment of vibration sense in the musculoskeletal examination: moving towards a valid and reliable quantitative approach to vibration testing in clinical practice. Man. Ther. 16, 296–300.

Panjabi, M.M., 1992. The stabilising system of the spine: part II. Neutral zone and instability hypothesis. J. Spinal Disord. 5, 390–396.

Petty, N.J., Barnard, K. (Eds.), 2017. Principles of musculoskcletal treatment and management a handbook for therapists, third ed. Elsevier, Edinburgh.

Petty, N.J., et al., 2002. Manual examination of accessory movements – seeking Rl. Man. Ther. 7, 39–43.

Ridehalgh, C., et al., 2015. Sciatic nerve excursion during a modified passive straight leg raise test in asymptomatic participants and participants with spinally referred leg pain. Man. Ther. 20, 564–569.

Roland, M., Fairbank, J., 2000. The Roland-Morris Disability Questionnaire and the Oswestry Disability Questionnaire. Spine 25, 3115–3124.

Sahrmann, S.A., 2002. Diagnosis and treatment of movement impairment syndromes. Mosby, St Louis.

Schmid, A., 2015. The peripheral nervous system and its compromise in entrapment neuropathies. In: Jull, G., et al. (Eds.), Grieve's modern musculoskeletal physiotherapy, fourth ed. Elsevier, Edinburgh, pp. 78–89.

Schmid, A., et al., 2013. Reappraising entrapment neuropathies - mechanisms, diagnosis and management. Man. Ther. 18, 449–457.

Schohmacher, J., 2009. The convex-concave rule and the lever law. Man. Ther. 14, 579–582.

Shacklock, M., 2005. Clinical neurodynamics. Churchill Livingstone, Edinburgh.

Simmonds, J.V., Keer, R.J., 2007. Hypermobility and the hypermobility syndrome. Man. Ther. 12, 298–309.

Singh, S., et al., 1992. Development of a shuttle walking test of disability in patients with chronic airways obstruction. Thorax 47, 1019–1024.

Slater, H., 1994. cited in Butler D.S., 2000 The sensitive nervous system. Neuro Orthopaedic

Institute: Adelaide.

Sterling, M., Rebbeck, T., 2005. The Neck Disability Index (NDI). Aust J, Physiother. 51,271.

Sueki, D.G., et al., 2013. A regional interdependence model of musculoskeletal dysfunctions: research mechanisms and clinical implications. J. Man. Manip. Ther. 21, 90–102.

Tencer, A.F., et al., 1985. A biomechanical study of thoracolumbar spine fractures with bone in the canal: part III. Mechanical properties of the dura and its tethering ligaments. Spine 10, 741–747.

Threlkeld, J., 1992. The effects of manual therapy on connective tissue. Phys. Ther. 72, 893–902.

Valdes, K., LaStayo, P., 2013. The value of provocative tests for the wrist and elbow. A literature review. J. Hand Ther. 26, 32–43.

Van Dillen, L.R., et al., 1998. Reliability of physical examination items used for classification of patients with low back pain. Phys. Ther. 78, 979–988.

Waddell, G., 2004. The back pain revolution, second ed. Churchill Livingstone, Edinburgh.

Walsh, J., Hall, T., 2009. Reliability, validity and diagnostic accuracy of palpation of the sciatic, tibial and common peroneal nerves in the examination of low back related leg pain. Man. Ther. 14, 623–629.

Walton, J.H., 1989. Essentials of neurology, sixth ed. Churchill Livingstone, Edinburgh.

White, S.G., Sahrmann, S.A., 1994. A movement system balance approach to musculoskeletal pain. In; Grant, R. (Ed.), Physical therapy of the cervical and thoracic spine, second ed. Churchill Livingstone, Edinburgh, p. 339.

Williams, P.L., et al. (Eds.), 1995. Gray's anatomy, thirty-eighth ed. Churchill Livingstone, Edinburgh.

Yaxley, G.A., Jull, G.A., 1993. Adverse tension in the neural system. A preliminary study of tennis elbow. Aust. J. Physiother. 39, 15–22.

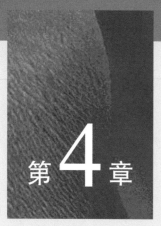

第 4 章

临床推理与评估：
体格检查结果解读

Dionne Ryder

引言

前面章节逐步介绍了进行主观检查和体格检查过程中的临床推理和评估过程。本章旨在回顾前面章节的部分内容，以了解临床医生如何处理相关信息。希望通过这几章的内容，全面阐述有关巩固有效或强有力治疗及管理决策的临床推理过程。

临床推理

临床推理即临床医生通过对体格检查结果进行分析解释，做出最适合患者的管理决策的过程。然而，这一看似简单直接的解释却会掩盖推理的复杂性。成功的推理要能解释并加工各种杂乱无序的信息，同时要在医疗框架内优先考虑患者需求。我们需要借助有效沟通获取相关信息，与患者探讨可能的治疗方案，并进行合作。收集多种信息及查找支持自己想法证据需要高级的认知技能。与患者的交流互动并不会发生在一片空白背景之下，因此，对患者人体背景的识别能力及医生个人生活经历对临床实践的影响，对有效推理同样重要（Higgs 和 Jones，2008）。

临床推理是有效的患者护理的

基础。通过批判性思维过程，结合最可用的证据对过程进行回顾，从而与患者一起做出最适合患者的治疗决策（Higgs 和 Jones，2008）。

关于临床推理的复杂过程已有相关研究，并以一些理论模型的形式体现（Jones，1995；Gifford，1998；Edwards 等，2004；Jones 和 Rivett，2004；Danneels 等，2011），这些模型随着时间和人们对新知识的认识逐渐发展，临床实践也得以进展。

这些模型旨在展现临床医生在实践中如何起作用。研究表明，临床医生，无论是专家还是新手，经常同时使用很多不同的推理策略（Doody 和 McAteer，2002）。经验丰富的临床医生常在接触患者的早期采用模式识别推理。他们通过具有逻辑性且广泛的知识基础来快速选择熟悉的模式，以进一步推断和归纳。人们认为可创建一个使用疾病描述的模式，该模式使他们能够快速识别常见疾病的临床特点（Feltowich 和 Barrows，1984）（图4.1）。

尽管模式识别可使归纳推理快速有效，然而临床医生很容易因刻意寻找匹配特点而犯错（Maitland 等，2005）。这可能导致信息偏倚，容易接受有利的或熟悉模式的数

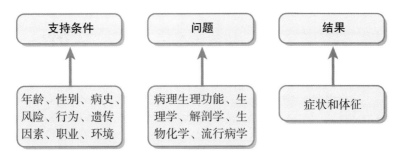

图 4.1　疾病描述。专家为已知的每一种情况／疾病撰写疾病描述，其完整度取决于所遇到该类疾病患者的频率。(*From Feltowich & Barrows 1984, with permission.*)

据，而拒绝相反的数据。这是 Grant（2008）指出的三种推理错误中的第一种，另外两种是对含义解释的错误和对信息相关性的误判。

由于存在误判的高风险，临床医生不能完全依赖于模式识别，而应进一步探索／测试由模式识别产生的初始假设。这种测试被称为假设–演绎推理，又被称为反向推理，主要被个人经验有限的新手所采用。使用演绎推理，原始或工作假设可通过进一步的病史询问和体格检查过程中收集的信息加以证实或推翻。尽管假设演绎推理比模式推理更费时间，但其验证力度更大。然而，这取决于医生分析主观和客观信息的能力。医生分析信息的能力取决于他们的专业和非专业知识基础。专业知识来源于文献的科学／理论知识，而非专业知识可以进一步被划分为专业技术知识、积累的经验或教学经历，以及包含所有医生的参考框架、个人经历所塑造的信念及价值观在内的个人知识（Higgs 和 Titchen，1995）（图 4.2）。

模式识别和假设–演绎推理均是诊断推理的形式，不包含治疗时所需的认知、心理、社会和智力方面的内容（Kerry，2010）。通过解释推理、倾听患者的叙述，

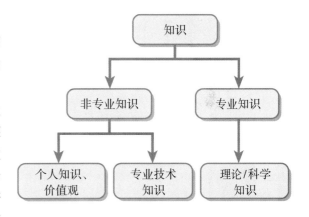

图 4.2　知识流程图。(*From Higgs & Titchen 1995, with permission.*)

临床医生试图采用叙事推理的方法来解释和了解患者的问题（Edwards 等，2006）。临床推理过程的范例即第 2 章开头所提及的以患者为中心的模式（参见图 2.2）。

与 1995 年 Jones 呈现的初始版本（图 4.3）不同的是，患者成为决策过程中的一部分。

修订后的版本认为，患者的想法和信念是决策过程不可或缺的一部分，为了实现以患者为中心的治疗，在解释推理中应包含这些内容（Cooper 等，2008）。

临床专业技术不应该以资质的年限来衡量，而应以思考诊断和解释范例的辩证

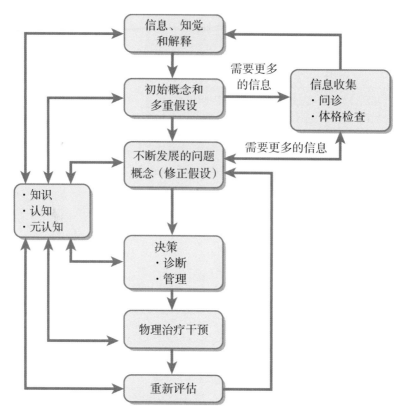

图4.3　临床推理流程。(*From Jones 1995, with permission.*)

推理能力的有效性来衡量（Terry 和 Higgs，1993；Jones 和 Rivett，2004；Wainwright 等，2011）。临床推理和专业实践是个漫长的过程，自我反思对于提升专业能力很重要（Higgs 和 Jones，2008）。锻炼反思能力的有效方式是病例研究、同行指导、完成临床推理模板或者开发思维导图。读者可参考 Higgs 和 Jones（2008）的第6部分，以深入探讨在医疗专业的临床推理中培养临床推理能力的策略。

决策发展

临床推理方面的很多进展，包括肌肉骨骼疾病的物理治疗在内，正在被涌现出的大量证据所推动，尤其是与更好地理解

疼痛有关的证据（Wright，1995；Melzack，2001；Bialosky 等，2009；Woolf，2012）。卫生经济的压力也是变革的驱动力，临床医生越来越多地向服务专员发展，以为患者提供最经济有效的护理。这促使一系列临床推理辅助工具得以发展，如临床指南、临床预测规则（CPR）、治疗方案和诊断/治疗分类系统。

临床指南试图寻求大量潜在的证据，以确定最佳的实践方法。1994年，临床标准顾问小组制订了腰痛管理指南，旨在减轻持续性腰痛对医疗服务和经济的负担。2016年英国国立健康与临床优化研究所（NICE）制订的腰痛管理指南被英国委员会用来指导肌肉骨骼疾病的管理。

同样的，CPR也被用于临床决策。CPR将病史和体格检查结果相结合，以确定某一症状（诊断）的可能性或预测某一结果（预后）或选择最有效的治疗方案（处方）。CPR是从实践中通过患者档案或患者分组形成的。渥太华踝关节准则就是诊断性CPR的一个例子（Stiell等，1993）。该准则有助于临床医生排除踝关节扭伤患者合并骨折的可能性。是否进行X线检查取决于特定的骨压痛区域和患者的负重能力。这些规则适用于18岁以上人群，排除足踝和足掌骨折的患者，其敏感性为100%，并可以减少30%~40%不必要的X线检查，从而节省费用（Bachmann等，2003年）。

Flynn等人（2002）开发了一种用于急性非特异性腰痛患者的预测性CPR。根据这一规则，符合5个标准中的4个标准的患者最可能从脊柱手法中获益（表4.1）。

预测规则包含心理学测试和恐惧回避心理问卷（FABQ）。人们已认识到恐惧回避是一种不良的预后指标：若患者表现出恐惧回避行为，就不太可能对特定的手法干预做出反应（Leeuw等，2007）。当然，应批判性地评估CPR，例如，可以认为，单一干预（例如，手法）并不反映实际情况，但手法治疗被纳入功能相关训练、教育和建议等一系列治疗方法中（Moore和Jull，2010）。

虽然CPR已被确认为临床推理中有用的辅助手段，但仍有人担心，如果临床医生过多地依赖自己的临床推理技能，滥用CPR会对患者造成伤害（Learman等，2012）。

目前有多种复杂的分类系统，如基于反复运动的力学诊断技术的McKenzie分类（May和Clare，2015）（见第3章）。这种分类是基于生物力学的，因此只适用于部分患者。相反，O'Sullivan（2005）首次提出针对持续性非特异性腰痛患者的基于认知功能治疗的分类，根据患者症状的主要诱因将患者分为两组，包括身体损伤、疼痛、功能丧失、活动受限和心理暗示等。这个分类系统继续发展成为一个临床推理框架，可针对性地评估和治疗腰痛（O'Sullivan等，2015），并认识到持续性症状和心理因素（如恐惧和焦虑）可导致相应的行为，这些行为会成为患者症状的驱动因素。要想获得好的结局，就要认识和管理这些心理驱动因素（McCarthy等，2004）。

对于同样主诉的患者，如持续性非特异性腰痛患者，因临床表现不同，需要采取的治疗方法也不一样，现已对此达成广泛共识。随着STaRT back工具的发展，显然需要将患者分为更具体的亚组（Hill，2011）。这种工具将腰痛患者分为3组。对于经初始调查问卷确认为会发展为持续性疼痛低风险的患者，给予其建议；对于中等风险患者，采取标准的肌肉骨骼治疗；对于高风险患者，采取心理暗示治疗。

尽管所有这些方法都可付诸实践，但对于个别临床医生来说，最大的挑战是做决策，这需要将它们结合起来进行推理，以便能够提供安全、合理、以患者为中心的治疗。

临床推理理论的发展表明，实践在不断发展。生物医学模式，即寻求基于潜在

表4.1 脊柱手法临床预测规则的标准（Flynn等，2002）

症状持续时间少于16天
恐惧回避心理问卷得分 ≤ 19分
腰椎活动度减少
髋关节内旋范围 >35°
无膝关节远端症状

的病理生物学过程的诊断，正在向社会心理学模式转变，该模式认为不能将身体和心理分开来讨论（Chapman等，2008）（图4.4）。

那么，医生如何理解主观检查和体格检查收集到的数据，为患者采取"明智的措施"呢？第2章（参见图2.1）中世界卫生组织（2001）关于功能、残疾和健康的国际分类（ICF）提供了一个有用的切入点，该分类包含了所有可能影响个体健康与幸福的因素（Atkinson和Nixon-Cave，2011）。

建立在该准则之上的推理类别由Jones等人提出（2002），在第2章中也有相关介绍（参见框2.1），并在第3章末尾进行了回顾。

这些推理分类被包括在第3章末尾的临床推理记录中。行星推理模型（Danneels

等，2011）是世界卫生组织（2001）ICF准则的一个典型代表，显示了疼痛和社会心理因素的影响，就像围绕轨道运行的行星一样，环绕ICF准则的其他部分（图4.5）。

本章将使用这些推理分类作为准则来回顾前两章中收集到的部分数据，以利用这些信息指导临床推理。

主观检查中的临床推理

主观检查的主要目的是让临床医生通过与患者建立融洽的关系，进而建立治疗关系（Roberts等，2013）。临床医生询问患者接受评估的原因及其目标和期望值（Chester等，2014）。提出开放性问题，如"你希望的结果是什么"，可以帮助患者确定目标。通常患者因为疼痛会有一些功能障碍或身体疾病，但有时也并非如此。早

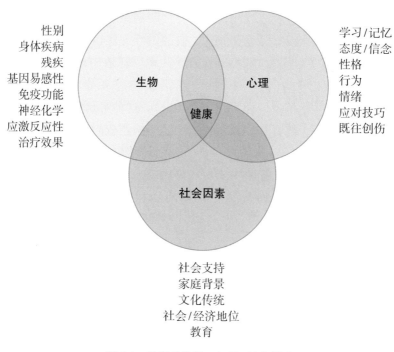

图4.4　健康的生物–心理–社会模式。

期讨论为临床医生提供了了解患者的生活方式、身体活动水平及其对生活的影响的有用见解（Opsommer 和 Schoeb，2014）。其为患者提供了一个讲述自己故事的机会，临床医生可与患者一起进行叙述性推理的机会（Fleming 和 Mattingly，2008）。这类推理要求临床医生通过示意的方式积极倾听，如点头、眼神接触、适当地打断患者并提出反馈性问题（Maguire 和 Pitceathly，2002）。交流的作用在相关章节中详细探讨（见第9章，Petty 和 Barnard，2017）。

临床医生可以制订诊断和治疗运动障碍相关的方案，更有针对性地帮助患者恢复功能，促进其健康生活（物理治疗协会，2008；Middleton，2008；Banks 和 Hengeveld，2014）。在初期了解患者的期望有助于促进患者和临床医生之间的合作关系。提供治疗选择和设定一致的目标也是为了提高患者的积极性和依从性。参与决策的患者对自己的管理有更多的责任感，也更可能取得更好的结果（Jones 等，2008年；Main 等，2010年）。

活动、参与能力及限制

通过参考患者的活动水平、能做什么和不能做什么，如走路、提重物、坐下和参与各项日常活动（如工作、家庭、休闲活动）的能力，临床医生可使用世界卫生组织（2001）制订的准则来探究疾病对患者生活的影响。

从一开始，临床医生就应该从生物－心理－社会的角度进行推理，对患者症状

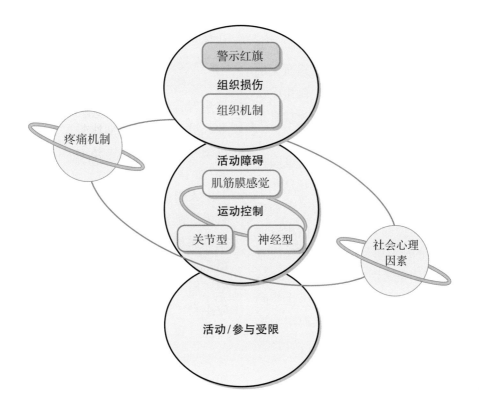

图4.5 行星推理模型。（*From Danneels et al. 2011, with permission.*）

的可能病因进行正向或归纳推理（Rivett 和 Jones，2004）。这有助于发展关于可能的部位或结构受损或病变的假说，以便在体格检查中被证实，因为这些部位或结构病变可能限制患者活动和生活参与能力。另一种情况是，心理因素如恐惧回避、过度警惕行为，也可能会限制患者。识别这些可帮助临床医生更正用词、尽量在解释时避免引起恐惧，以及为了解患者对其症状的看法提供线索（Barker 等，2009；Darlow 等，2013）在这个阶段，临床医生需要开始制订初始建议和教育策略，以促进患者正常活动和参与生活。教育患者可改善治疗关系，有利于患者主动参与治疗。回答患者有关其病情的问题和信息可鼓励患者，这也是以患者为中心的治疗的重要组成部分（Moseley 等，2004；Caladine 和 Morris，2015）。

同样的，有关患者参与日常活动能力的信息也非常有意义，例如，自由职业者和无业者因经济压力或社会孤立感而无法参加业余活动（Froud 等，2014）。医生应认识到这些损失对个人和家庭的影响具有重要意义（Nielsen，2014）。

了解患者尚有能力做哪些事情也同样重要。Gifford（2005）用"粉旗"标记这些事情。他认为，临床医生可以致力于识别患者渴望做却不能做的事情。他提倡积极地识别患者能做的所有事情，例如，鼓励患者继续工作，利用正常活动来促进康复。活动和参与能力的评估有利于临床医生鼓励患者活动并传播积极的信息，从而减少患者反复就诊的想法（MacKereth 等，2014）。

患者对自身疼痛的看法

患者通常因疼痛而就诊，因此，从患者的角度去理解疼痛的意义，有助于营造和谐的治疗关系。

疼痛是一种与实际的或潜在的组织损伤相关的不愉快的感觉和情感体验，或者可以用"伤害"一词进行描述（IASP，2015）。

患者对疼痛的反应是不一样的，并且受信念、文化和社会结构及对过去经历的记忆所影响（Main 等，2010）。患者的信念是可学习且可变的。有证据表明，疼痛教育可以有效地重构患者的疼痛体验（Moseley 等，2004 年；Louw 等，2011 年）。人们也认识到，持续的疼痛可能会影响情绪，更广泛的症状会增加抑郁的可能性。让患者对简单筛选问题做出反应，例如：

■ 在过去的 1 个月里，你的痛苦是否让你停止日常活动？

■ 在过去的 1 个月里，你的痛苦是否让你感到焦虑或情绪低落（Aroll 等，2003；Barker 等，2014）？

这些问题将协助临床医生推断是否应将患者转诊给经过适当训练的心理健康专业人员，并在进行肌肉骨骼治疗的同时提供额外支持（Main 和 Spanswick，2000；Kent 等，2014）。

人们认为，疼痛和信念会影响患者的行为。在急性期，回避策略被称为适应性，可以保护组织免受进一步的伤害，从而使组织愈合。然而，在持续性疼痛的患者中，回避行为没有帮助，反而被定义为适应不良。适应不良的运动模式和负荷改变可能导致本体感觉缺失和身体结构的改变（Luomajoki 和 Moseley，2011）。造成疼痛的原因与肌肉活动的保护或活动失调变化有关，而非由原有症状的其他相关组织造成。利用组织愈合的知识，临床医生可以推理行为是适应性还是非适应性的，并以此作为评估和管理决策的依据（Diegelmann和Evans，2004）。临床医生正在接受越来越多的物理治疗培训，如认知行为治疗和接受承诺疗法等心理治疗技术，并整合到管理不良行为的实践中（Henschke等，2010）。

采用心理治疗的方法要求临床医生在情感层面去领会临床推理。临床医生对疼痛的推理也受其自身的影响，这可能与患者表达的完全不同（Langridge等，2016）。此前有报道，错误的观点（如疼痛等于伤害）可能阻碍患者康复，但医生的观念也会对临床推理有不利影响。有证据表明，持消极观念的临床医生难以采取最佳的实践临床指南（Darlow等，2012；Nijs等，2013）。认识到这些观念的存在，需要临床医生进行足够的自我反省，认识到自己的态度和信念影响临床决策（Bishop等，2008；Nijs等，2013）。在以患者为中心的推理模型（参见图2.2）中，这种反应被称为元认知，其是必不可少的，如果临床医生保持开放的思想，在实践中会有所进步。

病理生物学机制

如前所述，关注点已经从早期的生物医学模式转移，临床医生仍然要关注组织水平上的变化，病理生物学机制可分为两个部分：①组织反应和愈合；②疼痛机制。

组织反应与愈合

临床医生可用组织愈合的知识进行分阶段治疗，如急性、亚急性或慢性/持续性。例如，在治疗急性踝关节扭伤时，临床医生开始时应避免受伤组织负重，可以让患者拄拐，建议其保护、休息、冰敷、加压

和抬高（PRICE），同时鼓励患者在疼痛耐受范围内活动，然后逐渐向负荷模式转变（Bleakley等，2010；Kerkhoffs等，2012）。然而，对于发生踝关节扭伤后出现持续性疼痛、超过正常组织愈合时间窗且一直不愿负重的患者，经过筛查排除其他原因后，应鼓励他们"相信"踝关节的能力，进行分级负重干预，以恢复正常功能（Woods和Asmundson，2008）。

推理也受到患者潜在的组织健康情况的影响，合并疾病（如糖尿病）和生活习惯（如吸烟）对组织愈合有潜在的负面影响。合并症可能会延缓康复，因此对患者身体健康的推理应个体化，可用于指导选择干预措施和制订康复策略。

疼痛机制

识别持续性疼痛的机制，可以使医生了解组织水平的情况。使用Gifford完善的组织推理模型（图4.6）对疼痛机制进行临床推理，临床医生可考虑来自外周组织的疼痛（包括痛觉），根据其特征，疼痛被分为机械性、炎症性或缺血性（参见框2.2），或者由躯体感觉组织（如神经根）产生的周围神经性疼痛。

这些疼痛机制是易于实践的管理方法。临床医生对患者症状进行推理，非周围组织来源的症状提示中枢神经系统异常。这种疼痛的中枢处理被焦虑的想法和患者认为疼痛是有害的信念被放大了。显然，持续性疼痛的患者会陷入一个恶性循环（Main等，2010）。例如，为了寻求诊断，腰椎间盘突出患者可能会咨询很多医生，他们就像在"无尽的专业人员之海"中航行（But-ler和Moseley，2003）。这可能会使患者的痛苦进一步复杂化，因为患者会在

众多不同的诊断和观点中摇摆不定。即使问题可能来源于外周组织，但直接的局部组织治疗可能无效。因此，对这些患者来说，他们的治疗重点包括一种心理治疗方法，以减少异常中枢活动导致的疼痛，并需要与其他物理干预协同作用于中枢性介导的疼痛。

疼痛还会导致输出机制的改变，从而导致运动反应发生改变，例如，由肌张力增加导致运动适应不良或运动模式不佳。

自主神经系统的激活与疼痛的上调和保护机制有关，可导致神经内分泌的改变，如皮质醇水平升高。长时间的皮质醇水平升高与抑郁、组织愈合不良和失眠有关（Hannibal 和 Bishop，2014）。因此，当患者主诉失眠时，需要考虑到应激生物学因素（Sapolsky，2004）。

为了对患者的临床表现进行推理，临床医生需要全面了解身体系统的生理知识，以及各系统是如何相互作用和影响的。

损伤及相关的结构 / 组织来源

患者对症状的描述和定位有助于临床医生推断导致症状的潜在病灶。在完成人体图的同时，临床医生需利用解剖学和疼痛机制相关知识来解释临床症状对应的病灶（Woolf，2004；Bogduk，2009）。当分析主诉症状的加重和缓解因素时，可进一步分析与患者主诉活动受限相匹配的信息。问诊的线索可为后续拟定体格检查计划中的"必须、应该、可以"等提供依据。在此基础上，临床医生将优先进行检查、确认或推翻原始工作假设。临床医生针对患者产生症状的可能组织提出假设，以实施有效的治疗。

最初临床医生会对患者症状的可能原因提出假设，然后用假设–演绎推理的方法来检验这些假设，并通过进一步收集主观和客观检查结果来完善这些假设。临床医生根据现病史来推断病变组织的部位，如果能够明确特定的损伤机制，如踝关节

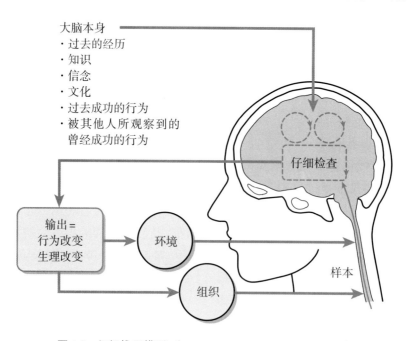

图4.6　组织推理模型。（*From Gifford 1998, with permission.*）

扭伤，即可提出组织创伤的假设。即包括所有可能受压和可能产生外侧踝关节症状的结构，在人体图上进行标注。这个假设还需考虑受伤的程度，如骨折的可能性，因为其会引起后续的一些问题：肌力下降的速度、以后的负重能力（Stiell等，1993）和肿胀的程度。这也是临床医生利用模式识别或正向推理（如踝部扭伤）的一个示例。

正如在第3章中已讨论过的，体格检查通常不是针对特定组织的，需要临床医生应用诊断推理来综合多名患者对体格检查的反应，以确定症状的可能来源。如要得出有意义的结论，临床医生需要权衡所选检查的敏感性和特异性，并对检查结果的准确性进行批判性思考（Christensen等，2008）。

进一步的医学检查不一定是确定症状的特定组织来源的解决办法。血液检查可证实有炎症存在，如类风湿关节炎，也可用来排除恶性病理改变。临床上，影像学检查也可提供帮助，如怀疑骨折或为了证实诊断需要行X线检查；例如，应用超声检查识别Morton神经瘤，这时需要进一步干预（Bignotti等，2015）。对持续疼痛的患者行影像学检查，可显示组织损伤，从而找出疼痛的原因；然而，影像结果与临床表现之间的相关性往往较差（Brinjikji等，2015）。患者常常很难接受。确有证据表明，在缺乏无症状人群的流行病学数据的情况下，磁共振成像结果可增加非特异性腰痛患者对麻醉药物的依赖性（McCullough等，2012）。该调查要求以很可靠的临床推理为基础，且需要临床医生提供明确的证据。

在某些患者中可以确定特定的组织来源，如反应性跟腱疾病表现为局部疼痛和肿胀，通常与特定的刺激活动有关（Kountouris和Cook，2007）。组织愈合的潜在病理过程可通过现有的证据进行推测（Cook等，2016）。临床医生也可推理该组织出现症状的原因。

- 这是否与活动的改变有关？答案可在患者提供的现病史中找到，如负荷或训练的改变。

- 运动过程中其他部位是否有增加肌腱负荷的问题？可能以前的损伤限制了活动范围或强度，导致负荷模式改变（Cook和Purdam，2012）。

- 患者的性别、年龄和生活方式是相关因素吗？跟腱疾病在男性中更常见，常与活动有关（Cook等，2007；Gaida等，2010）。

利用组织愈合的知识，判断所有可能导致组织相关症状发展的因素，有助于临床医生选择合适的管理策略。

引起症状进展和持续存在的因素

整个主观检查的过程中，临床医生应试图确定导致患者症状发展和（或）持续存在的因素，如环境、行为、身体状况等。

应高度重视患者所处的环境因素对功能障碍的影响（世界卫生组织，2011），在主观检查初期可探究以下问题：

- 患者在家里的功能水平如何？

- 患者有家庭支持吗？有无帮助？

- 患者的工作是什么？

- 工作可能是引起病变组织紧张的原因吗？

- 患者对工作环境的适应性如何？

这些信息有助于临床医生选择切合实

际、个体化的管理方案。参见表2.3中的黑旗（Waddell，2004；Linton 和 Shaw，2011）。与此相关的是患者对自己工作的看法。患者可能认为工作是导致症状的原因，或者同事或上司对他不够理解或不支持，这些可能会影响他们重返工作的动力。为了提供以患者为中心的建议，临床医生需要询问更多问题。例如：

■ 你是否担心工作对身体状况的要求可能会延误你重返岗位？

■ 你是否希望你的工作暂时发生变更，以便你更快地回到工作岗位（Nicholas 等，2011）？

社会心理因素也可能会导致症状的发展或持续，被确定为黄旗（参见表2.3）。这些可归纳为7个方面，即ABCDEFW，示例如下。

■ 态度（Attitudes）：防护或害怕运动、灾难性、外部控制。

■ 行为（Behaviors）：休息、活动减少、循环不良。

■ 补偿（Compensation issues）：索赔史、没有重返工作的动力、长期病假。

■ 诊断和治疗（Diagnosis and treatment）：复杂的诊断、寻求治愈、被动接受治疗。

■ 情绪（Emotion）：害怕、焦虑、绝望、心情低落。

■ 家庭（Family）：过度保护或缺乏支持。

■ 工作（Work）：低技能的体力活动、认为工作有害、倒班、对工作不满意。

临床医生应认识到不同的心理标志在患者病程不同阶段均有重要意义。应通过叙述推理定期对这些因素进行重新评估。临床医生可以通过直觉及主观检查收集的信息来评估黄旗（Beales 等，2016）。此外，

应用简单有效的问卷，如STarT back工具（Hill，2011）或Orebro肌肉骨骼疼痛问卷（Linton 和 Boersma，2003），可帮助确认临床医生的判断。但筛查工具也可产生假阳性、假阴性，无心理危险因素的患者可能被识别为高风险，反之亦然（Nicholas 等，2011）。筛查并不是诊断性的，而是预测性的。筛选工具的结果应在全面检查的背景下进行查看和推理（Beales 等，2016），也可用于提示疾病而非直接的临床推理。

心理因素可能对机体功能有潜在的驱动行为。这些行为也可能产生对活动的回避，以至于出现一定程度的适应不良，对于那些耐力较强的患者，思想抑制会导致过度适应（Hasenbring 等，2012）。

身体因素也可能会引起症状。临床医生可利用其对正常运动的了解，推断肌肉激活模式改变对运动功能障碍的影响。观察结果及加重和缓解因素可为选择合适的主动活动检查提供信息。肌肉长度、力量和控制检查可使临床医生深入思考，被动运动检查可检查相关关节成分的参与情况，临床医生则感受活动范围和组织反应。然而，不能认为某一区域活动过多或减少就是症状产生的原因，因为这些可能只是偶然发现的。病因和疗效应以做出改变和微处理即产生症状改变为依据。例如，肩部症状矫正手术，其包括系统性评估胸廓姿势、肩胛骨位置和肱骨头位置对肩部症状的影响（Lewis，2016）。另一个例子是使用McKenzie提倡的理念评估重复运动，临床医生采用临床推理来选择重复运动。根据患者对重复性动作的反应，临床医生将腰痛患者分为几个亚组：腰椎错位、功能障碍、姿势综合征或其他（May 和 Clare，2015）。本例中，临床医生应注意证实或推

翻身体障碍的假设。

值得注意的是，患者对手动测试的反应可能会受安慰剂的影响，这取决于患者的情绪、期望值和状态（Bialosky等，2011）。这也意味着临床医生必须了解测试的背景，以便推理身体和心理之间复杂联系的各个方面。为了解详细信息，请参阅Hubert Van Griensven的配套书籍中的第8章（Petty和Barnard，2017）。

体格检查、治疗和管理的注意事项/禁忌证

为确保正确地治疗患者，当评估和治疗有禁忌时，以及基于注意事项，体格检查的范围和程度需要修改时，临床医生应进行临床推理。

作为独立的执业医师，临床医生必须能够对患者进行"红旗"筛查，"红旗"被认为是严重病理的指标，如肿瘤。这不仅需要问一系列标准的问题，还需要相关的推理来确定质疑的相对权重和指数（Goodman和Snyder，2013）。询问这些筛查问题的环境也很重要，临床医生要注意避免患者感到惊恐，应向其解释清楚。患者与医生一起进行推理，可能会无意或有意地隐瞒他们认为可能无关的信息（Greenhalgh和Selfe，2004）。

"红旗"条目会不断更新（更新列表见表2.5；Greenhalgh和Selfe，2010），临床医生必须持续更新自己的知识库，了解严重病理表现，还要意识到对症状的错误归因、生物医学假象和刻意的临床表现可导致错误的推理。

临床医生应询问家族史以进行推理，这可以为注意事项和禁忌证的筛查提供依据，如询问癌症家族史。遗传因素在强直性脊柱炎和类风湿关节炎等肌肉骨骼疾病的发展中起一定作用。类风湿关节炎等炎症性关节疾病会对上颈椎的辅助和生理运动产生不利影响，因此在对其他关节施力时需要注意。

确定特定的病理有助于确定是否需要谨慎对待。骨折是最具代表性的例子。如何有效地应用技术取决于骨折愈合的阶段。患者的一般健康状况和存在的并发症（如骨质疏松症）将影响骨折情况和愈合时间窗（Gandhi等，2005；Marsell和Einhorn，2011）。骨质疏松症可由多种因素引起，包括长期使用类固醇、绝经早期或子宫切除术，因此要仔细询问（NICE，2012）。

糖尿病也会导致伤口愈合延迟，尤其是当血糖控制不佳时。糖尿病还可能引起周围神经病变（Brem和Tomic-Canic，2007）。患者可能主诉双侧针刺样感觉异常、双手和（或）双足麻木，导致活动能力下降。引起感觉改变或行走困难的原因有很多，需要注意的是可能存在的"红旗"，如脊髓、马尾神经受压或上运动神经元损伤，如卒中。

颈动脉功能障碍的早期特征可能类似于肌肉骨骼疼痛的表现，因为患者通常表现为颈部/枕部疼痛和少见或严重的头痛。为了进行鉴别诊断，随访时应询问有关风险因素的细节，任何提示缺血或出血的特征的信息，如视觉障碍、平衡或步态障碍、言语/吞咽困难或肢体无力或感觉异常（Rushton等，2014）（有关该主题的深入讨论，请参阅第6章）。

当患者存在脊椎峡部裂或脊椎滑脱时，禁止对受影响的椎体施加较大的直接压力，这可能会损伤神经组织。

妊娠或产后激素变化可能导致关节僵硬和关节活动范围增加，特别是骨盆，因此禁止施加过大的压力（Calguneri等，1982；Stuber等，2012）。对于患有过度运动的疾病，如Ehlers Danlos综合征的患者，也禁止过度用力（Simmonds和Keer，2008）。

抗凝剂的治疗会延长血液凝固的时间，因此临床医生需要意识到，当施加压力时，可能出现软组织瘀伤。相反，口服避孕药和吸烟与血栓形成的风险增加有关。

心脏疾病或呼吸系统疾病可能会妨碍患者保持某些治疗体位；例如，患者可能不能平躺。

为了安全地推理，临床医生需要了解广泛的病理知识、临床表现及常用处方药的副作用方面的知识。读者可参考病理学教科书，以获得更多信息（Goodman和Snyder，2013）。

严重性和易激惹性

临床医生对每个症状的严重性和易激惹性的判断，如第2章所示，也可指导体格检查的范围和程度。

无论症状是持续性的还是间歇性的，如果患者主诉一次单独的运动可增加疼痛，以至于必须停止运动，那么就认为这些症状是严重的。一些症状可能会限制体格检查的范围，在这种情况下，临床医生应尽可能全面地检查患者，但是须在症状的限定范围内，并确定会引起何种程度的症状，如无痛点（P_1）（参见图3.42）。

剧烈疼痛对主动和被动运动检查的影响如下所示，可将其作为如何使用体格检查的一个例子。

主动运动包括患者移动到症状出现（或加重）之前的某个点，或刚刚到达起始点（或加重），然后迅速返回到起始位置。避免过度施压。这要求临床医生给患者明确的指示。

至于被动运动，医生可能会要求患者在他们认为即将出现症状（间歇性）时立即报告，如果症状是持续性的，应该在感觉到症状加重时报告。在这两种情况下，可以避免疼痛。患者可能仅在症状刚出现（或增加）时才能耐受运动。临床医生在患者的指示下进行被动运动检查，仅运动到第一次出现疼痛的点，然后立即离开症状出现的点。在这两种情况下，临床医生都应该给患者明确的指示。临床医生必须能够控制运动并且常缓慢地进行操作，以避免引起不必要的症状，准确地测量运动范围，以便重新评估（框4.1）。

症状的易激惹性是症状随刺激活动加重并随刺激停止而停止。例如，一旦活动即诱发症状，即使运动停止，其引起的疼痛依旧持续存在，那么这种疼痛被称为具有易激惹性。在体格检查的过程中，症状恢复至休息水平所需的任意时间段都被称为易激惹性。如果症状被激发，那么再次开始体格检查前需要暂停，这会增加看诊时间，对忙碌的科室来说也是一个问题。此外，反复引发症状，然后再等待症状恢复，对于临床医生了解患者的情况没有帮助，且会给患者带来不适的体验。鉴于此，需要使用另一种策略，即在患者无症状的范围内实施运动，此时不会诱发症状。

当对有间歇性症状的患者进行主动运动检查时，患者需要运动至即将出现症状时的姿势，然后立即恢复原来的姿势。这样，症状才不会被激发，因而也不会出现

框4.1　评估严重疾病患者的沟通要点

主动运动

例如，如果主动屈曲肩关节，医生可能会以以下方式指导患者：

间歇性严重症状："将你的手臂举到面前，一旦感到手臂即将出现疼痛，就放下手臂"或"将你的手臂举到面前，一旦感到手臂疼痛，就放下手臂。"

持续的严重症状："将你的手臂举到面前，一旦你感到手臂疼痛即将开始加重，就放下手臂"或"将你的手臂举到面前，一旦感到手臂疼痛加重，就放下手臂。"

被动运动

例如，如果被动屈曲肩关节，医生可能会以以下方式指导患者：

间歇性严重症状："我将移动你的手臂，一旦感到手臂即将出现疼痛，就告诉我，我会放下你的手臂。"

"我将移动你的手臂，一旦感到手臂疼痛，就告诉我，我会放下你的手臂。"

持续的严重症状："我将移动你的手臂，一旦感到手臂疼痛即将加重，就告诉我，我会放下你的手臂。"

"我将移动你的手臂，一旦感到手臂疼痛加重，就告诉我，我会放下你的手臂。"

框4.2　评估易激惹性患者的沟通要点

主动运动

间歇性严重症状："将你的手臂举到面前，一旦感到手臂即将出现疼痛，就放下手臂。"

持续的严重症状："将你的手臂举到面前，一旦感到手臂疼痛开始加重，就放下手臂。"

被动运动

例如，如果被动屈曲肩关节，医生可能会以以下方式指导患者：

间歇性严重症状："我将移动你的手臂，一旦感到手臂即将出现疼痛，就告诉我，我会放下你的手臂。"

持续的严重症状："我将移动你的手臂，一旦感到手臂疼痛即将加重，就告诉我，我会放下你的手臂。"

持续性症状。对于被动运动检查，则要求患者一旦他们感到症状即将出现（间歇性）或感觉症状加重（持续性）就要说出来。在这两种情况下，应避免进一步激发疼痛。临床医生需要给患者明确的指示（框4.2）。

对于易激惹性症状，不论是间歇性还是持续性，临床医生都应在每一次运动后区分出患者的静息症状，以避免加重症状。对于症状较重但无易激惹性的患者，临床医生应识别出患者重现症状的可耐受水平，尽量重现25%的症状（参见图3.42）。

临床医生对潜在疼痛机制的推理有助于评估症状的严重性和易激惹性。对于具有剧烈疼痛的神经性表现患者，神经组织可能具有易激惹性（Butler，2000）。为了确定神经性疼痛的病因，临床医生可采用主观检查和体格检查（参见框2.2典型特征）（Hansson 和 Kinnman，1996；Cook 和 van Griensven，2013），还可借助有效的影像学检查和感觉运动测试评估系统的基线传导性（Bennett 等，2007）。神经性疼痛的程度可提示医生谨慎处理、仔细评估症状的严重性和易激惹性。减轻症状的策略可进一步证实神经病性疾病的假设，而重现症状的策略则不能。非负重姿势可减轻神经组织的敏感性，使患者安心，也可对管理决策的推理起到提示作用（Butler，2000）。

管理策略和治疗计划

管理方案应基于所有主观检查和体格检查结果的推理，可分为两个阶段思考：第 1 天的初次就诊和随后的就诊。

这个过程的第一步在主观检查和体格检查之间进行。在主观检查的过程中，为了解患者的症状，应提出原始假设和其他可能的替代假设。在体格检查的过程中采用演绎推理的方法证实、完善或推翻这些假设（Jones 等，2008 年）。该过程涉及可能的病灶，所以应按优先顺序将体格检查排序，制订"必须、应该和可以"计划，同时需要考虑到所有注意事项或禁忌证。

体格检查的目的如下：

■ 如有必要，确认所有注意事项或禁忌。

■ 确定患者症状最有可能的病因。

■ 进一步探讨，明确与患者疾病相关的任何因素。

为了确定症状的来源，临床医生利用主观检查的信息进一步推理体格检查的结果。其中包括：

■ 曾被认为是病灶的结构。

■ 可重现/改变患者症状的检查。

■ 如何进行检查可重现/改变患者的症状；例如，可能需要哪些联合运动。

■ 需要检查哪些结构才能证明其是症状的来源。

提示关节、神经或肌肉组织为患者症状来源相关体格检查的总结见表4.2。

一方面，量表的结果可提供有力的证据，另一方面，也可能提供不充分的证据。当然，这两个极端之间可能有各种各样的表现。

关节是患者症状的主要来源最有力的证据如下：主动和被动的生理活动、被动的辅助运动和关节触诊都会重现患者的症状，并且在针对关节进行治疗之后，重新评估病情可见患者的体征和症状有所改善。例如，我们假设患者有因放射性肱骨关节功能障碍引起的肘外侧疼痛。在体格检查过程中，由于患者肘部疼痛，肘关节屈伸运动受限。在活动范围、阻力和疼痛再现方面，主动运动与被动运动非常相似。桡肱关节的附属运动检查显示，由于患者肘部疼痛，桡骨向后前方和前后方活动受限。随着辅助运动检查的应用，在活动范围和疼痛方面，肘部主动活动的重新评估情况得到改善。这表明，桡肱关节存在功能障碍。首先，因为肘关节活动（包括主动和被动的生理运动和辅助运动）能再现患者的症状；其次，因为辅助运动后，肘关节主动运动得到改善。即使主动运动后情况加重，仍提示关节功能障碍，因为辅助运动主要影响关节，而极少影响其周围的神经和肌肉组织。总体上，这一证据提示主要存在关节功能障碍。

患者症状主要来源于肌肉的有力的证据如下：如果主动运动、等长收缩、被动拉伸和肌肉触诊均可重现患者的症状，并且经过治疗后，重新评估证实患者的体征和症状有所改善。例如，假设患者有肱骨

表4.2 体格检查，若为阳性，则提示患者症状来源于关节、神经、肌肉

检查	有力证据	不充分证据
关节		
主动生理活动	再次产生症状	运动功能障碍：范围缩小、范围过大、运动质量改变、阻力增加、阻力减少
被动生理活动	再次产生症状：该检查与主动生理运动一样	运动功能障碍：范围缩小、范围过大、阻力增加、阻力减少、运动质量改变
辅助运动	再次产生症状	运动功能障碍：范围缩小、范围过大、阻力增加、阻力减少、运动质量改变
关节触诊	再次产生症状	压痛
辅助运动治疗后的再评估	改进引起症状重现的检查	进行重现患者症状的体格检查时无变化
肌肉		
主动运动	再次产生症状	肌力下降 质量差
被动生理运动	不会再产生症状	
等长收缩	再次产生症状	肌力下降 质量差
被动延长肌肉	再次产生症状	范围缩小 阻力增加 阻力减少
肌肉触诊	再次产生症状	压痛
肌肉治疗后的再评估	改进引起症状重现的检查	进行重现患者症状的体格检查时无变化
神经		
被动延长和刺激运动，即从不会产生症状的运动开始改变神经的长度	重现症状及改变患者的症状的刺激运动	范围缩小 阻力增加
神经触诊	再次产生症状	压痛

外上髁炎所致肘关节外侧疼痛。此种情况下，在活动手腕和伸展手指、腕伸肌和（或）指伸肌的等长收缩/等张收缩/离心收缩，以及伸肌向腕部和手的方向被动延长时，患者的肘关节外侧可出现疼痛。这些体征和症状在软组织活动检查后有所改善，这种检查足以作为一种治疗方式。总之，这一证据表明患者存在肌肉功能障碍，同时关节和神经检查阴性。

患者症状来源于神经的有力证据如下：当主动和（或）被动生理运动再现患者症状时，医生尽量在不产生症状的部位给予额外的神经刺激性运动，使症状加重或减轻。此外，触诊神经时可再次出现症状，且针对神经组织给予相应的治疗后，上述症状和体征得到改善。例如，假设此

次肘外侧疼痛是由支配该区域的桡神经神经功能障碍所致，在进行上肢神经功能测试（ULNT）2b中的联合运动时，肘外侧疼痛再次出现，且进行同侧颈部侧屈动作时神经刺激得以缓解。上臂桡神经沟处有压痛，在进行ULNT 2b测试（可以认为是一种治疗）后，患者的体征和症状得以改善。总之，上述现象出现即表明存在神经功能障碍，同时关节和肌肉检查阴性。

由此可见，识别患者症状来源于关节、神经和肌肉功能障碍的共同因素是症状的再现、针对性治疗后体征和症状的改变，以及无其他潜在症状来源的依据。假设一项检查使患者症状重现，那么在一定程度上可确定病灶结构。如前所述，每种检查不仅仅是对某一个结构的检查，或多或少地会涉及其他结构。所以，不管采取哪种治疗，只要能改善患者的体征和症状就是有价值的。识别关节、神经或肌肉功能障碍的另一个常见因素是不存在其他可能病灶的阳性检查结果；例如，当关节检查结果呈阳性而神经、肌肉检查结果呈阴性时，可考虑是由关节功能障碍所致。因此，临床医生不仅要收集能提示病灶的信息，同时也要收集能证明不是其他病灶的信息，二者同等重要。

对上述证据的分析可以帮助临床医生推理患者症状潜在的驱动因素，从而确定正确的治疗目标。例如，症状可能来源于活动度大的腰椎节段，这个节段产生的症状也可能是由邻近活动度小的节段所致。此时，可以设想针对活动度小的节段的治疗也可能会改善症状。这一分析还要考虑到运动系统的其他部分，如肌肉活动、正常运动模式和相关行为。

临床医生的原始假设可归纳为一份临床诊断或临床影像报告，然而确定某一特定结构，需要包括具体的症状、相关的运动功能障碍、潜在的疼痛机制、心理社会因素和主要体格检查结果。例如：

一例15岁曲棍球运动员表现为非严重/非刺激性机械伤害性膝前疼痛，继发于膝关节屈曲的离心控制时，沿髌骨外侧走行的侧韧带绷紧。髌骨向内侧滑动可减轻疼痛。

一例45岁女性牙科医生出现右C4~C5关节突功能障碍，以及右侧颈部和上臂外侧炎症性、机械性和刺激性疼痛，疼痛不严重，也无刺激性。存在规律的压迫性颈椎运动，ULNT 2a检查结果呈阳性，倾向于正中神经损害可能。

此外，请参考以下病例的临床表现描述。尽管这两例都有相同的损害，但治疗的优先顺序、治疗和目标各不相同，其中一例的治疗完全不适合另一例。

病例1：一例28岁女性田径运动员在3周前出现左踝关节外侧机械性和炎症性疼痛，以及前距腓韧带2级内翻损伤。距骨背屈/内翻范围减少，本体感觉的主动和被动运动范围减少，力量减弱。患者希望尽快恢复训练。

病例2：一例45岁警察，未受过训练，BMI为27kg/m^2，出现左踝内翻损伤。病程为6个月，踝关节外侧持续不适，距骨背屈/内翻受限，本体感觉的主动和被动运动范围减少，力量减弱，活动勉强、不适应，患者对即将进行的健康检查感到焦虑。

通过程序上的推理，临床医生将通过识别功能性问题为患者提供可能的管理策略选择（Fleming，1991）。所提供的干预措施应以证据为基础并且合理（Sackett 等，2000）（图 4.7）。了解组织如何对损伤和疾病做出反应，可用来支持和解释治疗机制。

　　临床医生应熟练地采取患者已认可的干预措施（Banks 和 Hengeveld，2014），并应向患者提供所有备选方案，以便商讨和决定最终的干预计划，从而实现约定的 SMART 目标——特异性（specific）、可衡量（measurable）、可实现（attainable）、相关（relevant）和时限（time-bound）（图 4.8）。

　　治疗目标的达成也取决于患者全程参与治疗过程的能力。如果患者不准备纠正可能阻碍恢复健康的行为，治疗可能会失败。Prochaska 和 DiClemente（1982）所描述的阶段 - 变化模型可用来帮助人们做出对他们的健康有积极影响的改变，例如，更主动的活动和广泛地接纳建议（图 4.9 和表 4.3）。

　　患者是否正在考虑改变，但还没有准备好进入行动阶段？患者为达成既定目标做出行为改变的信心或自我效能水平也是参考因素（Nicholas，2007；Menezes Costa 等，2011）。如果希望最大限度地获得干预措施的益处，管理应因人而异，以提高患者的自我效能、适应患者的活动水平、兴趣和准备阶段（Rollnick 等，1993）。

　　在 Maitland 所谓的"分析性评估"（Banks 和 Hengeveld，2014，P.33）管理患者的过程中，临床推理持续改进关于患者症状原因的假设。在接下来的治疗或治疗间歇期，临床医生将通过对主观检查和体格检查的标记或星号（Maitland 称之为用于比较的征象）进行重新评估来严格地评估治疗反应，从而识别变化。这些被用于重新评估的指标来自对个体的主观检查，并与人体图表上的症状、功能缺陷、严重性和

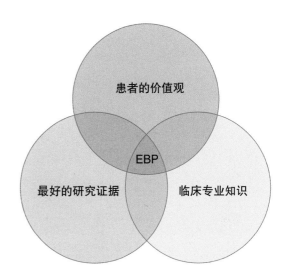

图 4.7　循证医学（EBP）。（*From Sachett et al. 2000, with permission.*）

S	特异姓
M	可衡量
A	可实现
R	相关
T	时限

图 4.8　SMART 目标。

易激惹性的评估及控制症状所需的药量有关。体格检查的星号标记提示需要重新检查功能性活动、主动和被动运动、肌肉再评估，以及神经对检查的反应。

　　主观检查的星号标记的改善似乎是存在变化的有力证据。例如，患者步行时间延长或睡眠质量变好。然而，治疗反应也部分取决于患者看待问题、看待医生和对待治疗的态度，这可能积极或消极地影响患者的反应。任何改变都需要进一步确认，以弄清是真实改善而不是其他可能。例如，如果睡眠得到改善，临床医生应仔细确认改善的本质，以及是否有其他解释，如更

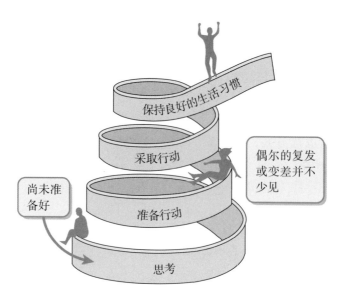

图4.9 阶段变化模型。[*Data from Prochaska，J.O. DiClemente，C.C(1982) Transtheoretical therapy: toward a more integrative model of change. Psychotherapy (1982) 19(3)：276–288.*]

换了新床垫或镇痛药，这些也可以解释改善。

体格检查结果的改变也需要临床医生进行仔细且公正的推理。检查必须以可靠的方式进行，这样临床医生才能认为检查中的改变是真实的。显然，有一些检查比其他检查更容易重复。例如，主动运动的变化比临床医生对被动的椎间生理性活动的"感觉"更容易量化。临床医生应善于批判性地评估他们重新评估的星号指标，并在解释变化时仔细地思考归因于这些项目的权重。

主观检查和体格检查的重新评估包括患者和医生的观点的结合，以提高其有效性（Cook 等，2015）。这些指标为患者提供个性化的结果测量方法，这些方法可与有效的结果测量工具相结合，以衡量干预措施对患者及其健康和幸福感的影响（Banks 和 Hengeveld，2014）。测量结果涉及一系列领域，如功能、一般健康状况、劳动能力

表4.3 变化阶段（Prochaska 等，1992）

前期阶段	不考虑改变——"无知即幸福"
沉思阶段	表现为对改变模棱两可——"保持观望"
准备阶段	已有改变的经验，并且正在试图改变——"试水"
行动阶段	已朝着改变行为的方向迈出一步，并朝着预定的目标改变生活方式
维持阶段	努力维持，避免复发 积极的经历让患者更加坚定能够成功
复发阶段	尽管这不是原始模型的一部分，但这说明一个人经历了其他阶段后又出现了之前的不利行为

丧失、患者满意度及疼痛等，最适合用于充分体现接受肌肉骨骼治疗患者的多元性（Bombadier，2000）。

每次就诊时，临床医生都会获得上一次治疗对患者体征和症状的治疗效果的详细叙述。这符合上一次治疗后的即时效果，以及患者自上次治疗以来的相关活动，并

询问患者治疗当天的表现情况。应仔细询问自诉上次治疗后病情恶化的患者，因为这可能是因为他们进行了某种活动，而不是因为接受治疗。也需要仔细询问那些自诉病情好转的患者，因为这种改善也有可能与治疗无关。如果患者保持原状，重新评估时要进行问诊和体格检查，医生可能需要考虑改变治疗方案，同时观察改变后是否有效。评估、治疗和再评估的过程如图4.10所示。

定期进行回顾性评估有利于临床医生对患者的总体情况进行反思和推理，比较主观检查和体格检查的标记项目，并与初次评估的结果进行比较。反思推理应考虑到患者对治疗措施起效的看法，以及所约定的目标的进展，有助于临床医生思考是否需要采取其他干预措施。这种持续的分析评估可确定何时症状改善趋于平稳，从

而对出现这种情况的原因进行进一步的全面审查。重新评估因素的选择是否有误？患者的看法如何？治疗是否针对真正的病因？自我管理策略有问题吗？是否有其他医疗干预的迹象？为了解更多信息，读者可参阅Banks和Hengeveld(2014)。

最后，在疗程结束时进行分析，不仅要思考临床医生学到了什么，还要思考患者学到了什么。将来反复出现目前问题的可能性有多大，患者是否有能力处理遗留的功能障碍。这将取决于患者的参与程度和自主能力。临床医生也应逐渐考虑他们的干预对患者未来健康预期寿命的影响(Middleton，2008)。

预后

对临床推理的管理方案达成一致后，患者通常会问他们需要多长时间才能康复，

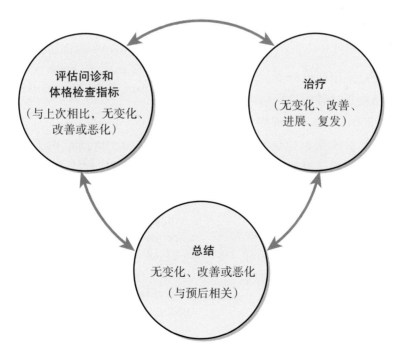

图4.10　治疗的改善、进展和复发。

以及需要多长时间的治疗。

主观检查和体格检查的许多阴性和阳性因素有助于临床医生对这些问题进行预测推理。需要考虑的因素包括患者年龄、一般健康状况、生活方式、自我效能水平、性格、期望值和社会心理因素（比如患者对所患疾病、自身和对医生的态度），以及疼痛的驱动因素、症状的严重性和易激惹性、组织损伤的程度、疾病的自然史和进展情况。预测预后的客观因素包括主要的疼痛机制、身体限制的程度、受累的系统数量、对运动和手法评估的反应，以及本体感觉。

通过考虑这些个体化因素，临床医生能够预测症状对治疗的反应程度（用百分比表示），以及为了达到这一目的所需的治疗次数。在患者出院时，临床医生将最终结果与预测的结果进行比较十分有用，这种反馈也可供医生们学习并提高判断预后的能力。

结论

本章试图通过采用假设分类的方法在主观检查和体格检查过程中进行临床推理（Jones 和 Rivett，2004）。临床推理能力的持续发展依赖于反思性实践和对专业发展的持续投入。本章引用的证据都来自非特异性腰痛相关文献，未来的挑战是临床医生要适应目前不完善且持续发展的证据基础，为改善患者的健康做出贡献。为了继续推理、质疑和通过有效交流向患者学习，要求临床医生善于对每一个互动进行反思。

关于对治疗和管理方法的思考，请参考相关文章（Petty 和 Barnard，2017）。

致谢

感谢 Karen Beeton 教授［PhD、MPhty、BSc（Hons）FCSP、FMACP］一直以来的帮助。

参考文献

Aroll, B., et al., 2003. Screening for depression in primary care with two verbally asked questions: cross sectional study. Br. Med. J. 327, 1144–1146.

Atkinson, H., Nixon-Cave, K., 2011. A tool for clinical reasoning and reflection using the international classification of functioning disability and health ICF framework and patient management model. Phys. Ther. 91, 416–430.

Bachmann, L.M., et al., 2003. Accuracy of Ottawa ankle rules to exclude fractures of the ankle and mid-foot systematic review. Br. Med. J, 326,417.

Banks, K., Hengeveld, E., 2014. The Maitland concept as a clinical practice framework for neuromusculoskeletal disorders. In: Hengeveld, E., Banks, K. (Eds.), Maitland's peripheral manipulation. Churchill Livingstone, Edinbugh (Chapter 1).

Barker, K., et al., 2009. Divided by a lack of common language? A qualitative study exploring the use of language by health professionals treating back pain. BMC Musculoskelet. Disord. 10, 123.

Barker, C., et al., 2014. Problematic pain – redefining how we view pain? Br. J, Pain 8, 9–15.

Beales, D., et al., 2016. Association between the 10 item Orebro musculoskeletal pain screening questionnaire and physiotherapists' perception of the contribution ofbiopsychosocial factors in patients with musculoskeletal pain. Man. Ther. 23, 48–55.

Bennett, M., et al., 2007. Using screening tools to identify neuropathic pain. Pain 127, 199–203.

Bialosky, J., et al., 2009. The mechanisms of manual therapy in the treatment of mwculoskeletal pain. A comprehensive model. Man. Ther. 14,

531–538.

Bialosky, J,, et al., 2011. Placebo response to manual therapy: something out of nothing? J. Man. Manip. Ther. 19, 11–19.

Bignotti, B., et al., 2015. Ultrasound versus magnetic resonance imaging for Morton neuroma: systematic review and metaanalysis. Eur. Radiol. 25, 2254–2262.

Bishop, A., et al., 2008. How does the self-reported clinical management of patients with low back pain relate to the attitudes and beliefs of health care practitioners? A survey of UK general practitioners and physiotherapists. Pain 135, 187–195.

Bleakley, C., et al., 2010. Management of acute soft tissue injury using protection rest ice compression and elevation: recommendations from the Association of Chartered Physiotherapists in Sports and Exercise Medicine. ACPSM. Available online at http://www.physiosinsport.org/media/wysiwyg/ACPSM_Physio_Price_A4.pdf.

Bogduk, N., 2009. On the definitions and physiology of back pain, referred pain, and radicular pain. Pain 147, 17–19.

Bombadier, C., 2000. Spine focus issue introduction: outcome assessments in the evaluation of treatment of spinal disorders. Spine 25, 3097–3099.

Brem, H., Tomic-Canic, M., 2007. Cellular and molecular basis of wound healing in diabetes. J. Clin. Invest. 117, 1219–1222.

Brinjikji, W., et al., 2015. SR of imaging features of spinal degeneration in asymptomatic populations. AJNR Am. J. Neuroradiol. 36, 811–816.

Butler, D., 2000. The sensitive nervous system. NOI Group Publications, Adelaide.

Butler, D., Moseley, L., 2003. Explain pain. NOI Group Publications, Adelaide.

Caladine, L., Morris, J., 2015. Patient education: a collaborative approach. In: Jull, G., et al. (Eds.), Grieve's modem musculoskeletal physiotherapy, fourth ed. Elsevier, Edinburgh, pp. 250–253.

Calguneri, M., et al., 1982. Changes in joint laxity occurring during pregnancy. Ann. Rheum. Dis. 41, 126–128.

Chapman, R., et al., 2008. Pain and stress in a systems perspective: reciprocal neural, endocrine and immune interactions. J, Pain 9, 122–145.

Chartered Society of Physiotherapy, 2008. Scope of physiotherapy practice. Available online at http://www.clinicaledge.com.au/app/webroot/uploads/pd001_scope_ of_practice_2008.pdf (accessed 30 January 2017).

Chester, E., et al., 2014. Opening clinical encounters in an adult musculoskeletal setting. Man. Ther. 19, 306–310.

Christensen, N., et al., 2008. Dimensions of clinical reasoning capability. In: Higgs, J., et al. (Eds.), Clinical reasoning in the health professions. Elsevier Butterworth-Heinemann, Oxford, pp. 101–110.

Clinical Standards Advisory Group (CSAG), 1994. Report on low back pain. HMSO, London.

Cook, J.L., et al., 2007. Hormone therapy is associated with smaller Achilles tendon diameter in active post-menopauusal women. Scand. J, Med. Sci. Sports 17, 128–132.

Cook, C., et al., 2015. The relationship between chief complaint and comparable sign in patients with spinal pain: an exploratory study. Man. Ther. 20, 451–455.

Cook,J., Purdam, C., 2012. Is compressive load a factor in the development of tendinopathy? Br. J. Sports Med. 46, 163–168.

Cook, J.L., et al., 2016. Revisiting the continuum model of tendon pathology: what is its merit in clinical practice and research? Br. J. Sports Med. doi:10.1136/bjsports-2015-095422.

Cook, N., van Griensven, H., 2013. Neuropathic pain and complex regional pain syndrome. In: van Griensven, H., et al. (Eds.), Pain. A textbook for health professionals, second ed. Churchill Livingston, Edinburgh,pp.137–158.

Cooper, K., et al., 2008. Patient-centredness in physiotherapy from the perspective of the chronic low back pain patient. Physiotherapy 94,

244–252.

Danneels, L., et al., 2011. A didactical approach for mwculoskeletal physiotherapy: the planetary model. Journal of Mwculoskeletal Pain 19, 218–222.

Darlow, B., et al., 2013. The enduring impact of what clinicians say to people with low back pain. Ann. Pam. Med. 11, 527–534.

Darlow, B., et al., 2012. The association between health care professional attitudes and beliefs and the attitudes and beliefs, clinical management, and outcomes of patients with low back pain: a systematic review. Eur. J. Pain 16, 3–17.

Diegelmann, R., Evans, M., 2004. Wound healing: an overview of acute fibrotic and delayed healing. Front. Biosci. 9, 283–289.

Doody, C., McAteer, M., 2002. Clinical reasoning of expert and novice physiotherapists in an outpatient orthopaedic setting. Physiotherapy 88, 258–268.

Edwards, I., et al., 2004. Clinical reasoning strategies in physical therapy. Phys. Ther. 84, 312–330.

Edwards, I., et al., 2006. The interpretation of experience and its relationship to body movement: a clinical reasoning perspective. Man. Ther. 11, 2–10.

Feltowich, P.J., Barrows, H.S., 1984. Issues of generality in medical problems solving. In: Schmidt, H.G., Voider, M.I. (Eds.), Tutorials in problem based learning: a new direction in teaching the health professional. van Gorcum, Assen, the Netherlands, pp. 128–141.

Fleming, M.H., 1991. The therapist with the three track mind. Am. J. Occup. Ther. 45, 1007–1014.

Fleming, M., Mattingly, C., 2008. Action and narrative: two dynamia of clinical reasoning. In: Higga, J., et al. (Eds.), Clinical reasoning in the health professions, third ed. Butterworth Heinemann, Elsevier, Amsterdam (Chapter 5).

Flynn, T., et al., 2002. A clinical prediction rule to identify patients with low back pain most likely to benefit from spinal manipulation: a validation study. Spine 27, 2835–2843.

Froud, R., et at., 2014. A systematic review and meta-synthesis of the impact of low back pain on people's lives. BMC Musculoskelet. Disord. 15, 50.

Gaida, J., et al., 2010. Asymptomatic Achilles tendon pathology is associated with central fat distribution in men and a peripheral fat distribution in women: a cross sectional study of 298 individuals. BMC Musculoskelet. Disord. 11, 14.

Gandhi, A., et al., 2005. The effects of insulin delivery on diabetic fracture healing. Bone 37, 482–490.

Gifford, L., 1998. Pain the tissues and the nervous system. A conceptual modeL Physiotherapy 84, 27–36.

Gifford, L.S., 2005. Editorial. Now for pink flags! PPA News 22, 3–4.

Goodman, C., Snyder, T., 2013. Differential diagnosis for physical therapists; screening for referral, fifth ed. Elsevier, St Louis.

Grant, J., 2008. Using open and distance learning to develop clinical reasoning skills. In: Higgs, J., et al. (Eds.), Clinical reasoning in the health profussions. Elsevier Butterworth-Heinemann, Oxford, pp. 441–450.

Greenhalgh, S., Selfe, J., 2004. Margaret, a tragic case of spinal red flags and red herrings. Physiotherapy 90, 73–76.

Greenhalgh, S., Selie, J., 2010. Red flags II: a guide to identifying serious pathology of the spine. Elsevier, Edinburgh.

Hannibal, K., Bishop, M., 2014. Chronic stress, cortisol dysfunction, and pain: a psychoneuroendocrine rationale for stress management in pain rehabilitation. Phys. Ther. 94, 1816–1825.

Hansson, P., Kinnman, E., 1996. Unmasking mechanisms of peripheral neuropathic pain in a clinical perspective. Pain Reviews 3, 272–292.

Hasenbring, M., et al., 2012. Pain-related avoidance versus endurance in primary care patients with subacute back pain: psychological characteristics and outcome at a 6-month follow-up.

Pain 153, 211–217.

Henschke, N., et al., 2010. Behavioural treatment for chronic lowback pain. Cochrane Database Syst. Rev. (7), CD002014.

Higgs, J., Jones, M., 2008. Clinical decision making and multiple problem spaces. In: Higgs, J., et al. (Eds.), Clinical reasoning in the health profussions. Elsevier Butterworth-Heinemann, Oxford, pp. 3–18.

Higgs, J., Titchen, A., 1995. The nature, generation and verification of knowledge. Physiotherapy 81,521–530.

Hill, J., 2011. Psychosocial influences on low back pain, disability and response to treatment. Phys. Ther. 91, 712–721.

IASP, 2015. The International Association for the Study of Pain. Available online at: www.iasp-pain.org (accessed 2 November 2016).

Jones, M.A., 1995. Clinical reasoning and pain. Man. Ther. 1, 17–24.

Jones, M., et al., 2002. Conceptual models for implementing biopsychosocial theory in clinical practice. Man. Ther. 7, 2–9.

Jones, M., et al., 2008. Clinical reasoning in physiotherapy. In: Higgs, J., et al. (Eds.), Clinical reasoning in the health profussions, third ed. Butterworth Heinemann/Eisevier, Amsterdam, pp. 245–256.

Jones, M.A., Rivett, D.A., 2004. Clinical reasoning for manual therapists. Butterworth-Heinemann, Edinburgh.

Kent, P., et al., 2014. The concurrent validity of brief screening questions for anxiety depression social isolation catastrophization and fear of movement in people with LBP. Clio. J. Pain 4, 479–489.

Kerkhoffs, G., et al., 2012. Diagnosis, treatment and prevention of ankle sprains: an evidence-based clinical guideline. Br. J. Sports Med. 46, 854–860.

Kerry, R., 2010. The theory of clinical reasoning in combined movement therapy. In: McCarthy, C. (Ed.), Combined movement theory: rational

mobilization and manipulation of the vertebral column. Churchill Livingstone, Edinburgh, pp. 19–47.

Kountouris, A., Cook, J., 2007. Rehabilitation of Achilles and patellar tendinopathies. Clin. Rheumatol. 21, 295–316.

Langridge, N., et aL, 2016. The role of clinician emotion in clinical reasoning: balancing the analytical process. Man. Ther. 21, 277–281.

Learman, K., et at., 2012. Does the use of a prescriptive clinical prediction rule increase the likelihood of applying inappropriate treatments? A survey using clinical vignettes. Man. Ther. 17, 538–543.

Leeuw, M., et al., 2007. The fuar avoidance model of musculoskeletal pain current state of scientific evidence. J. Behav. Med. 30, 77–94.

Lewis, J., 2016. Rotator cuff related shoulder pain: assessment management and uncertainties. Man. Ther. 23, 57–68.

Linton, S., Boersma, K., 2003. Early identification of patients at risk of developing a persistent back problem: the predictive validity of the Orebro musculoskeletal pain questionnaire. Clin. J. Pain 19, 80–86.

Linton, S., Shaw, W., 2011. Impact of psychological factors in the experience of pain. Phys. Ther. 91,700–710.

Luomajoki, H., Moseley, G.L., 2011. Tactile acuity and lumbopelvic motor control in patients with back pain and healthy controls. Br. J. Sports Med. 45, 437–440.

MacKereth, P., et at., 2014. Complementary therapy approaches to pain. In: van Griensven, H., et al. (Eds.), Pain. A textbook for health professionals, second ed. Churchill Livingstone, Edinburgh, pp. 237–253.

Maguire, P., Pitceathly, C., 2002. Key communication skills and how to acquire them. Br. Med. J. 325, 697–700.

Main, C.J., Spanswick, C.C., 2000. Pain management, an interdisciplinary approach. Churchill Livingstone, Edinburgh.

Main, C., et al., 2010. Addressing patients' beliefs in the consultation. Best Pract. Res. Clin. Rbeumatol. 24, 219–225.

Maitland, G.D., et al., 2005. Maitland's vertebral manipulation, seventh ed. Butterworth-Heinemann, London, p. 57.

Marsell, R., Einhorn, T., 2011. Biology of fracture healing. Injury. Injury 42, 551–555.

May, S., Clare, H., 2015. The McKenzie method of mechanical diagnosis and therapy-an overview. In: Jull, G., et at. (Eds.), Grieve's modern musculoskeletal physiotherapy, fourth ed. Elsevier, Edinburgh, pp. 460–462.

McCarthy, C.J., et at., 2004. The bio-psycho-social classification of non-spedfic low back pain: a systematk review. Phys. Ther. Rev. 9, 17–30.

McCullough, B.J., et al., 2012. Lumbar MR imaging and reporting epidemiology: do epidemiologk data in reports affect clinical management? Radiology 262, 941–946.

Melzack, R., 2001. Pain and the neuromatrix in the brain. J, Dent. Educ. 65, 1378–1382.

Menezes Costa, L., et al., 2011. Self-efficay is more important than fear of movement in mediating the relationship between pain and disability in chronk low bade pain. Eur. J, Pain 15, 213–219.

Middleton, K., 2008. Framing the contribution of allied health professionals delivering high quality health care. UK Department of Health, London, pp. 1–38.

Moore, A., Jull, G., 2010. The primacy of clinical reasoning and clinical practical skills. Man. Ther. 15, 513.

Moseley, G.L., et al., 2004. A randomised ron trolled trial of intensive neurophysiology education in chronk low bade pain. Clin. J, Pain 20, 324–330.

National Institute for Health and Clinical Excellence (NICE), 2009. Guidelines on the management of low bad pain. Available online at: https://www.nice.org.uk/.

National Institute for Health and Care Excellence (NICE), 2012. Osteoporosis: assessing the ruk of fragility fracture. Available online at: https://www.nke.org.uk/.

Nicholas, M.K., 2007. The pain self-efficacy questionnaire. Taking pain into account. Eur. J, Pain 11, 153–163.

Nicholas, M.K., et al., 2011. 'Decade of the Flags' working group. Early identification and management of psychological risk factors ('yellow flags') in patients with low bad pain: a reappraisal. Phys. Ther. 91, 737–753.

Nielsen, M., 2014. The patient's voice. In: van Griensven, H., et al. (Eds.), Pain. A textbook for health professionals, second ed. Churchill Livingstone, Edinburgh, pp. 9–20.

Nijs, J., et al., 2013. Thinking beyond muscles and joints: therapists' and patients' attitudes and beliefs regarding chronk musruloskeletal pain are key to applying effective treatment. Man. Ther. 18, 96–102.

Opsommer, E., Schoeb, V., 2014. 'Tell me about your troubles': desmption of patient-physiotherapist interaction during initial encounters. Physiother. Res. Int 19, 205–221.

O'Sullivan, P., 2005. Diagnosis and classification of chronic low bad pain disorders. Maladaptive movement and motor rontrol impairment as underlying mechanism. Man. Ther. 10, 242–255.

O'Sullivan, P., et al., 2015. Multidimensional approam for targeted management of low bad pain. In: Jull, G., et al. (Eds.), Grieve's modem musculoskeletal physiotherapy, fourth ed. Edinburgh, Edinburgh, pp. 465–470.

Petty, N.J., Barnard, K., 2017. Principles of musculoskeletal treatment and management: a handbook for therapists, third ed. Elsevier, Edinburgh.

Prochaska, J.O., DiClemente, C.C., 1982. Tran-5theoretical theory toward a more integrative model of change. Psychotherapy: Theory, Research and Practice 19, 276–287.

Prochaska, J.O., et al., 1992. In search ofhowpeople change: applications to addictive behaviors. Am. Psychol. 47, 1102.

Rivett, D., Jones, M., 2004. Improving clinical reasoning in manual therapy. In: Higgs, J., et al. (Eds.), Clinical reasoning in the health professions, third ed. Butterworth Heinernann/Elsevier, Amsterdam, pp. 403–419.

Roberts, L, et al., 2013. Measuring verbal rommunication in initial physical therapy enrounters. Phys. Ther. 93, 479–491.

Rollnick, S., et al., 1993. Methods of helping patients with behaviour change. Br. Med. J, 307, 188–190.

Rushton, A., et al., 2014. International framework for examination of the cervical region for potential cervical arterial dysfunction prior to orthopaedic manual therapy intervention. Man. Ther. 9, 222–228.

Sackett, D.L, et al., 2000. Evidenu-based medicine: how to practice and teach. EBM, second ed. Churchill Livingstone, Edinburgh.

Sapolsky, R., 2004. Why zebras don't get ulcers. St Martin's Press, New York.

Simmonds, J.V., Keer, R.J., 2008. Hypennobility and the hypermobility syndrome, part 2: assessment and management of hypermobility syndrome: illustrated via case studies. Man. Ther. 13, e1~e11.

Stiell, I.G., et al., 1993. Decision rules for the use of radiography in acute ankle injuries. J. Am. Med. Assoc. 269, 1127–1132.

Stuber, K., et al., 2012. Adverse events from spinal manipulation in the pregnant and postpartum periods: a mtical review of the literature. Chiropr. Man. Therap. 20, 8.

Terry, W., Higgs, J., 1993. Developing educational programmes to develop clinical reasoning skills. Aust. J, Physiother. 39, 47–51.

Waddell, G., 2004. The bad pain revolution, serond ed. Churchill Livingstone, Edinburgh.

Wainwright, S.F., et al., 2011. Factors that influence the clinkal decision making of novice and cxperienced physical therapists. Phys. Ther. 91, 87–101.

Woods, M.O., Asmundson, G.J., 2008. Evaluating the efficacy of graded in vivo exposure for the treatment of fear in patients with chronk low bad pain: a randomized rontrol trial. Pain 136, 271–280.

Woolf, C., 2004. Pain: moving from symptom rontrol toward mechanism specific pharmarologic management. Ann. Intern. Med. 140, 441–451.

Woolf, C., 2012. Central sensitisation: implications for the diagnosis and treatment of pain. Pain 152, S2–S15.

World Health Organization, 2001. International classification of functioning, disability and health. World Health Organization, Geneva.

World Health Organization, 2011. World report on disability. World Health Organization, Geneva.

Wright, A., 1995. Hypoalgesia post-manipulative therapy: a review of a potential neurophysiological mechanism. Man. Ther. 1, 11–16.

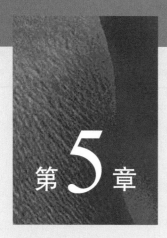

第5章 颞下颌区检查

Helen Cowgill

引言

咀嚼系统主要负责咀嚼、说话和吞咽。颞下颌关节（TMJ）在颞下颌关节系统中起着不可或缺的作用，是人体最复杂、最常用的关节之一（Okeson，2013；Magee，2014）。左、右颞下颌关节连同它们的韧带和肌肉，在U形下颌骨和颞骨之间形成了一个双关节（Pertes和Gross，1995）。这两块骨头以关节盘为界，分为关节上段和关节下段，这使颞下颌关节能进行各种复杂的运动，包括滑动和铰合（Pertes和Gross，1995；Okeson，2013）。

下颌骨运动是一组旋转和平移的运动，依赖于两个颞下颌关节的同时运动（Pertes和Gross，1995）。因此，一个关节不能单独发生运动，也不能不被另一个关节所影响，运动（关节）被认为是一个功能单位。关节盘异常可能是疼痛、运动受限和功能障碍的主要原因。至关重要的是，在检查过程中，需要评估两侧的颞下颌关节，以确定功能障碍的一侧，因为疼痛并不总是与同侧的功能障碍相关（Cowgill，2014）。它是人体中唯一受牙齿限制的关节，一些人认为颞下颌关节和牙齿是一个三关节复合体（Magee，2014）。因此，当评估颞下颌

关节时，观察牙粭或咬合非常重要。为了进一步了解颞下颌关节的解剖和生物力学，读者可以参考Okeson（2013）的专门讨论颞下颌关节功能障碍（TMD）及其管理的教科书和Magee（2014）的相关章节。

TMD是一个统称，涵盖从咀嚼肌疼痛至颞下颌关节疾病，包括关节囊炎、关节退化性疾病和内部紊乱（Schiffman等，1990，2014；Dimitroulis，1998）。TMD的病因尚不清楚，然而，它似乎是多因素的，反映了生理、功能和心理社会因素之间的相互作用（Hotta等，1997）。外伤、情绪压力、骨骼不稳定、肌肉活动亢进等因素也有重要意义。

与所有其他关节一样，颞下颌关节能适应功能需求，并取决于多种因素，如关节负荷、系统疾病和年龄。任何颞下颌关节结构的损伤都可能影响正常功能，从而导致功能紊乱。TMD可能是由急性的单个事件引起的巨大创伤，或是由长时间内经常发生的颞下颌关节的低级别事件引起的慢性微创伤，如功能异常性习惯，包括紧闭和（夜间）磨牙（Okeson，2013）。任何造成关节复合体过度负载的力量都可能引发关节结构损伤，破坏髁状突、关节盘和

关节隆起之间的正常功能关系，导致疼痛、功能障碍或两者兼有。颞下颌关节功能障碍以多种方式出现，如开口时下颌骨运动受限、关节弹响和下颌骨侧倾，并与下颌运动有关（Pertes 和 Gross，1995；Okeson，2013；Magee，2014）。记住下面这一点非常重要：TMJ 可以在无任何疼痛或过多关节弹响的情况下正常运动。

为了理解关节源性 TMD 的潜在原因和临床表现，了解盘–髁关系非常重要。关节盘移位是由关节盘、下颌髁和颞骨关节隆起之间的异常关系造成的。按关节盘能否复位分为以下两种主要类型。

■ 关节盘能复位：闭口时，关节盘向前或前内侧移位，在张口时，关节盘会回到一个相对于下颌髁状突的较正常的位置。

■ 关节盘不能复位：关节盘移位是永久性的，在下颌运动中，髁状突不能重新回到关节盘下方（Pertes 和 Gross，1995）。

颞下颌关节功能障碍的分类

广泛来说，按 2014 年 Schiffman 等人发表的诊断标准对 TMD 进行分类，表5.1 列出了其中最常见的疾病。读者如果想进一步了解 TMD 的分类，可以参考 Schiffman 等的诊断标准（2014）。

由于 TMD 的复杂性和多因素性，上述分类系统强调在治疗 TMD 时准确诊断的重要性，这是因为患者往往不只符合一种分类，可能表现为多种分类。这可能会使 TMD 的治疗和管理变得复杂，因为 TMD 患者常需要同时治疗，不止限于一个专科（Ahmed 等，2014）。确定主要诊断和次要诊断，以及任何可能导致患者疼痛或患病的因素很重要。

表5.1 最常见的疼痛性和关节内 TMD（Schiffman 等，2014）

最常见的疼痛相关性 TMD	最常见的关节内 TMD
肌痛 ■ 局部肌痛 ■ 肌筋膜疼痛 ■ 肌筋膜牵涉性疼痛 ■ 关节疼痛 ■ TMD 引起的头痛	■ 可复位关节盘移位 ■ 间歇绞锁的可复位关节盘移位 ■ 张口受限的不可复位关节盘移位 ■ 无张口受限的不可复位关节盘移位 ■ 退行性关节疾病 ■ 半脱位

颅面疼痛经常由 TMD 引起，然而，疼痛和 TMD 也可与上颈椎（C0~C3）有关。上颈椎可出现与颞下颌关节相同部位的牵涉痛，即额区、眶后区、颞区和枕骨区。颞下颌关节也可导致耳前或耳郭内，或沿下颌骨区域的疼痛（Feinstein 等，1954；Rocabado，1983）。由于脑干三叉神经核的神经集合性，这些区域的症状也可以由上颈椎和颞下颌关节介导（Bogduk 和 Bartsch，2008；Bogduk 和 Govind，2009）。通过评估颈椎手法治疗对颞下颌关节的影响，这也可以支持此种相关性（Mansilla-Ferragut 等，2009）。因此，检查颞下颌关节时，同时检查上颈椎也很重要。

作为综合临床推理过程的一部分，鉴别诊断至关重要。疾病可能源于血管，如动脉炎，或神经源性疾病，如三叉神经痛，还有一些头颈部疾病，以及耳、鼻、喉病理可能模拟 TMD，并能与 TMD 共存，因此，对患者症状的全面检查和再现非常重要。当诊断不明确或者非肌肉骨骼相关时，建议转诊至合适的专科。

主观检查中所问问题和体格检查中所

做的检查等更多的细节见第2章和第3章。本章重点是颞下颌关节，因此主观检查将围绕这一点展开。

以下描述的主观检查和体格检查顺序可因人而异。

主观检查

患者对其经历的看法

从临床医生接诊患者的那一刻起，便有必要建立良好的诊疗关系。在一开始简单地询问患者一些问题，如年龄、职业和可能的兴趣爱好能使患者感到放松，并帮助指导主观检查，了解症状对患者的威胁和（或）意义。探索患者对其自身状况的看法的一般问题可参考第2章。这些信息可能直接和（或）间接地提示TMJ体征。患者职业及其与患者表现的相关性，包括心理社会方面的因素都应该加以考虑。某些职业，如歌手或演员、电话服务工作者和音乐家，尤其是那些需要用到喉舌的乐器演奏者与TMD的发生密切相关。对于全年龄段的学生则需要考虑到考试和评优所带来的压力。

众所周知，与疼痛相关的个体认知、行为和情感反应常独立于疼痛的实际来源（Schiffman等，2014）。相反，疼痛程度与患者对损伤的感知（在他们的感觉皮层）及他们对损伤的关注有关（Okeson，2013）。这可能与感觉神经皮层中的神经投射有关。据估计，感觉皮层中45%的神经与面部、口腔和咽喉相关（Okeson，2013），因此，可以扩大患者对TMD的疼痛体验。TMD确实有重要的心理社会联系和影响因素，临床医生可根据第2章中提及的心理社会因素来进行相关提问。使用适当的结

果评估手段来检查TMD患者中普遍存在的潜在心理因素是有效的（Kraus，2014）。读者可阅读诊断标准Ⅱ来获得更多有用信息（Schiffman等，2014）。

人体图

以下与当前症状的部位和类型相关的信息可以记录在人体图上（参见图2.3），在记录头面部症状时，建议使用分类的面部表格会更加精准。

当前症状的区域

在记录症状区域时要准确。与TMD相关的症状包括位于耳朵、眼睛和牙齿的疼痛，并可能辐射到下颌和颞区（Feinstein等，1954；Rocabado，1983），以及颈部疼痛和头痛（Kraus，2014）。与下颌相关的症状可能包括疼痛、张口受限或下颌活动困难、捻发音［张口和（或）闭口时］、咔嗒音、弹响音和关节绞锁（Kraus，2014）。建议临床医生嘱患者用一根手指指向疼痛最严重的部位。一般情况下，可直接定位于TMJ的疼痛常提示关节内功能障碍。其他症状包括夜间磨牙、非偏头痛性头痛、耳部症状(包括疼痛、耳鸣、胀感和主观听力下降)和头晕（Magee，2014）。临床医生需要检查红旗信号和受累部位的评估注意事项（参见表2.4、表6.2和框6.1）。

应询问患者是否曾经历过失衡、头晕或其他与颈动脉功能障碍（CAD）或椎基底动脉供血不足相关的症状（Kerry，2013）。如果患者有明显症状，临床医生需要判断哪些因素可加重或缓解这些症状、症状的持续时间和严重程度，并最终判定这些症状是否与神经血管病变相关。应对疑似与神经血管因素相关的临床主诉进行

进一步的医学评估（Bogduck，1994；Kerry和Taylor，2006）。有关这方面更进一步的信息可参考Taylor和Kerry（2010）。

与检查部位相关的区域

与症状相关的所有其他区域都需要进行检查。由于颞下颌关节和颈椎的解剖学位置相近（Rocabado，1983；Ayub等，1984；Darling等，1987），临床医生需要仔细考虑与颈椎相关的任何症状。询问疼痛甚至僵硬感很重要，因为这可能与患者的主要症状有关。在人体图上用对勾（√）标记未受累部位。

疼痛的性质

确定疼痛性质。在试图确定疼痛的主要来源是关节内/关节外结构、关节盘后结构或肌肉结构时，这点非常重要。

疼痛的强度

如图2.5所示，疼痛强度可以用视觉模拟评分法来测量。对于慢性TMD、颈椎疼痛和（或）头痛患者，坚持记录一段时间的疼痛日记（参见第2章）对于确定疼痛类型及触发因素应该有帮助。

感觉异常

对颞下颌区域的感觉异常进行详细的检查，如果可以，应同时检查面部、颈椎、上胸椎和上肢（参见第3章）。

持续性或间歇性症状

明确症状的频率，是持续性的还是间歇性的。如果症状是持续性的，明确症状强度是否有变化，因为持续不缓解的疼痛通常提示肿瘤（Greenhalgh和Selfe，2010）。

症状间的关系

确定症状区域之间的关系，它们是相关的还是独立的？例如，患者可能有颌骨部疼痛而无颈部痛，或者疼痛同时出现，这有助于临床推理，如判断颈部痛是否独立于颌骨部疼痛也能帮助制订体格检查计划。

症状的行为

加重因素

临床医生应该询问理论上已知的可导致症状加重的因素或相关结构部位，或许这些结构才是症状源头。颞下颌关节区域常见的加重因素有张口、打哈欠、唱歌、喊叫和咀嚼坚韧的食物，如坚果、肉、水果、坚硬的面包或蔬菜。对于其他区域的加重因素，如果怀疑它们是症状根源，也应该加以询问，详见表2.2。

对于每一个有症状的部位，应明确加重患者症状的特殊运动和（或）姿势，以及这些症状之间的关系。例如，应明确导致持续症状发生或恶化的因素，以及这种加重运动/活动是否能维持，这些因素有助于判断严重程度。TMD患者通常主诉咀嚼是加重因素。然而，如果患者拒绝尝试其他食物种类，明确患者是否只吃软食、是否无法咀嚼、是否能克服疼痛进行咀嚼十分重要。此外，考虑到张口受限的患者可能无法将食物送入口中，他们可能会因此选择较软或流质饮食。而且，询问患者咀嚼时使用哪一侧也很重要。通常咀嚼时食物会在左、右侧之间分配。如果患者单侧咀嚼，明确其原因可以帮助临床医生分析患者症状及单侧咀嚼的原因，包括对关节负荷和肌肉激活的影响。

应明确当一个症状出现或加重时其他症状的情况，以及加重因素停止后症状需要多长时间可缓解，这表明症状的易激性，有助于制订评估计划。与评估计划制订有关的严重性、易激性和性质的更多内容见第2章。

临床医生应明确当前的症状如何影响患者功能，以及功能如何影响症状。例如前倾的头部姿势可改变下颌骨的静息位置，这常见于办公室工作人员。患者可能会在读、写时将手放在下颌上以支撑头部，从而对颞下颌区域造成不平衡的压力。

以上每一项活动的详细信息有利于帮助确定受累部位并明确功能受限情况。这些信息有利于确立治疗的目的和预后。在体格检查中，可用星号（＊）标记强调最明显的功能受限，并在治疗前后对比，以评估疗效（Kerry，2013）。

缓解因素

对于每一个症状区域，临床医生应该询问什么样的动作或姿势可缓解患者该区域的症状、需要多长时间才能缓解，以及当该症状缓解时其他症状有无变化。这些问题有助于明确症状之间的关系及症状的易激性。

临床医生也应该询问那些理论上已知的会导致患者症状缓解的因素，这些因素可能会提示症状来源。例如，将关节处于一个特殊的姿势，来源于颞下颌关节的症状可能会得到缓解，而来自上颈椎的症状可能通过支撑头颈部而得到缓解。临床医生可通过分析能够缓解症状的姿势或动作来帮助确定病变结构（Kerry，2013）。

副功能性活动

咀嚼肌的活动大致可分为两大类：咀嚼和说话等功能性活动和磨牙或咬合牙齿等副功能性活动或非功能性活动（Okeson，2013）。副功能性活动可以发生在白天，也可以发生在睡眠中，可以发生于任一单一活动（咬合）或节律性运动（磨牙）中。它们可以单独发生或同时出现，很难分辨，因此被称为夜间磨牙。提示夜间磨牙和（或）过度功能活动或副功能活动的临床征象是扇形舌、摩擦性角化病、颊黏膜白斑或口腔黏膜白线，以及在口腔检查中发现后磨牙或尖牙磨损（Okeson，2013）。表5.2列出了常见的功能性和副功能性活动。

症状的24小时行为

临床医生可通过询问夜间、早晨、晚间的症状表现来确定24小时内的症状行为。读者可以参考第2章关于日间变化的主观检查。下面这些附加提问可对TMD患者有所帮助。

夜间症状

■ 你在夜间是否磨牙？通常患者对磨牙无自觉，他们的家属可能能提供这一信息。

■ 你有过睡眠呼吸暂停吗？

表5.2　常见功能性和副功能性活动

功能性活动	副功能性活动
咀嚼或嚼食物	磨牙
吞咽	咬紧
言语	过度嚼口香糖
	吐舌
	吮吸面颊
	咬指甲
	咬唇或面颊
	过度关节"咔嗒"声（派对把戏）

■ 你最近或曾经是否需要在夜间配戴咬合板？如果有，需要考虑如下问题：

　　■ 咬合板对你的症状有什么影响？

　　■ 咬合板目前的情况（可以的话，查看咬合板的磨损情况）。

　　■ 最后一次更换咬合板的时间，这可以提示患者磨牙的严重程度。

■ 对于接受过正畸治疗的患者：你是否在夜间使用橡皮筋或塑料牙齿固位器？

早晨和晚间的症状。临床医生需要首先确定症状的表现形式，是在早晨开始时出现，还是贯穿全天或在一天结束时出现。夜间磨牙的患者可能醒来时伴有头痛和（或）面部、下颌或牙齿症状（Kraus，1994）。然而，如果患者有强烈的副功能性活动，他们可能全天都有疼痛并逐渐加重。如果把压力或学习/工作环境当作一个影响因素，比较工作/学习日以及非工作/学习日的症状表现很有必要。

疾病的阶段

为了确定疾病的阶段，临床医生需要询问症状是否改善、恶化或保持不变。这有助于判断预后。

特殊问题和"红旗"筛查

有些特殊问题必须要询问，因为它们可能会提示某些体格检查和（或）治疗的注意事项或禁忌证（参见表2.4）。本书第2章中列出了一些必须要考虑的特殊问题，以鉴别哪些情况适合保守治疗，以及需要转诊到其他相关专科的系统性、肿瘤性或其他非神经肌肉骨骼疾病。对于那些可以出现类似神经肌肉骨骼疾病表现的多种严重的病理过程，读者可以参考Greenhalgh

和Selfe（2010）及本书第2章，以获取更详细的信息。有关上颈段的特殊警示征象问题可参考表6.2。

对于颞下颌关节病变的患者，应考虑以下所列的其他特殊问题。

关节"咔嗒"声

"咔嗒"声通常与关节盘–髁状突异常有关（Okeson，2013；Magee，2014），明确"咔嗒"声产生的本质能够协助诊断和判断预后。张口时下颌骨髁状突滑入后方关节盘下，听诊时可能会听到关节盘复位的"咔嗒"声。当下颌骨髁状突从后关节盘滑出时，可能会听到相应的闭合"咔哒"声。不可复位的关节盘移位可能伴或不伴"咔嗒"声（Pertes和Gross，1995；Magee，2014）。

值得注意的是，关节盘移位的解剖学依据并不总是与患者症状相关。关节盘移位常伴随着"咔嗒"声和下颌运动受限。然而，无痛的"咔嗒"声并不总是提示存在关节功能障碍。"咔嗒"声的原因多种多样，可参考关于关节杂音和潜在表现的诊断标准（Okeson，2013；Magee，2014；Schiffman等，2014）。

夜间磨牙

需要明确夜间磨牙的程度和性质，并分析其与现有症状的关系。磨牙过程中产生的机械力可加重颞下颌关节功能障碍。夜间磨牙通常是压力过大的一种表现，因此分析、探寻与现状相关的心理因素非常重要，这些心理因素可能会直接导致加重和（或）介导当前的临床表现。

紧咬牙

紧咬牙可以发生在夜间或白天。下颌骨正常的静息位是后牙稍微分离，舌尖抵在上颚。紧咬牙可导致相关的咀嚼肌过度活跃，从而引起肌源性疼痛。

牙齿疾病

应该注意上、下牙咬合关系和颞下颌关节的受力情况。完整的牙科病史记录包括手术、拔牙、牙齿矫正、牙齿断裂（可能提示夜间磨牙）及在进行牙齿检查或治疗过程中长时间的张口动作等。应当注意患者是否有牙列松动或义齿，这与计划客观检查方案相关。不对称咬合或牙齿缺失可以影响颞下颌关节的负荷和咀嚼肌（Magee，2014），这可导致颞下颌关节内及周围产生病理性的机械改变。

牙关紧闭

颞下颌关节功能紊乱常见牙关紧闭或张口受限。需要注意这也可能是恶性肿瘤的先兆信号（Beddis 等，2014）。

脑神经疾病

颞下颌关节功能紊乱的症状和体征可能与一些脑神经疾病相似，因此有必要通过进一步的医学检查来明确是否是脑神经疾病表现。相对的，一些已知的脑神经疾病也可能导致或加重颞下颌关节功能紊乱，反之亦然。因此，需要明确每种疾病的相关性，例如：

- 前额和面部的疼痛和（或）感觉异常应该与三叉神经［脑神经（CN）V］痛进行鉴别。
- 应该考虑到支配咀嚼肌的三叉神经也可以造成张口和闭口困难。
- 面部不对称需要与面神经（CN VII）麻痹进行鉴别。
- 听觉症状需要与前庭蜗神经（CN VIII）麻痹相鉴别，而后者往往与恶性肿瘤相关。
- 吞咽问题应该与舌咽神经（CN IX）和迷走神经（CN X）麻痹进行鉴别。
- 舌肌不对称应该与舌下神经（CN XII）病变鉴别（Kerry，2013）。表6.6给出了脑神经评估的信息。

颈部动脉功能障碍

临床医生应识别提示为血管病变的症状，不管是与椎动脉相关（例如，椎基底动脉供血不足）还是与颈内动脉相关。这些血管的病变可以导致类似于颞下颌关节功能紊乱的颅面部症状及体征（参见第6章）。提示血管病变的症状包括：平衡失调、头晕、视力改变（包括复视）、恶心、共济失调、跌倒发作、面部感觉改变、构音障碍、吞咽困难、交感神经麻痹、偏身感觉障碍及偏瘫（Bogduk，1994；Kerry 和 Taylor，2006）。眼睑下垂与颈内动脉病变相关，且有可能被误诊为面部不对称。需特别注意的是，颈内动脉病变相关的咀嚼暂停可模拟机械性颞下颌关节功能障碍。如果存在这种现象，临床医生通常应该确定其加重和缓解因素以资鉴别。相似的症状也可以与上颈椎失稳和内耳疾病相关。值得注意的是，在缺血前期，颈部动脉病变可能仅表现为上颈椎及头部疼痛（Kerry 和 Taylor，2006；Bogduk 和 Govind，2009），如图6.6所示。血管损伤的易感因素和患者血压相关的信息可以帮助诊断（Kerry 和 Taylor，2006，2008，2009）。表6.3介绍了CAD的相关内容，第6章介绍了CAD的检查指导。如果出现额颞部疼痛，临床医生需要与颞动脉炎相鉴别（Kerry，2013）。

耳部症状

耳鸣通常与颞下颌关节症状并存。内耳疼痛、阻塞和听力问题与TMD有关（Magee，2014），这可能是因为颞下颌关节和外耳道接近。如果怀疑耳部症状并非由颞下颌关节引起，应该转诊给相关的专科医生。

头痛

头痛通常与TMD有关，因此，明确头痛源于颈部还是TMJ十分重要。TMD相关的头痛部位通常位于太阳穴区域，下颌运动可加重头痛，咀嚼系统的功能性和（或）副功能性活动和刺激可引发头痛（Schiffman等，2014）。

现病史

第2章已经详细讲述了现病史的一般提问。TMD患者通常表现为疼痛、张口受限和夜间磨牙。对于每一个有症状的部位，临床医生需要清楚症状出现的时间，是突然出现还是缓慢发生，以及是否有已知的原因引发了症状，如外伤、压力、手术或职业。如果发病缓慢，那么医生要清楚患者的生活习惯有无改变，比如食物结构的变化、近期牙科治疗或其他因素。由于特殊事件、外伤，包括扭伤、颌骨直接外伤、长期牙科治疗或外科手术，症状的出现可能是隐匿的（Kraus，2014）。找到以前医疗健康相关的就诊记录很重要，已经有研究报道，每位TMD患者在进行第一次理疗之前平均会咨询3.2位医疗健康专家（Kraus，2014）。

既往史

以下信息可通过询问患者和（或）查询就医记录获得：

■ 任何相关牙科/疾病史的详细信息，特别是涉及牙齿、下颌、颅骨或颈椎。

■ 任何之前的发作史：多少次发作？什么时候？什么原因？发作频率？每次发作后是否完全恢复？如果之前未发作，患者是否曾出现颞下颌关节或颈椎僵硬的情况？询问外伤史或反复发作的轻微外伤。

■ 确认既往任何治疗对相同或类似疾病的效果。

■ 患者服用过相应的药物/实验药物吗？药物对症状的影响如何？

■ 患者最近是否接受过相关的医疗美容，例如面部填充。在评估运动过程中，填充剂可以移动，因此，临床医生需要清楚面部填充剂是从哪个部位注射的，评估运动时应避开该部位。

体格检查计划

当所有的信息收集完整后，主观检查环节结束。为了便于参考，在这个阶段用高亮星号（*）标记重要的发现，特别是当一个或多个功能受限时标记很有用。然后，可以在随后的治疗中重新检查这些症状和体征，以评估治疗干预效果。关于体格检查计划的一般注意事项，如检查顺序和禁忌证，请参考第2章。此外，临床医生可能会考虑原始诊断和鉴别诊断，可以考虑使用"必须、可能、应该"列表。因此，一份计划表有助于临床医生应对通常复杂的临床思考过程（参见图2.10）。

主观检查中的信息能帮助临床医生合理地计划体格检查。症状的严重性、易激惹及性质是影响体格检查步骤选择和优先性的主要因素。临床医生的首要问题可能是：患者的情况是否适宜我作为治疗师来处理？例如，表现为明显脑神经麻痹的患者在尽快医疗转诊之前，可能只需要完整的神经系统体查。患者的症状性质对体格检查有主要影响。临床医生的第二个问题可能是：这个患者是否有肌肉骨骼功能障碍？为了回答这个问题，临床医生需要进行全面的体格检查。然而，如果症状较严重和（或）易激惹，便不太可能进行全面的体格检查。读者可以参考第2章，以便根据症状的严重性、易激惹程度及性质来调整体格检查。

当计划颞下颌区的特殊体格检查时，要考虑以下几点：

■ 进行TMJ检查时，也要做上颈段的检查。因此，上颈段的检查总是在"必须"项目中。

■ 体格检查时一定要注意是否存在进一步检查的注意事项和（或）禁忌证，如椎基底动脉供血不足、神经系统疾病、近期的骨折、外伤、接受类固醇治疗或类风湿关节炎病史。也有一些进一步的检查和治疗可能会是禁忌证的情况，如脊髓压迫症。当进行检查，包括口腔检查时，应关注一些注意事项，如牙列松动、义齿、害怕医生等。注意病史，包括癫痫史，不建议在癫痫发作、牙齿重度咬合时评估辅助运动，这非常危险。

■ 了解近期使用的医疗美容技术，如面部填充剂，在体格检查中应避免移动。

体格检查

建议在患者的体格检查记录里，用星号（*）标记每一个能够显著诱发或减轻患者症状的检查，以便于参考。被强调的检查可称为"星号"或"标记"。

下面所讲述的体格检查顺序和相关细节针对不同患者时应因人而异。有些检查与患者症状不相关，有些检查可以简单进行，而有些检查则需要完整、系统地实施。读者必须知晓的是，相关的检查方法和技巧非常多，但本章只提到了其中一部分，如何选择也取决于患者与医生的配合程度及临床医生的偏好。因此，缺乏经验的年轻医生刚开始可能只会生搬硬套，但熟练后就会找到适合自己的最佳方法（Kerry，2013）。临床医生应该向患者解释体格检查并取得其同意，包括口腔检查。

观察

非正式观察

在主观检查的起始阶段，临床医生便开始非正式观察了，如观察患者说话时的发音的情况和功能障碍表现，观察一直持续至体格检查结束。第3章提供了非正式观察的详细信息。

正式观察

临床医生需要在动态和静态情况下分别观察患者，记录颈部和下颌运动特点、姿势特征和面部表情。

姿势观察

观察患者体位和颈部姿势。颈部和下颌之间的肌筋膜相互关联，如果有一方姿势异常，便会影响到另一方。对于颅面部观察，临床医生可借助图5.1所示的解剖标志观察面部对称性。

检查面部的视线、双瞳孔线、耳线和咬合线是否平行（图5.1）。此外，下颌骨的长度（后–前）可由测量TMJ线到颏部的

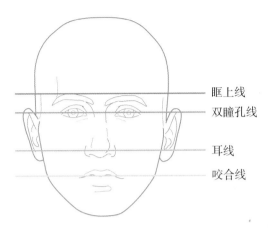

眶上线
双瞳孔线
耳线
咬合线

图5.1 可以通过比较眶上线、双瞳孔线、耳线和咬合线来检查面部的对称性，正常状态下这些连线相互平行。（*From Magee 2014, with permission.*）

前切迹的距离得到，注意两边的差异。临床医生需注意任何部位的瘫痪，例如嘴角下垂提示有贝尔麻痹。

临床医生还应检查面部和TMJ的骨组织和软组织。临床医生也应观察下颌骨的休息位，也称为下颌骨的上姿势位。下颌骨处于休息位时，后牙略为分开；下颌骨处于松弛位时，舌尖紧贴着腭部，正好位于上中切牙内面的后方。医生还需检查牙尖间位置，即后牙咬合在一起，并观察患者的牙齿是否有错咬合，例如：

■ 下颌下咬合（下颌牙齿在上颌牙齿前面）或者Ⅲ类咬合（Okeson，2013）。

■ 覆咬合（上颌牙齿在下颌牙齿前面——2mm的覆咬合是正常的）或者Ⅱ类咬合（Okeson，2013）。如果覆咬合明显，可用尺子测量并记录覆盖的程度（上颌门牙与下颌切牙的距离）（Magee，2014）。

■ 反咬合（下颌向一侧偏移，使用两个正中切牙之间的切牙间隙作为下颌和上颌间距的参考点）。

注意是否有错𬌗畸形和咬合干扰，它

们通常出现于牙齿缺失、成形不良或戴牙托、义齿或植入物时。

肌肉形态观察

咀嚼肌包括咬肌、颞肌、翼内肌和翼外肌，而只有咬肌和颞肌是可见的，它们可能会出现肥大或萎缩。如果出现姿势异常，可能是由肌肉不均衡因素引起，需要检查颈椎旁肌及肩带肌肉。

口腔观察

临床医生应检查患者的牙龈健康状况，并检查口腔内是否有紧咬牙或磨牙的迹象。提示存在磨牙症或磨牙事件的三个常见临床征象是：

1. 颊白线或颊黏膜摩擦性角化（颊内部隆起）（图5.2）。

2. 后磨牙磨损面损坏加重（图5.2）。

3. 舌皱缩（舌头上的齿痕）（图5.3）。

观察口腔时，有条件时可借助手电筒和压舌板。口腔检查所见的临床征象可能提示功能性过度活动或副功能活动（Okeson，2013）。如果患者的症状存在昼夜变化，那么重要的是观察他们在醒来时、中午和晚上的临床症状，以确定他们的副功能活动是夜间活动还是白天持续活动。如果功能性过度活动或副功能活动持续一天，那么患者可以有意识地减少这些活动对TMD的影响。

软组织观察

临床医生应观察患者TMJ的皮肤颜色和水肿，以及面部或牙龈表现，并为进一步检查提供参考。临床医生在触诊时应观察患者的淋巴腺和淋巴组织，如果感觉或怀疑有异常，可适度参考。

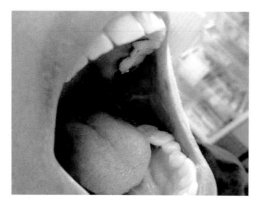

图5.2 口腔内颊白线（颊黏膜摩擦性角化），后磨牙磨损平面损坏或扁平，这些都提示存在磨牙。

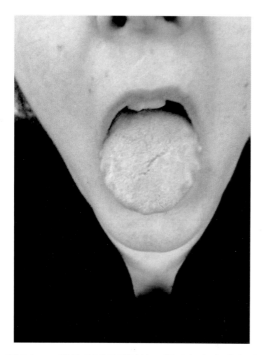

图5.3 口腔检查可见舌皱缩，提示存在咬牙或牙齿咬舌。

患者的态度和感受观察

患者的年龄、性别、种族及其文化、工作和社会背景都会影响他们看待自身、疾病及对医生的态度和感受。临床医生需要有此意识并敏锐地察觉患者的态度，并和患者适当沟通，以建立良好的医患关系，同时提高患者对治疗的依从性（Kerry，2013）。

主动生理运动

对于主动被动生理活动，临床医生需要注意第3章中提到的常见步骤和注意事项。此外，临床医生还需要考虑与TMD有关的以下几点。

- 评估运动性质：轻微的半脱白、咯咯作响或张口和（或）闭口时的咔嗒声。
- 评估运动范围：范围过大，尤其是张口时，提示TMJ活动过度。
- 观察颈前肌肉的过度活动，尤其是张口时。
- 观察张口的变化：
  - 偏离是指在张口时下颌骨偏离的位置，但张口至最大程度时恢复正常的中线关系（Okeson，2013）。
  - 偏转是指下颌在张口时向一侧移动，不会恢复正常的中线关系（Okeson，2013）。

颞下颌关节的运动可以用尺子进行测量，测量前牙的切缘之间的距离，如图5.4所示。无痛性张口时测量切牙间的距离已被证明是可靠和有效的（de Wijer等，1995；Beltran-Alacreu等，2014），以毫米作为距离单位较为可靠（Dworkin等，1990；Walker等，2000）。

TMJ的运动可以如图5.5所示，或如主动运动图所示进行记录。表5.3中罗列的在压力下张口/闭口、前伸/后缩和横向偏移的活动情况见图5.6，并在患者坐位（Kerry，2013）或仰卧位下进行检查。临床医生确定患者在休息时和每次运动前的症状，并纠正运动偏差来确定其与患者症状

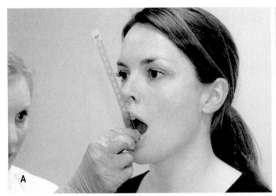
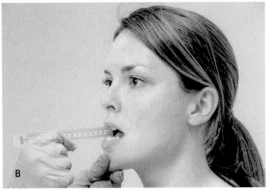
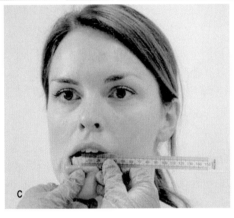

图5.4 用尺子测量口腔运动和颞下颌关节主动活动范围。（A）最大舒适度和最大限度地张开口或切牙。要求患者张口直至患者感觉疼痛，即为最大舒适度地张口。这可测量前牙的切缘之间的距离。患者张口至最大程度，即使存在疼痛，以尽可能张开口，被称为最大限度地张口，此时重复上述测量。（B）突出。（C）横向偏离。

的相关性。在主动运动过程中，触诊髁突的运动有助于了解运动性质及关节的生物力学特征，首次张口至20~25mm是一个旋转运动，此后则是一个平移运动。下颌髁外侧过度前移可能表明TMJ过度运动。如图5.7所示，在颌骨运动期间听诊关节，临床医生可听到关节的声音，包括咔嗒声或捻发音。

TMJ的运动和可能变化见表5.3。可以进行各种鉴别试验（Rocabado，2004；Hengeveld 和 Banks，2014；Magee，2014），选择哪种鉴别试验取决于患者的体征和症状。

可能需要检查其他区域，以确定其与患者症状的相关性，它们可能是症状的来源，也可能是导致症状的原因。最有可能的区域是上颈椎和颈椎，这些区域内的关节需全部检查（参见第6章和第7章），或者经过筛选试验后选择其中一部分进行检查（参见第3章）。

在对下颌运动的全面观察过程中，患者在主观检查过程中一直在说话，因此，也对一些功能水平进行了检查。此时可进行任何进一步的检查。从主观检查发现，尤其是加重因素中可获得线索，以进行适当的检查。

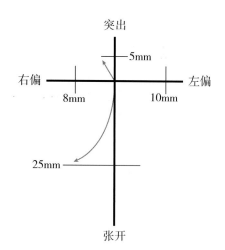

图5.5　颞下颌关节运动记录结果的示例。正常情况下，开口35~45mm，关节动力学通常以4：1的比例起作用，即每1mm的水平偏移/突出可开口4mm。（*From Rocabado 2004.*）

表5.3　主动运动及可能的改良总结

主动运动	改良的主动运动
颞下颌关节	重复
张口	改变速度
闭口	组合运动，如：
前伸	■ 开口然后侧偏颌
后缩	■ 先侧偏颌再开口
后缩时张口	■ 先前伸下颌再开口
颌左偏	■ 先后缩下颌再开口
颌右偏	持续开口
上颈椎运动	鉴别试验
损伤性运动	功能水平
颈椎运动	
胸椎运动	

被动生理运动

临床医生可以在患者取仰卧时被动移动TMJ。比较主动和被动运动时症状的反应有助于确定病变结构。被动的生理运动也可以明确有功能障碍的一侧，但可能不是症状侧。其他区域可能也需要检查，以确定它们与患者症状的相关性。

肌肉检查

肌肉检查包括肌肉力量、肌肉控制、耐力和等长收缩。

肌肉力量

如图5.8所示，临床医生需要检查可下压、上抬、前伸、后缩、侧拉下颌的各肌群，如果可以，还可检查颈部肌肉。然而，Kraus（1994）认为下颌肌无力在颞下颌关节疾病中非常少见，且难以用手确定。需重点注意附着于前椎间盘和下颌髁突的翼外肌，其可导致椎间盘功能障碍患者出现疼痛或痉挛。

肌肉控制

过度咀嚼活动被认为是引起颞下颌关节紊乱的一个因素。应该检查颈椎肌肉，尤其是颈深屈肌。颈椎的活动和姿势已被证明可减少TMD患者的疼痛并提高其咀嚼功能（McNeely等，2006）。

等长收缩检查

如图5.8所示，在静息状态下检查负责下压、上抬、前伸、后缩和侧拉下颌的肌群，如果有异常，应在生理活动范围内的不同位置进行检查。如果可以，也可以检查颈部肌肉。另外，临床医师可以观察维持某个姿势不动所需肌肉的收缩特点（可在患者闭眼时进行）。例如，某些患者无法阻止关节运动，或者虽然可以让关节不动，但却伴有过度的肌肉活动，以上两种情况均提示患者存在神经肌肉功能障碍（Kerry，2013）。

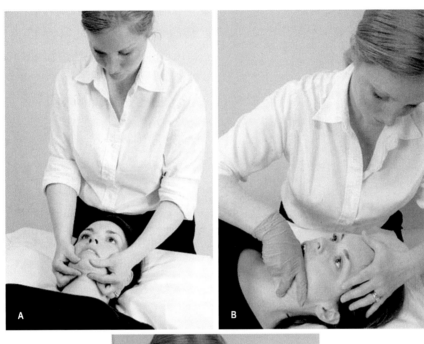

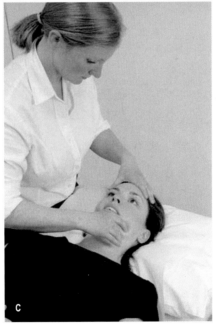

图 5.6 对颞下颌关节施压。(A) 下压 (张口) 和上抬 (闭口)。医生双手手指和拇指轻轻地抓住患者下颌骨,然后向下压和向上抬下颌骨。(B) 前伸和后缩。医生用戴手套的拇指放在患者口腔内底部前牙的后方。然后拇指加压,使患者下颌骨前伸和后缩。(C) 水平偏移。医生左手固定患者头部,右手环绕患者下颌骨,左右移动患者下颌骨。

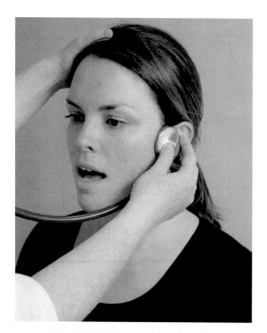

图5.7   颞下颌关节（TMJ）听诊。临床医生将听诊器置于患者TMJ上，在TMJ主动活动范围、张口/闭口、突出和水平偏移时，听诊咔嗒声或捻发音。

耐力检查

无论阻力存在与否，临床医生可以通过重复运动来检查肌肉，并观察运动的性质和运动距离。对于那些经常使用TMJ的患者，如歌手和演员来说，这一点尤为重要。

神经系统检查

神经系统检查包括神经系统完整性检查、神经动力学检查及其他神经功能检查。

神经系统的完整性检查

一般来说，如果患者症状局限于上颈椎和头部，神经系统检查范围可局限于脑神经和C1~C4神经根分布区（见表6.6）。

皮节/周围神经

用棉棒和针尖分别检查患者面、头、颈部的轻触觉和痛觉（具体可参考第3章）。临床医生可以根据神经根（皮节）和周围神经的感觉分布特点，将患者的感觉障碍定位于神经根或周围神经。

肌节/周围神经

肌节的检查可参考第3章相关内容和表3.8：

- 三叉神经（CN Ⅴ）。
- 面神经（CN Ⅶ）。
- 副神经（CN Ⅺ）。
- C1~C2。
- C2。
- C3。
- C4和副神经。

了解神经根（肌节）和周围神经的肌肉支配特点可以帮助临床医师区分患者的肌无力是由神经根损伤所致还是由周围神经损伤所致。

反射检查

微微张口时用叩诊锤快速敲击下颏，可引出下颌反射，该反射定位于三叉神经。正常情况下可见下颌轻轻抽动，过度抽动则提示双侧上运动神经元损伤。

神经动力学检查

以下神经动力学检查有助于确定导致患者症状的受损神经结构：

- 被动屈颈。
- 上肢神经动力学检查。
- 直腿抬高试验。
- 塌陷试验。

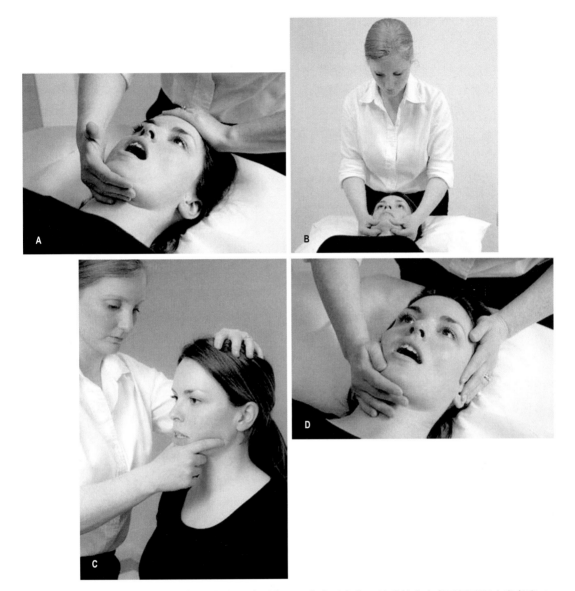

图5.8 颞下颌关节运动的力量检查。(A)阻力下张口。临床医生将一只手放在患者下颌下阻止患者张口，另一只手固定患者头部。(B)阻力下闭口。临床医生将两只手放在患者下颌上，阻止患者闭口。(C)阻力下前伸。临床医生将手的虎口放在患者下颌下，并阻止患者下颌前突。(D)阻力下侧向偏移。临床医生将一只手放在患者下颌骨上，另一只手固定患者头部，从而阻止下颌侧向移动。

具体检查方法可参考第3章相关内容。

舌-下颌反射 (CN V)

将舌体主动地靠在软腭上，正常情况下，咀嚼肌应为放松状态。此反射消失可能提示颞下颌关节/上颈部存在感觉运动功能异常 (Kerry, 2013)。

其他检查

为协助鉴别诊断，临床医生可能需要做以下进一步检查:

■ 椎-颈动脉检查 (Kerry和Tyalor, 2006, 2009) (参见第6章)。

■ 当怀疑颞动脉炎时，需要触诊颞动脉，颞动脉触痛或搏动增强为阳性 (Kerry, 2013)。

■ 进一步检查脑神经。如果高度怀疑存在周围神经病变，应建议行进一步检查 (参见第6章)。

触诊

触诊包括TMJ和上颈椎 (参见第6章)。在人体图 (参见图2.3) 和 (或) 触诊图 (参见图3.35) 上记录触诊结果。

临床医生可参考第3章的一般触诊思考和指导 (参见框3.5)。此外，在触诊时，以下几点对颞下颌关节有特异性:

■ 下颌骨和TMJ的位置和突出程度。

■ 咀嚼肌中任一肌肉发生痉挛或诱发痉挛。

■ 骨性标志 (颧弓、下颌支和髁突)、韧带、肌肉 (咬肌、颞肌、翼内肌、翼外肌、头夹肌、枕骨下肌群、胸锁乳突肌、二腹肌) 和肌腱的压痛。检查舌骨及甲状软骨有无触痛。检查有无扳机点 (参见图3.36)。

■ 颞肌的肌腱嵌入下颌的冠状突起 (图5.9)。

■ 内侧翼状胬肉也可在口腔内触及; 然而，正常人会感觉非常不舒服。

■ 淋巴腺是否增大。

■ 是否可触及翼外肌仍存在争议，但可经口腔间接触及 (Rocabado和Iglarsh, 1991)。

辅助运动

建议使用触诊图和运动图表 (或关节图) 来记录相应的检查结果，详见第3章。进行辅助运动检查可参考第3章的一般考虑。除一般考虑外，以下考虑是特异于颞下颌关节的。

颞下颌关节的辅助运动如表5.4、图5.10及以下所示:

■ 前后 (由于高度神经支配的椎间盘后区受压，一般不进行评估)——有关此检查的位置请参考Kerry(2013)。

■ 后前。

■ 内侧横移。

■ 外侧横移。

■ 纵向尾侧移动。

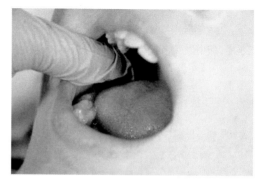

图5.9 口腔内检查颞肌的肌腱嵌入下颌的冠状突起。临床医生的手指沿前缘向上移动，直至触及冠状突起和肌腱的升支。

表5.4　辅助运动、运动方式的选择和重新评估患者的星号项目

辅助运动	运动方式的选择	明确辅助运动与患者症状之间的关系
颞下颌关节	起始姿势，如下颌开、闭、前伸、	重新评估星号项目
↕　　　前后运动	后缩、侧偏或这些姿势的不同组合	
↕　　　后前运动	施力的速度	
→　　　内侧横向移动	施力的方向	
→　　　外侧横向移动	施力的作用点	
↔　　　纵向尾部移动		
↔　　　纵向头部移动		
上颈椎	同上	重新评估星号项目
颈椎	同上	重新评估星号项目
胸椎		重新评估星号项目

■ 纵向头侧移动。

如图5.10所示，辅助运动可在仰卧位下进行，也可在半卧位进行（Kerry，2013）。在颞下颌关节的辅助运动之后，临床医师应重新评估所有"星号"标记的体格检查项目（可再现患者症状的运动或检查），以明确辅助运动与患者症状和体征之间的关系。另外，应该同时对那些可能为症状来源的其他相关区域进行辅助运动检查。

颞下颌关节的其他检查

动力负荷和牵拉

临床医生在患者一侧上、下磨牙之间放一个棉卷，并让患者咬棉卷，注意产生的疼痛。患者可在左侧或右侧颞下颌关节感受到疼痛，因为咬棉卷时在放有棉卷的一侧可牵拉颞下颌关节，而在另一侧则会压迫颞下颌关节（Hylander，1979）。

咬负荷试验（压舌器试验）

当患者单侧咬压舌器时，压舌器一侧的颞下颌关节间压力减小，另一侧颞下颌关节压力增加，这有助于确定颞下颌关节疼痛是关节性还是肌源性疼痛（Rocabado

和 Iglarsh，1991；Okeson，2013）（图5.11）。

通过外耳道触诊

如图5.12所示，颞下颌关节可以在耳屏的前方方向后经外耳道进行触诊（De Wijer 和 Steenks，2009）。在下颌运动时可触及颞下颌关节，临床医生可感觉到每个髁的旋转和平移距离是否相等，以及在返回休息位时是否有相同的运动（Magee，2014）。需要与正常运动参数和生物力学指标进行相关性分析。若有指征，这也可以作为一种微型治疗，可在张口（运动动员）时向后前方滑行至下颌髁。

检查结束

完成上述检查后，对颞下颌区域的检查就已结束。临床医生通过主观检查及体格检查可获得大量临床资料，这些信息需要迅速且准确地记录，此时，有一个概括性的检查图表（参见图3.50）就显得十分重要。但临床医生不能简单地按照图表中的顺序进行检查。每个患者的临床表现各不相同，这也需要在体格检查中得到体现。可用星号（*）标记检查过程中发现的一些

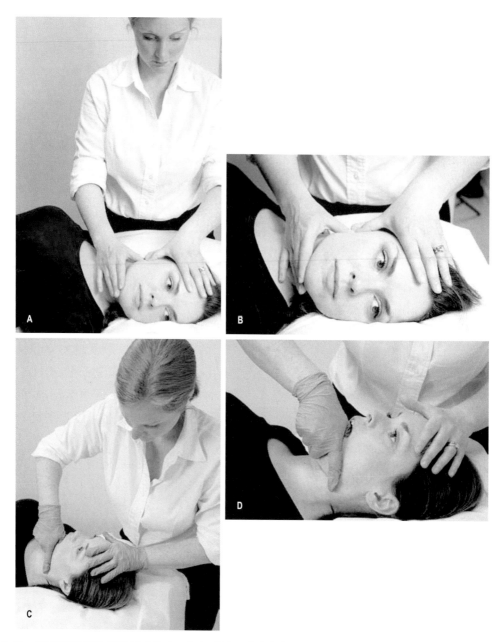

图5.10   颞下颌关节的辅助运动检查。(A)后前。当患者侧卧时，医生拇指对患者下颌骨头部的后方施加后前方压力。(B)内侧横移。当患者侧卧时，医生将拇指置于患者下颌骨的外侧面，向内施压。(C)外侧横移。医生一手固定患者头部，另一只手戴手套并伸入患者口腔，拇指沿下颌骨长轴置于其内侧面。此时，拇指加压可以使下颌骨向外侧移动。(D)纵向头侧和尾侧移动。患者取仰卧位，医生一只手固定患者头部，另一只手戴手套并伸入患者口腔，置于后下部牙齿的顶部。医生拇指和其他手指紧握下颌骨，并施加一个向下的压力（纵向尾侧移动）和向上的压力（纵向头侧移动）。

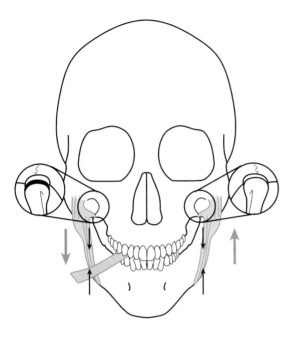

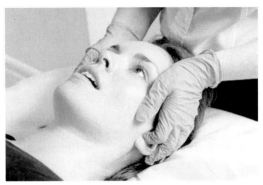

图5.12 经外耳道触诊下颌髁突。张口或闭口时，或者在张口或闭口运动过程中，医生在患者耳屏前稍外侧经外耳道向后触诊其颞下颌关节。

图5.11 嘱患者咬压舌器。单侧咬硬物时，咬合侧的关节间压力突然降低，另一侧则相反，这有助于确定病灶侧。(*Modified from Okeson 2013, with permission.*)

重要体征，以便在随后的治疗中评估疗效。

表3.9总结了一些能够提示关节、神经或肌肉为症状来源的体格检查方法。读者可参考第3章有关体格检查的指南，包括将信息收集与临床推理相结合。至于治疗和管理原则指南，读者可参阅相关教材（Petty和Barnard，2017）。

临床检查的有效性

一般来说，单独的TMD检查有效性较差（Chaput等，2012；Julsvoll等，2016）。然而，一系列阳性检查结果有助于诊断不能自行复位的椎间盘前移，准确性为71%（Julsvoll等，2016），敏感性为0.71，特异性为0.91（Julsvoll等，2016）。然而，Schiffman

等（2014）在TMD的诊断标准中提出，不能自行复位的椎间盘前移的诊断方法的敏感性应为0.80或者更高，特异性为0.91或者更高，这对Julsvoll等（2016）描述的一系列检查的有效性提出了质疑。最好的单项检查是牙签或咬合试验，其敏感性相同，但特异性较低。然而，我们仍然建议行影像学检查来明确诊断TMJ的相关问题（Schiffman等，2014）。

TMD的多学科团队合作

由于TMD具有多面性和关联性，评估和管理TMD患者时，应考虑多学科团队合作。TMD患者所有的体征和症状无法用一个病因解释，所以也没有单一的治疗策略来治疗TMD患者。已有证据支持多模式和多学科的方法来治疗TMD患者（Medlicott和Harris，2006；Ahmed等，2014）。

TMD最初的保守治疗方法（Dimitroulis，1998；Lyons，2008；Wright和North，2009）包括理疗、教育、药物治疗和使用咬合保护（咬合夹板）。外科干预，包括关节穿刺术或TMJ镜检查（Guo等，2009），则用于部分患者。TMJ机械性表现的手法治疗和多模式治疗手段在一些研究中心已被证明是有效的（Cleland和Palmer，2004；McNeely等，2006；Medlicott和Harris，2006；Shin等，2007；Martins等，2016）。因此，需要物理治疗师来为TMD患者提供全面的评估和有效的管理。

参考文献

Ahmed, N ., et al., 2014. Temporomandibular joint multidisciplinary team clinic. Br. J. Oral Maxillofac. Surg. 52, 827–830.

Ayub, E., et al., 1984. Head posture: a case study of the effects on the re&t position of the mandible. J, Orthop. Sports Phys. Ther. 5, 179–183.

Bed.dis, H.P., et al., 2014. Temporomandibular disorders, trismus and malignancy: development of a checklist to improve patient safety. Br. Dent. J. 217, 351–355.

Beltran-Alacreu, H., et al., 2014. Intra-rater and inter-rater reliability of mandibular range of motion measures considering a neutral craniocervical position. J. Phys. Ther. Sci. 26, 915–920.

Bogduk, N., 1994. Cervical causes of headache and dizziness. In: Boyling, J.D., Palastanga, N. (Eds.), Grieve's modern manual therapy, second-ed. Churchill Livingstone, Edinburgh, p. 317.

Bogduk, N ., Bartsch, T., 2008. Cervicogenic headache. In: Silberstein, S.D., et al. (Eds.), Wolff's headache, eighth ed. Oxford University Press, New York, pp. 551–570.

Bogduk, N., Govind, J., 2009. Cervicogenic headache: an assessment of the evidence on clinical diagnosis, invasive tests, and treatment. Lancet Neurol. 8, 959–968.

Chaput, E., et al., 2012. The diagnostic validity of clinical tests in temporomandibular internal derangement: a systematic review and meta-analysis. Physiother. Can. 64, 116–134.

Cleland, J., Palmer, J., 2004. Effectiveness of man-
ual physical therapy, therapeutic exercise, and patient education on bilateral disc displacement without reduction of the temporomandibular joint: a single case design. J, Orthop. Sports Phys. Ther. 34, 535–548.

Cowgill, H., 2014. Physiotherapy management of temporomandibular disorders. In Touch 146, 18–23.

Darling, D.W., et al. 1987 Relationship of head posture and the rest position of the mandible. Tenth International Congress of the World Confederation for Physical Therapy 203–206.

de Wijer, A., Steenks, M.H., 2009. Clinical examination of the orofacial region in patients with headache. In: Cesar Fernandez-delas-Penas, C., et al. (Eds.), Tension-type and cervicogenic headache – physiology, diagnosis, and management Jones & Bartlett, Sudbury, MA, pp. 197–206.

de Wijer, A., et al., 1995. Reliability of clinical findings in temporomandibular disorders. J, Orofac. Pain 9, 181–191.

Dimitroulis, G., 1998. Temporomandibular disorders: a clinical update. Br. Med. J. 317, 190–194.

Dworkin, S.F., et al., 1990. Assessing clinical signs of temporomandibular disorders: reliability of clinical examiners. J. Prosthet. Dent. 63, 574–579.

Feinstein, B., et al., 1954. Experiments on pain referred from deep somatic tissues. J. Bone Joint Surg. Am. 36A, 981–997.

Greenhalgh, S., Selfe, J., 2010. Red flags II: a guide to identifying serious pathology of the spine. Elsevier, Edinburgh.

Guo, C., et al., 2009. Arthrocentesis and lavage for treating temporomandibular joint disorders. Cochrane Database Syst. Rev. (4), CD004973.

Hengeveld, E., Banks, K., 2014. Maitland's peripheral manipulation, fifth ed. Elsevier, Churchill Livingstone.

Hotta, T.H., et al., 1997. Involvement of dental occlusion and trigeminal neuralgia: a clinical report J, Prosthet. Dent 77, 343–345.

Hylander, W.L., 1979. An experimental analysis of temporomandibular joint reaction forces in macaques. Am. J. Phys. Anthropol. 51,433.

Julsvoll, E.H., et al., 2016. Validation of clinical tests for patients with long-standing painful temporomandibular disorders with anterior disc displacement with reduction. Man. Ther. 21, 109–119.

Kerry, R., 2013. Examination of the temporomandibular region. In: Petty, N.J. (Ed.), Neuromusculoskeletal examination and assessment. Churchill Livingstone, Edinburgh, pp. 169–187.

Kerry, R., Taylor, A.J., 2006. Cervical arterial dysfunction assessment and manual therapy. Man. Ther. 11, 243–253.

Kerry, R., Taylor, A.J., 2008. Arterial pathology and cervicocranial pain - differential diagnosis for manual therapists and medical practitioners. Int. Musculoskelet. Med. 30, 70–77.

Kerry, R., Taylor, A.J., 2009. Cervical arterial dysfunction: knowledge and reasoning for manual physical therapists. J. Orthop. Sports Phys. Ther. 39, 378–387.

Kraus, S.L., 1994. Physical therapy management of TMD. In: Kraus, S.L. (Ed.), Temporomandibular disorders, second ed. Churchill Livingstone, Edinburgh.

Kraus, S., 2014. Characteristics of 511 patients with temporomandibular disorders referred to physical therapy. Oral Surg. Oral Med. Oral Pathol. Oral Radiol. 118, 432–439.

Lyons, M.F., 2008. Current practice in the management of temporomandibular disorders. Dent. Update 35, 314–318.

Magee, D.J., 2014. Orthopedic physical assessment, sixth ed. W.B. Saunders, Philadelphia.

Mansilla-Ferragut, P., et al., 2009. Immediate effects of atlantooccipital joint manipulation on active mouth opening and pressure pain sensitivity in women with mechanical neck pain. J. Manipulative Physiol. Ther. 32, 101–106.

Martins, W.R., et al., 2016. Efficacy of musculoskeletal manual approach in the treatment of temporomandibular disorder: a systematic review with meta-analysis. Man. Ther. 21, 10–17.

McNeely, M.L., et al., 2006. A systematic review of the effectiveness of physical therapy interventions for temporomandibular disorders. Phys. Ther. 86, 710–725.

Medlicott, M.S., Harris, S.R., 2006. A systematic review of the effectiveness of exercise, manual therapy, electrotherapy, relaxation training, and biofeedback in the management of temporomandibular disorders. Phys. Ther. 86, 955–973.

Okeson, J.P., 2013. Management of temporomandibular disorders and occlusion, seventh ed. Elsevier, St Louis, MO.

Pertes, R.A., Gross, S.G., 1995. Clinical management of temporomandibular disorders and orofadal pain. Quintessence, Chicago.

Petty, N.J., Barnard, K., 2017. Principles of musculoskeletal treatment and management: a handbook for therapists, third ed. Elsevier, Edinburgh.

Rocabado, M., 1983. Biomechanical relationship of the cranial, cervical and hyoid regions. Cranio. 1, 62–66.

Rocabado, M., 2004. A university student with chronic facial pain. In: Jones, M.A., Rivett, D.A. (Eds.), Clinical reasoning in manual therapy. Butterworth Heinemann, Edinburgh, pp. 243–260.

Rocabado, M., Iglarsh, A., 1991. Musculoskeletal approach to maxillofacial pain. J.B. Lippincott, Philadelphia, PA.

Schiffman, E.L., et al., 1990. The prevalence and treatment needs of subjects with temporomandibular disorders. J. Am. Dent. Assoc. 1, 295–303.

Schiffman, E., et al., 2014. Diagnostic criteria for temporomandibular disorders (DC/TMD): for clinical and research applications: recommendations of the international RDC/TMD consortium network and orofacial pain special interest group. J. Oral Facial Pain Headache 28, 6–27.

Shin, B.C., et al., 2007. Effectiveness of combining

manual therapy and acupuncture on temporo-mandibular dysfunction: a retrospective study. Am. J. Chin. Med. 35, 203–208.

Taylor, A.J., Kerry, R., 2010.A 'systems based' approach to risk assessment of the cervical spine prior to manual therapy. Int. J. Osteopath. Med. 13, 85–93.

Walker, N., et al., 2000. Discriminant validity of temporomandibular joint range of motion measurements obtained with a ruler. J. Orthop. Sports Phys. Ther. 30, 484–492.

Wright, E.F., North, S.L., 2009. Management and treatment of temporomandibular disorders: a clinical perspective. J. Man. Manip. Ther. 17, 27–54.

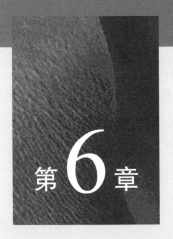

第6章 上颈部检查

Gail Forrester-Gale

引言

枕骨、寰椎（C1）、枢椎（C2）和周围的软组织统称为颅颈椎区（CCS），这是一个在解剖学和生物动力学上独一无二的区域，也是脊椎最灵活的区域。枕骨和C1之间及C1和C2之间无椎间盘。C1椎骨缺乏棘突，它类似于一个骨环，通常被称为枕骨和C2之间的"垫圈"（Bogduk，2002）。C2有一个垂直的骨结构，称为齿状突，可维持稳定性并保证灵活性。这些椎骨与C3共同构成一个独特的复合关节，被称为以下名称。

- C0~1：寰枕关节（A-O关节）。
- C1~2：寰枢关节（A-A关节）。
- C2~3：小平面关节。

A-O关节是一种双髁关节，其关节表面长而薄，前后走行。这种结构有利于上颈椎在矢状面上进行屈曲和伸展运动，也称为缩回和牵引，类似于点头运动（Bogduk和Mercer，2000；Amiri等，2003；Chancey等，2007）。A-A关节由三个关节组成：齿状突和骨小韧带环之间的中央枢轴关节，以及两侧的两个双凸面、水平方向的小平面关节。中央枢轴关节由横韧带和寰椎前突形成。这种三合一的结构有助于旋转运动，

这是CCS乃至整个脊柱中范围最大的运动，每侧可产生38°~56°的旋转（Ishii等，2004；Salem等，2013）（图6.1）。由于枕寰枢关节的表面构造，旋转和侧屈运动不是单一的，而是耦合的。上颈椎（UCS）的旋转始终伴随对侧侧弯（Salem等，2013）。

CCS的稳定性是通过韧带系统的机械约束和神经肌肉系统的感觉运动控制相结合来保持的。为该区域提供稳定性的主要韧带通常是横韧带（图6.2A）和翼状韧带，以及其他韧带，包括覆膜在内，则充当第二稳定结构（Krakenes等，2001；Brolin和Halldin，2004；Krakenes和Kaale，2006；Tubbs等，2007；Osmotherly等，2013a）（图6.2B）。

直接作用于CCS并保证动态稳定性和本体感受的关键肌肉群包括前面的颅颈屈肌（CCF）肌群（图6.3A）和后面的枕下肌（SOM）组肌群（图6.3B）（McPartland和Brodeur，1999；Falla，2004；Schomacher和Falla，2013）。

头部、上颈椎和颈部受前4对脊神经支配。神经根从C0~C1开始发出，分为背侧支和腹侧支。颈丛由C1~C4的前支组成，并支配前外侧颈部、枕骨、耳郭和外侧乳突区域的皮肤和躯体结构（图6.4）。C1~C4

脊神经的后支支配后颅颈椎的皮肤和躯体结构（见图6.24）。

上颈部神经根和周围神经干可能是头部、颈部和面部疼痛的根源。在有神经根疾病的情况下，牵涉痛的模式按皮节分布；而在周围神经病变的情况下，牵涉痛则累及该神经支配的皮肤区域（参见图3.16）。

颈内动脉（ICA）和椎动脉（VA）供应大脑和脑干血液，二者由Willis环连通（图6.5）。颈内动脉和椎动脉分别由颈内神经丛和椎神经支配。这些神经与三叉神经颈核和颈神经丛相通（Johnson，2004）。椎动脉与上颈椎椎骨有紧密的联系，这意味着它们在颈椎运动，尤其是旋转和伸展时会受到拉伸和变形的影响（Thomas等，2015）。因此，ICA和VA可能是上颈部疼痛和症状产生的根源，其原因可能是动脉本身受损或经动脉流向大脑或脑干的血流量减少（Taylor和Kerry，2010）。

与CCS相关的症状

CCS是一些症状的常见来源，例如头、

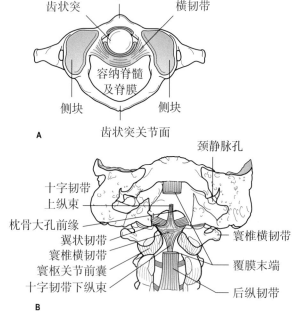

图6.2 （A）横韧带。（B）翼状韧带和覆膜。（*From McCarthy 2010, with permission.*）

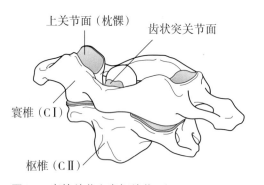

图6.1 寰枕关节和寰枢关节。（*From McCarthy 2010, with permission.*）

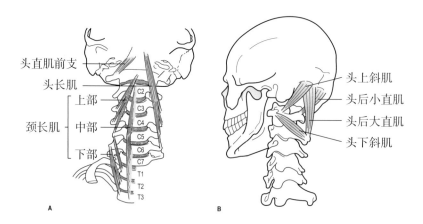

图6.3 （A）颅颈屈肌肌群、颅颈椎肌肉群。（B）枕下肌肌群。（*From McCarthy 2010, with permission.*）

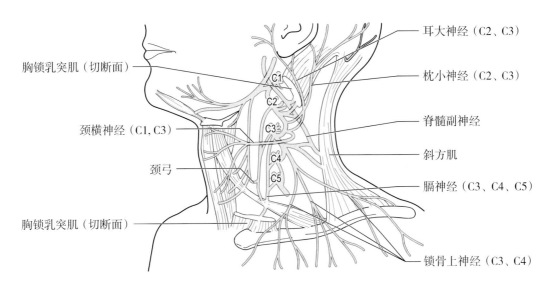

图 6.4　颈丛由 C1~C4 前支组成，并支配前外侧颈部、枕骨、耳郭和外侧乳突区。(*Modified from Netter 2006, with permission.*)

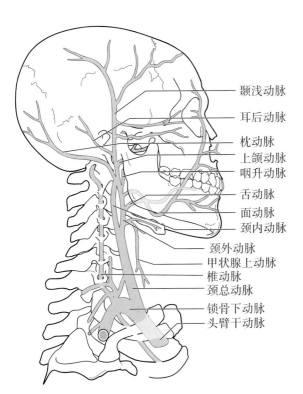

图 6.5　颈动脉系统。(*From MaCance et al, with permission.*)

颈部和面部疼痛，头晕和恶心。这些症状可能是由上三个颈段的肌肉骨骼结构失调所致。由于 UCS 与脑干、脊髓和 VA 的距离非常近，因此在诊断上颈椎疾病时必须予以鉴别。CCS 引起的症状可能是隐匿性发作（如原发性头痛），可能是由外伤（如挥鞭伤）或某些特异疾病［如类风湿关节炎（RA）］所致，也可能是由更严重的疾病［如颈动脉功能障碍（CAD）］导致。从 UCS 到头部和面部的疼痛放射很常见。可能的机制是上三颈段的传入纤维与来自三叉神经颈神经（TCV）的脑干三叉神经颈核（TCN）的传入纤维汇合（Van Griensven，2005；Bogduk 和 Bartsch，2008；Bogduk 和 Govind，2009）。有关牵涉痛的更多信息请参见第 2 章。

头痛

　　头痛是一种常见疾病，影响多达 66% 的人（Stovener 等，2007）。国际头痛协会（2013）确定了 14 种不同的头痛分类。每种分类进一步细分，总共分出超过200种不同类型的头痛。头痛大致分为原发性头痛和继发性头痛，原发性头痛包括偏头痛和紧张型头痛，继发性头痛是指继发于其他疾病的头痛，例如与血管疾病或颈椎功能障碍有关的头痛。上三个颈段中任意神经，如上颈椎小关节，其所支配的躯体结构的功能障碍，导致的疼痛均有可能牵涉至头部（有关疼痛的更多信息见第2章），这被称为颈源性头痛（CGH）。有证据表明，物理疗法可有效治疗CGH（Nillson 等，1997；Jull 等，2002；Bronfort 等，2004；Bogduk 和 Govind，2009）。临床医生鉴别头痛类型和识别提示存在"红旗"征象的头痛具有重要意义（Sjaastad 等，1998；Landtblom 等，2002；Hall 等，2008b）（表6.1和框6.1）。

有关头痛分类的更多信息，可参考国际头痛协会（2013）。有关CGH的鉴别诊断、评估和管理的更多信息，可参考Hall 等（2008b）、Jull 等（2008b），以及 Bogduk 和 Govind（2009）。

颈动脉功能障碍（CAD）

CAD是指影响颈动脉系统（VA 和 ICA）的一系列病理生理疾病，例如动脉狭窄、解剖变异、血栓和栓子形成，以及动脉痉挛。这些疾病可能会影响大脑的血液供应，并导致大脑和（或）脑干症状性的局部缺血，其程度从轻微的功能障碍（大脑特定区域的供血不足）到实际的缺血事件，例如短暂性脑缺血发作或卒中（Taylor 和 Kerry，2010，2015）。内在因素（如动脉粥样硬化相关的动脉壁改变、高血压、血管发育不全和遗传易感性）及外在因素（如外伤，包括手法治疗或感染）被认为是导致CAD的原因（Thomas，2016）。VA 和 ICA最易受UCS创伤和（或）病理变化的影响（Thomas，2016）。更多信息见下文。

上颈椎不稳定（UCI）

CCS与脊髓、脑干和VA等重要结构紧密毗邻，这意味着翼状韧带或横韧带、覆

表6.1 头痛的鉴别诊断（Adapted from Haldeman & Dagenais 2001；Antonaci et al. 2006；Zito et al. 2006；Jull et al. 2008b）

	颈源性头痛	偏头痛	紧张型头痛
起病	通常始于颈部或枕部，向前辐射	通常始于头部，向后辐射	始于头部
部位	枕骨至额顶和眼眶	额部、眶周、颞部	弥漫性
单侧	单侧，不换侧	大多单侧，可换侧	双侧弥漫
发作频率	慢性，阵发性	1~4次/月	阵发，1~30次/月
严重程度	中至重度	中至重度	轻至中度
病程	1小时至数周	4~72小时	数天至数周
疼痛特点	无搏动，非刺激性	搏动性，跳动性	钝性、紧绷性或压力性疼痛
触发点	颈部活动，持续固定的头部姿势	多个，不典型颈部运动	多个，不典型颈部运动
相关体征和症状	颈部活动范围受限。症状侧上三个颈椎节段触痛。头颅屈肌无力。可能出现恶心、畏光等症状，但比偏头痛轻微	恶心、呕吐、视觉改变、畏光、畏声	无恶心、呕吐，可能有畏光、畏声

框6.1 头痛"红旗"征象（Hall等，2008b）

- 突然出现的、新发的剧烈头痛
- 在无明显诱因的情况下头痛逐渐加重
- 头痛伴发热、颈部僵硬、皮疹，合并癌症、HIV或其他系统的疾病病史
- 头痛伴局灶性神经体征，而无典型先兆
- 咳嗽、劳累或受压引起的中度或重度头痛
- 妊娠期间或妊娠后出现的新发头痛症状
- 注意：有一个或多个"红旗"征象的患者应立即就诊并接受进一步检查

膜或者齿状突的病理性破坏或损伤所造成的骨膜完整性丧失可引起枕骨寰复合体过度运动，从而导致在极度旋转时出现脊髓受压，并可能阻塞VA（Nguyen等，2004；Kerry和Taylor，2006；Maak等，2006）。这可以表现为多种体征和症状（见表6.4）（Osmotherly，2015）。UCI不是常见疾病，最常累及遭受严重头颈部创伤（例如挥鞭伤）的人、RA患者和先天性疾病，如唐氏综合征患者（Catrysse等，1997；Krakens等，2002，2003a，b；Nguyen等，2004；Dullerud等，2010）。更多信息见下文。

主观检查

有关主观检查中提出的标准问题详细信息可参考第2章。与CCS相关的更具体的询问问题如下所述。可根据被检查的患者适当地更改顺序，并将其记录在主观检查表中（参见图2.8）。

患者的观点

患者与临床医生之间的治疗关系很重要，其会影响治疗结果（Hall等，2010c；Pinto等，2012）。为了与患者建立良好的关系，医生在评估开始时了解患者及其社会背景很有帮助。开始时可直接询问一些问题，例如患者的年龄、姓名、目前是否工作、职业及爱好等，这可以帮助临床医生将患者看成一个个体，并将重点从以问题为中心的评估转移到以患者为中心的评估。

疼痛是一个复杂的多维现象（Loeser和Treede，2008）。人对疼痛的反应在很大程度上取决于大脑对疼痛的理解方式，并与思想、信念、情感和社会环境有关（Linton和Shaw，2011）。为了充分了解患者的疾病及其对个人的影响，临床医生需要探究其心理状况。需要确定与患者有关的社会史，包括患者的职业、家庭状况和任何休闲活动的详细信息。另外，需要了解患者关于其疾病的想法、信念、情感和期望。某些心理社会因素或"黄旗"征象，例如灾难化、避免恐惧行为、压力、焦虑和沮丧，与疼痛由急性转为慢性有关（Landers等，2008；Christensen和Knardahl，2012）。已知这些因素会增加疼痛感，进而影响对治疗的反应并延缓恢复（Linton和Shaw，2011）。它们被称为"黄旗"征象，被认为是慢性病或阻碍康复的社会心理危险因素。为恰当地治疗患者，最重要的是尽早识别"黄旗"征象并加以解决（Nicholas等，2011）。这可以通过一系列筛选问题和相关筛选问卷来完成，例如，对于CGH患者，头痛指数问卷（Jacobson等，1994；Niere和Quin，2009）可以提供患者既往头痛发作程度的指标，并有助于确定任何可能导致恢复

障碍的个人或环境因素（附录6.1和附录6.2）。框6.2展示了CCS障碍患者筛查"黄旗"征象的有用出发点，还有可以询问更多的"黄旗"问题来了解患者的心理状况，读者可以参考Waddell（2004）。

人体图

以下有关当前症状的区域和类型的信息可以记录在人体图上（参见图2.3）。

当前症状的区域

描述症状的区域和范围时要确切无误。一般来说，UCS患者的颈部疼痛可高达枕部周围，并且可出现头部和（或）面部疼

框6.2 采用回忆性ICE的方式筛查"黄旗"征象

临床医生可使用ICE询问以下几种类型的问题，以了解患者对疾病的想法

启发式	你认为导致疼痛的原因是什么？
关心式	你担心任何有关你的疾病的事项吗？
	你担心你的疾病影响家庭生活和工作吗？
期待式	什么可以帮助你？
	你认为你可以复工吗？什么时候复工？
	你认为物理疗法可以帮到你吗？
可能有帮助的其他问题	过去你会因为疼痛而不工作吗？
	你的老板/同事/家人如何看待你的疼痛？
	你如何应对疼痛？

痛。CGH患者通常会出现单侧持续头痛（Bogduk和Govind，2009）。

询问是否存在其他症状（如不平衡、头晕和感觉改变）也很重要。CGH患者可能伴有恶心、畏光、头晕和视力模糊等症状，这些症状也是CAD的症状，在早期可能会表现为头痛，因此需仔细筛查CAD的危险因素，以及脑干缺血的症状和体征。如果患者出现提示CAD的症状，临床医生则需对潜在的神经血管病理进行彻底评估（Kerry和Taylor，2006；Rushton等，2014）。

如果存在多个区域或一组症状，临床医生需确定哪一个是最严重的区域或症状，然后询问患者症状来自何处。局部性疼痛通常提示外周伤害性疼痛机制，其起源于上颈椎，例如上颈椎关节、肌肉和韧带。无明确解剖关系的广泛而长期的疼痛模式可能提示中央敏感的疼痛机制（Smart和Doody，2010）（疼痛机制的特点参见框2.2）。

与检查部位相关的区域

检查所有其他相关区域的症状，例如下颈椎、胸椎、头部和TMJ，因为这些可能与患者的主要症状有关。在人体图上用对勾（√）标记未受影响的区域。

疼痛的性质

应确定疼痛的性质。颈源性头痛通常被描述为中至重度的非搏动性疼痛，通常始于上颈部，并放射到头部。偏头痛通常被描述为中至重度的搏动性疼痛，而紧张型头痛则被称为轻度钝性紧绷性或压力性疼痛（Jull等，2008b）。

疼痛的强度

使用如VAS来评估疼痛的强度，如图

2.5C所示。疼痛日记可能对患有慢性颈痛或头痛的患者有用，可确定异常或复杂的疼痛模式和触发因素。疼痛强度及其他因素，如夜间疼痛、使用止痛药、进行日常生活活动及继续从事工作或爱好的能力有助于确定患者病情的严重程度。了解这一点可以帮助指导体格检查（有关严重程度的更多信息参考第2章）。疼痛强度也可以用作主观标志物，来协助判断疼痛治疗的有效性。

感觉异常

检查颈椎和头部，以及面部和上肢是否存在局部感觉改变。常见异常是感觉异常和麻木感。可尝试将感觉改变的区域与上颈段皮肤或上颈段周围神经支配的皮肤区域联系起来（参见图3.15）。感觉改变的存在也将有助于确定患者症状是否由周围神经病变机制驱动（疼痛机制的特点参考框2.2）。

患者可能主诉面部或头皮的异常性疼痛和继发性痛觉过敏症状，这些通常与中枢敏感化有关（Smart等，2012a）（参见框2.2）。

持续性或间歇性症状

应确定症状的发作频率及是持续的还是间歇的。如果症状为持续性，检查症状强度是否有变化，因为持续性、不间断的疼痛可能是肿瘤或其他严重疾病的征象。了解头痛的发作频率有助于对头痛类型的鉴别诊断（Bogduk和Govind，2009）。

症状间的关系

应确定症状间的关系，它们是同时出现，还是分开出现？例如，如果患者有头痛，那其是否还有颈部疼痛？如果有，哪种疼痛先发生？还是两者同时出现？CGH患者通常会出现头痛，该头痛始于枕下区域，并放射至头部、面部和（或）眼睛（Hall等，2008b；Jull等，2008b；Bogduk和Govind，2009）。

症状的行为

临床医生可根据患者症状表现的相关信息评估患者疾病的激惹性，从而确定在体格检查期间重现患者症状的难易程度，以及确定是进行全面的还是有限的检查。患易激惹的疾病时，某些姿势或动作会迅速引发症状，此后需要很长时间才能恢复。相反，患非易激惹疾病的患者在症状再现之前可以进行合理的运动或维持姿势，当症状再现时，一旦运动/姿势中止，他们很快就会平复下来（Maitland等，2005）。

■ 如果患者的症状较严重和（或）易激惹，临床医生需限制体格检查的内容，仅进行包括可协助确诊或治疗的检查。这些检查需要优先进行，并尽可能在无症状范围内，或至症状产生/症状加重（P1）的时间段内进行检查。不应过度施压。

■ 如果患者有持续、严重和（或）易激惹的症状，临床医生应力求找到可缓解症状的检查方法。

■ 如果患者的症状不严重且不易激发，临床医生的目标则是找到能够重现患者每种症状的体格检查。可进行全面检查，体格检查和运动可在痛苦范围内进行。

症状表现有助于确定患者疾病的主要疼痛机制。外周伤害性和神经源性疾病常具有与受累组织有关的清楚的、一致的、可预测的加重因素和缓解因素。相反，中枢敏感化性疾病则通常具有与周围组织无关的、不可预测的、不一致的、不清楚的加重因素和缓解因素。周围伤害性疾病通常比周围神经性疾病或中枢性感觉疾病更不易激惹（Smart和Doody，2010；Smart等，2012a，b，c）（疼痛机制的特点可参考框2.2）。

症状表现还可以帮助临床医生深入了解可能的解剖结构和治疗预后。例如，周围神经病变的加重因素可能包括牵涉或压缩神经组织的运动或姿势。容易缓解的症状可能对治疗反应更快。

加重因素

对于每个症状区域，需要了解可加重患者症状的姿势和（或）运动，以及多久可以再现患者的症状（或者加重症状）。患者能否维持这个姿势或运动？当这一症状产生（或变得更严重）时，是否会发生其他症状？姿势或动作停止后，多长时间症状可缓解？这些问题均有助于确定症状之间的关系和疾病的激惹性。

临床医生还可以询问患者理论上目前已知的可能是症状来源的结构的加重因素。例如，重复或维持颈部运动（如旋转）或者持续的、尴尬的头部姿势（如伸下颏）可能是CGH的诱因（Gadotti等，2008）。眼睛疲劳、噪音、过度进食、饮酒、吸烟、压力或通气不足都会引起头痛。

涉及其他部位时，临床医生可能需要询问相关加重因素的问题，例如，胸腔活动度降低与颈部疼痛有关（Cleland等，2005；Gonzalez-Iglesias等，2009；Walser等，2009；Lau等，2011；Casanova-Méndez等，2014）。

确定患者是左利手还是右利手及优势眼也很有帮助。这两个因素都可能改变施加在UCS结构上的应力。确定症状如何影响患者的功能也很有帮助，例如，UCS处于静态及主动姿势时的症状是什么，如坐着、开车、看书、网上工作、看电视、进行运动和社交活动。用星号（*）突出显示最明显的功能限制，并在体格检查中进一步明确，在随后的治疗讨论中重新评估，以评估干预治疗措施，并可用于制订治疗目标和为其提供建议。

缓解因素

对于每个症状区域，临床医生需询问什么样的运动和（或）姿势可缓解患者的症状，需要多长时间才能缓解症状，以及当该症状缓解时其他症状如何变化。这些问题有助于确认症状之间的关系和疾病的激惹性。

临床医生还可以询问患者理论上目前已知的可能是症状来源的结构的缓解因素。例如，可以通过支撑头部或颈部来缓解UCS的症状。临床医生可以分析缓解症状的姿势或运动，以帮助确定病变结构，并指导治疗方式的选择。

症状的24小时行为

患者症状的24小时模式有助于确定患者是周围机械性损伤，炎症性、缺血性还是退行性疾病。炎症和退行性疾病的昼夜规律通常为早晨加重，轻度活动时可减轻，在晚上和夜间加重。缺血性疾病通常会在一天结束或长时间的持续活动或姿势后加重。机械性损伤通常无昼夜规律，其与活动相关，通常与特定的运动或姿势有关。

临床医生需要询问上午、白天、一天结束时和夜间的症状，以确定症状的模式。可参考第2章，以了解完整的问题列表。

对于 UCS，以下问题尤为具有针对性。

夜间症状

■ 通常下，你的睡眠姿势是什么？是俯卧位吗？

■ 你目前的睡眠姿势是什么？

■ 你用多少个枕头？什么样的枕头？床垫是软的还是硬的？

■ 你的症状会导致你在晚上醒来吗？如果是这样，是哪些症状？

■ 过去一周每晚发作多少次？

■ 需要多长时间才能重新入睡？是做了什么才能入睡的？

早晨和晚间的症状

■ 早上您是否有僵硬感？持续多久？晨起后20分钟的僵硬可能表明有退行性疾病，例如C2~C3的颈椎病（这是UCS中仅有椎间盘的颈椎平面）。数小时的僵硬和疼痛可能提示炎症过程，例如RA，通常涉及UCS（Nguyen等，2004）。

疾病的阶段

为了确定疾病的阶段，临床医生应询问症状是好转、恶化还是保持不变。这有助于临床医生确定患者的预后。一般而言，病情好转的预后要比病情恶化的预后好。

如果病情持续时间少于6周，称为急性；如果病程持续6~12周，则称为亚急性；如果病程超过12周，则称为慢性或持续性。

特殊问题和"红旗"筛查

临床医生必须区分适合保守治疗的UCS疾病和全身性、肿瘤性或非肌肉骨骼起源的疾病，后者需要转诊给专科医师。第2章提供了有关体格检查和（或）治疗的注意事项，以及绝对禁忌证的一般筛查问题的完整详细信息。"红旗"征象是身体的危险因素，这些危险因素提示可能存在严重的脊柱病变（Greenhalgh 和 Selfe，2009）。筛查"红旗"征象的目的是排除UCS中严重或危及生命的疾病，如颅骨肿瘤、脊柱转移瘤、脐带受压、脊柱感染、炎性关节炎和蛛网膜下隙出血，这些患者需要转诊给专科医生（Rubio-Ochoa等，2016）。与颈椎相关的一般"红旗"征象筛查参考表6.2。

更多与肌肉骨骼疾病混淆的严重脊柱疾病可能相关的信息，可参考Greenhalgh 和 Selfe（2009）。

除一般的"红旗"筛查外，还必须询问与CCS相关的特殊问题。常规进行颈动脉或血管功能障碍，以及UCI的筛查（表6.3和表6.4）。

颈动脉功能障碍（CAD）

颈动脉与颈椎骨距离很近，这意味着UCS的运动，特别是旋转和伸展，会影响颈动脉及其血液流动（Thomas，2016）。由于完整的Willis环和良好侧支循环的存在，当血流发生变化时，人体可以进行代偿从而防止疾病的发生。但是，针对UCS的理疗和锻炼可能会对颈部血管异常或侧支循环不充分的患者产生不利影响。这可能会导致"高危"患者由于理疗而发生血流动力学事件。CAD的早期体征和症状可能与UCS的肌肉骨骼功能障碍相混淆（Kerry 和 Taylor，2006；Bogduk 和 Govind，2009）。在缺血前阶段，CAD可表现为UCS和头部疼痛（图6.6）。

如果病理状态继续发展，可能会出现脑缺血的体征和症状（表6.3）。CAD很少见，但仍需注意区分疼痛是血管源性还是肌肉骨骼源性，其主要目的是避免发

表 6.2　颈椎的常见"红旗"筛查（Greenhalgh 和 Selfe，2009）

"红旗"征象

发病年龄为 20~55 岁	暴力性创伤
持续进展性疼痛	全身性使用类固醇
持续的夜间疼痛	药物滥用 / HIV
体重下降	全身不适
广泛性神经病变	既往癌症病史
胸痛	结构畸形

严重的颈椎椎体疾病的症状和体征

脊柱肿瘤	脊髓压迫	脊柱骨折
■ 年龄 >50 岁	■ 四肢笨拙—手部精细活动困难	■ 年龄 >50 岁
■ 既往癌症病史	■ 蹒跚步态	■ 外伤史
■ 不明原因的体重下降 >10%	■ L'Hermitte 征	■ 骨质疏松病史
■ 保守治疗 1 个月失败	■ 单侧或双侧感觉障碍或感觉缺失	■ 全身性使用类固醇史
	■ 肠道或膀胱功能障碍	
具有四个危险信号则高度提示脊柱肿瘤，诊断敏感性为 1，特异性为 0.6		

生任何灾难性的神经血管事件（Bogduk 和 Govind，2009；Thomas，2016）。

目前的证据表明，仔细评估整个血管系统、检查患者的总体心血管健康状况，并筛查与 CAD 相关的体征和症状，这些是识别是否存在颈动脉血流动力学改变，或预测理疗引起神经血管事件风险的最合适方法（Rushton 等，2014；Thomas，2016）。表 6.3 中已列出供临床医生筛选 CAD 的一些基础问题。

许多患者表现为可治疗的头颈肌肉骨骼症状，例如颈部疼痛、CGH 和颈源性头晕，但同时也具有表 6.3 中确定的危险因素。根据这一点并不能将它们排除在理疗之外。需对这些患者进行仔细的临床推理并监测其体征和症状（Taylor 和 Kerry，2010）。一旦确诊患者存在血管病变，则需对其进行紧急医学检查。

上颈椎不稳定（UCI）

由于肌肉保护，UCI 最初可表现为头和（或）颈部疼痛，以及 UCS 运动范围缩小。随着 UCI 的进展，患者可能会出现与脊髓受压或颈动脉损伤相关的多种体征和症状（表 6.4）（Forrester 和 McCarthy，2010；Osmotherly，2015）。但是，由于症状多样，识别 UCI 较困难，有些患者有上颈椎明显不稳定却可能无症状。当前，尚无可预测 UCI 的标志或症状，这意味着临床医生需要提高警惕，并仔细筛查表 6.4 中列出的标志和症状，以便确定患者是否有 UCI。如果怀疑患者有 UCI，需紧急将其转诊给专科医生。

家族史

临床医生需确定患者是否有家族史，如类风湿关节炎、动脉粥样硬化、高血压、心肌梗死、周围血管疾病或癌症，因为这

表6.3 颈动脉功能障碍的危险因素、症状和标志（Kerry 和 Taylor，2010；Rushton 等，2014；Taylor 和 Kerry，2015；Thomas，2016）

	缺血前阶段	缺血阶段
颈内动脉–颈动脉功能障碍	颈部/颞侧/顶部/额部疼痛、霍纳综合征、搏动性耳鸣、脑神经麻痹（脑神经IX－XII）	短暂性缺血发作、视网膜梗死、卒中
椎动脉–颈动脉功能障碍	急性/近期异常发作的同侧后颈部或枕部疼痛	5D：眩晕、复视、构音障碍、吞咽困难、跌倒发作 3N：面部麻木、眼球震颤、恶心
颈动脉功能障碍的危险因素	■ 近期局部外伤史 ■ 近期感染史或病毒性疾病 ■ 动脉粥样硬化的危险因素 ▪ 高血压 ▪ 高血脂 ▪ 心脏病、血管病变或脑血管意外史或短暂性缺血发作 ▪ 糖尿病 ▪ 口服避孕药 ▪ 长期服用类固醇 ▪ 吸烟 ■ 上颈椎不稳定	

可能暗示对这些疾病的易感性与UCS疾病（如CAD、UCI和恶性头痛）的发病机制有关。

现病史

关于现病史的常见问题详见第2章。以与UCS疾病相关的特定问题为例，对于CGH患者，需探究现病史中的细节。例如，如果患者诉头痛起病缓慢、隐匿，临床医生应确定是否有因素促使其发作，如外伤、压力、手术或职业。应询问患者生活方式上的变化，例如新工作、爱好或体育活动的改变，这些也可能是患者症状发作或恶化的原因。详细询问头痛病史可以提示头痛的模式并帮助鉴别各类头痛，例如患者以前是否有头痛、什么时候、多久发作一次、每次头痛的持续时间，以及患者在发作间期是否完全恢复正常。同样，如果患者有头痛病史，确定他们既往是否接受过治疗、如何治疗、效果如何有助于鉴别诊断并制订治疗计划。

如果以前无类似发作，患者的颈椎、胸椎或任何其他相关区域是否有僵硬

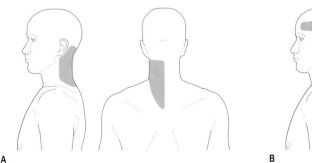
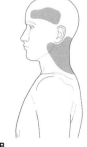

图6.6 （A）椎动脉夹层的典型疼痛表现。（B）颈内动脉夹层的典型疼痛表现。（*From McCarthy 2010，with permission.*）

表6.4 UCI的危险因素和临床表现（Forrester和McCarthy，2010；Osmotherly，2015）

UCI的危险因素	UCI的早期表现	神经系统体征和症状
■ 外伤史（如挥鞭伤、橄榄球颈部损伤） ■ 先天性胶原损害（一些综合征，如唐氏综合征、Ehlers-Danlos综合征、Grisel综合征、Morquio综合征） ■ 炎症性关节炎，如类风湿关节炎、强直性脊柱炎 ■ 近期的颈部/头部/牙科手术	■ 上颈椎或枕部疼痛 ■ 极度颈部僵硬（肌卫） ■ 焦虑 ■ 肌肉控制减弱 ■ 颈部极需要外部支持（如手/领子） ■ 症状恶化且不可预测 ■ 颈部紧缩感/无力感/不稳定感 ■ 重复/自我控制感 ■ 头痛 ■ 咽喉异物感 ■ 恶心/呕吐 ■ 颈椎曲度丧失	■ 双侧肢体或四肢感觉异常 ■ 灵活性丢失 ■ 排便或膀胱控制力改变 ■ 反射活跃 ■ 耳鸣 ■ 枕部麻木/感觉异常 ■ 颈部活动时唇部感觉异常 ■ 眩晕 ■ 口中金属味（CN IX） ■ 面部疼痛/感觉异常 ■ 头部或颈部活动时出现眼球震颤 ■ 持续的无痛性斜颈 ■ 言语不利（CN XII） ■ 共济失调 ■ L'Hermitte征 ■ 笨拙步态

发作？

既往史

以下信息可从患者和（或）医疗记录中获得：

■ 涉及颈椎及相关部位的任何相关病史。

■ 创伤史或反复的轻微创伤史。

■ 患者的一般健康状况。

体格检查计划

收集到所有这些信息后，主观检查就已完成。为了便于参考，对于重要的发现，尤其是一个或多个功能限制，在这个阶段有必要用星号（*）突出显示。这些可以在随后的治疗过程中进行重新检查，以评估治疗干预。

来源于主观检查的信息有助于临床医生规划合适的体格检查（参见图2.9）。临床推理模式有助于引导临床医生进行临床推理（参见图2.10）。

首先，临床医生需要确定患者所患疾病是否是适合理疗的肌肉骨骼疾病。疑似CAD、UCI或非心源性头痛的患者需转诊至合适的专科医生。

如果患者表现为肌肉骨骼源性疾病且可接受理疗，临床医生则可以根据以下几个问题，整理主观检查中收集到的信息，从而制订合适的体格检查计划（Gifford和Butler，1997）。

■ 导致患者疼痛的主要疼痛机制是什么（如外周伤害性、周围神经性、中枢敏感化），这些信息可以帮助临床医生制订体格检查计划和管理策略。

■ 与愈合过程和疼痛机制（如炎症性、机械性、局部缺血性、变性性）有关的病理机制是什么？

■ 关于症状来源最可能的两个或三个

假设是什么？导致患者出现症状的结构或组织是什么？这可能包括症状区域下方的结构及可牵涉至该区域的结构。这些信息可以帮助临床医生制订体格检查计划。

■ 患者病情的严重程度和激惹性如何？这些信息可以帮助制订体格检查的内容并确定检查可行性。

■ 是否有促进疾病发展或者维持现状的因素？比如环境、社会心理、行为、身体或遗传因素。这些信息可为临床医生制订体格检查计划提供建议，且有助于制订管理策略。

■ 是否有任何可能会影响体格检查或治疗的注意事项或禁忌证。这包括患者症状的严重程度、激惹性和患者疾病的特点，例如CAD、神经系统受累、近期骨折、创伤、类固醇治疗或RA，对这些疾病的进一步检查和治疗也可能有某些禁忌证，比如有脊髓压迫症状。

■ 患者的想法、爱好和目标是什么？这些可能与其功能有关：能力和局限。确定患者的想法可有助于建立融洽的医患关系，并提高患者对治疗管理计划的依从性。

■ 患者的预后如何？可通过患者的疾病阶段、损伤程度或疾病严重程度，以及患者的期望值、心理状态和生活方式进行评估。

体格检查计划包括"必须检查""应该检查""可能进行的检查"的区域和结构，应根据患者疾病的严重程度、激惹性和注意事项或者禁忌证来选择。例如，对于一些有潜在外周伤害性症状源的CGH患者，必须进行的检查包括上颈部姿势、运动，以及上颈部关节和肌肉群检查。应该进行的检查包括下颈部姿势、运动和颈部肌力检查。可能进行的检查包括肩胛位置、胸

椎姿势和动作检查。

其他需要考虑的因素包括：

■ 重现患者症状是困难的还是容易的？

■ 重现患者的症状，是否需要进行额外的检查（例如，组合动作和重复动作）？

通常，第一次就诊时不可能对患者进行全面检查，因此检查优先于后续治疗。

体格检查

检查大纲表也许对某些临床医生有用，如图2.8。但重要的是临床医生不能完全按大纲表执行。每个患者的表现都不同，所以检查应该根据患者的表现来决定。以下描述的检查和检查顺序并不适用于每位UCS疾病患者。选择的检查需要与得出的假设、疾病的严重性和激惹性相匹配。例如，如果怀疑周围神经性疼痛，则需要进行神经系统检查。

可在患者的记录中以星号（*）突出标记引起或减轻患者症状的每一项重要体格检查，以方便参考。突出标记的检查通常称为"星号"或"客观标记"。

观察

临床医生需要在患者动态和静息情况下进行观察，这一过程从主观检查开始一直持续到体格检查完成。观察的进行方式分为正式与非正式，二者均可收集信息。有关非正式观察的更多信息可参阅第3章。

正式观察

姿势观察。临床医生检查患者在坐位和站立时无支撑的脊柱姿势，应特别注意头颈部姿势，并观察UCS是否保持在侧屈、旋转或伸展姿势。下颌相对于中线的位

置可用于确定头部是否保持侧屈姿势（图6.7A）。鼻部相对于中线的位置可用于确定头部是否保持旋转的姿势（图6.7B），临床医生可以从侧面确定头部是否前屈（图6.7C）。

姿势障碍很少只影响身体的某一个区域。临床医生有必要仔细观察患者的姿势。下颈椎、胸椎和肩胛骨与UCS密切相关，所以应该检查这些部位（Ha等，2011）（更多信息可参考第3章中有关姿势分析的内容）。与UCS有关的一种异常姿势是交叉肩综合征（Janda，2002），已在第3章中进行了描述。

此外，还可观察患者无支撑时坐位下腰椎骨盆的姿势。腰椎骨盆位置不佳、过度下倾或过度伸展可能会直接影响胸廓和颈椎，以及肩胛骨位置和颈肌功能（Jull等，2008c）。评估患者在坐位时是否可以

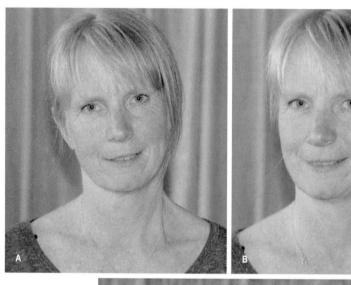

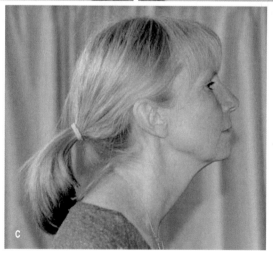

图6.7　（A）上颈椎保持轻度侧屈。注意：下颌远离中线。（B）上颈椎保持旋转。注意：鼻子位置远离中线。（C）头前位，常见于颈痛和头痛患者。（*From Jull et al. 2008b.*）

保持脊柱中立位置，并确定其对患者症状有何影响很有用（图6.8）。

个体之间的姿势差异很大。对于临床医生而言，重要的是确定哪些体位变化与患者的疾病有关。这可以通过被动纠正任何观察到的体位不对称和记录患者症状的变化来实现。有关姿势观察的更多信息，可参考第3章。

肌肉形态观察。临床医生观察患者颅颈和肩胛的肌肉体积和张力。例如比较左侧和右侧的胸锁乳突肌（SCM）、肩胛提肌、斜方肌和斜角肌的上部纤维。必须记住的是，身体活动的惯用手、水平和频率可能会导致两侧肌肉体积存在差异。一些肌肉在压力作用下会收缩，例如肩胛提肌和SCM，而其他肌肉则会减弱，例如CCF，从而导致肌肉失衡（参见表3.5）。肌肉失衡的模式可能部分是由姿势改变引起的，如交叉肩综合征、疼痛和其他症状。

软组织观察。临床医生观察患者皮肤的颜色，并注意颈椎或相关区域的任何肿胀区域。皮肤皱褶可能表明活动性增加，而软组织增厚可能表明运动不足。

主动生理运动

上颈椎运动和相关疼痛反应的分析是评估过程的重要部分（Luedtke等，2016）。颈部疼痛和头痛的患者通常颈部上运动范围减少（Zito等，2006；Jull等，2007；Ernst等，2015）。识别有问题的动作有助于确认该疾病的UCS起源。运动限制的模式表明可能有特定组织的参与，如关节、肌肉和神经，因此可以指导体格检查中的后续检查〔例如，选择被动生理性椎间运动（PPIVM）/被动性副椎间运动（PAIVM）或肌肉长度检查〕。在矢状面运动时观察CCF和伸肌的偏心控制，可以帮助确定改变的运动控制策略。拒绝朝某些方向运动可能提示防御行为。

通常在患者处于坐位时进行UCS的主动运动检查，包括上颈椎的前伸（伸展）、后缩（屈曲）、侧屈和旋转（图6.9）。这些运动通常与颈胸椎主动运动检查同时进行（见第7章）。

临床医生应注意观察：

■ 运动的性质和范围。

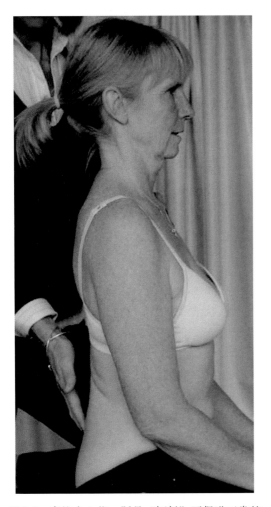

图6.8　脊柱中立位。骶骨"倾斜"可促进正常的腰椎前凸，胸骨"提升"可促进正常的胸椎后凸，枕骨的滑动可促进正常的颈椎前凸。

■ 发生运动的位置：

　　■ 在完全屈曲期间，患者是否可在下颈屈曲之前完成点头动作？

　　■ 在完全伸展期间，患者是否可在下颈伸展之前向上抬起下颏？

　　■ 患者是否能从完全伸展下颏的位置恢复到收回下颏的位置，这可提示是否存在对SCM的依赖，或者患者是否可将下颏缩回，并使脊柱从延伸位置向后屈曲？

　　■ 在侧屈期间，下颏是否横向摆动，这可提示UCS是否发生侧屈，或下颏可或多或少地停留在中线，这表示下颈椎主要为侧屈，提示UCS活动性低。

　　■ 旋转过程中是否存在自然的头颈"旋转"运动，或者患者是否将头部"抬"至UCS上？可提示患者以颈椎中下部运动为主，并且C1~C2活动度低？

■ 在运动范围内及结束时的疼痛表现和防御行为。

■ 引起任何肌肉痉挛。

临床医生在患者静息状态和每次运动时确定其症状，并纠正任何运动偏差，以确定运动范围与患者症状的相关性。仅当运动达到上限且无痛苦时才施加额外压力，以确定主动和被动运动范围是否相似，以及在最大限度时是否产生疼痛。主动运动检查可以用作客观标志物。

其他检查

如果在主动生理运动检查中难以再现患者的症状，或者需要进一步的运动检查，可增加许多改良的鉴别检查（见框3.4）。运动可以重复或持续，并且可以检查UCS

象限（Maitland等，2005）（图6.10）。可以检查联合运动来确定可激发和缓解症状的联合运动。表6.5和图6.11描述了如何联合上颈椎运动来对关节的不同部位施加拉伸力。这可以帮助确定受累结构，并指导选择检查技术的起始位置和方向，以进一步检查和治疗。有关联合运动检查方法的详细说明可参考Edwards（1994，1999）和McCarthy（2010）。

可再现患者疼痛的功能性运动也应包含在内并加以区分，如坐姿和工作姿势、上肢运动和上颈椎持续旋转。

鉴别检查

可进行多种鉴别检查，检查的选择取决于患者的体征和症状（Maitland等，2005）（参见第3章）。例如，坐位时，侧屈颈部可再现患者的头痛症状，此时不稳固的坐姿或伸膝可能有助于鉴别受累的解剖结构。如果患者头痛存在神经动力学因素，坐立不稳或伸膝可能会使症状加重。临床医生已不断认识到机体保护超敏神经组织的机制。例如，上颈屈曲的减少可能是由于神经过敏，而不仅是关节限制。

其他区域也需要检查，以确定它们与患者症状的相关性。它们可能是症状的来源或因素。最可能的区域是TMJ、下颈椎和胸椎。研究表明，C7~T4 和T5~T12参

表6.5　颅颈椎区的联合生理运动（Edwards，1994）

脊椎平面	前伸	后伸
C0~C1	伸展＋对侧旋转	屈曲＋同侧旋转＋对侧屈曲
C1~C2	旋转＋伸展＋对侧屈曲	旋转＋屈曲＋对侧屈曲

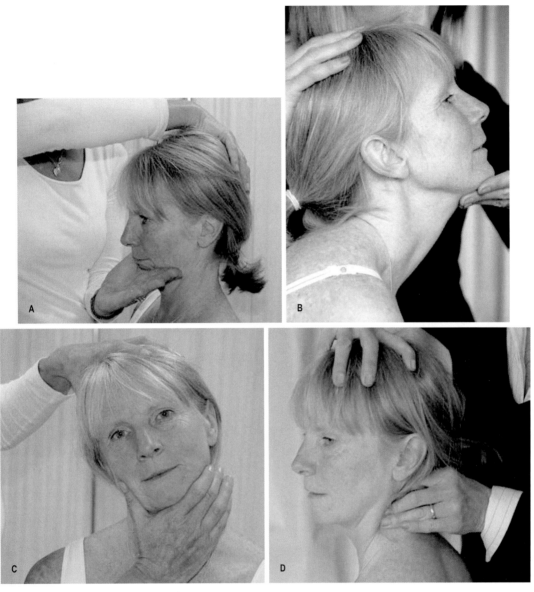

图6.9 （A）上颈部屈曲（回缩）+过度施压。（B）上颈部伸展（前伸）+过度施压。（C）上颈部侧屈+向相反方向过度施压。（D）上颈部旋转+通过头部向颈部施压同时用手固定C2。

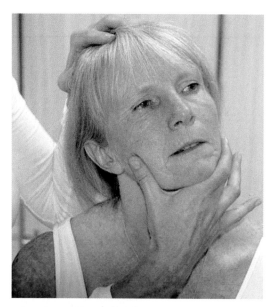

图6.10　上颈椎右象限。移动患者头部至上颈椎完整性伸展、右旋和右屈。

与上颈椎伸缩运动的程度分别为30%和10%，这表明胸椎和UCS具有生物力学相关性（Persson等，2007）。可以对这些区域内的关节进行完整的检查，也可以利用筛选检查进行部分检查（更多详细信息见表3.4）。

神经系统检查

全面的神经检查包括神经系统完整性检查、神经动力学检查和神经触诊检查。从安全角度上来说，若有必要，通常在检查早期进行神经完整性检查。神经动力学和神经触诊检查则在随后进行。

神经系统的完整性检查

通常，如果症状仅限于UCS和头部，神经系统检查可仅限于脑神经和颈丛（C1~C4神经根）（表6.6）。

皮节/周围神经。如第3章和表6.6中所描述的，使用棉绒和细针刺检查面部、头部和颈部的粗触觉和疼痛感。了解上颈椎椎神经根的皮节分布模式，以及上颈周围神经所支配的皮肤区域有助于临床医生鉴别由神经根病变和周围神经病变引起的感觉丧失。UCS的皮肤神经分布和皮肤区域如图3.16。

肌节/周围神经。UCS上颈部和脑神经的肌肉检查方法可参考表6.6和图3.8。

反射检查。C1~C4神经根无对应的腱反射。下颌放松，口轻微张开时，向下敲下颌，可引出下颌反射（CNV）。轻微的下颌抽动是正常现象，过度抽动表明双侧上运动神经元病变。

上运动神经元病变的病理反射检查

检查以下反射来确定是否存在上运动神经元病变（Fuller，1993）。这两种检查均在第3章中进行了描述，并且与CCS的神经系统检查有关：

- 跖反射。
- 阵挛。

神经动力学检查和神经触诊检查将在本章后面进行讨论。

颅颈椎稳定性检查

下述检查均为筛选检查，旨在识别病情较轻的UCI患者，这些患者不适合UCS中的某些物理评估或治疗技术，例如剧烈的最大范围的运动。然而，这些检查的诊断准确性尚不确定，因此建议将其与病史和体格检查结果结合，并进行综合判断，以提供UCS稳定性的总体情况，并指导临床医生进行患者管理（Uitvlugt和Indenbaum，1988；Catrysse等，1997；Forrester和Barlas，

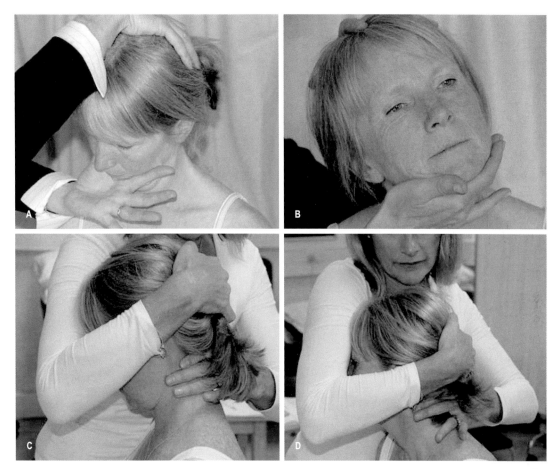

图6.11 （A）采用联合主动运动检查C0~C1。上颈椎屈曲、轻微右旋、轻微左侧屈曲可增加C0~C1关节囊右后方的张力。（B）采用联合主动运动检查C0~C1。上颈椎伸展、轻微左旋、轻微右侧屈曲可增加C0~C1关节囊右前方的张力。（C）采用联合主动运动检查C1~C2。右旋和上颈椎屈曲可以增加C1~C2关节囊右后方的张力。（D）采用联合主动运动检查C1~C2。上颈椎右旋和上颈椎伸展可以增加C1~C2关节囊右后方的张力。

1999；Kaale等，2008）。

大多数颅颈椎稳定性检查具有刺激性，所以可能具有潜在危害。这些检查并不适用于近期有头部和（或）颈部外伤、合并RA或存在明显病史提示颈椎不稳定的患者（见表6.4）。在进行检查之前，需要仔细筛查患者是否存在任何提示UCI的神经系统体征或症状。如果存在这些情况，临床医生不应继续进行临床检查，而应将患者转诊至专科医生进行诊治（Forrester和McCarthy，2010；Osmotherly，2015）。

如果主观指标中无UCI的主要体征和症状，则可以进行体格检查，但检查过程中必须小心，需进行进一步的特殊培训（Pettman，1994）。

如果在检查中存在过度运动，则可认为以下检查是阳性的。在病史询问过程中已经发现存在神经系统症状和体征，这些

表6.6　颅颈椎区的神经传导检查

脑神经检查

神经	传入	传出	检查方法
Ⅰ.嗅神经	嗅觉		闭眼闻2~3种熟悉的物体，如咖啡/肥皂/巧克力
Ⅱ.视神经	视觉		视野：Snellen视力表
Ⅲ.动眼神经		眼球活动：向上、向下、内侧凝视	患者保持头部不动，眼睛跟着医生的手指活动。临床医生在患者眼前以"H"形活动，然后将手指从患者远端移到近鼻处检查辐辏能力
Ⅳ.滑车神经		眼球活动：向下、外侧凝视	
Ⅴ.三叉神经	面部皮肤	咀嚼肌	轻触和针刺前额、颊部和侧颞 牙咬合：临床医生触诊患者双侧咬肌和颞肌，并感受肌肉收缩力量。 单侧颌骨：临床医生评估中度阻力下颌骨张开的力量
Ⅵ.外展神经		眼球活动：外侧凝视	"H"运动
Ⅶ.面神经	舌前部分的味觉（甜觉）	面肌	要求患者微笑、皱眉、挑眉、鼓腮
Ⅷ.听神经	听觉和平衡觉		听力：患者闭上眼睛，临床医生在其耳朵旁摩擦拇指和示指，询问患者是否能听到声音。每次检查一只耳朵。两耳听力应对称 平衡觉：要求患者闭眼站立，维持30秒
Ⅸ.舌咽神经	舌后部的触觉和味觉（酸觉）	呕吐反射 吞咽能力	要求患者张口说"啊"，注意腭垂不应该偏向侧面 吞咽能力：要求患者吞咽，观察咽喉运动并询问吞咽有无困难
Ⅹ.迷走神经		咽喉肌	如上
Ⅺ.副神经		胸锁乳突肌和斜方肌	抵抗阻力耸肩：检查对称性和肌肉力量，并观察是否有肌肉萎缩
Ⅻ.舌下神经		舌头运动	要求患者伸舌——应该是正中的；观察有无左右偏斜的表现

颈丛

神经	传入（皮节）	传出（肌节）
C1		上颈部屈曲
C2	头后部皮肤	上颈部伸展
C3	颈后部皮肤	颈部侧屈
C4和CN Ⅺ	肩胛区皮肤	肩胛上提

检查不应引起UCI的任何主要症状。如果临床医生在体格检查中发现UCI或主观指标提示存在颈椎不稳定，那么可能需要对患者行进一步的UCS诊断性检查（Osmotherly，2015）。

矢状面应力检查

对于以下两个检查，沿前后方向（矢状面）施力来检查CCS的稳定性，因此被称为矢状面应力检查。它们包括Sharp-Purser检查和前方应力试验。

1. Sharp-Purser检查（SPT）。此检查是重新定位检查。评估寰椎和枢椎之间的前后平移量。横韧带和齿状突二者形成一个骨韧带环，并在此水平上提供机械稳定性。如果两个结构均正常发挥作用，则可防止在颈椎屈曲过程中寰椎在枢椎向前滑动。如果骨韧带环完整性丧失，颈椎屈曲时寰椎可向前滑动。

- 对于检查的实施，可参考图6.12。
- 检查的相关解读：
  - 在颈椎屈曲时检查，由于软组织的自然压缩，可能会感觉到轻微地向后滑动，除此之外，还可以有明显坚硬的感觉。在中立或上颈椎伸展时检查则不会出现向后滑行运动（Forrester和Barlas，1999；Forrester和McCarthy，2010）。
  - 在屈曲时检查，如果头部向后方过度滑动并超出软组织的正常支撑范围，则认为SPT是阳性的，提示A-A关节的前部不稳定。在中立和伸展下重复检查时，情况并非如此。过度运动是最常见的阳性发现。SPT是重新定位检查，因此建议对阳性结果的其他解读应包括症状变化，如患者的体

征和症状（疼痛或中枢神经系统体征和症状）减少，这些症状是由屈曲或半脱位的寰椎复位时的"当啷"声引起（Osmotherly，2015）。

2. 前方应力试验。这是一种激发试验，可以重现C1~C2水平的任何前部不稳定性。

- 对于检查的实施，可参考图6.13。
- 检查的相关解读：
  - 如果横韧带功能正常，则不应发现任何运动，也不会再现任何症状。
  - 如果寰椎在枢椎上过度前移，出现寰枢椎不稳的主要体征（若齿状突进入脊髓所在的空间）或有"喉咙哽咽"的感觉（若寰椎向前移到食管），则检查结果为阳性。

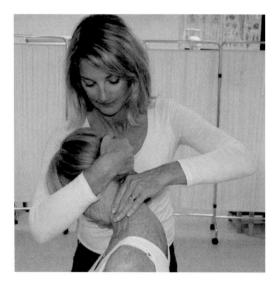

图6.12　Sharp-Purser检查。患者处于坐位，头部和颈部屈曲。临床医生以一手虎口固定患者C2，另一侧手臂抱住患者头部，患者前额靠在医生肱二头肌上。临床医生通过肱二头肌和上臂，向患者前额施加轻微向后的压力，这可使C2以上的枕骨及寰椎向后平移。该检查可在中立位及伸展位重复进行。

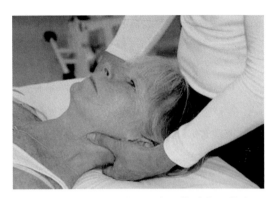

图6.13 前方应力试验。患者取仰卧位，临床医生用拇指固定C2横突的前方，示指置于C1后方，其余手指支撑患者的枕骨。临床医生通过示指对C1的后方施加温和的压力，使头部和寰椎向前抬起，而C2保持稳定。

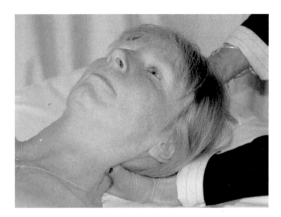

图6.14 翼状韧带侧屈应力试验。患者取仰卧位，临床医生用左手虎口固定C2，拇指和其余四指固定C2两侧的关节。医生右手按住患者头顶，在侧屈运动的同时施加一些垂直压力，此时患者右耳被推向颈部左侧。可在上颈屈曲和伸展时重复进行该试验。

冠状面应力试验

沿冠状面施加力来检查脊柱的稳定性，因此被称为冠状面应力试验。

1.翼状韧带侧屈应力试验。限制侧屈的主要结构是对侧的翼状韧带。此应力试验可评估侧屈中韧带的完整性。

■ 对于检查的实施，可参考图6.14。

■ 检查的相关解读：

　■ 如果对侧翼状韧带完好无损，头部无法移动（Forrester 和 McCarthy，2010）。

　■ 如果三个方向都有运动，则认为该检查是阳性的，提示C0~C1关节撕裂或关节不稳定。

2.寰枢关节侧移应力试验。该检查评估枢椎的横向平移量。齿状突是限制该运动的主要结构。

■ 对于检查的实施，可参考图6.15。

■ 检查的相关解读：

　■ 如果齿状突是完整的，那么在进行该试验时不应检查到明显的力矩（Forrester 和 McCarthy，2010）。

　■ 运动过度或患者症状再现表明该关节横向不稳定。

横截面应力试验

1.翼状韧带旋转应力试验。限制旋转的关键结构是翼状韧带。该检查评估旋转中的韧带完整性。如果侧屈应力检查为阳性，则进行此检查，以明确不稳定是由韧带松弛还是由C0~C1关节不稳定所致。

■ 对于检查的实施，可参考图6.16。

■ 检查的相关解读：

　■ 如果限制颅骨旋转的结构完好无损且C2足够稳定，则头部旋转将限制在20°~40°。最近的一项研究表明，在此试验中，正常旋转的最大范围为22°（Osmotherly 等，2013b）。旋转超过40°则表示对侧韧带受损（Krakenes 和 Kaale，2006）。

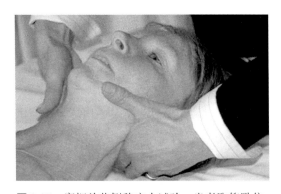

图6.15 寰枢关节侧移应力试验。患者取仰卧位，临床医生用3~5指支撑枕骨，左手示指接触患者C1左侧，右手示指置于患者C2右侧。在固定的枢椎上施加从寰椎和枕骨的左侧到右侧的横向压力。在另一侧重复进行该试验。

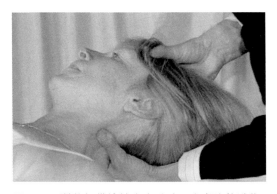

图6.16 翼状韧带旋转应力试验。患者取仰卧位，临床医生用左手虎口固定C2，拇指和其余四指固定C2两侧的关节。医生右手按住患者头顶，在右侧屈的同时施加垂直压力。可在上颈屈曲和伸展时重复该试验。应交换固定的手，从而进行向左旋转的应力试验。

■ 当过度旋转运动与过度侧向屈曲方向相同时，则提示韧带损伤。当过度运动朝相反的方向运动时，表明关节不稳定（Pettman，1994）。

覆膜牵张试验

1.此检查评估枕骨、寰椎和枢椎之间的屈曲和牵张程度。覆膜是限制该运动的

主要结构。

■ 对于检查的实施，可参考图6.17。
■ 检查的相关解读：
■ 由于软组织的自然压缩，在牵张运动的作用下一些运动被认为是正常的。
■ 在过度牵张大于数毫米的情况下，该检查即为阳性（Pettman，1994；Osmotherly，2015）。

触诊

软组织、肌肉和关节的触诊是体格检查的必要部分，因为软组织和肌张力的变化可以帮助临床医生识别功能障碍或有症状的脊椎平面（参见框3.5）。

患者取俯卧位，临床医生用中指和环指以环形按摩的方式轻轻触诊从上颌环线到C2~C3的枕下区的软组织。然后触诊C1~C3的关节，由棘突外侧到横突外侧（Maitland等，2005）。

用同样的方式触诊下颈椎、胸椎和头部后方。然后，临床医生嘱患者取仰卧位，

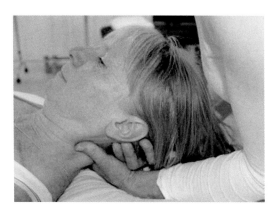

图6.17 覆膜牵张试验。患者取仰卧位，临床医生用左手虎口固定C2，拇指和其余四指固定C2两侧的关节柱。医生右手按住患者头顶，同时对其施以牵引，并向枕骨方向进行屈曲。该检查可在上颈屈曲位和伸展位重复进行。

以类似的方式把拇指放在患者乳突前侧和C1~C3到下颈椎的前外侧进行触诊。框6.3列出了常见的触诊结果。在触诊图表上记录触诊结果很有用（参见图3.35）。

被动椎间检查

UCS的被动椎间检查可提供关于UCS单个运动节段的生理或辅助运动的数量和性质，以及任何相关的疼痛反应的信息。即使被动运动的有效性和可靠性尚有争议，也仍在继续使用它们。人们普遍认为，结合其他体格检查结果，被动运动可以确定症状程度和运动功能障碍的方向，还可以通过微型治疗来协助临床医生制订管理计划（Luedtke等，2016）。

被动生理运动

PPIVM检查每个上颈椎的生理运动的数量和性质。PPIVM可以作为PAIVM的辅助检查，用于识别节段性的活动过少和活动过度。

C0~C1的屈－伸型PPIVM。相关技术的实施，参考图6.18A，B。

框6.3　颅颈椎触诊的常见结果（Adapted from Maitland et al. 2005, P.256）

- 上颈椎某一特定区域的肌肉组织普遍紧张，如枕下肌、胸锁乳突肌、斜角肌。
- 软组织普遍紧张，如项韧带。
- 触发点，特别是在胸锁乳突肌、斜方肌、肩胛提肌和斜角肌的上部纤维。
- 上颈椎关节局部增厚。
- 有症状的节段触痛。
- C2棘突突出或C2~C3棘突异常融合。

C0~C1的侧－屈型PPIVM。相关技术的实施，参考图6.18C。

C1~C2的旋转型PPIVM。相关技术的实施，参考图6.18D。

屈曲－旋转试验。即使在活动范围正常的情况下，屈曲－旋转试验也可以确定C1~C2的节段性功能障碍。研究表明，其在鉴别C1~C2来源的CGH与其他头痛类型方面具有很高的诊断实用价值（敏感性为90%，特异性为88%）。并且，治疗师能可靠地检测到这些差异（Ogince等，2007；Hall等，2008a，2010a，b）。无症状者C1~C2的平均旋转范围为39°~42°（Hall和Robinson，2004）。

- 对于检查的实施，参考图6.19。
- 检查的相关解读：如果C1~C2向疼痛侧的旋转角度<32°，则屈曲－旋转试验为阳性，尽管对于许多CGH人群，其向症状侧旋转的范围通常约为20°（Hall和Robinson，2004）。

辅助运动

在UCS中经常用PAIVM来获取有关辅助运动数量和特点，以及每个上颈椎节段的疼痛反应的信息（Zito等，2006；Jull等，2007）。PAIVM可以在患者的UCS处于中立或联合姿势时进行检查，并且该技术可以在偏内侧、外侧、头端或尾端的情况下应用（Maitland等，2005）。关于实施辅助运动的信息，可参考框3.6。

处于中立位时，在C1~C4水平通常检查的辅助运动包括：

- 中央后前运动。
- 单侧后前运动。
- 单侧前后运动。

在进行辅助运动检查时，临床医生在

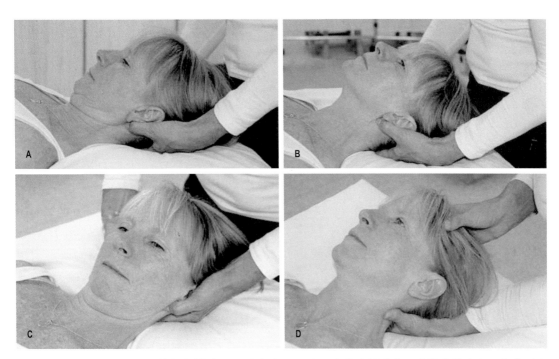

图6.18 （A、B）C0~C1屈－伸椎间被动生理活动（PPIVM）：患者取仰卧位，头枕在枕头上。临床医生用3~5指托住患者的枕骨，在乳突和C1外侧之间用拇指进行触诊。在患者做点头动作时，医生前后摇晃患者的头。评估每一侧两个骨性点之间的移动数量。（C）C0~C1侧屈PPIVM：检查的初始姿势与屈－伸PPIVM相同。临床医生移动患者头部至上颈椎侧屈。如果操作正确，临床医生则可以观察到患者下颌朝侧屈的对侧摆动（例如下颌朝左侧摆动，以达到右侧屈曲）。评估每一侧两个骨性点之间的移动数量。（D）C1~C2旋转PPIVM：患者取仰卧位，头枕在枕头上。临床医生用左手固定患者C2棘突，右手按住患者头顶，并将患者的头向右旋转。评估感受到C2棘突向左移动的位置。同样的方法检查向左旋转。通常更准确的方法是换用另一只手。比较两侧的旋转角度。

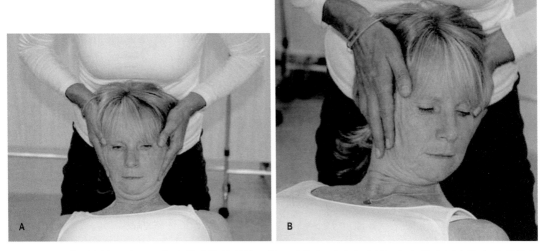

图6.19 屈曲－旋转试验。患者取仰卧位并斜躺，保证头部超过沙发末端。（A）临床医生使患者颈椎完全弯曲，以"锁定"下枢椎，并向偏侧旋转至C1~C2水平。（B）临床医生先将患者头部向右旋转，然后向左旋转，比较移动角度。

运动范围的早期、中期和晚期时应注意以下几点，并需考虑到患者的严重程度和激惹性：

- 运动的范围和性质。
- 运动范围内和运动结束时的阻力。
- 运动范围内的疼痛行为。
- 引起肌肉痉挛。

如图6.20。第7章描述了其他颈椎平面。

在触诊图和（或）运动图上记录检查结果有很大帮助（参见图3.38至图3.45）。详细说明见第3章。

辅助运动是一种复合技术。在复合姿势时检查辅助运动，以增加或减少上颈椎小关节、关节囊或周围椎旁肌肉的牵拉。不同的复合运动可能会使人混淆。表6.7展示了起始位置和辅助运动的可能组合形式，这些组合会增加A-O和A-A关节不同方面的牵拉。关于各个复合姿势下上颈段的辅助运动的详细描述可参考Edwards（1994,1999）。

在UCS的辅助运动检查之后，临床医生需重新评估所有用星号标记的项目（已发现的可重现患者症状的运动或检查），以便确定辅助运动对患者体征和症状的影响。

然后可对疑似是症状来源或导致症状的其他区域进行被动生理和辅助运动检查。可能需要检查的区域是TMJ、下颈椎和上胸椎。

持续式动态关节松动术（SNAG）。SNAG适用于周围伤害性、关节源性和机械损伤性疾病。正确选择并应用SNAG时，应：

- 立即减轻或缓解患者的痛苦。
- 增加运动范围。

- 改善功能。

对于主诉为头痛的患者，Mulligan（2010）提出了四种检查技术：

1. 头痛SNAG（图6.21A）。
2. 逆转头痛SNAG（图6.21B）。
3. 上颈椎牵引（图6.21C）。
4. 将SNAG应用于C1~C2颈椎旋转受限。

对于上颈部疼痛和活动能力丧失的患者，建议实施的技术包括：

- 将SNAG应用于C2~C4棘突+不正常的运动，如旋转。
- 将SNAG应用于C2~C4横突+不正常的运动。

关于每种技术的详细说明，参考第3章和Mulligan（2010）。

症状变化和微型治疗

除了在整个体格检查过程中收集与再现疼痛的体格检查、抵抗特点和运动功能障碍相关的信息外，临床医生还可通过相关技术来对有症状的或功能障碍的脊椎节段进行"微型治疗"，如PPIVM、PAIVM、动态关节松动术（NAG）和SNAG、触发点或保持肌肉放松的技术。使用选定的客观标志物评估"微型治疗"的效果可以帮助临床医生证实患者所患疾病的工作假设，还可以帮助确定哪种治疗可产生最大的疗效。

肌肉检查

CCS的正常肌肉功能依赖于正常的肌肉力量、长度、控制和协调。为了"纳入"或"排除"患者疾病中的肌源性因素，肌肉组织的全面检查需评估所有的功能。

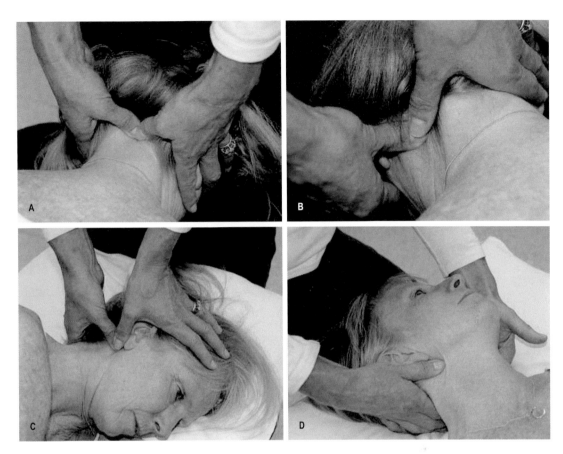

图6.20 C1的辅助运动。(A)中央后前方向辅助运动。临床医生通过拇指对患者C1的后弓施压,拇指指向患者眼睛。(B)单侧后前方向辅助运动。临床医生的拇指从侧面向患者C1前弓施压。(C)横向施压。临床医生的拇指向患者C1横突施压。(D)单侧后前方向辅助运动。临床医生的拇指向患者C1横突前部施压。

表6.7 作为一种复合技术的被动椎间辅助运动

平面	组合的起始姿势	辅助运动	影响
寰枕关节	俯卧位:屈曲+右旋(鼻子位于头部中线)	右C1单侧后前方向	增加对C0~C1后方的牵拉
	仰卧位:伸展+左旋(鼻子偏离头部中线)	右C1单侧前后方向	增加对C0~C1前方的牵拉
寰枢关节	俯卧位:向右旋转30°(鼻子偏离头部中线)+屈曲	右C2单侧后前方向	增加对C1~C2后方的牵拉
	俯卧位:向右旋转30°(鼻子偏离头部中线)+伸展	右C2单侧后前方向	增加对C1~C2前方的牵拉

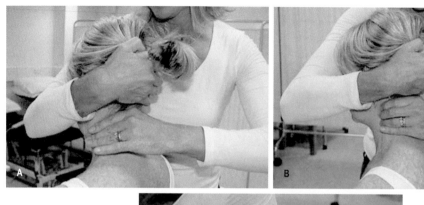

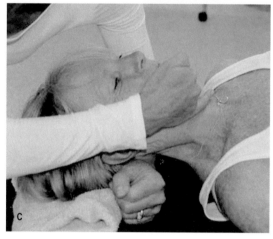

图6.21　（A）头痛时持续式动态关节松动术（SNAG）。（B）逆转头痛SNAG。（C）C1~C2颈椎牵拉。

肌肉力量

颈痛，以及隐匿性和创伤后起病的CGH患者的颈屈肌、伸肌和肩胛肌的肌肉力量、耐力和疲劳性改变已被证实（Jull等，1999，2004，2008a；Jull，2000；Falla，2004a；Falla等，2004b；O'Leary等，2007）。

等张检查。在观察肌肉收缩特点和运动募集模式的同时，临床医生可能希望采用等张检查来检查颈肌的总体力量。检查时，患者可取仰卧位或俯卧位，头部处于中立或旋转的姿势，嘱患者简单地使头部离开床。不同的起始位置偏向于对不同的肌肉群进行肌肉力量检查。可借助枕头简化检查流程。

等长检查。这有助于区分惰性来源于惰性结构和可收缩结构的症状。使CCS位于中间位置，嘱患者在临床医生的阻力抵抗下保持该位置。临床医生可以在任何运动方向及任意范围下施加阻力。如果症状在收缩时再现，则提示可收缩组织存在疾病。

关于这些检查的详细信息可参考Jull等（2008c）。第3章也描述了这些肌肉力量的检查方法。

感觉运动控制

感觉运动控制是中枢神经系统对感觉和运动信息的整合和协调，以调节关节的稳定性、运动敏锐度、协调性和平衡性（Roijezon等，2015）。周围（视觉、前庭和本体感受系统）的传入信息被整合，并在运动之前和运动过程中引起肌肉适当的运动反应（Treleaven，2008）。

临床上，CCS的感觉运动功能变化与持续性疼痛、运动减少、头晕、恶心、视觉障碍、听力障碍和姿势稳定性减退有关（Jull等，2008e；Treleaven，2008）。

越来越多的证据表明，颈椎的本体感觉和运动控制会因疼痛、积液、创伤和疲劳而改变（Jull，2000；Falla，2004a；Falla等，2004a；Jull等，2004；Treleaven，2011；de Vries等，2015；Roijezone等，2015）。这些改变包括：

■ 颈椎关节位置感觉误差增加。

■ 眼球运动功能不佳。

■ 深层CCF和半棘突受抑制。

■ 浅表颈部肌肉（斜角肌、SCM、头颈夹肌）激活增强。

■ CCF激活延迟发作。

■ CCF和颈深伸肌的肌肉力量和耐力下降。

■ 平衡能力不佳。

各肌群之间、深部和浅层肌肉之间的不良肌肉募集及颈部本体感受性缺陷已被证明与UCS症状相关（O'Leary等，2007；Falla等，2011；Lindstrom等，2011；Schomacher和Falla，2013；Schomacher等，2013；de Vries等，2015）。

感觉运动检查

感觉运动缺陷可以通过评估本体感受系统和运动控制来检查。检查范围包括颈部关节位置感检查、姿势稳定性检查、眼球运动功能检查和运动控制检查。本体感受系统的评估在第7章中有相关描述。运动控制评估见下文。更多信息可参考Jull等（2008c）、Treleaven（2008）、Clark等（2015）和Roijezon等（2015）。

运动控制可通过以下方式进行间接评估：

■ 观察姿势（例如，头部前倾患者CCF可能长而脆弱）。

■ 注意主动运动期间肌肉募集模式的变化。

■ 观察运动性质及发生运动的位置。

■ 在不同位置触诊肌肉。

此外，还可以在UCS中进行特定的肌肉检查。

颈深肌检查。 颈深部肌肉（CCF组和SOM组）已被证明具有高密度的肌梭，特别是SOM。这表明，除了控制头颈运动外，颈深部肌肉在颅颈的本体感受中也起着重要作用（Boyd-Clark等，2001，2002；O'Leary等，2009）。

颅颈部深屈肌检查。 用低负荷的头颈屈曲试验来评估深层CCF（颈长肌、头长肌、头前直肌、头外侧直肌）的募集和耐力（Jull等，2008c，d）。压力生物反馈装置（PBU：Chattannooga，澳大利亚）可用于检查颈深屈肌的功能。

■ 起始体位见图6.22。

■ 指导患者按照指示屈曲上颈进行点头动作，就像表示"是的"。

■ 指导患者将舌头放在口腔顶部，闭口，但不要咬合下颌，这有助于防止其他肌群替代。

■ 不要抬起或回缩头部，这一点很重要。当CCF较弱时，SCM会开始运动，导致下颌骨运动，UCS过度伸展。

■ 然后分两个阶段进行检查：由于疼

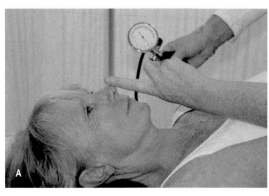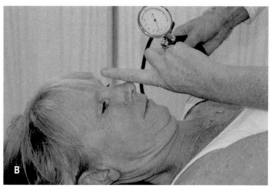

图6.22　颅颈屈曲检查：患者取仰卧位，枕下垫一块折叠的毛巾，以确保头部和颈部处于中立位置。将压力生物反馈装置置于颈椎下方，与枕部相对，将其充气加压至20mmHg，并嘱患者"点头"。为了保证患者动作的正确性，可以嘱患者将手指置于鼻前。

痛可抑制CCF活动，因此，检查一定不能诱发症状（Arendt-Nielsen和Falla，2009）。

■　阶段1——运动模式分析。这是一个可分为五个等级的检查。在正确的运动策略中，患者可以尝试逐渐增加对PBU的压力。利用来自PBU的视觉反馈，患者分别尝试在22mmHg、24mmHg、26mmHg、28mmHg和30mmHg时点头，每个阶段之间可休息几秒。理想情况下，受试者能够通过五个等级的检查。观察并触诊浅表肌肉（SCM、斜角肌和舌骨组）的过度使用。这些肌肉可能是活跃的，但不是占优势的。当在无启动回缩运动和（或）招募浅屈肌作为优势组的情况下，患者无法达到某一等级时，检查结果为阳性。记录所达到的等级和运动的性质（Jull等，2008c）。

■　阶段2——颈深屈肌的维持能力。这一阶段仅在阶段1中的五个等级均为正常模式的情况下才可进行。从22mmHg（比20mmHg的基线高

2mmHg）开始，患者尝试维持检查姿势（点头）10秒。每个等级均检查10秒。记录所完成的10秒时间的重复次数，并以此作为患者的基线分值。与阶段1一样，当颈部浅表肌肉占优势或颈部后缩时，即为阳性结果。临床医生还应观察运动性质，观察有无头部不稳定/控制不良（Jull等，2008c）。

颈深伸肌。尽管大多数临床研究均关于CCF，深部伸肌也有助于头颈部的感觉运动控制。因此，对这些肌群进行评估较为合理，特别是对于头部前倾、颈部疼痛或头痛患者（Schomacher等，2015）。

对于以下的前两个检查，若下颈椎无法进行平滑的、协调的运动及过度运动，提示伸展运动控制不良（Jull等，2008c）。

■　颅颈伸展检查（头后直肌群）：

■　患者处于跪位或俯卧位，屈曲并伸展头部和颈部（点头动作），同时保持下颈椎在中间位置。临床医生触诊患者肌肉群，以评估激活情况。

■　颅颈旋转检查（头斜肌群）：

■ 患者处于与上述相同的姿势，旋转头部和颈部（旋转角度 >40°），像摇头说"不"一样，同时保持下颈椎在中立位置。该肌群是可触及的，因此临床医生可以评估肌肉募集情况。

■ 颈深伸肌检查（颈半棘肌和多裂肌群）：

　　■ 对于检查方法的实施，参考图6.23。

　　■ 此姿势会使肌肉活动偏向颈半棘肌，并抑制浅表半棘肌和头夹肌的活动。

　　■ 如果对CCF（保持CCS在中间位置）和颈深伸肌（产生运动）有良好的控制，则可看到运动发生于颈胸交界处，而不是在颅颈交界处或者是C5周围的剪切伸展运动。

肩胛肌。肩胛肌附着于上颈椎和枕骨，所以斜方肌上部纤维、肩胛提肌、斜角肌群和胸锁乳突肌可以影响上颈椎的运动模式。此外，肩胛位置和控制与颈椎功能障碍有关，特别是在挥鞭伤后（Jull等，2008c）。因此，应该考虑评估这些肌群的控制和模式，以及通过斜方肌中部、下部纤维和前锯肌评估肩胛控制（更多细节可参考第9章）。

肌肉长度

临床医生可检查肌肉长度，尤其是易收缩的肌肉（Janda，2002），即肩胛提肌、上斜方肌、胸锁乳突肌、胸大肌、胸小肌、斜角肌和深枕肌。第3章介绍了检查这些肌肉长度的方法（参见表3.9和图3.13）。

神经动力学检查

进行以下神经动力学检查，以确定神经组织促使UCS患者产生症状的程度：

■ 被动颈部屈曲。

■ 上肢神经动力学检查。

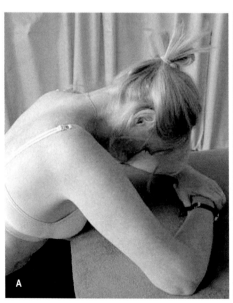
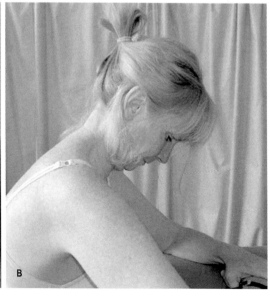

图6.23 颈深伸肌检查。患者取俯卧位，以肘部支撑，使头颈椎位于中立位，下颈椎完全屈曲。患者在颈胸关节周围伸展颈椎，头部回到中立位的同时保持上颈椎中立。

■ 直腿抬高。

■ 塌陷试验。

这些检查在第3章中已有详细描述。

神经触诊

表6.8和图6.24展示了可以在UCS中触诊的周围神经。如果周围神经与患者疾病有关，那么它们可被触及并可能重现患者症状（更多信息请参见第3章）。

颈动脉功能障碍检查

如果在主观检查后怀疑血管功能障碍，可从以下检查中获得关于颈动脉系统完整性的进一步信息。推荐进一步阅读（Kerry和Taylor，2010）来了解以下检查。

1. 血压。在急性动脉功能不全的情况下，可能会出现表现为血压急剧变化（通常为升高）的系统性心血管反应。使用合

表6.8　颅颈椎区域可触及的神经

神经	平面	触诊部位
枕大神经	C2背侧支	中线以外2cm（从枕部隆起向外和向下一个拇指宽度）
枕小神经	C2腹侧支	乳突以内2cm，位于凹陷内
第三枕神经	C3背侧支	C2~C3小关节后上方

适的、有效的程序和设备，无论是坐位还是卧位均可测量血压。

2. 功能定位测试。近年来，人们已经将重点从颈部动脉系统的物理检查转移，这是因为其在检测VA或ICA血管功能不全方面的诊断准确率较差（Rushton等，2014）。定位检查无法筛查不同类型的CAD病理改变，但目前研究表明，这些检查在评估颈动脉系统作为整体的代偿能力方面

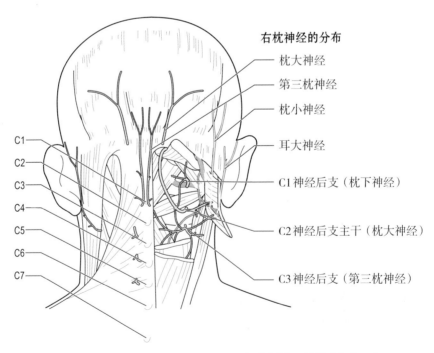

右枕神经的分布
- 枕大神经
- 第三枕神经
- 枕小神经
- 耳大神经
- C1神经后支（枕下神经）
- C2神经后支主干（枕大神经）
- C3神经后支（第三枕神经）

C1 C2 C3 C4 C5 C6 C7

图6.24　C1~C4脊神经的后支分布于头颈部后方，以及颅颈部外周神经的触诊部位。（*Modified from Rubin & Safdieh 2007, with permission.*）

可能仍有作用，而非检查其作为单根动脉的结构或功能（Thomas，2016）。因此，该检查仍可用于评估颈椎运动至最大范围时颈总动脉系统的完整性和脑灌注，目的是发现血流代偿不足的患者，这些患者将来可能出现脑缺血事件（Thomas等，2015）。但不应单独使用定位检查结果来进行诊断，而应将其与主观检查和体格检查的其他方面结合加以考量。一般情况下，定位检查的最低要求是被动保持颈部最大旋转范围10秒（Magarey等，2004）。如果再次出现提示后循环缺血的症状（如头晕、眼球震颤），则认为检查结果为阳性。可在伸展颈椎或颈椎伸展和旋转的复合运动中重复以上检查。

3. 触诊血管搏动。由于椎动脉的大小和深度，其血管搏动难以触诊。在颈中部、胸锁乳突肌内侧很容易触及颈内动脉。诸如动脉瘤形成的病理改变，其血管搏动也具有特征性，即搏动的、可膨胀的肿块。触诊时颞动脉出现疼痛和过强搏动可能支持颞动脉炎的假设。

4. 脑神经检查。脑神经属于周围神经，主要来源于脑干。脑神经功能障碍可能是颈动脉受损的结果。尽管这种情况很少见，其往往会影响下组脑神经，尤其是舌下神经（管吞咽）（Thomas，2016）。如果怀疑存在CAD，应仔细筛查与正常脑神经功能不同的不对称性和变异（Kerry和Taylor，2010）。表6.6描述了脑神经的评估方法。

5. 本体感觉检查。与椎基底动脉供血不足相关的后脑缺血可导致本体感觉功能减退。使用简单的本体感觉检查方法，如直线连足行走、跟膝试验、Romberg征和Hautant试验，可评估本体感觉功能障碍。

6. 鉴别试验。可能需要区分由内耳的前庭器官引起的眩晕和由颈源性或颈动脉受损所致的颈部运动引起的头晕（Maitland等，2005）。

■ 对于检查方法的实施，可参考图6.25。

■ 检查的相关解读：

■ 如果引起头晕、恶心或任何其他与颈动脉供血不足有关的症状，该试验被认为是阳性的，应立即停止检查。

■ 该检查有助于区分眩晕的前庭性原因和颈源性以及血管源性（CAD）

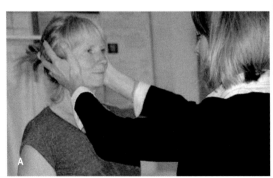
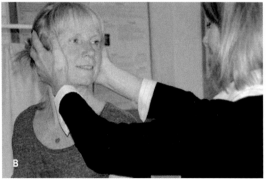

图6.25　眩晕的鉴别诊断。（A）站立时，临床医生使患者的头部保持中立，以防前庭系统活动。（B）患者先向左移动躯干，然后向右移动，每个姿势保持10秒，两个方向的移动之间有10秒的休息时间。（*From Magarey et al. 2004.*）

原因，但无法区分血管源性和颈源性原因。

■ 因此，应将检查结果与其他检查结果结合，以进行综合考虑，从而纳入或排除CAD诊断。CAD也是颈椎某些治疗方式的禁忌证（参见表2.4）。

检查完成

进行上述检查后，上颈椎的检查就已完成。需要准确、快速地记录主观检查和体格检查产生的大量信息。在这个阶段用星号（*）突出显示检查中的重要发现至关重要。在随后的治疗过程中需重新评估这些发现，以评估治疗对患者病情的影响。

具体提示患者症状来源的关节、神经或肌肉组织的体格检查步骤总结于表3.9。

体检完成后，临床医生将回顾主观检查结束时所提出的假设（参见框2.1）。在此之后，临床医生需：

1. 评估检查结果，确定临床诊断并列出问题清单。

2. 与患者合作，确定治疗目标，并制订初步治疗计划和后续的管理策略。

3. 向患者解释检查结果，探讨患者对损伤或疾病可能存在的任何误解，并讨论预后。

4. 告知患者在检查后的24~48小时内可能会出现病情恶化。

5. 要求患者在下次就诊时详细报告检查后症状行为的信息。

关于治疗和管理原则的指导，可阅读配套教科书（Petty和Barnard，2017）。

附录6.1　头痛指数问卷调查

患者姓名：_____　　日期：_____

说明（请圈出正确答案）：
1. 我有头痛：（1）每月1次（2）每月超过1次但少于4次（3）每周超过1次
2. 头痛程度：（1）轻度（2）中度（3）重度

请仔细阅读：此问卷是为了确定你因头痛而可能产生的问题。请勾选"是""有时"或"不是"。仅根据你的头痛情况来回答每个问题

是	有时	不是	
_____	_____	_____	因为头痛，我觉得自己是个残疾人
_____	_____	_____	因为头痛，我觉得日常生活受到了限制
_____	_____	_____	没人理解头痛对我生活的影响
_____	_____	_____	头痛限制了我的娱乐活动（如运动、爱好）
_____	_____	_____	我的头痛令我生气
_____	_____	_____	因为头痛，有时候我觉得我要失控了
_____	_____	_____	因为头痛，我很少社交
_____	_____	_____	因为头痛，我的配偶（重要的人）、家人和朋友都不知道我在经历什么
_____	_____	_____	我头痛很厉害，我觉得自己要发疯了
_____	_____	_____	我的世界观受到头痛的影响
_____	_____	_____	当我感觉要开始头痛时，我害怕出去
_____	_____	_____	我因为头痛而感到绝望
_____	_____	_____	我担心因为头痛会给工作和家庭带来负担
_____	_____	_____	我的头痛给我与家人或朋友的关系带来压力
_____	_____	_____	当头痛的时候，我回避人群
_____	_____	_____	我认为头痛使我的生活变得很困难
_____	_____	_____	因为头痛，我无法清晰地思考
_____	_____	_____	我因为头痛而紧张（如肌肉紧张）
_____	_____	_____	因为头痛，我不喜欢社交聚会
_____	_____	_____	我因为头痛而感到烦躁
_____	_____	_____	因为头痛，我回避旅行
_____	_____	_____	头痛使我感到困惑
_____	_____	_____	头痛使我感到沮丧
_____	_____	_____	因为头痛，我觉得阅读很困难
_____	_____	_____	我发现很难把注意力从头痛转移到其他事情上

说明：1. 一个"是"记为4分，一个"有时"记为2分，一个"不是"记为0分。2. 10~28分考虑为轻度；30~48分为中度；50~68分为重度；72分及以上为完全残疾。

患者姓名：_____　　日期：_____

From Jacobson et al.(1994).

附录6.2　头痛问卷

| 姓名：_____ | 日期：_____ | 分数：_____ | /90 |

请阅读每个问题并圈出最符合自己的答案。

1. 从0到10，你给自己的头痛程度打几分？

| 0 | 1 | 2 | 3 | 4 | 5 | 6 | 7 | 8 | 9 | 10 |
| 无痛 | | | | | | | | | | 最痛 |

2. 当你头痛时，疼痛最严重的频率是多少？

| 从来没有 | 1%~9% | 10%~19% | 20%~29% | 30%~39% | 40%~49% | 50%~59% | 60%~69% | 70%~79% | 80%~89% | 90%~100% | 经常 |
| 0 | 1 | 2 | 3 | 4 | 5 | 6 | 7 | 8 | 9 | 10 | |

1. 上个月有多少天你因为头痛而休息1小时或更长？

| 无 | 1~3 | 4~6 | 7~9 | 10~12 | 13~15 | 16~18 | 19~21 | 22~24 | 25~27 | 28~31 | 每天 |
| 0 | 1 | 2 | 3 | 4 | 5 | 6 | 7 | 8 | 9 | 10 | |

2. 你因为头痛旷工或旷课一天或半天的频率是多少？

| 从来没有 | 1%~9% | 10%~19% | 20%~29% | 30%~39% | 40%~49% | 50%~59% | 60%~69% | 70%~79% | 80%~89% | 90%~100% | 经常 |
| 0 | 1 | 2 | 3 | 4 | 5 | 6 | 7 | 8 | 9 | 10 | |

5. 当你在工作（或上学）中出现头痛时，工作能力会降低多少？

| 不降低 | 1%~9% | 10%~19% | 20%~29% | 30%~39% | 40%~49% | 50%~59% | 60%~69% | 70%~79% | 80%~89% | 90%~100% | 不能工作 |
| 0 | 1 | 2 | 3 | 4 | 5 | 6 | 7 | 8 | 9 | 10 | |

6. 上个月有多少天因为头痛至少半天无法做家务？

| 无 | 1~3 | 4~6 | 7~9 | 10~12 | 13~15 | 16~18 | 19~21 | 22~24 | 25~27 | 28~31 | 每天 |
| 0 | 1 | 2 | 3 | 4 | 5 | 6 | 7 | 8 | 9 | 10 | |

7. 当你头痛时，你做家务的能力下降多少？

| 不降低 | 1%~9% | 10%~19% | 20%~29% | 30%~39% | 40%~49% | 50%~59% | 60%~69% | 70%~79% | 80%~89% | 90%~100% | 经常 |
| 0 | 1 | 2 | 3 | 4 | 5 | 6 | 7 | 8 | 9 | 10 | |

8. 上个月因为头痛你有多少天不能参加非工作活动（家庭活动、社交或娱乐）？

| 无 | 1~3 | 4~6 | 7~9 | 10~12 | 13~15 | 16~18 | 19~21 | 22~24 | 25~27 | 28~31 | 每天 |
| 0 | 1 | 2 | 3 | 4 | 5 | 6 | 7 | 8 | 9 | 10 | |

9. 当你头痛时，你参加非工作活动（家庭活动、社交或娱乐）的能力下降多少？

| 不降低 | 1%~9% | 10%~19% | 20%~29% | 30%~39% | 40%~49% | 50%~59% | 60%~69% | 70%~79% | 80%~89% | 90%~100% | 经常 |
| 0 | 1 | 2 | 3 | 4 | 5 | 6 | 7 | 8 | 9 | 10 | |

From Niere and Quin (2009).

参考文献

Amici, M., et al., 2003. Measurement of upper cervical dexion and extension with the 3-space fastrak measurement system: a repeatability study. J. Man. Manip. Ther. 11, 198–203.

Antonaci, F., et al., 2006. Diagnosing cervicogenic headache. J. Headache Pain 7, 145.

Arendt–Nielsen, L., Falla, D., 2009. Motor control adjustments in musculoskeletal pain and the implications for pain recurrence. Pain 142, 171–172.

Bogduk, N., 2002. Biomechanics of the cervical spine. In: Grant, R. (Eel.), Physical therapy of the cervical and thoracic spine, third eel. Churchill Livingstone, New York.

Bogduk, N ., Bartsch, T., 2008. Cervicogenic headache. In: Silberstein, SD., et al. (Eds.), Wolff's headache, eighth eel. Oxford University Press, New York, pp. 551–570.

Bogduk, N., Govind, J., 2009. Cervicogenic headache: an assessment of the evidence on clinical diagnosis, invasive tests, and treatment Lancet NeuraL 8, 959–968.

Bogduk, N., Mercer, S., 2000. Biomechanics of the cervical spine. I: Normal kinematics. Clin. Biomech. (Bristol, Avon) 15, 633–648.

Boyd Clark, L., et al., 2001. Comparative histochemical composition of muscle fibres in a pre and post-vertebral muscle of the cervical spine. J. Anat. 199, 709–716.

Boyd Clark, L., et al., 2002. Muscle spindle distribution, morphology and density in longus colli and multifidus muscles of the cervical spine. Spine 27, 694–701.

Brolin, K., Halldin, P., 2004. Development of a finite model of the upper cervical spine in a parameter study of ligament characteristics. Spine 29, 376–385.

Bronfort, G., et al., 2004. Non–invasive physical treatments for chronic/recurrent headache. Cochrane Database Syst. Rev. (3), CD001878.

Casanova–Méndez, A., et al., 2014. Comparative short–term effects of two thoracic spinal manipulation techniques in subjects with chronic mechanical neck pain: a randomized controlled trial. Man. Ther. 19, 331–337.

Catrysse, E., et al., 1997. Upper cervical instability; are clinical tests reliable? Man. Ther. 2, 91–97.

Chancey, V., et al., 2007. A kinematic and anthropometric study of the upper cervical spine and the occipital condyles. J. Biomech. 40, 1953–1959.

Christensen, J., Knardahl, S., 2012. Work and headache: a prospective study of psychological, social, and mechanical predictors of headache severity. Pain 153, 2119–2132.

Clark, N., et al., 2015. Proprioception in musculoskeletal rehabilitation. Part 2: clinical assessment and intervention. Man. Ther. 20, 378–387.

Cleland, J., et al., 2005. Immediate effects of thoracic manipulation in patients with neck pain: a randomized clinical trial. Man. Ther. 10, 127–135.

de Vries, J., et al., 2015. Joint position sense error in people with neck pain: A systematic review. Man. Ther. 20, 736e–744.

Dullerud, R., et al., 2010. MRI of ligaments and membranes in the craniovertebral junction in whiplash associated injury and healthy control subjects. Acta Radiol. 51, 207–212.

Edwards, B., 1994. Examination of the high cervical spine (occiput–C2) using combined movements. In: Boyling, J.D., Palastanga, N. (Eds.), Grieve's modem manual therapy, second ed. Churchill Livingstone, Edinburgh.

Edwards, B., 1999. Manual of combined movements: their use in the examination and treatment of mechanical vertebral column disorders, second ed. Butterworth-Heinemann, Oxford.

Ernst, M., et al., 2015. Extension and flexion in the upper cervical spine in neck pain patients. Man. Ther. 20, 547–552.

Falla, D., 2004a. Unravelling the complexity of muscle impairment in chronic neck pain. Man. Ther. 9, 125–133.

Falla, D., et al., 2004b. Feedforward activity of the

cervical flexor muscles during voluntary arm movements is delayed in chronic neck pain. Exp. Brain Res. 157, 43–48.

Falla, D., et al., 2011. Association between intensity of pain and impairment in onset and activation of deep cervical flexors in patients with persistent neck pain. Clin. J. Pain 27, 309–314.

Forrester, G., Barlas, P., 1999. Reliability and validity of the Sharp–Purser test in the assessment of atlantoaxial instability in patients with rheumatoid arthritis. Physiotherapy 85, 376.

Forrester, G., McCarthy, C., 2010. Upper cervical spine. In: McCarthy, C. (Ed.), Combined movement theory. Elsevier, London (Chapter 8).

Fuller, G., 1993. Neurological examination made easy. Churchill Livingstone, Edinburgh.

Gadotti, I., et al., 2008. Cervical musculoskeletal impairments in cervicogenic headache: a systematic review and a meta-analysis. Phys. Ther. Rev. 13, 149–166.

Gifford, L., Butler, D., 1997. The integration of pain sciences into clinical practice. J. Hand Ther. 10, 86–95.

Gonzalez-Iglesias, J., et al., 2009. Thoracic spine manipulation on the management of patients with neck pain: a randomized clinical trial. J. Orthop. Sports Phys. Ther. 39, 20–27.

Greenhalgh, S., Selfe, J., 2009. Red flags II: a guide to identifying serious pathology of the spine. Elsevier, Edinburgh.

Haldeman, S., Dagenais, S., 2001. Cervicogenic headaches: a critical review. Spine J. 1, 31–46.

Hall, T., et al., 2008b. Clinical evaluation of cervicogenic headache: a clinical perspective. J. Man. Manip. Ther. 16, 73–80.

Hall, T., et al., 2010a. Reliability of manual examination and frequency of symptomatic cervical motion segment dysfunction in cervicogenic headache. Man. Ther. 15, 542–546.

Hall, T., et al., 2010b. Comparative analysis and diagnostic accuracy of the cervical dexion rotation test. J. Headache Pain 11, 391–397.

Hall, A.M., et al., 2010c. The influence of the therapist–patient relationship on treatment outcome in physical rehabilitation: a systematic review. Phys. Ther. 90, 1099–1110.

Ha, S., et al., 2011. Effects of passive correction of scapular position on pain, proprioception, and range of motion in neck-pain patients with bilateral scapular downward-rotation syndrome. Man. Ther. 16, 585–589.

Hall, T., Robinson, K., 2004. The flexion-rotation test and active cervical mobility; a comparative measurement study in cervicogenic headache. Man. Ther. 9, 197–202.

Hall, T., et al., 2008a. Inter-tester reliability and diagnostic validity of the cervical flexion–rotation rest in cervicogenic headache. J. Manipulative Physiol. Ther. 31,293–300.

International Headache Society, 2013. The international classification of headache disorders, 3rd edn. Cephalalgia 33, 629–808.

Ishii, T., et al., 2004. Kinematics of the cervical spine in rotation in vivo three-dimensional analysis. Spine 29, E139–E144.

Jacobson, G.P., et al., 1994. The Henry Ford Hospital Headache Disability Inventory (HDI). Neurology 44, 837–842.

Janda, V., 2002. Muscles and motor control in cervicogenic disorders. In: Grant, R. (Ed.), Physical therapy of the cervical and thoracic spine, third ed. Churchill Livingstone, New York.

Jull, G., 2000. Deep cervical flexor dysfunction in whiplash. J. Musculoakelet Pain 8, 143–154.

Jull, G., et al., 2007. Cervical musculoskeletal impairment in frequent intermittent headache. Part 1: subjects with single headaches. Cephalalgia 27, 793–802.

Jull, G., et al., 1999. Further clinical clarification of the mwcle dysfunction in cervical headache. Cephalalgia 19, 179–185.

Jull, G., et al., 2004. Impairment in the cervical flexors: a comparison of whiplash and insidious onset neck pain patients. Man. Ther. 9, 89–94.

Jull, G., et al., 2008d. Clinical assessment of the deep cervical muscles: the craniocervical; flexion test. J. Manipulative Physiol. Ther. 31, 525–533.

Jull, G., et al., 2008a. Alterations in cervical muscle function in neck pain. In: Whiplash, headache and neck pain. Research based directions for physical therapists. Churchill Livingstone, Elsevier, Edinburgh (Chapter 4).

Jull, G., et al., 2008b. Cervicogenic headache: differential diagnosis. In: Whiplash, headache and neck pain. Research based directions for physical therapists. Churchill Livingstone, Elsevier, Edinburgh (Chapter 9).

Jull, G., et al., 2008c. Clinical assessment: physical examination of the cervical region. In: Whiplash, headache and neck pain. Research based directions for physical therapists. Churchill Livingstone, Elsevier, Edinburgh (Chapter 12).

Jull, G., et al., 2008e. Disturbances in postural stability, head and eye movement control in cervical disorders. In: Whiplash, headache and neck pain. Research based directions for physical therapists. Churchill Livingstone, Elsevier, Edinburgh (Chapter 6).

Jull, G., et al., 2002. A randomized controlled trial of exercise and manipulative therapy for cervicogenic headache. Spine 27, 1835–1843.

Kaale, B., et al., 2008. Clinical assessment techniques for detecting ligament and membrane injuries in the upper cervical spine region – a comparison with MRI results. Man. Ther. 13, 397–403.

Kerry, R., Taylor, A., 2006. Cervical arterial dysfunction assessment and manual therapy. Man. Ther. 11, 243–253.

Kerry, R., Taylor, A., 2010. Haemodynamics. In: McCarthy, C. (Ed.), Combined movement theory. Elsevier, London (Chapter 6).

Krakenes, J., Kaale, B., 2006. Magnetic resonance imaging assessment of cranioverrebralligaments and membranes after whiplash trauma. Spine 31, 2820–2826.

Krakenes, J., et al., 2002. MRI assessment of the alar ligaments in the late stage of whiplash injury: a study of structural abnormalities and observer agreement. Neuroradiology 38, 44–50.

Krakenes, J., et al., 2003b. MR analysis of the tectorial and posterior antlanto-occipital membranes in the late stage of whiplash injury. Neuroradiology 45, 585–591.

Krakenes, J., et al., 2003a. MR analysis of the transverse ligament in the late stage of whiplash injury. Acta Radiol. 44, 637–644.

Krakenes, J., et al., 2001. MRI assessment of normal ligamentous structures in the cranioverrebral junction. Neuroradiology 43, 1089–1097.

Landers, M., et al., 2008. The use of fear–avoidance beliefs and nonorganic signs in predicting prolonged disability in patients with neck pain. Man. Ther. 13, 239–248.

Landtblom, A., et al., 2002. Sudden onset headache: a prospective study of features, incidence and causes. Cephalalgia 22, 354–360.

Lau, H., et al., 2011. The effectiveness of thoracic manipulation on patients with chronic mechanical neck pain – a randomized controlled trial. Man. Ther. 16, 141–147.

Lindstrom, R., et al., 2011. Association between neck muscle coactivation, pain and strength in women with neck pain. Man. Ther. 16, 80–86.

Linton, S., Shaw, W., 2011. Impact of psychological factors in the experience of pain. Phys. Ther. 91, 700–711.

Loeser, J., Treede, R., 2008. The Kyoto protocol of IASP basic pain terminology. Pain 137, 473–477.

Luedtke, K., et al., 2016. International consensus on the most useful physical examination tests used by physiotherapists for patients with headache: a Delphi study. Man. Ther. 23, 17–24.

Maak, T., et al., 2006. Alar, transverse and apical ligament strain due to head-turned rear impact. Spine 31, 632–638.

Magarey, M., et al., 2004. Pre-manipulative testing of the cervical spine review, revision and new clinical guidelines. Man. Ther. 9, 95–108.

Maitland, G., et al., 2005. Maitland's vertebral manipulation, seventh ed. Butterworth-Heinemann,

Oxford.

McCarthy, C., 2010. Combined movement theory: rational mobilization and manipulation of the vertebral column. Elsevier, Edinburgh.

McPartland, J., Brodeur, R., 1999. Rectus capitus posterior minor: a small but important suboccipital muscle. J. Bodyw. Mov. Ther. 3, 30–35.

Mulligan, B., 2010. Manual therapy 'Nags', 'Snags', 'MWMs' etc., sixth ed. Orthopaedic Physical Therapy Products, New Zealand.

Netter, F.H., 2006. Atlas of human anatomy, fourth ed. Elsevier, Philadelphia.

Nguyen, H., et al., 2004. Rheumatoid arthritis of the cervical spine. Spine J. 4, 329–334.

Nicholas, M., et al., 2011. Early identification and management of psychological risk factors ('yellow flags') in patients with low back pain: a reappraisal. Phys. Ther. 91, 737–753.

Niere, K., Quin, A., 2009. Development of a head-ache-specific disability questionnaire for patients attending physiotherapy. Man. Ther. 14, 45–51.

Nillson, N., et al., 1997. The effi:ct of spinal manipulation in the treatment of cervicogenic headache. J, Manipulative Physiol. Ther. 2, 326–330.

Ogince, M., et al., 2007. The diagnostic validity of the cervical flexion-rotation test in Cl/2-related cervicogenic headache. Man. Ther. 12, 256–262.

O'Leary, S., et al., 2009. Muscle dysfunction in cervical spine pain: implications for assessment and management. J. Orthop. Sports Phys. Ther. 39, 324–333.

O'Leary, S., et al., 2007. Crania-cervical flexor muscle impairment at maximal, moderate, and low loads is a feature of neck pain. Man. Ther. 12, 34–39.

Osmotherly, P., 2015. Pre-manipulative screening for craniocervical ligament integrity. In: Jull, G., et al. (Eds.), Grieve's modern musculoskeletal physiotherapy, fourth ed. Elsevier, Edinburgh (Chapter 35.3).

Osmotherly, P., et al., 2013a. Revisiting the clinical anatomy of the alar ligaments. Eur. Spine J. 22, 6–64.

Osmotherly, P., et al., 2013b. Towards understanding normal craniocervical rotation occurring during the rotation stress test for the alar ligaments. Phys. Ther. 93, 986–992.

Persson, P., et al., 2007. Associated sagittal spinal movements in performance of head pro – and retraction in healthy women: a kinematic analysis. Man. Ther. 12, 119–125.

Pettman, E., 1994. Stress tests of the craniovertebral joints. In: Boyling Palastanga, N. (Ed.), Grieve's modem manual therapy, second ed. Churchill Livingstone, Edinburgh.

Petty, N.J., Barnard, K., 2017. Principles of musculoskeletal treatment and management: a handbook for therapists, third ed. Elsevier, Edinburgh.

Pinto, R., et al., 2012. Patient–centred communication is associated with positive therapeutic alliance: a systematic review. J. Physiother. 58, 77–87.

Roijezon, U., et al., 2015. Proprioception in musculoskeletal rehabilitation. Part 1: Basic science and principles of assessment and clinical interventions. Man. Ther. 20, 368–377.

Rubin, M., Safdieh, J.E., 2007. Netter's concise neuroanatomy. Saunders, Philadelphia.

Rubio–Ochoa, J., et al., 2016. Physical examination tests for screening and diagnosis of cervicogenic headache: a systematic review. Man. Ther. 21, 35–40.

Rushton, A., et al., 2014. International framework for examination of the cervical region for potential of cervical arterial dysfunction prior to orthopaedic manual therapy intervention. Man. Ther. 19, 222–228.

Salem, W., et al., 2013. In vivo three–dimensional kinematics of the cervical spine during maximal axial rotation. Man. Ther. 18, 339–344.

Schomacher, J., et al., 2013. Localized pressure pain sensitivity is associated with lower activation of the semispinalis cervicis muscle group in patients with chronic neck pain. Clin. J, Pain 29, 898–906.

Schomacher, J., et al., 2015. Can neck exercises enhance the activation of semispinalis cervicis relative to splenius capitis at specific spinal levels? Man. Ther. 20, 694–702.

Schomacher, J., Falla, D., 2013. Function and structure of the deep cervical extensor muscles in patients with neck pain. Man. Ther. 18, 360–366.

Sjaastad, O., et al., 1998. Cervicogenic headache: diagnostic criteria. The CGHA International Study Group. Headache 38, 442–445.

Smart, K., et al., 2012a. Mechanisms-based classification of musculoskeletal pain: part 1 of 3: Symptoms and signs of central sensitisation in patients with LBP +/–leg pain. Man. Ther. 17, 336–344.

Smart, K., et al., 2012b. Mechanisms-based classification of musculoskeletal pain: part 2 of 3: Symptoms and signs of peripheral neuropathic pain in patients with LBP +/– leg pain. Man. Ther. 17, 345–351.

Smart, K., et al., 2012c. Mechanisms-based classification of musculoskeletal pain: part 3 of 3: Symptoms and signs of nociceptive pain in patients with LBP +/–leg pain. Man. Ther. 17, 352–357.

Smart, K., Doody, C., 2010. Clinical indicators of nocioceptive, peripheral neuropathic and central mechanisms of MSK pain. A Delphi survey of expert clinicians. Man. Ther. 15, 80.

Stovener, L, et al., 2007. The global burden of headache: a documentation of headache of prevalence and disability worldwide. Cephalagia 27, 193–210.

Taylor, A., Kerry, R., 2010. A 'system based' approach to risk assessment of the cervical spine prior to manual therapy. Int. J, Osteopath. Med. 13, 85–93.

Taylor, A., Kerry, R., 2015. Haemodynamics and clinical practice. In: Jull, G., et al. (Eds.), Grieve's modem musculoskeletal physiotherapy, fourth ed. Elsevier, Edinburgh (Chapter 35.2).

Thomas, L., 2016. Cervical arterial dissection: an overview and implications for manipulative therapy practice. Man. Ther. 21, 2–9.

Thomas, L., et al., 2015. The effect of end–range cervical rotation on vertebral and internal carotid artery blood flow and cerebral inflow: a sub analysis of an MRI study. Man. Ther. 20, 475–480.

Treleaven, J., 2008. Sensorimotor disturbances in neck disorders affecting postural stability, head and eye movement controL Man. Ther. 13, 2–11.

Treleaven, J., 2011. Dizziness, unsteadiness, visual disturbances and postural control implications for the transition to chronic symptoms after a whiplash trauma. Spine 36, S211–S217.

Tubbs, S., et al., 2007. The tectorial membrane: anatomical, biomechanical and histological analysis. Clin. Anat. 20, 382–386.

Uitvlugt, G., Indenbaum, S., 1988. Clinical assessment of atlantoaxial instability using the Sharp-Purser test. Arthritis RheumatoL 31, 918–922.

Van Griensven, H., 2005. Pain in practice theory and treatment strategies for manual therapists. Elsevier, Edinburgh.

Waddell, G., 2004. The back pain revolution, second ed. Elsevier, Edinburgh.

Walser, R., et al., 2009. The effectiveness of thoracic spine manipulation for the management of musculoskeletal conditions: a systematic review and meta-analysis of randomised clinical trials. J, Man. Manip. Ther. 17, 237–246.

Zito, G., et al., 2006. Clinical tests of musculoskeletal dysfunction in the diagnosis of cervicogenic headache. Man. Ther. 11, 118–129.

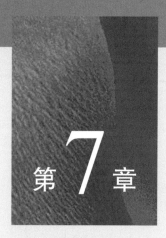

颈胸区检查

第 **7** 章

Chris Worsfold

引言

颈椎是人体中最复杂的关节系统,由37个独立的关节组成,每小时运动600次以上(Giles和Singer, 1998),每天矢状面总偏移量超过1 000 000°(Sterling等, 2008)。关节系统的其他部分都不会处于这种持续运动的状态。与该区域有关的常见疾病包括神经根、椎间盘和小关节疾病及挥鞭伤。该区域可发生椎孔和椎管变窄(狭窄),并可能出现骨畸形(如颈肋)(Giles和Singer, 1998)。然而,结构变化与疼痛并没有很强的关联,并且通常见于无症状人群(Nakashima等, 2015)。颈胸区指C3和T4之间的区域,包括关节及其周围软组织。注意,以下描述的主观提问和体格检查顺序可根据被检查患者的情况进行适当更改。

主观检查

患者对其经历的看法

患者信息包括患者的想法、经历和期望值、年龄、职业、家庭状况及任何休闲活动的细节。为了有效地治疗患者,在患者的社交和工作环境中进行疾病管理非常重要。

评估社会心理因素是很有必要的,因为它们对康复和治疗反应有很大影响。筛查社会心理危险因素(如创伤后应激反应)在挥鞭伤中很重要。创伤后应激反应以与创伤(如机动车碰撞)有关的侵入性思想和记忆重现为特征,患者处于反应过度的状态,该状态包括易怒、难以集中注意力和夜间入睡困难(Worsfold, 2014)。

临床医生需要询问以下类型的问题来阐明社会心理因素:

- 过去你有因为疼痛而暂停过手中的工作吗?
- 你的老板/同事/家人对您的疼痛有什么反应?
- 你认为您会重新上班吗?什么时候?
- 你所了解到的疼痛的原因是什么?
- 你认为哪些可以帮助到您?
- 你希望康复吗?
- 你认为您可以控制自身疼痛吗?
- 你会做什么来应对自身疼痛?
- 你是否因为疼痛而感到不知所措?

人体图

在人体图上记录关于当前症状的区域和类型的信息(参见图2.3)。

当前症状的区域

绘制症状区域时要准确。患者可能在较大的区域都有症状。除颈椎症状外，头部和面部、胸椎和下肢也可能出现症状。应确定哪种症状最严重，并记录患者感觉到的症状来源部位。

与检查部位相关的区域

检查所有其他相关区域的症状。询问疼痛或僵硬程度很重要，因为这可能与患者的主要症状有关。在人体图上用"√"标记未受累的区域。检查头部、颞下颌关节、胸椎、肩部、肘部、腕部和手部的症状，并确定患者是否有过平衡障碍或眩晕。眩晕和不平衡常与挥鞭伤有关，较少见于非创伤性颈部疼痛，这可能提示感觉运动障碍（Treleaven，2008）。颈椎引起的任何症状均应予以高度怀疑。这种方法有助于最大限度减少潜在致命但罕见的疾病，如CAD，并使这些疾病在体格检查及后续的治疗中不会被忽视或者诱发。如果患者所描述的症状提示CAD，那么临床医生应该对潜在神经血管疾病进行全面的评估（Barker等，2000；Kerry和Taylor，2006；Kerry等，2008）。在患者病程中，临床医生的目标是根据现有证据，对严重疾病和治疗禁忌证的可能性做出最佳判断。此外，提倡使用"风险因素"而不是"干预效益"模型（Rushton等，2012）。

疼痛的性质

明确疼痛的性质。烧灼样、电击样疼痛及性质变化的疼痛均提示神经性疼痛，这是挥鞭伤预后不良的危险因素（Sterling和Pedler，2009）。如果患者有相关头痛，可以考虑进行上颈椎的全面检查（参见第6章）。

疼痛的强度

疼痛的强度可以使用视觉模拟量表来衡量，如图2.5。疼痛日记对于确定有或无头痛的慢性颈痛患者的疼痛类型和诱发因素可能有用。

感觉异常

检查颈椎和其他相关区域（如上肢或面部）是否有局部感觉改变。

持续性或间歇性症状

确定症状的频率，是持续的还是间歇的。如果症状是持续性的，则检查症状的强度是否有变化，因为持续不断的疼痛可能提示肿瘤性疾病。

症状之间的关系

确定症状区域之间的关系——它们是同时出现还是分开出现？例如，患者可能只有肩痛而无颈痛，或者以上疼痛常同时出现。

症状的行为

加重因素

对于每个有症状的区域，应探究何种动作和（或）姿势会加重患者的症状，或什么可诱发症状（或者加重症状）？患者能否维持该姿势或动作？当这个症状产生（或加重）后，其他症状会发生什么变化？一旦这个姿势或动作停止，症状需要多长时间才能缓解（激惹性）？这些问题有助于明确这些症状间的关系。

临床医生还应询问患者目前理论上已知的可能为症状来源的结构的加重因素。临床医生应明确症状如何影响功能，例如静态和动态姿势，如坐、站、卧、洗、熨、打扫、驾车、阅读、工作、运动及社交活动等。记录关于任意体育运动训练方案的详细信息。

常见的加重颈椎症状的运动和姿势包括抬头，如观看烟花表演或在天花板上喷漆（颈椎伸展）、倒车（颈椎旋转）、阅读（持续屈曲）和睡眠姿势（颈椎旋转和侧屈）。洗头、刮胡子、化妆、系鞋带和过马路都是潜在的加重因素，需要相对较大的颈椎运动范围的偏移（Bible 等，2010）。表2.2列出了其他区域的加重因素，当怀疑这些区域是症状来源时，需要考虑这些因素。临床医生需明确患者是左利手还是右利手。

上述每个活动的详细信息对于协助确定损伤结构并确定功能限制很有用。这些信息可用于确定治疗目标及可能需要的建议。用星号（*）标记体格检查中最显著的功能受限，并在随后的治疗过程中重新评估，以评估治疗干预效果。

缓解因素

对于每个有症状的区域，临床医生需要询问哪些动作和（或）姿势可缓解患者的症状、需要多长时间才能缓解，以及该症状缓解后其他症状会如何变化。这些问题可以帮助确认症状之间的关系。

临床医生还应询问患者目前理论上已知的可能为症状来源的结构的缓解因素。例如，颈椎的症状可以通过支撑头部或颈部来缓解，而颈肋的症状可能通过升高和（或）降低肩胛带来缓解。临床医生通过分析这些缓解症状的姿势或动作来帮助确定受累组织。例如，患者可以通过将手臂/手放在头顶来缓解神经根炎症，从而减少敏感神经结构的张力（Malanga 等，2003）。

症状的24小时行为

临床医生通过询问夜间、早晨和晚间的症状来明确症状的24小时行为。

夜间症状。可能需要询问以下问题。

- 是否存在入睡困难？
- 最舒服的/最不舒服的姿势是什么？
- 正常的睡觉姿势是什么？
- 目前的睡觉姿势是什么？
- 您的症状会让您在夜间醒来吗？如果有：

  - 什么症状？
  - 最近一周内发生过几次？
  - 每晚醒来多少次？
  - 需要花多长时间再次入睡？

- 使用多少数量及何种类型的枕头？

早晨和夜间的症状。临床医生应确定症状在早晨、全天及一天结束时的模式。持续时间不超过30分钟的早晨僵硬可能提示颈椎病。持续数小时的僵硬和疼痛提示炎症，如类风湿性关节炎。发生在一天结束时的颈部疼痛提示肌肉无力和（或）耐力缺乏。

疾病的阶段

为明确疾病的阶段，临床医生需要询问患者症状是好转、恶化还是维持不变。

特殊问题

除了在第3章中提及的常规特殊问题之外，还包括以下方面。

颈椎骨折

颈椎骨折在体格检查中很少见，但在有涉及危险损伤机制的持续性创伤患者中应高度怀疑，例如，跌落、高速机动车碰撞、头部的轴向负荷（例如潜水）、年龄

>65岁、颈椎双侧旋转 <45° 和肢端感觉异常。这种筛选方法被称为"加拿大C–脊柱原则"(Stiell 等，2001)。任何疑似颈椎骨折的患者均需将其紧急转诊，以进行医学检查。

颈动脉功能障碍（CAD）

尽管罕见，颈动脉夹层与推拿、挥鞭伤和运动损伤有关(Hauser 等，2010；Willett 和 Wachholtz，2011)。在早期，CAD可能表现为颈部僵硬和疼痛。因此，临床医生需保持警惕。临床医生需要询问可能与动脉血管病变有关的症状，这些问题需涵盖整个颈部动脉，即椎动脉和颈内动脉。这些血管病变可导致大脑的神经血管损害（卒中）。众所周知，这些疾病的症状和体征与上颈椎肌肉骨骼功能障碍类似(Bogduk，1994；Kerry 和 Taylor，2006)。必须仔细区分血管源性疼痛与肌肉骨骼源性疼痛。如果确定是血管病变，则需紧急行医学检查。

CAD最初表现为上颈椎和头部疼痛，也称为缺血前期。如果病理改变进展，可能会出现脑缺血的体征和症状。框7.1展示了与CAD相关的危险因素。临床医生可通过进一步的筛查问题来帮助确定患者主诉的实质、可能的原因和来源。

许多患者的肌肉骨骼症状来源于可治性病因，但同时也存在框7.1中的危险因素。在管理这些患者时应进行谨慎的临床推理，并监测体征和症状(Kerry 和 Taylor，2009)。

家族史

记录与患者起病和疾病进展相关的家族史。

> **框7.1** CAD的危险因素（Barker 等，2000；Kerry 和 Taylor，2006；Kerry 等，2008）
>
> - 颈椎/颈部动脉的既往创伤史。
> - 偏头痛型头痛病史。
> - 高血压。
> - 高胆固醇血症/高脂血症。
> - 心脏病、血管病、既往脑血管意外或短暂性脑缺血发作。
> - 糖尿病。
> - 凝血障碍/血液成分改变（如高同型半胱氨酸血症）。
> - 抗凝治疗。
> - 口服避孕药。
> - 长期使用类固醇。
> - 吸烟史。
> - 感染。
> - 产后。

现病史

对于每个症状的区域，临床医生都需要了解症状的持续时间，是突然起病还是缓慢起病，以及是否存在已知的可以引起症状的原因。如果起病缓慢，临床医生应明确患者的生活方式是否有变化，例如新的工作或爱好、体育活动的变化，这些均有可能改变颈椎和相关区域的压力。为了确定症状之间的关系，临床医生需询问每个症状开始时其他症状如何变化。

既往史

从患者和（或）病历中获取以下信息。

- 相关病史的详细信息，尤其是与颈椎、颅骨和面部有关的病史。
- 既往发作史：一共有几次？什么

时候发作？原因是什么？每次发作的持续时间是多久？患者在发作间期是否完全康复？如果以前没有发作，患者是否曾经有过颈椎或胸椎僵硬？明确是否有外伤史或反复的轻度外伤史。

■ 确定过去对相同或相似疾病的治疗效果。可从过去的治疗记录中获取更多信息。

体格检查计划

收集以上全部信息后，主观检查即结束。为了便于参考，用星号（*）标注重要的发现，尤其是一个或多个功能限制。在随后的治疗阶段再次检查这些标记，以评估治疗干预效果。

为了规划体格检查，需注意以下问题：

■ 需要检查可能引起症状的区域和结构，如颞下颌区域、上颈椎、颈椎、胸椎、肩锁关节、胸锁关节、盂肱关节、肘部、腕部、手、肌肉和神经。通常，首次就诊时不可能进行全面检查，因此必须在随后的治疗阶段前优先进行结构检查。运用临床推理技巧，临床医生需要在初始阶段识别"必须检查"的项目并优先进行，其次在之后的阶段进行"应该检查"和"可能检查"项目。

■ 其他需要检查的因素，如工作和日常的姿势、椎动脉、感觉运动障碍、肌无力。

■ 体格检查应以什么样的方式展开？再现每一个症状是困难还是容易？是否有必要进行联合运动或者重复运动来再现患者的症状？症状是否严重和（或）易激惹？如果症状严重，那么体格检查最好在症状发生前或症状刚发生时进行。不要过度施压，因为患者可能不能耐受。如果症状易激惹，体格检查最好在症状刚要发生

前或症状刚发生时进行，应尽量少检查，以保证两个检查之间有间歇期。

■ 明确体格检查的内容中是否存在需要进一步探索的任何注意事项和（或）禁忌证，如CAD、神经系统受累、近期骨折、创伤、类固醇治疗或类风湿关节炎等。也有一些明确的体格检查和治疗的禁忌证，如脊髓压迫症状。

体格检查计划表有助于指导临床医生进行临床推理（参见图2.9）。

体格检查

主观检查获取的信息有助于临床医生制订合适的体格检查计划。疾病的严重性、激惹性和性质是影响体格检查项目选择及优先进行项目的主要因素。临床医生会问的第一个问题可能是"患者的疾病是否适合我以治疗师的身份来进行治疗"。例如，某位患者的症状表现提示为颈髓病（如由脊髓疾病所致的神经功能缺损），在急诊转诊前，也许只需要进行神经完整性检查。患者疾病的性质对体格检查有重要影响。临床医生会问的第二个问题是"这名患者是否有我可以给予帮助的神经肌肉骨骼功能障碍"。为了回答这个问题，临床医生需要对患者进行全面的体格检查。然而当症状严重和（或）易激惹时，这基本是不可能的。如果患者症状严重和（或）易激惹，临床医生的目标是在无症状的范围内尽可能地对患者进行检查。如果患者存在持续、严重和（或）易激惹的症状，那么临床医生的目标是寻找可以缓解症状的体格检查。如果患者的症状不严重且不易激惹，那么临床医生的目标是确定可以重现每个症状的体格检查。

为了便于参考，无论是诱发还是缓解患者症状的体格检查，都要在患者的记录中用星号（*）标记加以强调。这些强调的检查常被称为"星号"或"标记"。

下文所描述的体格检查顺序和细节需要与患者相适应。有些检查是无关紧要的，一些检查需简单进行，而另一些检查有必要完整地进行。读者应意识到本章所展示的方法仅为一部分，这点很重要。方法的选择主要取决于临床医生与患者的相对数量及临床医生的偏好。出于这个原因，刚开始临床工作的医生可能会按照书本内容对患者进行检查，但随后，他们会选择适合患者的内容进行检查。

观察

非正式观察

临床医生需要在动态和静息下观察患者的情况。应注意运动的特点、姿势特征和面部表情。非正式观察在临床医生开始主观检查的那一刻便已开始，并持续到体格检查结束。

正式观察

姿势观察。临床医生检查患者在坐位和站位时的脊柱位置，注意头部、颈部、胸椎和上肢的姿势。应该注意的是，在颈胸区域，尽管以前常采用理疗来"纠正姿势"（Kendall 等，1993），但实际上头向前的"下颏向下戳"姿势和颈部疼痛的相关性较差（Richards 等，2016）。然而，常鼓励临床医生主动或被动纠正患者姿势，以确定其与患者疾病的相关性。同时应记住，姿势的任何变化都不会单独影响身体的某一个区域。

肌肉形态观察。临床医生应观察患者的肌肉容积和肌张力，并进行左右对比。必须记住的是，惯用手和体力活动的水平及频率可能导致双侧肌肉容积的差异。

软组织观察。临床医生应观察患者皮肤的质地、颜色，以及任何肿胀或有瘢痕的区域，为进一步检查提供线索。

患者态度和感受观察。患者的年龄、性别、种族，以及他们的文化、职业和社会背景都会影响患者对自身、自身状态及临床医生的态度和感受。临床医生需要意识到这一问题并对其保持敏感，从而建立融洽的医患关系，提高患者对治疗的依从性。

主动生理运动

对于主动生理运动，临床医生需注意：

- 运动的性质。
- 运动的范围。
- 运动范围内的疼痛行为。
- 运动范围内及最大范围时的阻力。
- 诱发肌肉痉挛。

在患者坐位时，检查以下所列出的及图7.1所描述的加压主动运动。采用联合运动可以加强评估（Edwards，1980，1985，1999）（图7.2）。临床医生在患者休息和每次运动前确定其症状，并纠正每个动作的偏差来确定它们和患者症状间的关系。

表7.1列出了颈椎主动运动和可能会发生的改变。可进行多种鉴别试验，试验的选择取决于患者的体征和症状（Hengeveld 和 Banks，2001）。例如，当头向左转引起左侧肩胛下疼痛时，需区分症状是颈椎来源还是胸椎来源。临床医生可增加和减少患者颈部和胸部旋转来明确它们对肩胛下疼痛的影响。患者向左转动头部及躯干，临床医生固定颈椎并使胸椎旋转，观察患者对疼痛的反应。如果症状保持不变或者

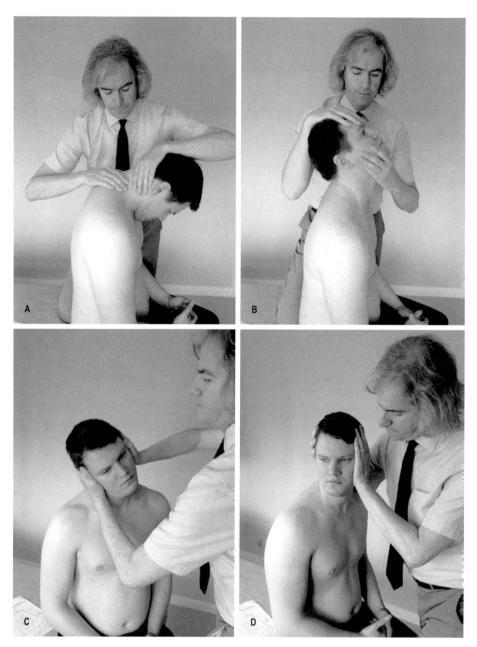

图7.1　对颈椎过度施压。（A）屈曲。临床医生以右手固定患者躯干，左手将患者头部向下移动，使下颏朝向胸部。（B）伸展。临床医生将右手置于患者前额，左手放在患者下颌上，双手用力使患者头部和颈部向后伸展。（C）侧屈。临床医生将双手置于患者头部的耳朵附近，双手用力使患者头部和颈部斜向一侧。（D）旋转。临床医生将左手置于患者颧弓而右手置于枕部，双手用力使患者头部和颈部旋转。（待续）

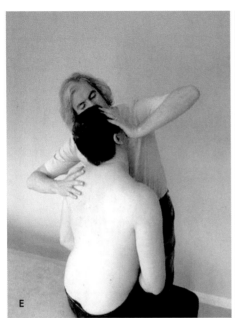
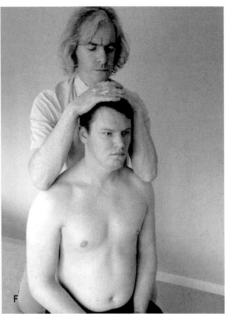

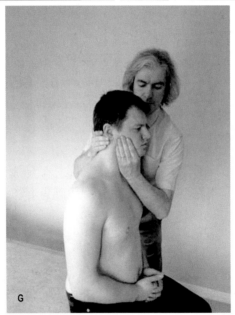

图7.1（续）（E）左象限伸展。这是一个联合的伸展，即左旋加左侧屈。患者主动伸展，一旦运动完成，临床医生使患者头部被动地向左旋转，然后用左手轻压患者前额使头部侧屈。（F）压迫。临床医生将手放在患者头顶，施加向下的压力。（G）分离。临床医生用左手托住患者下颌，右手握在枕部下，双手用力上提患者头部。

加重，提示症状来源于颈椎。然后恢复颈椎和胸椎旋转的位置，同时临床医生固定胸椎并使颈椎旋转，观察患者对疼痛的反应。如果症状保持不变或者加重，则提示症状来源于胸椎，此时需要进行加压试验进一步检查胸椎，这可能会加重症状。

有必要检查其他区域来确定它们与患者症状的相关性，这些区域可能是症状的来源，也可能是导致症状的原因。最可能的区域是颞下颌、肩部、肘部、腕部和手。需要对这些区域内的关节进行全面的检查，或使用筛选试验进行部分检查（详见第3章）。

在主观检查和体格检查的过程中，通过对患者的一般观察，已经检查了部分功能。例如，在主观检查中患者采取的姿势，以及在体格检查前患者脱衣的难易程度。

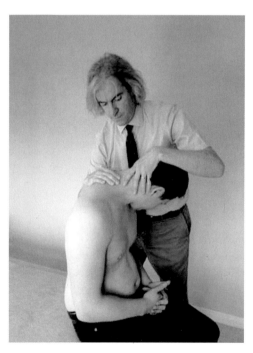

图7.2　颈椎的联合运动。临床医生用右手支撑患者躯干，左手使患者头部屈曲，然后侧屈，最后旋转。

任何进一步的功能检查均可在体格检查的过程中进行，包括坐姿和加重上肢的运动。从主观检查的结果，特别是加重因素中，可以获得进行恰当检查的线索。

触诊

临床医生应触诊患者颈胸椎，合适时还应触诊患者上颈椎、下胸椎和其他相关区域。在人体图（参见图2.3）和（或）触诊表（参见图3.35）上记录触诊结果有很大作用。

临床医生需要注意以下问题。

■ 局部的温度。

■ 皮肤湿度增加。

■ 出现水肿或渗出。

■ 浅表组织（如神经节、结节）的活动度和感觉。

■ 出现或诱发肌肉痉挛。

■ 骨骼、韧带、肌肉、肌腱、腱鞘和神经的压痛；在以下部位可触及上肢的神经：

　　■ 肩胛上神经，沿肩胛上切迹的肩胛骨上缘。

　　■ 臂丛、颈后三角、胸锁乳突肌下1/3。

　　■ 肩胛下神经，沿肩胛下切迹的肩胛骨下缘。

　　■ 肩胛背神经、肩胛骨内侧缘以内。

　　■ 正中神经、肘前关节皱褶处、肱二头肌腱内侧，以及腕部的掌长肌和桡侧腕屈肌之间。

　　■ 桡神经，围绕肱骨桡神经沟、肱桡肌和桡侧腕屈肌之间，以及前臂和手腕的鼻烟窝。

■ 对轻微触诊的敏感程度增加（痛觉

表7.1 主动生理运动和可能的改变

主动运动	改变
颈椎	重复运动
屈曲	改变速度
伸展	联合运动（Edwards，1980，1985，1999），如：
左侧屈	▪ 象限伸展：伸展、同侧旋转和侧屈
右侧屈	▪ 屈曲后旋转
左旋	▪ 伸展后旋转
右旋	▪ 屈曲后侧屈再旋转（图7.2）
压迫	▪ 屈曲后侧屈
分离	持续性的压迫或分离
上颈部伸展/前伸	伤害性运动
重复前伸	鉴别检查
重复屈曲	功能
上颈部屈曲/回缩	
重复回缩	
重复回缩和伸展	
重复左侧屈	
重复右侧屈	
重复左旋	
重复右旋	
仰卧位回缩和伸展	
仰卧位重复回缩和伸展	
仰卧或俯卧位维持回缩和伸展（最多3min）	
颞下颌	
肩部	
肘部	
腕部和手	

过敏/超敏）提示神经病理性或"中枢敏感化"疼痛状态。

▪ 骨隆突增加或减少。

▪ 触诊诱发或减轻症状（通常为疼痛）。后中线压痛可提示脊椎骨折（Stiell等，2001）。

被动椎间检查

颈椎被动椎间检查的目的是收集关于特定运动节段的数量（范围）和性质（运动范围内和最大范围）的信息，并确定患者症状的来源。这一概念的有效性和可信度在近几年受到质疑，出现了不同的观点（Pool等，2004；Piva等，2006）。尽管存在差异，这一检查仍在被继续使用，因为被动检查结果有助于做出有效的诊断、临床决策和管理规划（van Trijffel等，2005，2009；Abbott等，2009）。在一系列检查中使用被动椎间检查技术时，这些技术对诊断疼痛是否来源于小关节及正确做出临床决策都是有用的（De Hertogh等，2007；Schneider等，2014）。表7.2说明了这些检查的敏感性和特异性。

被动生理运动

被动生理椎间运动（PPIVM）检查每

一个节段的运动，其是被动辅助椎间运动的有效手段，用于识别节段性运动减少和运动过度。患者仰卧时，临床医生触诊其相邻棘突和关节柱间的空隙，以感受屈曲、伸展、侧屈和旋转时椎间运动的范围。图7.3展示了在C4~C5节段的旋转PPIVM。有必要检查其他区域，以确定它们与患者症状之间的关系，它们可能是症状的来源，也可能是导致症状的原因。最有可能的区域是颞下颌关节、肩部、肘部、腕部和手。

被动辅助椎间运动

使用触诊图和运动图（或关节图）记录结果很有用。这些在第3章中已有详细描述。

临床医生需要注意以下几个方面：

■ 运动的性质。
■ 运动的范围。

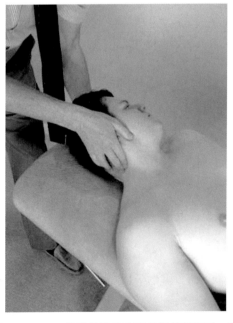

图7.3　C4~C5节段的被动生理椎间旋转运动。临床医生将示指放于患者右侧C4~C5的关节突上，感受患者头部被动向左旋转时组织发生的变化。

表7.2　诊断小关节疼痛：被动椎间检查的敏感性和特异性（Schneider等，2014）

诊断性试验	敏感性（%）	特异性（%）
被动椎间检查（PIE）	92	71
触诊节段性压痛（PST）	94	73
联合伸展–旋转（ER）	83	59
PIE、PST和ER	79	84

■ 运动范围内及最大范围时的阻力。
■ 运动范围内的疼痛行为。
■ 诱发肌肉痉挛。

图7.4和表7.3分别显示颈椎和上胸椎（C2~T4）的辅助运动。

颈胸椎辅助运动之后，临床医生应重新评估所有"星号"体格检查（已发现可以重现患者症状的运动或检查），以确定辅助运动对患者症状和体征的影响。对其他可疑为症状来源或引起症状的区域可进行辅助运动检查（图7.5）。此外，任何区域的辅助运动检查之后，临床医生都需要重新评估"星号"体格检查。可能需检查的区域为上颈椎、下胸椎、肩部、肘部、腕部和手（表7.3）。

动态关节松动（NAG）

这种方法适用于C2和T3的关节突关节。患者取坐位，临床医生支撑患者的头部和颈部，在每个椎骨的小关节平面方向上对棘突或者关节柱施加一个静态或者振荡的压力（Mulligan，1999）。图7.6展示了C5平面的单侧NAG。重复以上步骤6~7次。患者应感觉不到疼痛，但可能会感到轻微不适。

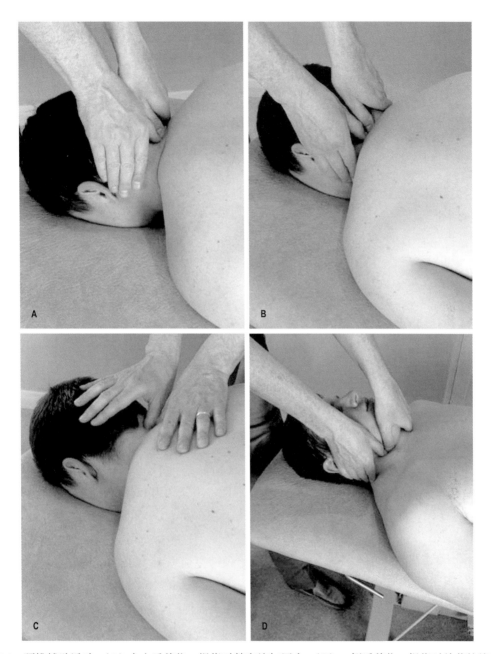

图7.4 颈椎辅助活动。（A）中央后前位。拇指对棘突施加压力。（B）一侧后前位。拇指对关节柱施加压力。（C）横断面。拇指对棘突外侧施加压力。（D）一侧前后位。患者取仰卧位，医生用拇指对患者横突前面施加压力。需要小心，以免按压颈动脉。

表7.3 辅助运动、应用选择及重新评估患者"星号"项目

辅助运动		实施方式的选择	确定辅助运动对患者体征和症状的影响
C2~C4		改变施力的速度	评估所有"星号"项目
	中央后前位	开始时的姿势，如：	
	一侧后前位	■ 屈曲	
	横断面	■ 伸展	
	一侧前后位（仅C2~T1）	■ 侧屈	
第1~4肋			■ 屈曲和旋转
	第一肋纵向尾部	■ 屈曲和侧屈	
	前后位	■ 伸展和旋转	
	后前位	■ 伸展和侧屈	
	内侧滑行	施力的方向	
		施力的作用点	
上颈椎		同上	评估所有"星号"项目
下胸椎		同上	评估所有"星号"项目
肩部		同上	评估所有"星号"项目
肘部		同上	评估所有"星号"项目
腕部和手		同上	评估所有"星号"项目

反向NAG

患者取坐位，临床医生支撑患者的头颈部，并用示指和拇指对患者椎骨的关节柱施力（图7.7），然后朝关节面方向对关节柱施力。

持续式NAG(SNAG)

患者取坐位，检查疼痛的颈椎活动。当患者朝疼痛方向缓慢运动时，临床医生在其每个椎骨的小关节平面方向上对棘突或横突施加压力。所有颈椎运动都可以通过这种方法检查。图7.8展示了C5的伸展SNAG。有关这些技术的更多信息可参考第3章和Mulligan（1999）。

肌肉检查

肌肉检查包括肌肉力量、控制、长度和等长收缩检查。

运动控制

一系列检查可用来检查运动控制（表7.4）。这些检查已被证实具有"相当好的"评分者内和评分者间可靠性（分别为k=0.86和k=0.69）（Segarra等，2015）。试验表明，这些检查可区分正常健康对照者和颈部疼痛患者（Elsig等，2014）。这些检查项目包括颈胸伸展，以及坐位颈椎后缩、颈椎前伸和颈椎象限性旋转（图7.9）。

以下为特殊肌肉检查。

颈深肌检查。颈椎深部肌肉对头颈部的支撑和控制很重要。有关颈深屈伸肌的检查参考第6章。

肩胛带力量。为了评估总体肌肉功能，可以进行特定的功能检查。例如，临床医生可以观察患者在俯卧位进行缓慢俯卧撑的能力，以评估锯齿肌的功能。肩胛带肌无力可导致肩胛骨摇摆（内侧缘远离胸腔）。

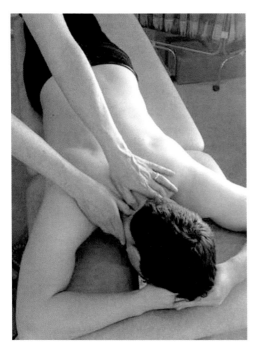

图7.5 采用联合运动进行触诊。颈椎左侧屈，医生用拇指按压患者C5右侧关节柱。

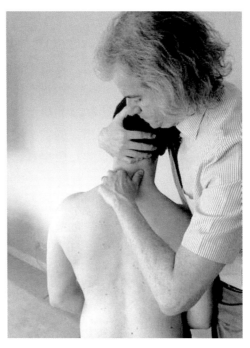

图7.7 C5的反向屈曲动态关节松动。医生右手支撑患者头颈部，左手拇指和示指向患者C5关节柱施加向前的力。

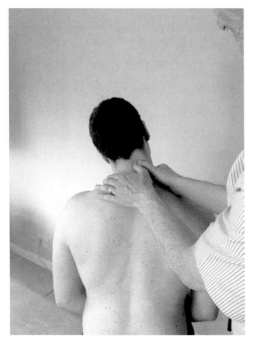

图7.6 C6的单侧动态关节松动。患者左侧屈，医生用拇指向患者C5右侧关节柱施加压力。

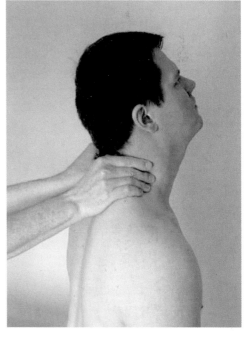

图7.8 C5的伸展持续式动态关节松动。患者缓慢伸展，医生拇指向患者C5横突施加压力。

等长肌肉检查

颈屈肌耐力检查记录仰卧位时，在下颌向前突出（即疲劳）之前，患者能保持头部抬离床面2cm以上的时间（图7.10）。临床医生将示指放在患者的下颌上，以识别疲劳或"下颌向前突出"的首次发作（Grimmer，1994）。正常值为女性14秒，男性18秒（Grimmer，1994）。据报道，颈椎耐力测试具有良好的检查者内和检查者间可靠性（Grimmer，1994；Olson等，2006；Domenech等，2011）。临床医生还可以在中立头部位置及生理范围的不同部分（如果有指征的话）对患者进行颈部屈肌和伸肌

表7.4　运动控制（MC）检查（Elsig等，2014）

运动控制检查1：颈胸伸展	说明
	做一个双下颌的姿势，然后保持这个姿势并试着看天花板，但不要使背部凹陷
	代偿运动 头部前伸 上颈椎不能屈曲 肩部抬高或者伸展
运动控制检查2：头部前伸或者后缩	**说明**
	水平向前或者向后活动下颌
	代偿运动 肩部抬高或者前伸 下颈椎过度屈曲或伸展 胸椎屈曲 耳朵和鼻子不在一条垂直线上
运动控制检查3：颈椎象限性旋转	**说明**
	背部保持笔直。慢慢将你的头和颈部向右转，然后再回到起始位置。试着绕头颈和脊椎的纵轴旋转。然后向左做同样的动作
	代偿运动 颈椎侧屈 颈椎屈曲或伸展 胸椎屈曲、伸展与侧屈 肩部抬高

肌力的等长阻力测试，检查时屈曲或伸展与旋转相结合，可以有效地比较左侧和右侧的差异（图7.11）。临床医生可观察肌肉活动的性质，例如是否有过度用力或肌肉活动？这些提示缺乏肌肉耐力或患者害怕进行该项运动。

肌肉长度

临床医生检查肌肉长度，如肩胛提肌、上斜方肌、胸锁乳突肌、胸大肌和胸小肌、斜角肌和枕深肌。这些肌肉的肌肉长度检查在第3章中已有相关描述。

神经系统检查

神经系统检查包括神经系统完整性检查、神经敏感性检查和其他神经检查。

神经系统完整性检查

一般来说，如果症状出现于肩峰下，则提示应行神经系统检查。

皮节/周围神经。如第3章所述，分别使用棉花和针刺检查上肢的轻微触觉和疼痛敏感性。了解神经根（皮节）和周围神经的皮肤分布，有助于临床医生区分感觉缺失是来源于根性病变还是末梢神经病变。皮肤神经分布和皮节区域在第3章中已有详述。

肌节/周围神经。以下肌节的检查在第3章中已描述。

- C4：肩胛带提高。
- C5：肩关节外展。
- C6：肘关节屈曲。
- C7：肘关节伸展。
- C8：拇指伸展。
- T1：手指内收。

熟练掌握神经根（肌节）和周围神经

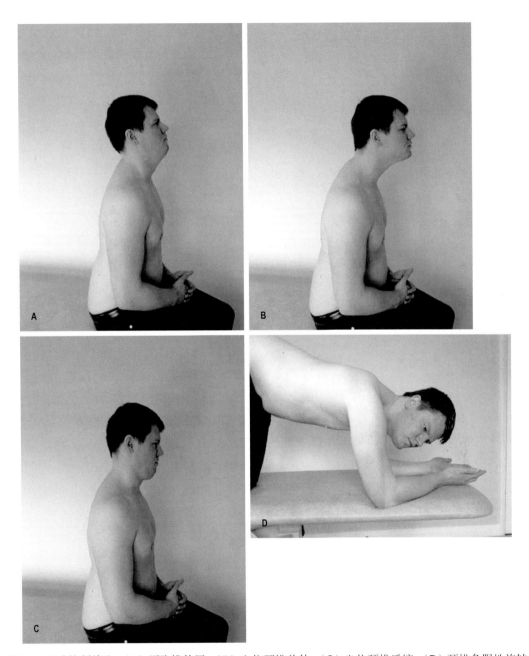

图7.9 运动控制检查。(A)颈胸椎伸展。(B)坐位颈椎前伸。(C)坐位颈椎后缩。(D)颈椎象限性旋转。

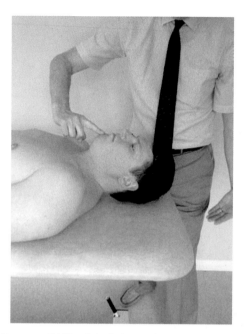

图7.10　颈屈肌耐力试验。患者取仰卧位，记录在首次出现疲劳之前，患者能保持头部抬离床面2cm以上的时间。临床医生将示指放在患者的下颌上，以识别"下颌向前突出"。

的肌肉分布有助于临床医生区分来源于神经根损伤和末梢神经损伤的运动缺失。周围神经的分布见第3章。

反射检查。检查以下腱反射（参见第3章）。

- C5~C6：肱二头肌。
- C7：肱三头肌和肱桡肌。

神经动力学检查

进行以下神经动力学检查，以明确神经组织对患者症状产生的影响程度。

- 颈部被动屈曲。
- 上肢神经动力学检查。
- 直腿抬高试验。
- 久坐塌陷。
- 塌陷。

这些检查在第3章中已有相关描述。

其他神经检查

上运动神经元病变的跖反射（Walton，1989）。自足跟起沿足底外侧缘施加压力，正常情况下足趾屈曲。上运动神经病变时，踇趾外展，其余各趾扇形向下。

Tinel征。临床医生敲击臂丛支配的皮肤。远端疼痛/感觉异常再现提示检查为阳性，代表受损感觉神经再生（Walton，1989）。

感觉运动检查

第3章已讨论了感觉运动控制。在临床上，头晕和不稳常与挥鞭伤相关，少数与非创伤性颈部疼痛有关，可能提示感觉运动障碍（Treleaven，2008）。初步认为，颈椎的传入输出［如来自肌梭和（或）机械感受器］在颈部疼痛和损伤中受到影响，这反过来会导致眼睛和前庭系统反射平衡机制的破坏，表现为不稳和头晕。因此，颈部本体感觉、眼球运动控制和姿势稳定性都可受到不同程度的损害（Treleaven等，2003，2008，2011）。

因此，感觉运动障碍检查应包括本体感觉（关节位置觉误差）评估、眼球运动控制和姿势稳定性（图7.12）。

本体觉

关节位置觉误差检查可评估个体闭眼时将头部精确地重新定位到同一空间位置的能力。有证据表明，在临床实践中用激光和靶点的方法来测量颈椎关节位置觉误差具有可接受的有效性［与基于实验室的电磁跟踪（如Fastrak系统）相比］和可靠性（组内相关系数>0.75），并且可以区

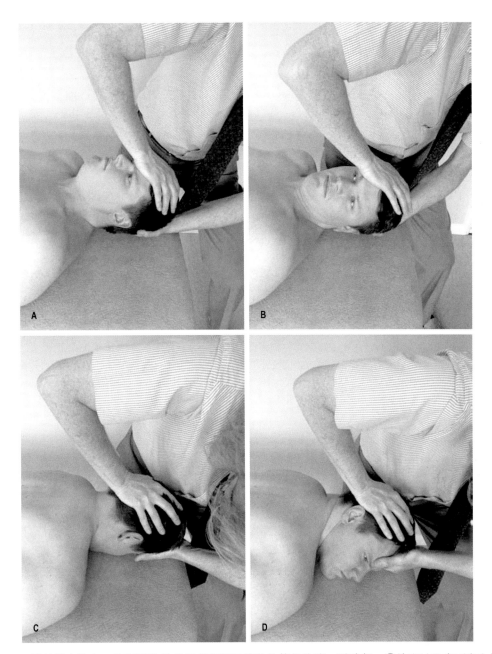

图7.11 等长肌肉检查。临床医生检查患者颈部屈伸肌的等长收缩。需确保：①检查过程中不发生任何移动；②在整个检查过程中，患者的头部必须予以牢固支撑；③密切监测疼痛反应。（A）头部为中立屈曲位。医生右手抵抗患者在矢状面上屈曲颈部。（B）屈曲和颈部左旋检查。医生右手抵抗患者在矢状面上屈曲颈部。（C）头部为伸展中立位。医生右手抵抗患者伸颈。（D）伸展和颈部右旋检查。医生右手抵抗患者在矢状面上伸展颈部。

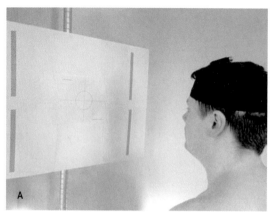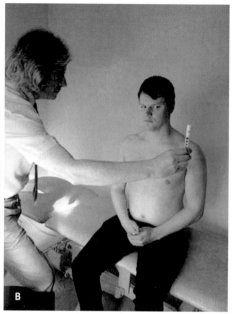

图7.12　感觉运动检查。（**A**）本体感觉/关节位置觉误差（JPE）。患者坐在离墙壁90cm的位置，保持头部中立位并闭上眼睛。患者将头部尽可能以舒适的方式向检查的方向移动，然后闭着眼睛，并试着精确地返回到起始位置。用厘米测量起始位置与返回位置之间的JPE，JPE＞5cm提示病变。（**B**）眼动控制平滑追踪试验。患者在保持头部中立位的同时，眼球分别向中线两侧移动30°。

分健康对照组与颈部疼痛人群（Heikkila 和 Astrom，1996；Heikkila 和 Wenngren，1998；Chen 和 Treleaven，2013；Jørgensen 等，2014）。

眼动检查

平滑追踪试验，患者取坐位，眼球跟着移动的物体活动，同时保持头部不动。缓慢移动该物体（通常为临床医生的手指），经过患者中线两侧30°之间的距离耗时5秒。疼痛发作、头晕或费力提示感觉运动障碍。平滑追踪试验具有良好的评分者间可靠性，并已证明其可以区分健康对照组和慢性颈痛人群（Della Casa 等，2014）。

姿势稳定性

姿势稳定性检查包括舒适站立、狭窄站立和串列直立状态，睁眼和闭眼时均需进行检查。检查时间最长为30秒。如果患者在检查过程中移动或需要支撑，则检查"失败"（Field 等，2008）。

其他检查

Spurling颈部受压试验

患者颈部伸展、侧屈并旋转到同侧，然后医生向患者头部施加向下的轴向压力来进行检查（图7.13）。如果神经根性症状放射到与头部侧屈和旋转方向同侧的肢体，则认为该试验为阳性（Malanga 等，2003）。该试验具有较高的特异性和敏感性（分别为95%和92%），并具有较好的评分者间可靠性（Malanga 等，2003；Shah 和 Rajshekhar，2004）。

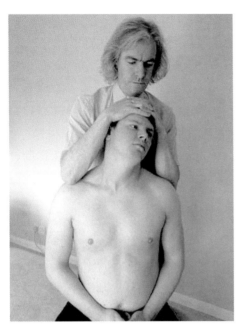

图7.13 Spurling颈部受压试验。患者颈部伸展、侧屈并旋转到同侧，然后医生向患者头部施加向下的轴向压力来进行检查。如果神经根性症状放射到与头部侧屈和旋转方向同侧的肢体，则认为该试验为阳性。

肩外展试验

该试验通过主动或被动外展患者有症状侧的手臂并将其放在头顶上来进行。同侧颈神经根性症状减少或缓解则认为该试验为阳性（Malanga等，2003）。

椎动脉功能障碍检查

进行主观检查后怀疑血管功能障碍时（见上文），可以从以下检查步骤中获得关于椎动脉系统完整性的进一步信息。建议进一步阅读（Kerry和Taylor，2006），以加深对这些步骤的理解。

血压

在急性血管功能障碍事件中，很可能会出现系统性心血管反应，表现为血压的急剧变化（通常为升高）。在坐位或卧位时，均可采用合适的、可靠的步骤和设备来测量血压。

功能位置试验

头部被动复位是一种用于检查椎基底动脉供血不足的经典试验。至少要求患者保持颈部被动旋转10秒（Magarey等，2004）。如果能再现后脑缺血症状，则认为该试验为阳性。然而，该诊断的效用并不确定（Thiel和Rix，2005；Kerry，2006），并且与CAD检查的任一单独部分一样，仅依赖一个结果不能代表存在病变。

脑神经检查

脑神经功能障碍是颈部和头部动脉损伤的一部分，这可能提示血管功能障碍。如果怀疑CAD，则应仔细筛查总体不对称性和与正常脑神经功能不同的变化。

胸廓出口综合征检查

这种综合征有几种检查方法，描述见第9章。

检查完成

完成上述检查后，即完成颈椎检查。从主观检查和体格检查中获取的大量信息需要准确且快速地记录下来。然而重要的是，临床医生并不是以生硬的方式进行检查，即仅是遵循图表概括的建议顺序进行检查。每例患者的表现不尽相同，这需要在检查过程中得以体现。在这个阶段，用星号（*）突出强调检查的重要表现至关重要。在随后的治疗过程中需重新评估这些表现，以评估治疗对患者病情的影响。

表3.9总结了一些体格检查步骤，这

些步骤特别提示了关节、神经或肌肉组织，是患者症状的来源。关节是患者症状来源最有力的证据是主动和被动生理活动、被动辅助运动及关节触诊都可以再现患者的症状，并且在治疗后，重新评估表明患者的症状和体征有所改善。较弱的证据是关节生理和（或）辅助运动的范围、阻力或性质发生改变，以及出现压痛，但治疗后症状和体征没有变化。一个或多个以上表现也表明关节障碍可能会，也可能不会参与患者疾病的发生。

肌肉是患者症状来源最有力的证据是，主动运动、等长收缩、被动拉伸及肌肉触诊均能再现患者症状，并且在使用治疗剂量后，重新评估表明患者的症状和体征有所改善。主动生理活动和等长收缩中肌力减弱、肌肉被动拉伸过程中范围减小和（或）阻力增加/降低、触痛，治疗后症状和体征没有变化，这些进一步的证据提示肌肉功能障碍。一个或多个以上表现也表明肌肉障碍可能会，也可能不会参与患者疾病的发生。

神经是患者症状来源的最有力证据是，主动和（或）被动生理运动能再现患者症状，并且在距离患者症状产生的一定范围内，进行额外的敏化运动可加重或减轻症状。此外，神经触诊或神经动力学检查也可再现患者症状，这足以采取治疗剂量来改善上述体征和症状。范围减小（与无症状侧对比）和（或）各类手臂运动阻力增加及神经触诊压痛，这些进一步的证据提示神经功能障碍。

在体格检查完成后，临床医生需要：

■ 解释体格检查结果，以及这些结果与主观评估的相关性。设法消除患者对其自身疾病或损伤的任何误解。

■ 与患者合作，并通过一起解决问题来制订治疗方案及讨论预后。

■ 提醒患者在检查后的24~48小时内病情可能加重。

■ 嘱患者在下次就诊时在体格检查后说明症状行为的详细情况。

■ 评估检查结果，确定临床诊断，并列出问题列表。

■ 确定治疗目标。

■ 制订初步治疗方案。

按照这样，临床医生可形成以下假设分类（Adapted from Jones & Rivett, 2004）：

■ 功能：能力和限制。

■ 患者对其经历的看法。

■ 症状来源。这包括认为可能引起患者症状的结构或组织，以及与愈合过程和所涉及的疼痛机制相关的结构或组织特性。

■ 疾病发展和维持因素。可能是环境、心理、行为、身体或遗传因素。

■ 治疗和管理的注意事项/禁忌证。这包括患者症状的严重性、激惹性和患者症状的性质。

■ 管理策略和治疗计划。

■ 预后——这可能受疾病阶段和程度，以及患者期望值，尤其是性格和生活方式等因素的影响。

关于治疗和管理原则的指导，读者可以参考配套的教科书（Petty 和 Barnard，2017）。

参考文献

Abbott, J.H., et al., 2009. Manual physical assessment of spinal segmental motion: intent and validity. Man. Ther. 14, 36–44.

Barker, S., et al., 2000. Guidance for pre-manipulative testing of the cervical spine. Man. Ther. 5, 37–40.

Bible, J.E., et al, 2010. Normal functional range of motion of the cervical spine during 15 activities of daily living. J. Spinal Disord. Tech. 23, 15–21.

Bogduk, N., 1994. Cervical causes of headache and dizziness. In: Boyling, J.D., Palastanga, N. (Eds.), Grieve's modern manual therapy, seconded. Churchill Livingstone, Edinburgh, p. 317.

Chen, X., Treleaven, J., 2013. The effect of neck torsion on joint position error in subjects with chronic neck pain. Man. Ther. 18, 562–567.

De Hertogh, W., et al., 2007. The validity of the manual examination in the assessment of patients with neck pain. Spine 7, 628–629.

Della Casa, E., et al., 2014. Head-eye movement control tests in patients with chronic neck pain; inter-observer reliability and discriminative validity. BMC Musculoskelet. Disord. 15, 16.

Domenech, M.A., et al., 2011. The deep neck flexor endurance test: normative data scores in healthy adults. PM R 3, 105–110.

Edwards, B.C., 1980. Combined movements in the cervical spine (C2-7): their value in examination and technique choice. Aust J Physiother 26, 165–169.

Edwards, B.C., 1985. Combined movements in the cervical spine (their use in establishing movement patterns). In: Glasgow, E.F., TWomey, L.T., et al. (Eds.), Aspects of manipulative therapy. Churchill Livingstone, Melbourne (Chapter 19).

Edwards, B.C., 1999. Manual of combined movements: their use in the examination and treatment of mechanical vertebral column disorders, seconded. Butterworth-Heinemann, Oxford.

Elsig, S., et al., 2014. Sensorimotor tests, such as movement control and laterality judgment accuracy, in persons with recurrent neck pain and controls. A case-control study. Man. Ther. 19, 555–561.

Field, S., et al., 2008. Standing balance: a comparison between idiopathic and whiplash-induced neck pain. Man. Ther. 13, 183–191.

Giles, L., Singer, K., 1998. Clinical anatomy and management of cervical spine pain. Clinical anatomy and management of back pain series. Elsevier, Oxford.

Grimmer, K., 1994. Measuring the endurance capacity of the cervical short flexor muscle group. Australian Journal of Physiotherapy 40, 251–254.

Hauser, V., et al., 2010. Late sequelae of whiplash injury with dissection of cervical arteries. Eur. Neurol. 64, 214–218.

Heikkila, H., Astrom, P.G., 1996. Cervicocephalic kinesthetic sensibility in patients with whiplash injury. Scand. J. Rehabil. Med. 28, 133–138.

Heikkila, H.V., Wenngren, B.I., 1998. Cervicocephalk kinesthetk sensibility, active range of cervical motion, and oculomotor function in patients with whiplash injury. Arch. Phys. Med. Rehabil. 79, 1089–1094.

Hengeveld, E., Banks, K. (Eds.), 2001. Maitland's vertebral manipulation, sixth ed. Butterworth-Heinemann, Oxford.

Jones, M.A., Rivett, D.A., 2004. Clinical reasoning for manual therapists. Butterworth-Heinemann, Edinburgh.

Jørgensen, R., et al., 2014. Reliability, construct and discriminative validity of clinical testing in subjects with and without chronic neck pain. BMC Musculoskelet. Disord. 15, 408.

Kendall, F.P., et al., 1993. Muscles testing and function, fourth ed. Williams & Wilkins, Baltimore, MD.

Kerry, R. 2006 Vertebral artery testing: how certain are you that your pre-cervical manipulation and mobilisation tests are safe and specific? HES 2nd International Evidence Based Practice Conference, London.

Kerry, R., Taylor, A.J., 2006. Masterclass: cervical arterial dysfunction assessment and manual therapy. Man. Ther. 11, 243–253.

Kerry, R., Taylor, A.J., 2008. Arterial pathology and cervkocranial pain – differential diagnosis for manual therapists and medical practitioners. Int. Musculoskelet. Med. 30, 70–77.

Kerry, R., Taylor, A.J., 2009. Cervical arterial dysfunction: knowledge and reasoning for manual physical therapists. J Orthop Sports Phys Ther 39, 378–387.

Kerry, R., et al., 2008. Cervical arterial dysfunction and manual therapy: a critical literature review to inform professional practice. Man. Ther. 13, 278–288.

Magarey, M.E., et al., 2004. Pre-manipulative testing of the cervical spine review, revision and new clinical guidelines. Man. Ther. 9, 95–108.

Malanga, G.A., et al., 2003. Provocative tests in cervical spine examination: historical basis and scientific analyses. Pain Physician 6, 199–205.

Mulligan, B.R., 1999. Manual therapy 'NAGs', 'SNAGs', 'MWMs' etc., fourth ed. Plane View Services, New Zealand.

Nakashima, H., et al., 2015. Abnormal findings on magnetic resonance images of the cervical spines in 1211 asymptomatic subjects. Spine 40, 392–398.

Olson, L.E., et al., 2006. Reliability of a clinical test for deep cervical flexor endurance. J. Manipulative Physiol. Ther. 29, 134–138.

Petty, N.J., Barnard, K., 2017. Principles of musculoskeletal treatment and management: a handbook for therapists, third ed. Elsevier, Edinburgh.

Piva, S.R., et al., 2006. Inter-tester reliability of passive intervertebral and active movements of the cervical spine. Man. Ther. 11, 321–330.

Pool, J.J., et al., 2004. The interexaminer reproducibility of physical examination of the cervical spine. J. Manipulative Physiol. Ther. 27, 84–90.

Richards, K.V., et al., 2016. Neck posture clusters and their association with biopsychosocial factors and neck pain in Australian adolescents. Phys. Ther. 96, 1576–1587.

Rushton, A., et al., 2012. International framework of the cervical region for potential of cervical arterial dysfunction prior to orthopaedic manual therapy intervention. Man. Ther. 2012, 1–37.

Schneider, G.M., et al., 2014. Derivation of a clinical decision guide in the diagnosis of cervical facet joint pain. Arch. Phys. Med. Rehabil. 95, 1695–1701.

Segarra, V., et al., 2015. Inter-and intra-tester reliability of a battery of cervical movement control dysfunction tests. Man. Ther. 20, 570–579.

Shah, K.C., Rajshekhar, V., 2004. Reliability of diagnosis of soft cervical disc prolapse using Spurling's test. Br. J. Neurosurg. 18, 480–483.

Sterling, M., Pedler, A., 2009. A neuropathic pain component is common in acute whiplash and associated with a more complex clinical presentation. Man. Ther. 14, 173–179.

Sterling, A. C., et al., 2008. Annual frequency and magnitude of neck motion in healthy individuals. Spine 33, 1882–1888.

Stiell, I.G., et al., 2001. The Canadian C-spine rule for radiography in alert and stable trauma patients. JAMA 286, 1841–1848.

Thiel, H., Rix, G., 2005. Is it time to stop functional pre-manipulative testing of the cervical spine? Man. Ther. 10, 154–158.

Treleaven, J., 2008. Sensorimotor disturbances in neck disorders affecting postural stability, head and eye movement control. Part 2: Case studies. Man. Ther. 13, 266–275.

Treleaven, J., et al., 2003. Dizziness and unsteadiness following whiplash injury: characteristic features and relationship with cervical joint position error. J. Rehabil. Med. 35, 36–43.

Treleaven, J., et al., 2008. Comparison of sensorimotor disturbance between subjects with persistent whiplash-associated disorder and subjects with vestibular pathology associated with acoustic neuroma. Arch. Phys. Med. Rehabil. 89, 522–530.

Treleaven, J., et al., 2011. Head eye co-ordination and gaze stability in subjects with persistent whiplash associated disorders. Man. Ther. 16, 252–257.

van Trijffel, E., et al., 2005. Inter-examiner reliability of passive assessment of intervertebral motion in the cervical and lumbar spine: a systematic review. Man. Ther. 10, 256–269.

van Trijffel, E., et al., 2009. Perceptions and use of passive intervertebral motion assessment of the spine: a survey among physiotherapists specializing in manual therapy. Man. Ther.14, 243–251.

Walton, J.H., 1989. Essentials of neurology, sixth ed. Churchill Livingstone, Edinburgh.

Willett, G.M., Wachholtz, N.A., 2011. A patient with internal carotid artery dissection. Phys. Ther. 91, 1266–1274.

Worsfold, C., 2014. When range of motion is not enough: towards an evidence-based approach to medico-legal reporting in whiplash injury. J, Forensic Leg. Med. 25, 95–99.

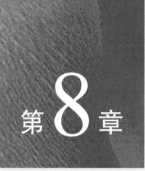

第8章 胸部检查

Linda A. Exelby

可能引起疼痛和（或）运动受限的原因

胸椎弯曲常表现为驼背（向后弯曲），胸椎的活动度在决定整体姿势，以及其他脊椎和肩带的最佳运动方式中起重要作用（Edmondston 和 Singer，1997）。已有证据表明完整的胸廓与胸椎复杂的韧带连接在维持脊柱稳定性中起重要作用（Oda 等，2002）。胸椎、肋骨、胸骨应联合起来进行考量。如果有前附着，那么我们认为胸腔的功能性脊柱单位为一个"环"（Lee，2013）。例如，第六胸环由左、右侧第六肋骨、胸骨、T5~T6椎体和T5~T6椎间盘组成。胸腔还可作为颈、腰和肩带肌肉的附着部位。

胸椎和胸腔为心脏和肺提供保护，这对于呼吸是必不可少的。构成该区域的多个躯体结构可能是局部疼痛的来源，然而，还应考虑到以下事实，即胸腔和腹部内脏疾病的病理性症状可能会累及该区域（Magee，2014）。常见的可累及该区域的肌肉骨骼系统疾病包括关节结构起源的炎症，例如关节突关节、椎间盘和肋关节，肌筋膜劳损也可导致该症状。上胸椎的椎间盘突出极罕见，但在T6~T7以下发病率较高，其中72%为中央型（Mellion 和 Ladeiro，

2001）。小关节和肋关节变性常见于40岁人群（Edmondston 和 Singer，1997）。然而，退行性改变并不一定与症状相关（Brinjikjia 等，2014）。

年龄可能提供关于疾病病理的线索，例如，Scheuermann病主要见于青少年，且活动可使其加重。特发性脊柱侧凸多见于青春期女性。骨质疏松相关性疾病多见于老年人。

胸椎检查适用于T3至T10之间有脊柱和胸腔相关症状的患者，这个区域包括T3至T10之间的椎间关节和肋骨、肋骨横突、胸肋骨、肋软骨、软骨间关节及其周围软组织。检查T4以上的胸椎适宜采用颈椎的检查方法（参见第7章）。同样，检查T10以下的胸椎则适宜采用腰椎的检查方法（参见第12章）。

下文描述的问诊和体格检查次序可根据患者情况进行适当调整。

主观检查

关于主观检查和体查中具体的细节详见第2章和第3章。

患者对其经历的看法

这部分的流程需提前向患者解释，并

取得同意。应记录与患者症状发生和进展相关的社会史和家族史，包括患者的观点、经历和期望值、年龄、职业、家庭状况及任何休闲活动细节。患者的年龄、性别、种族及文化、职业和社会背景都会影响他们对自身、疾病和医生的态度和感觉。临床医生需要注意这些问题，从而产生共情，并进行适当的沟通，以便与患者建立融洽的关系。

为了恰当地治疗患者，在患者的社会和工作环境背景下了解患者病情很重要。

临床医生可能会问以下几种问题来阐明社会心理因素：

■ 是否因疼痛停止工作？

■ 你认为是什么引起疼痛的？

■ 你期望得到什么帮助？

■ 雇主/同事/家人对你的疼痛有何反应？

■ 疼痛时做何处理？

■ 你认为自己会重返工作岗位吗？什么时候重返？

有效、可靠的问卷可用于识别各种心理社会危险因素，对持续性疼痛的患者可能有帮助。

人体图

关于症状类型及区域的信息可记录在人体图中（参见图2.3）。

当前症状的区域

绘制症状区域应准确。在以下区域可出现症状：胸椎上后方、胸壁侧面和胸骨前方。症状的范围可能沿着肋骨走向，也可能横跨胸部水平延伸，或在胸部的深部。小关节综合征通常表现为局部疼痛（Dreyfuss等，1994），胸椎神经根疼痛常沿肋间隙分布。带状胸痛或腹痛可为椎间盘突出症的首发症状（Mellion和Ladeiro，2001）。在下胸椎中央型椎间盘突出的情况下，医生需询问是否有脊髓压迫症和下肢症状。临床医生需认识到颈椎（C3和C7之间）结构病变所致疼痛可放射至肩胛骨和上臂（Cloward，1959；Bogduk和Marsland，1988）。上胸椎可以表现为上肢症状，下胸椎则可以表现为下腰椎和腹股沟区域的症状。

与检查部位相关的区域

检查所有其他相关区域的症状。询问有关疼痛甚至僵硬的情况很重要，因为这可能与患者的主要症状有关。在人体图上用对勾（√）标记未受累的区域。如果是上胸部的问题，则要检查颈椎和上肢；如果是下胸部的问题，则检查腰椎和下肢。如果患者有来自这些部位的症状，则可能需要对其进行更全面的评估。请参阅本书中的相关章节。

疼痛的性质

确定疼痛的性质（参见第2章）。

疼痛的程度

如图2.5所示，可以使用视觉模拟评分来评定疼痛程度。疼痛程度可用于推断疾病的严重程度，提示产生症状的结构，以确定检查的范围和程度。

感觉异常

明确胸椎、胸腔及其他相关部位的感觉是否有改变或感觉异常。

持续性或间歇性症状

不论症状是持续的还是间歇的，应确

定该症状的频率。当症状持续时，应进一步检查症状的程度是否有变化，因为持续未减轻的疼痛可能提示严重的病理情况。此时还应注意询问内脏功能，如果胸痛与内脏功能障碍相关，则可能需要考虑内脏的牵涉痛。

症状间的关系

确定症状区域之间的关系——它们是整体还是单独存在？例如，患者可能会有肩部疼痛而没有胸椎疼痛，或者同时出现肩痛与胸痛。如果一个区域的症状变得更严重，其他区域的症状会发生何种变化？

症状的行为

加重因素

对于每个有症状的区域，应明确何种动作和（或）姿势会加重患者的症状。患者是否能够保持这个姿势或动作？当一个症状产生时（或者加重时），是否会影响其他症状？一旦姿势或动作停止（不再刺激），症状缓解需要多长时间？易激惹性和严重性已在第2章中详述。

临床医生应明确症状如何影响功能，如静态和活动姿势，包括坐、站、躺、做家务、开车（以及倒车均需要转动身体）、工作、运动和社交活动。胸椎疾病常见的加重因素是胸廓旋转和深呼吸。长时间维持某一姿势或重复某一动作可能会对胸椎造成影响，这类例子包括长期伏案或在柜台进行结算工作、需要转动一侧躯体或重复某一动作（如网球运动）的工作。应注意工作中的人体工程学细节及体育活动的训练方案，明确患者是否会避免加重症状的活动，因为这可能会影响症状严重性和易激惹性的评级。

有关上述每项活动的详细信息对帮助确定病变结构及识别潜在的功能受限和运动障碍很有用。这些信息可用于确定治疗目标和任何可能需要的建议。

缓解因素

对于每个症状区域，临床医生应询问什么样的动作和（或）姿势可缓解患者的症状、症状缓解需要多长时间，以及当症状缓解时是否会对其他症状产生影响。这些问题有助于确认症状之间的关系，并明确症状的易激惹性。收集有关加重因素和缓解因素的信息有助于构建病因假设、确定检查方案及提供改善功能的建议。如果患者的症状不符合肌肉骨骼系统疾病的表现，那么医生需要考虑其他可能的病因。

症状的24小时行为

通过询问夜间、早晨和晚间症状的问题，临床医生可确定症状的24小时行为。

夜间症状（需要询问的问题详见第2章）。此外，关于脊柱姿势的具体问题如下：

- 什么姿势最舒服/不舒服？
- 平时睡眠姿势是怎样的？
- 目前睡眠姿势是怎样的？
- 使用多少个枕头及枕头的类型。
- 床垫是硬的还是软的，最近是否更换过？

早晨和晚间症状。临床医生应明确早晨首先出现的、白天和一天结束之时的症状模式。患者清晨醒来时的状态取决于休息是否可以缓解症状。醒来时的疼痛/僵硬提示炎症；醒来时不痛，起床时疼痛则更多地提示疼痛来源于机械活动。早晨数分钟的僵硬可能表明椎关节强直，数小时的僵硬和疼痛提示炎症，如强直性脊柱炎。如果在工作后症状较工作前恶化，那么我们需要探究可能加重症状的活动。

疾病的阶段

为了明确疾病所处的阶段，临床医生需询问症状是好转、恶化还是保持不变。

特殊问题

如第2章所述，临床医生必须区分适合保守治疗的疾病和其他系统性疾病、肿瘤性疾病和非神经肌肉骨骼疾病。

一般情况

临床医生需明确患者的一般健康状况，以确定患者是否患有骨质疏松症、呼吸系统疾病、心血管疾病、呼吸困难、胸痛、不适、疲劳、发热、腹部绞痛、恶心或呕吐、压力、焦虑或抑郁。内脏结构可以产生牵涉痛，因此，询问与内脏功能变化有关的问题很有必要。

相关的特殊问题详见第2章。与该区域相关的问题包括以下几个方面。

严重疾病

癌症。患者是否有癌症史？是否有癌症家族史？脊柱是骨骼转移的常见部位。

结核病。大多数肺外结核病见于T10~L1，且在早期可出现背痛。

骨质疏松症。骨质疏松症是最常见的代谢性骨病，其发病率随着年龄的增长而增加，尤其多见于绝经后女性，且可能有家族倾向。压缩性椎体骨折最常发生于腰椎和中段胸椎。该病潜在病因较多，其中包括更年期提前、常见的妇科手术（子宫切除术）、内分泌和代谢性疾病（糖尿病和甲状腺功能减退）及饮食（低钙和维生素D摄入量低）。

炎性疾病。患者（或家族成员）是否患过类风湿关节炎或强直性脊柱炎？肋软骨炎和Tietze综合征为软骨炎，即肋骨附着在胸骨上的部位有炎症。Tietze综合征可见局部肿胀，此为其特征性表现。

药物治疗

如果药物是专门针对胸椎病的，患者是否规律服药？效果如何？此次治疗前多久开始服药的？患者是否长期（6个月或更长）服用类固醇或抗惊厥药？因为这两类药会影响骨密度。

影像学检查

患者最近是否接受过X线检查或其他影像学检查？患者是否接受过双能X线吸收测定检查（DEXA）？这种检查可检查骨密度。如果怀疑有炎症疾病或感染，可进行其他检查，包括血液检查。

神经系统症状

患者是否出现过脊髓压迫症状，如单侧或双侧手脚麻木、刺痛和（或）电击样感觉？症状取决于压迫部位。此外，患者是否出现过手脚无力或活动障碍？交感神经功能难以检测，但肿胀、出汗、皮肤变化（凹陷性水肿、光泽和无弹性皮肤）和循环变化等症状有助于诊断。皮肤发红伴疼痛、带状皮疹可提示带状疱疹。

血管症状

供应上肢的血管走行经过胸廓出口。问诊应包括患者的循环如何？患者上肢是否出现过肿胀、发冷、发绀、疲劳或痉挛的情况？

现病史

■ 对于每种症状，临床医生都需要知道症状出现的时间，是突然出现还是缓慢出现，是否有已知的引起症状发作的诱因。损伤机制可为明确病灶提供一些重要的线索。如果发病缓慢，临床医生需明确患者的生活方式是否发生变化，例如，一份新的工作、爱好或体育活动的改变，这些可能影响胸椎和相关区域所受的压力。有没有因创伤、反复的轻微创伤而突然发作的疼痛？肋骨损伤常由创伤引起。骨质疏松症患者突然出现的疼痛常为轻微创伤所致的椎体压缩性骨折的结果。如患者同时合并身高变矮、畸形，以及站立、行走、咳嗽和打喷嚏时出现疼痛，而躺下时疼痛缓解的症状时，临床医生应考虑椎体骨折的可能。为了确认症状之间的关系，临床医生应询问每种症状开始时其他症状如何，以及明确从开始发作到现在，症状的进展及对功能的影响。应详细了解曾接受过的任何治疗及其效果，包括是什么治疗措施、效果如何。

既往史

以下信息来源于患者和（或）医疗记录。

■ 以往任何发作史：症状分布、初始症状的表现及其病因、此后有多少次发作、什么时候发作、发病诱因、每次发作的持续时间、患者发作间期是否完全恢复。如果以前没有发作，患者在颈椎、胸椎、腰椎或任何其他相关区域是否出现过僵硬的情况，并确认是否有创伤史或反复轻微创伤史。同时应明确既往针对相同或类似问题的治疗效果。

体格检查计划

在患者增加至今尚未提及的内容后，需向患者解释体格检查的目的和计划，并获得患者同意。

用星号（*）突出显示重要的主观检查结果，尤其是一个或多个功能受限，这提示下一步体格检查。计划表可引导临床医生进行临床推测，并确保做出最有可能导致患者症状的病因假设（参见图2.9）。"必须、应该、可能"清单可帮助确定检查程序的优先顺序，以确保假设得到支持（参见第2章）。

可从主观检查中提出假设：

■ 检查可能是症状来源的区域和结构。通常在第一次就诊时不可能进行全面的检查，所以，结构检查必须优先（必须、应该、可能）于随后的治疗过程。

■ 其他需要检查的因素，如工作和日常姿势、呼吸模式和肌肉无力。

■ 可能导致患者出现症状的疼痛机制。疼痛可分为伤害性（机械性、炎症性、缺血性）、周围性、中枢神经系统性、自主神经和情感性（Gifford，1996）。疼痛机制的临床特点见框2.2。

■ 确认如何进行体格检查，症状重现是容易还是困难的，是否有必要使用联合运动或重复运动来重现患者的症状，症状是否较严重和（或）易激惹。如果症状严重，可以在症状出现之前或症状刚出现之时进行体格检查，切忌加压。如果症状易激惹，可以在症状出现之前或症状刚出现时进行体格检查，并尽量减少不必要的体格检查。

■ 是否存在需进一步研究的体格检查注意事项和（或）禁忌证，如神经受累、近期骨折、外伤、骨关节炎、服用类固醇或抗惊厥药和炎症？某些疾病禁忌行进一步检查和治疗，如脊髓压迫。

体格检查

主观检查的信息有助于临床医生进行适当的体格检查。疾病的严重性、易激惹性、疾病性质和疼痛机制是影响体格检查程序选择和先后顺序的主要因素。临床医生可能会问的第一个也是总会问的问题是："这例患者的病情适合我来治疗吗？"例如，一例出现脊髓压迫症状的患者在进行紧急医疗干预之前可能只需要进行完整的神经系统体查。患者的疾病性质对体格检查有重大影响。临床医生可能会问的第二个问题是："这例患者是否有神经肌肉骨骼功能障碍，我可以帮得上忙吗？"为了回答这个问题，医生需要对患者进行全面的体格检查。然而，如果症状严重和（或）易激惹，实施全面的体格检查是不太可能的。此时，临床医生的目标是在无症状的范围内尽可能多地对患者进行肢体运动检查，或者进行可以缓解症状的体格检查。如果患者的症状不严重且不易激发，那么临床医生的目标是完善各项能够产生患者症状的体格检查项目。

每个引起或缓解患者症状的重要体格检查结果都应在患者病历中用星号（＊）标出，以便于参考。

以下描述的体格检查顺序和细节应适合于被检查的患者及做出的假设（主要的和备选的）。读者需明白本章所展示的只是一部分技术。

观察

非正式观察

临床医生需要在动作位和静息位分别观察患者，需注意运动的性质、姿势特点和面部表情。非正式观察贯穿整个问诊过程。

正式观察

姿势观察。临床医生在患者坐位和站立位时检查其姿势，注意骨盆水平、脊柱侧凸、后凸或前凸畸形及上下肢的姿势。常见姿势类型的详细描述见第3章。

临床医生被动纠正任何不对称，以确定其与患者疾病的相关性。此外，临床医生应观察患者有无胸部畸形，如鸡胸，其胸骨为前下位；漏斗胸，其病变位于后方（可能与胸椎后凸增加相关）；或桶状胸，其胸骨为前上位（伴有肺气肿）（Magee，2014）。临床医生应注意患者平静时的呼吸模式，包括肋骨的运动及其特点、主要的胸腔活动部位、呼吸频率（正常的平静呼吸频率为8~14次/分）、吸气和呼气的节律和幅度。观察患者使用的肌肉可提示呼吸的难易，如过度使用辅助呼吸肌，包括胸锁乳突肌、小胸肌、斜方肌、锯齿肌和竖脊肌（Innocenti 和 Troup，2008），提示呼吸困难。

肌肉形态观察。临床医生应观察患者的肌肉容积和肌肉张力，并左右对比。必须记住的是，惯用手和体能活动的程度和频率可能会使两侧的肌肉体积产生差异。在压力作用下，有些肌肉会紧缩，而其他肌肉无力，会产生运动或姿势障碍（参见表3.7）。

软组织观察。临床医生应观察患者皮肤的质地和颜色、任何肿胀的区域或瘢痕，以获得进一步检查的信息。

步态观察。临床医生应观察患者的步态是否与目前的症状相符。

主动生理运动

胸椎在矢状面（屈曲32°，伸展25°）和冠状面（侧屈26°）活动度较小。最大的活动范围为轴向旋转的范围，总范围（左右旋转）为85°±15°（平均值±标准差）（Heneghan和Rushton，2016）。旋转程度取决于肋骨经受变形的能力。随着年龄的增长，肋软骨软化及旋转程度逐渐下降，与中立位或伸展姿势相比，屈曲时的旋转范围明显减小（Edmondston等，2007）。胸椎旋转对于最佳功能活动必不可少，僵硬的胸椎可能使相邻区域的负荷和活动增加，最终可能导致产生症状。胸椎是解剖学上最长和最复杂的区域，目前尚未开发出可靠和有效的测量工具检查该部位，大部分测量工具依赖于胸椎和腰椎联合的粗略检查。

对于主动生理运动而言，脊柱通常会分段均匀、平滑地弯曲，以防部分区域运动过度，而其他区域活动减少。临床医生应注意：

- 运动的性质。
- 运动的范围。
- 运动范围内和最大范围中的阻力。
- 引起肌肉痉挛。

用运动图描述这些信息。在患者坐位时检查过度施压下的主动运动（图8.1）。临床医生在每次活动前记录患者静息状态下的症状，并且纠正任意运动偏差，以确定其与患者症状的相关性。如果这些运动不产生症状，而临床医生需寻找疼痛部位，那么可进行联合运动（Edwards，1992）。联合运动的顺序取决于加重症状的活动和患者对此前运动的反应。患者主动实施第一个动作（主要动作），临床医生要求其保持这个姿势，并被动地增加第二个动作，注意患者的症状变化（图8.1E，F）。

表8.1展示了胸椎的主动活动和可能发生的改变。值得一提的是Robin McKenzie医生的理论：如果运动完全且在施压的情况下无疼痛产生，症状却因某种姿势而加重并可通过矫正姿势缓解，这种情况被称为姿势综合征（McKenzie和May，2006）。如果在至少一次运动中产生了局部的、间歇的脊髓症状，持续性运动受限在最大运动范围内产生持续不变的疼痛，且疼痛无缓解、消除或向周边扩散，则该情况可称为功能障碍综合征（McKenzie和May，2006）。如果重复运动，症状集中出现或消失，并且持续一段时间，这被称为可纠正的紊乱综合征。表8.2描述了两种类型的紊乱。

有大量鉴别检查可供选择，检查的选择取决于患者的体征和症状。例如，患者

表8.1　主动运动和可能发生的改变

主动的生理运动	发生的改变
胸椎	重复
屈曲	改变速度
伸直	联合（Edwards，1999）
左侧屈曲	例如
右侧屈曲	■ 屈曲并旋转
向左旋转	■ 伸展并旋转
向右旋转	挤压或分离
反复屈曲	持续性
反复伸直	伤害性运动
反复向左旋转	鉴别试验
反复向右旋转	功能
? 颈椎	
? 上肢	
? 腰椎	
? 下肢	

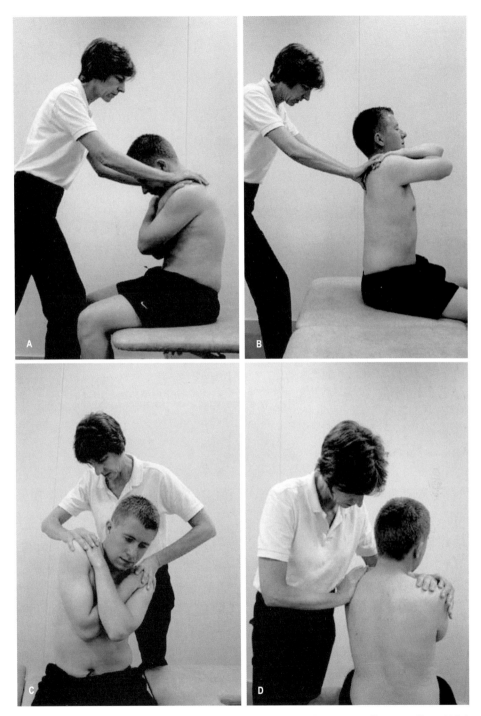

图8.1　对胸椎过度施压。这些运动均在患者双臂交叉的情况下进行。（A）屈曲。医生将双手搭在患者肩的上方，压力方向向下并向后通过胸椎中段，以增加胸椎的屈曲度。（B）伸直。医生将双手搭在患者肩上，压力方向向下并向前通过胸骨。骨盆可向后旋转使胸椎单独伸直。（C）侧屈。医生将双手搭在患者肩上，施压使胸部侧屈。（D）旋转。医生将右手放在患者左肩的后方，将左手放在患者右肩的前方，然后双手同时用力增加患者胸部向右旋转的程度。（待续）

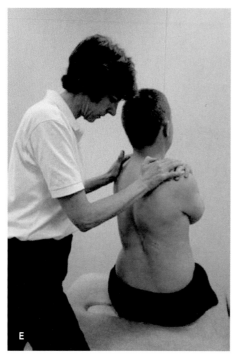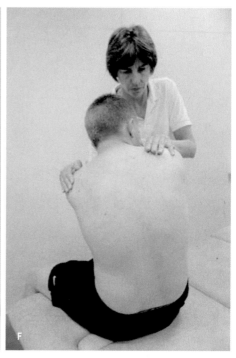

图8.1（续）（E）联合右旋/伸直。这个运动是右旋和伸直的联合。医生将双手放在患者肩上，然后患者主动旋转。注意产生的症状。临床医生随后被动伸直患者胸椎为伸直加压，并记录症状的变化。（F）联合屈曲/右旋。医生将双手放在患者肩上，屈曲力集中在胸椎上，注意产生的症状。患者保持屈曲，医生双手对患者施加右旋力，注意症状的变化。

头向左转会再现左侧肩胛下部疼痛，可能需要区分是颈椎还是胸椎病变。临床医生可以增加和减少颈部和胸部的旋转，以发现其对肩胛下疼痛的影响。患者将头和躯干转向左侧，临床医生固定其颈椎的位置并旋转胸椎，注意疼痛反应。如果症状无缓解或加重，这可能表明该疼痛来源于颈椎的可能性大。然后患者将颈椎和胸椎恢复原位，此时临床医生固定患者胸椎的位置，将颈椎转回中立位，并注意疼痛反应（图8.2A）。如果症状保持不变或加重，则提示胸椎病变。有必要检查其他部位，以确定其与患者症状的相关性，因为它们可能是症状的来源，或者可能引发症状（参见相关章节）。

加重症状的功能活动或姿势观察

根据症状的易激惹性、严重度和性质，应尽量寻找功能受限位，因为这可能导致持续性症状。同时，应确保以患者为中心的理念。症状改变和对再次检查的反应可指导进一步的相关检查。例如，患者向左旋转可出现某一症状，如果医生观察到这一动作是在屈曲的情况下完成，那么使患者保持更中立的姿势并反复向左旋转可能缓解该症状。

症状修正

当患者进行引起疼痛的主动运动时，可对胸椎或肋骨应用症状修正。例如，在椎关节面的方向上，在椎体的中央或一侧

表8.2 胸椎紊乱综合征（McKenzie 和 May，2006）

可纠正的紊乱

中心化：对治疗性负荷策略的反应，疼痛由远及近逐渐缓解，并且每个逐步缓解的过程会持续一段时间，直到所有症状消失

如果仅存在背痛，则从广泛的位置向更中心的位置逐渐缓解

在应用负荷策略治疗期间，疼痛缓解并消失。

疼痛部位的改变，或疼痛的缓解或消失，症状较前好转，应伴随或者先于机械性表现［运动范围和（或）畸形］的改善

不可纠正的紊乱

症状的周围化：负荷策略治疗后远端症状加重或恶化和（或）不缓解、消失或疼痛中心化

进行滑行。如果疼痛减轻，则认为该部分是疼痛的来源。图8.2B展示了在T6横突水平上的左旋修正。在这个示例中，该技术旨在促进T6右下小关节朝T7上向上滑行，这常被当作一种治疗技术（Mulligan，2010）。

被动生理运动

采取被动生理性椎间运动（PPIVM）可检查每一脊椎节段的运动。PPIVM可作为被动椎间运动的有效辅助手段，以鉴别节段性运动过少或运动过多。通常在坐位进行PPIVM检查胸中段。临床医生在患者相邻的棘突或横突之间进行触诊，以了解胸椎前屈、后伸、旋转和侧屈时的椎间活动范围。图8.3展示了胸椎处于屈曲位

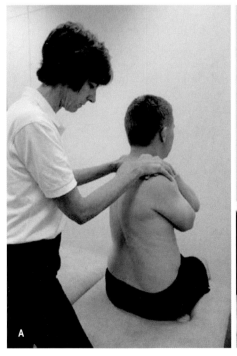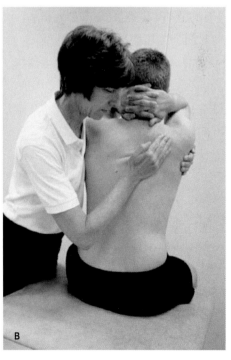

图8.2 鉴别检查。（A）当患者头部恢复中立位时，临床医生维持患者胸椎右旋。（B）对左旋的T6采取持续式动态关节松动。当患者向左旋转时，临床医生沿后前方向进行T6右侧横突滑动，注意症状的变化。

时的 PPIVM。更多关于 PPIVM 的描述见 Hengeveld 和 Banks（2013）。

肌肉检查

需进行检查的肌肉取决于症状的范围和加重的功能性运动。由于各区域间的相互依赖，一个区域的病变可能累及其他区域。

肌肉力量

临床医生可根据需要检查躯干屈肌、伸肌、侧屈肌和旋转肌等相关肌群。有关这些常用检查方式的详细信息，参阅 Hislop 等（2013）和 Kendall 等（2010）。详细的肌肉力量评估见第 3 章。

肌肉控制

肌肉的功能性募集比肌群的整体力量更重要（Sahrmann，2010）。观察姿势和运动特点、注意肌肉募集模式的变化和触诊相关肌肉对肌肉的功能性募集进行评估。

许多研究者报道肩胛骨周围的运动损伤可能会引起胸椎症状（Sahrmann，2010）。可通过观察并改善上肢功能障碍，并注意其对胸椎的影响进行评估。

附着于胸廓与腹部、胸腰部的竖脊肌是浅层肌肉，负责该区域的运动。在躯干旋转过程中，通过肌电图（针头和表面电极）证明深层肌肉（即多裂的层状纤维）的活动与浅层肌肉不同，其方向特异性较低且变异更多，表明它们在节段性控制中起作用。然而，深部肌肉和浅层肌肉之间的这种差异尚未在矢状面上得到证实（Lee 等，2005，2011）。

观察和触诊有助于识别募集模式平衡的变化，这些模式可能导致胸椎和胸腔功

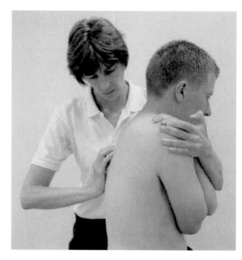

图 8.3　胸椎弯曲时的 PPIVM。临床医生将右手中指或示指放在患者相邻棘突之间的间隙中，患者以左手环抱胸被动屈曲。

能障碍。

这些募集模式可分为：

- 浅层肌肉的过度活跃，导致被动结构的压力增加和活动性降低。
- 深层肌肉的活动力下降，导致节段运动缺乏稳定性或可控性（Lee 等，2005，2011）。

肌肉长度

临床医生应检查肌肉的长度，尤其注意测量容易缩短的肌肉的长度（Janda，2002）。检查这些肌肉长度的详细信息见第 3 章。

神经系统检查

神经系统检查包括神经完整性检查、神经动力学检查和其他神经检查。

神经完整性检查

症状的分布决定该进行何种神经系统

检查。局限于胸中部的症状仅需要皮节/皮肤神经检查，因为没有可以检查的肌节或反射。如果症状向近端或远端进展，则分别提示需进行上肢或下肢的神经系统检查（参见第3章）。

皮节/周围神经。 在胸椎，大部分支配皮肤的神经支配有重叠，一个皮节的损伤可不导致感觉缺失。如第3章中所述，分别使用棉棒和针刺来检查胸部的轻触觉和痛觉。了解神经根（皮节）和周围神经的皮肤分布有助于临床医生鉴别由周围神经和神经根损伤所致的感觉缺失。皮肤神经分布和皮节区域见图3.16。

神经动力学检查

进行以下神经动力学检查，以明确神经组织对患者症状产生的影响程度。

- 被动屈颈。
- 上肢神经敏化检查［尤其是上肢神经动力学检查（ULNT3），其偏向于尺神经C8，T1］。
- 直腿抬高试验。
- 塌陷（在胸椎活动时，单侧或双侧膝关节伸直，踝关节屈曲，如果症状重现或加重，提示神经受累可能性大）。

这些检查在第3章中有详细描述。

中枢神经系统检查——上运动神经病变

足底反应——Babinski征（Fuller，2013）。从足跟沿足的外侧缘施压，正常情况下会出现足趾屈曲。上运动神经元病变患者会出现踇趾背伸而其他足趾向下展开的表现。

阵挛。 足背屈并维持此位置，观察其节律性收缩。三次以上有节奏的屈曲和伸直为异常。

其他检查

呼吸

呼吸系统和肌肉骨骼系统之间有密切的关系，其中一个发生功能障碍可引起另一个也发生功能障碍（Hodges等，2001；Wirth等，2014）。呼吸训练的重要性得到了越来越多的认可。正常呼吸功能依赖于正确对称的姿势、胸部和胸腔运动，以及未过度参与的辅助肌肉（Innocenti和Troup，2008；Lee等，2010）。主观检查很关键，肋椎关节活动度可通过观察胸部扩张度来判断。该检查尤适用于某些情况，如严重的脊柱侧凸和强直性脊柱炎等。用卷尺在胸部的第四肋间测量胸廓的扩张度，要求患者充分呼气后屏住呼吸再对其进行测量，然后让患者充分吸气后屏住呼吸再对其进行测量。吸气和呼气后的胸围差值正常为3~7.5cm。同时还需要患者深呼吸，然后咳嗽，以确定这些活动是否可以诱发症状。

血管检查

胸廓出口综合征的检查将在第9章描述。

触诊

临床医生应触诊胸椎，条件允许时可触诊颈椎/腰椎和上下肢。在人体图和（或）触诊图（参见图3.35）上记录触诊结果十分有用。

临床医生应该注意以下几点。

- 局部温度。
- 骨骼异常：骨骼突出度的增加或减少；棘突偏离中心；椎体旋转（通过触诊横突的位置进行评估）。
- 表浅组织的活动度和触感，如瘢痕。

- 肌张力。
- 骨骼和肌肉的触发点（参见图3.36）。
- 症状再现（通常为疼痛）。

被动辅助椎间活动

使用触诊图和运动图（或关节图）记录发现结果非常有用。详细细节参考第3章。

临床医生应注意以下几点：

- 运动的性质。
- 运动的范围。
- 运动范围内及最大范围时的阻力。
- 运动范围内的疼痛行为。
- 诱发肌肉痉挛。

胸椎（T1~T12）辅助运动和肋骨辅助运动如图8.4至图8.6所示，见表8.3。应检查其他疑似患者症状的来源或引发患者症状的区域的辅助运动。在胸部辅助运动之后，临床医生应重新评估所有体格检查中的星号标记（已证明能够重现患者症状的活动或检查），以确定辅助运动对患者体征和症状的影响。

胸廓检查

肋骨通过肋椎和肋横突关节及其相关的韧带与胸椎紧密相连。因此，可能有必要检查这些关节的活动性和疼痛的激发。关于胸椎和胸廓的完整生物力学研究较少。然而，Lee（2003）提出的模型对于临床评估大有裨益。Lee认为肋骨关节的运动受到胸椎力学的影响。例如，屈曲导致上椎骨的下关节面和其同水平的肋骨向上前方滑动/滚动，因此，可以在屈曲时通过在肋横突关节附近向头部滑动来触诊肋骨活动性（图8.5A）。相反，当伸展时的滑行方向向尾部时，这尤其适用于附着在胸骨上的肋

骨（第2~7肋）。此时下肋骨与胸椎连接较弱，因此受胸椎运动的影响较小。

应用于肋骨角的从后向前的滑动可以检查阻止肋骨向前平移的解剖结构。首先，固定肋骨附着的两个椎骨的对侧横突。例如，当在右侧第4肋应用后前位滑动时，在左侧固定T3和T4（图8.5B）。如果胸椎不能发生移位，并且症状再次出现，则提示肋骨关节和韧带受累。

呼吸的肋骨力学

在吸气过程中，第1肋上抬，胸骨柄向前上方移动。第1肋和第2肋常见的功能障碍是持续保持上抬，这可能由关节僵硬或斜角肌过度活动引起。这些肋骨可通过呼吸时进行触诊和（或）纵向向足部滑动时进行运动检查（图8.5C）。

吸气过程中肋骨和胸椎的生物力学基本与伸直相同，而呼气和屈曲相似。肋骨功能障碍可以通过呼吸时肋骨活动度的触诊来进行评估。附着于胸骨上的肋骨关节的力学原理主要是促进胸骨在吸气时向上运动（Levangie和Norkin，2011）。呼气时的情况相反。嘱患者呼吸，可以触摸前肋骨上的单个肋骨的活动性（图8.5D），最好在仰卧位时进行，但也可以在功能位时进行评估。前后滑动可评估疼痛激发和活动度。在前方触诊胸肋骨和肋骨软骨的触痛。

吸气时下肋向上、向外运动，以增加下胸廓的横向直径，即桶-柄运动。（Levangie和Norkin，2010）。临床医生可以通过外侧触诊进行运动检查（图8.6A）。沿肋骨侧向应用头端或足端滑行可评估活动性和疼痛激发。患者取仰卧位，两侧对比或侧卧以进行更为详细的评估（图8.6B）。

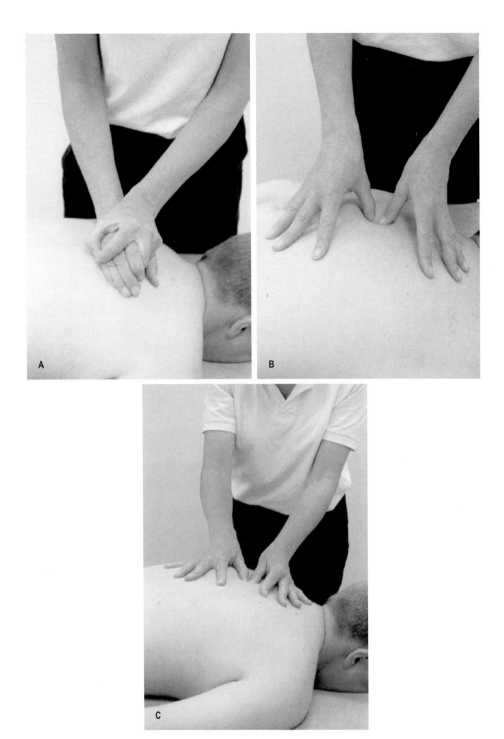

图8.4 胸椎（T1~T12）的辅助活动。（A）正中后前方向。医生双手豆状握对患者棘突施加压力。（B）一单侧后前方向。医生用拇指对患者横突施加压力。（C）横向。医生用拇指对患者棘突侧面施加压力。

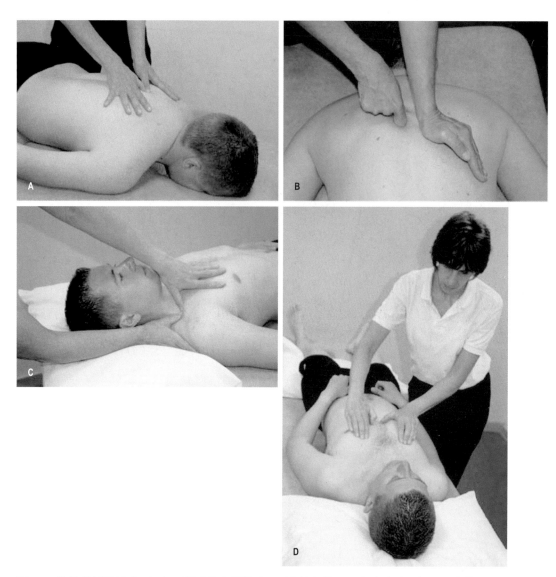

图8.5　肋骨的辅助活动。（A）一侧后前头部滑动。医生将拇指置于患者肋骨上侧，向肋横突关节施加压力。（B）后前滑动。医生用拇指对患者肋骨后面施加压力，同时固定患者肋骨所附着的椎骨的对侧横突。（C）纵向足部滑动第1肋。医生用拇指对患者第1肋上方施加压力，向下，在患者双足方向施压。压力可以施加于肋骨上缘的任何位置。也可以通过呼吸进行运动检查该肋骨。（D）呼吸时胸肋（第2~7肋）的运动检查。也可以于肋骨的前方施加向后的压力，检查症状的再现和僵硬。

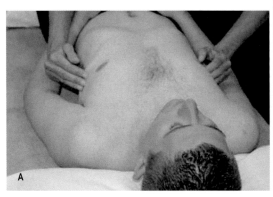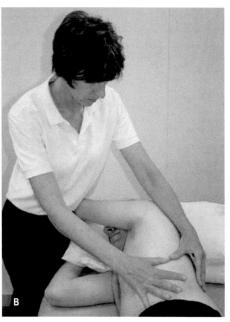

图8.6　肋骨侧向运动检查和辅助活动。(A) 通过侧肋呼吸并对下肋进行运动检查。(B) 患者取侧卧位，医生向患者肋骨的侧方按压并向足部滑动。医生拇指沿患者肋骨走行方向放置。

有关模拟肋骨功能障碍模型的更多详细信息请参阅Magee(2014，第8章)。

检查完成

■ 在这个阶段，用星号 (*) 突出强调检查的重要发现至关重要。在随后的治疗过程中需重新评估这些发现，以评估治疗对患者病情的影响。更多细节见第3章。

■ 临床医生应收集所有可收集到的信息，对结果进行反思，并将其与基于初始主要病因假设和备选假设的预期临床表现做对比。假设类别的各个方面可能需要审查或改进 (Jones 和 Rivett，2004)。

■ 患者能做什么，不能做什么，症状如何影响患者生活？

■ 患者的信念是什么，对他们控制症状有无帮助？

■ 症状的来源是什么，包括可能导致患者症状的结构或组织 (例如关节源性、肌肉源性、神经源性)、损伤的机制、组织愈合的阶段和疼痛机制。

■ 导致疾病发生和进展的因素有哪些，可能包括环境因素、心理因素、行为因素、局部或远端活动障碍或遗传因素。

■ 有无治疗和管理的注意事项/禁忌证，包括症状的严重性、易激惹性和患者疾病的性质。

■ 初始的管理与治疗侧重于哪些方面。

■ 评估预后，这可受多种因素影响，例如疾病阶段、损伤程度，以及患者的期望值、性格和生活方式。预后包括初步估计疾病改善的百分比、达到这一目标所需的治疗和达到这一目标所需的时间。

检查完成后，临床医生应该：

■ 解释体格检查结果及这些结果与主观评估的相关性。设法消除患者对其疾病

表8.3　辅助活动、应用选择和患者星号标记重新评估

辅助活动	应用选择	确定辅助活动对患者体征和症状的影响
胸椎	起始位置，如	重新评估所有的星号标记
↕	正后前向	■ 屈曲（头端/足端角度不同）
⌐•⌐	侧后前向	■ 伸展（头端/足端角度不同）
⇌	横向	■ 侧屈
第1~12肋的辅助活动	■ 屈曲和旋转	
←→	向尾部/向头部	■ 伸展和旋转
↕	前后向	施力速度
↕	后前向	施力方向
肋间软骨、软骨间和胸肋关节		
↕　前后向		
? 颈椎	同上	重新评估所有的星号标记
? 上肢关节	同上	重新评估所有的星号标记
? 腰椎	同上	重新评估所有的星号标记
? 下肢关节	同上	重新评估所有的星号标记

或损伤的任何误解。

■ 在检查后给患者机会讨论他们的想法和信念，并进行解释。

■ 与患者合作，并通过一起解决问题来制订治疗方案及讨论预后，合适时可以给出初步建议。

■ 提醒患者在检查后的24~48小时内病情可能加重。

■ 嘱患者下次就诊时在体格检查后说明症状行为的详细情况。

关于治疗和管理原则的指导，读者可以参考配套的教科书（Petty和Barnard，2017）。

参考文献

Bogduk, N., Marsland, A., 1988. The cervical zygapophyseal joints as a source of neck pain. Spine 13, 610–617.

Brinjikjia, W., et al., 2014. Systematic literature review of imaging features of spinal degeneration in asymptomatic populations. AJNR Am. J. Neuroradiol. 36, 811–816.

Cloward, R.B., 1959. Cervical discography: a contribution to the etiology and mechanism of neck, shoulder and ann pain. Ann. Surg. 150, 1052–1064.

Dreyfuss, P., et al., 1994. Thoracic zygapophyseal joint pain patterns: a study in normal volunteers. Spine 19, 807–811.

Edmondston, S.J., et al., 2007. Influence of posture on the range of axial rotation and coupled lateral flexion of the thoracic spine. J. Manipulative Phyliol. Ther. 30, 193–199.

Edmondston, S.J., Singer, K.P., 1997. Thoracic spine: anatomical and biomcchanical considerations for manual therapy. Man. Ther. 2, 132–143.

Edwards, B.C., 1992. Manual of combined movements: their use in the examination and treatment of mechanical vertebral column disorders, seconded. Butterworth-Heinemann, Oxford.

Edwards, B.C., 1999. Manual of combined movements: their use in the examination and treatment of mechanical vertebral column disorders, seconded. Butterworth-Heinemann, Oxford.

Fuller, G., 2013. Neurological examination made easy, fifth ed. Churchill Livingstone, Edinburgh.

Gifford, L, 1996. The clinical biology of aches and pains (course manual), fifth ed. Neuro-Orthopacdic Institute UK, Falmouth.

Heneghan, N. R., Rushton, A., 2016. Understanding why the thoracic region is the 'Cinderella' region of the spine. Man. Ther. 21, 274–276.

Hengeveld, E., Banks, K., 2013. Maitland's vertebral manipulation: management of neuromusculomletal disorders, vol. 1, eighth ed. Churchill Livingstone, Edinburgh (Chapter 5).

Hislop, H., et al., 2013. Daniels and Worthingham's muscle testing: techniques of manual aamination and performance testing, nincth ed. W.B. Saunders, Philadelphia.

Hodges, P.W., et al., 2001. Postural activity in the diaphragm is reduced in humans when respiratory demand increases. J, Physiol. (Lond.) 537, 999–1008.

Innocenti, D.M., Troup, F., 2008. Dysfunctional breathing. In: Pryor, J.A., Prasad, A.S. (Eds.), Physiotherapy for respiratory and cardiac problems: adults and paediatrics, fourth ed. Churchill Livingstone, Edinburgh.

Janda, V., 2002. Muscles and motor control in cervicogenic disorders. In: Grant, R. (Ed.), Physical therapy of the cervical and thoracic spine, third ed. Churchill Livingstone, New York, p. 182.

Jones, M.A., Rivett, D.A., 2004. Clinical reasoning for manual therapists. Butterworth-Heinemann, Edinburgh.

Kendall, F.P., et al., 2010. Muscles testing and function, fifth ed. Lippincott Williams and Wilkins, Baltimore.

Lee, D., 2003. The thorax: an integrated approach, seconded. Orthopedic Physical Therapy, White Rock, BC, Canada.

Lee, L.J., 2013. Thoracic ring control: a missing linlt? MPA In Touch 4: 13–16.

Lee, L.J., et al., 2010. Changes in sitting induce multiplanar changes in chest wall shape and motion in breathing. Respir. Pbysiol. Neurobiol. 170, 236–245.

Lee, L.J., a al., 2005. Differential activation of the thoracic multifidus and longissimus thoracis during trunk rotation. Spine 30, 870–876.

Lee, L.J., et al., 2011. En bloc control of deep and superficial thoracic muscles in sagittal loading and unloading of the trunk. Gait Posture 33, 588–593.

Levangie, P.K., Norkin, C.C., 2011. Joint structure and function. A comprehensive: analysis, fifth ed. F.A. Davis, Philadelphia (Chapter 5).

Magee, D.J., 2014. Orthopedic physical assessment, sixth ed. W.B. Saunders, Philadelphia (Chapter 8).

McKenzie, R.A., May, S.J., 2006. The cervical and thoracic spine: mechanical diagnosis and therapy, second ed. Spinal Publications New Zealand, Waikanae, New Zealand.

Mellion, L.R., Ladeiro, C., 2001. The herniated thoracic disc: a review of the literature. J, Man. Manip. Ther. 9, 154–163.

Mulligan, B.R., 2010. Manual therapy 'NAGs' 'SNAGs' 'MWMs' etc., sixth ed. Plane View Services, New Zealand.

Oda, I., et al., 2002. An in vitro human cadaveric study investigating the biomechanical properties of the thoracic spine. Spine 27, E64–E70.

Petty, N.J., Barnard, K., 2017. Principles of musculoskeletal treatment and management: a handbook for therapists, third ed. Elsevier, Edinburgh.

Sahrmann, S.A., 2010. Movement system impairment syndromes of the extremities, cervical and thoracic spines. Mosby, St Louis.

Wirth., B., et al., 2014. Respiratory dysfunction in patients with chronic neck pain – influence of thoracic spine and chest mobility. Man. Ther. 19, 440–444.

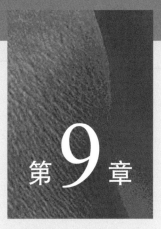

第9章 肩部检查

Colette Ridehalgh, Kevin Hall

引言

肩部区域疼痛的原因包括局部结构异常、脊椎牵涉痛或与肌肉骨骼无关的病变所致的转移痛（Grieve，1994）。其中有些病变非常危险，需要对其采取紧急医疗措施（如肿瘤）。因此，识别这些病变非常重要，并且一开始就要考虑到这些疾病的可能。

引起疼痛和（或）活动受限的局部结构包括胸锁关节、肩锁关节和盂肱关节及其周围软组织。具体情况包括：

- 外伤导致软组织及骨骼损伤，包括：
  - 锁骨、肱骨或肩胛骨骨折。
  - 上述关节脱位。
  - 韧带扭伤。
  - 肌肉拉伤。
  - 肩袖撕裂。
- 肌腱病，尤其是肩袖或肱二头肌长头病变。
- 自发情况，如粘连性关节囊炎或肱二头肌长头断裂。
  - 黏液囊炎。
  - 失稳。
  - 撞击。
  - 骨关节炎。

- 炎性病变，如类风湿关节炎：
  - 牵涉痛。
  - 颈椎或胸椎的牵涉痛。
- 胸廓出口综合征。
- "红旗"征象和模拟病。
- 感染，如结核。
- 肿瘤。
- 内脏，如肺、心脏、横膈、胆囊和脾脏引起的放射痛（Brown，1983）。

关于主观检查和体格检查的具体细节可分别参照第2章和第3章。

下面介绍的问诊和体格检查顺序可因人而异。

主观检查

患者对其经历的看法

考虑患者所叙述的内容非常必要。他们过去所经历的和现在正在经历的事会对其治疗结果产生重大影响。同时，根据患者对疾病的看法及对临床医生的期望，临床医生可以更好地了解患者。

任何与患者疾病发生、发展相关的社交活动都应被记录下来，这包括患者的就业情况、家庭状况及任何休闲活动/运动的细节。患者的年龄、性别、种族、文化程度、职业和社会背景都可能反映出其对自身、对疾病和对临床医生的态度和感受。临床医生需灵敏地捕捉这些信息，通过与患者适当的交流产生共鸣，从而与患者建立密切的关系，并提高他们对治疗的依从性。

这些信息可揭示与患者治疗和预后相关的直接或间接影响因素。为了更好地治疗患者，根据其社会和工作环境对病情进行管理非常重要。

临床医生可从以下几方面评估可能影响患者病情的社会心理因素：

- 是否因疼痛停止工作？
- 你认为是什么引起疼痛的？
- 期望得到什么帮助？
- 雇主/同事/家人对你的疼痛有何反应？
- 疼痛时做何处理？
- 你认为自己会重返工作岗位吗？什么时候重返？

尽管这些问题是关于背部疼痛患者不良预后的社会心理危险因素的（Waddell，2004），但也可能与其肩痛相关。有关预后因素的研究表明，肩痛患者的痊愈可能受到严重残疾和发病时疼痛、教育背景和并发症多少等因素的影响（Chester等，2013；Dunn等，2014）。

人体图

在人体图上记录以下关于类型和当前症状区域的信息（参见图2.3）。

当前症状的区域

绘制症状的区域时应谨慎细致。盂肱关节的症状通常出现在三角肌前部，并可延伸到三角肌远端和肱二头肌。肩锁关节和胸锁关节病变经常局限在关节区域，然而，肩锁关节疼痛向近端放射至上斜方肌区的情况亦并不少见。应明确最严重的症状，并记录患者感觉此症状来源于何处。

与检查部位相关的区域

检查所有相关的区域，询问疼痛或僵直非常重要，因为这可能与患者的主要症状相关。临床医生在人体图上用对勾（√）标记未受累的区域。检查颈椎、胸椎、肘部、腕部和手的症状。

疼痛的性质

确定疼痛的性质。按压痛或弧形疼痛是肩部撞击症的典型表现。肩关节内弹响声表明可能有盂唇病变或不稳。

疼痛的强度

疼痛的强度可用如疼痛等级评分来衡量，见图2.5。

感觉异常

检查肩部周围局部、脊柱和手臂的感觉改变。

持续性或间歇性症状

确定症状的频率，是持续的还是间歇的。如果症状为持续的，检查症状的强度是否有变化，持续不缓解的疼痛提示存在严重的病变。

症状间的关系

确定有症状区域间的关系——它们是同时出现还是单独出现。例如，患者可能有肩部疼痛而无颈痛，或疼痛可能总是一起出现。这是检查的关键部分，因为脊柱和肩部关系密切。

症状的行为

加重因素

对每一个有症状的区域，询问下列问题：

■ 何种运动、活动或体位可引起或使患者的症状加重？

■ 需要多长时间可导致患者的症状加重？

■ 患者是否能维持该体位或运动？

■ 该症状产生或加重时，其他症状如何变化？

■ 症状如何影响功能，如伸手、穿衣、手举过头、体育和社会活动？

■ 患者是否感觉到肩部不稳？

临床医生可询问患者理论上可能是症状来源结构的已知加重因素。肩部常见的加重因素包括手放到背后、手举过头、举重和躺在肩上。其他区域的加重因素，如果怀疑是症状来源，也需进行询问，见表2.2。

以上活动的详细信息非常有用，可以帮助确定有病变的结构和识别功能受限。这些信息也可用于确定治疗目标和任何可能需要的建议。用星号（*）标记最明显的功能受限，在体格检查中进行检查，并在后续治疗过程中对其重新评估，以评价治疗干预效果。

缓解因素

可针对每个症状部位询问一系列问题，以明确症状缓解因素：

■ 何种运动和（或）体位可引起或使患者的症状缓解？

■ 需多长时间才可使患者的症状缓解？如果症状持续存在且不断变化，需明确其基线值及需多长时间症状可减轻到该水平。

■ 该症状缓解时，其他症状如何发生变化？

症状的24小时行为

通过询问夜间、早晨和晚上症状的问题，临床医生可确定症状的24小时行为。

夜间症状。可询问以下问题：

■ 你有入睡困难吗？

■ 什么姿势最舒服／不舒服？

■ 平时睡眠姿势是怎样的？

■ 目前睡眠姿势是怎样的？

■ 能使用患肩侧卧吗？

■ 夜间会因症状而醒来吗？如果会，是哪些症状？

■ 过去一周夜间醒来多少次？

■ 一夜醒来几次？

■ 重新入睡需多长时间？

■ 使用多少个枕头及枕头的类型。

早晨和晚间的症状。临床医生应明确早晨首先出现的、白天和一天结束之时的症状模式。这些信息可提供关于诱发疾病和当前病变类型的疼痛机制。例如，清晨持续2小时以上的僵直提示炎性疾病，如类风湿关节炎。持续30分钟或以下的僵直可能为机械性或退行性病变。

疾病的阶段

为了明确疾病所处的阶段，临床医生需询问症状是好转、恶化还是保持不变。

特殊问题

应注意询问特殊问题，因为这些问题可明确体格检查和（或）治疗的某些注意事项或禁忌证（参见表2.4）。正如第2章中所讨论的，临床医生应注意区分适合手法治疗的情况，以及系统性、肿瘤性和其他非肌肉骨骼疾病情况，这些不适合此种治疗并需要转诊至专科医师。读者可参考第2章。

既往肩部脱位

如果患者既往右侧肩部脱位，在体格检查中应小心，如对于前脱位，临床医生在外旋和外展患者肩部时应小心。

神经系统症状

患者是否有脊髓压迫症状、双手或双足刺痛和（或）步态障碍？患者是否抱怨有手臂明显无力或感觉改变？这些可能提示颈椎一个水平以上的神经根压迫。患者是否抱怨外展和侧旋手臂时感觉改变，如投掷活动？这些可能提示肩部前方不稳定（Hill等，2008）。

血管症状

患者是否抱怨手臂和手部发冷、颜色改变或感觉减退？抬高手或手举过头时，患者是否有症状？这些可能提示血管性疾病，需要进一步检查（如胸廓出口综合征）。

颈动脉功能障碍（CAD）

当出现颈椎来源的疼痛症状、不适和（或）感觉改变时，CAD可能是症状的来源。CAD的更多信息和检查的全面描述见第6章。

现病史

对于每一个有症状的区域，临床医生需要了解症状出现的时间，是突然起病还是缓慢起病，是否有已知的可引起症状的原因。如果起病是缓慢的，临床医生应确认患者生活方式是否有改变，如新工作、爱好或体育活动的变化。为了了解症状间的关系，可询问患者当一个症状出现时，其他症状如何变化。

临床医生应询问患者是否有自发脱位/半脱位或不自主的脱位/半脱位。

患者是否因疼痛服用过药物，如果有，效果如何？

既往史

从患者和（或）医疗记录中获得下列信息。

■ 任何相关医疗史的细节。

■ 既往肩部疼痛的信息：发作多少次？什么时候？何种病因？每次发作持续多长时间？发作间期患者是否完全恢复？如果患者既往没有肩部疼痛，患者是否有颈椎、胸椎、肩部或其他相关区域的僵直？需要核查创伤史或复发的微小创伤。

■ 明确既往对相同或相似疾病的治疗结果。可从既往治疗记录中获得更多信息。

一般情况

临床医生应明确患者的一般健康情况，并检查患者是否有任何不适、疲劳、发热、恶心或呕吐、应激、焦虑或抑郁。肩部症状可能从肺、胸膜、心脏、膈肌、胆囊和脾脏放射而来（Brown，1993）。

体重下降

患者最近是否有不明原因的体重下降？

类风湿关节炎

患者（或其家属）是否曾被诊断为类风湿关节炎？

用药史

患者目前正在接受何种药物治疗？患者是否长时间（6个月或以上）服药？是否服用抗凝药物？

进一步检查

患者近期是否接受过X线检查或其他医学检查？医学检查包括血液检验、磁共振成像（MRI）、诊断性超声、关节镜和关节造影。

体格检查计划

收集完所有信息后，也就完成了主观检查。在这个阶段，为了便于查阅，用星号（*）标记重要的发现，特别是一个或以上的功能受限。这些在随后的检查过程中可再次检查，以评估治疗干预效果。

为了规划体格检查，需在主观检查过程中形成以下假设：

■　检查可能是症状来源的区域和结构，如肩袖、盂肱关节、颈椎。在首次就诊时常无法进行全面检查，因此，结构检查应在随后的就诊过程中优先处理。

■　其他应检查的因素，如不稳、姿势、肌肉控制和体育技能，如网球发球和击球。

■　应以何种方式进行体格检查？再现每一个症状是容易还是困难？有必要使用联合运动或重复运动来再现患者的症状吗？

■　症状是严重的和（或）易激惹的？如果症状严重，一些体格检查只能在无症状产生或症状第一次发作前进行，不应增加压力，因为患者可能无法耐受。如果症状是易激惹的，体格检查应在无症状产生或症状刚要产生时进行。为了保证检查间的休息时间，应进行尽可能少的检查。

■　是否存在需进一步研究的体格检查的注意事项和禁忌证，如颈动脉功能障碍、神经系统受累、心脏疾病？

体格检查计划表可在临床推理过程中帮助和指导临床医生（参见图2.9）。

体格检查

从主观检查中获得的信息可帮助临床医生进行合适的体格检查。疾病的严重性、激惹性和本质是主要因素，其能影响体格检查步骤的选择和优先度。临床医生需询问的第一个问题是"患者的疾病是否适合我来管理？"临床医生需要询问的第二个问题是"患者是否有我可以处理的肌肉骨骼疾病？"为了回答这个问题，临床医生需要进行完整的体格检查，然而，如果症状严重和（或）易激惹，这似乎不太可能完成。如果患者的症状严重和（或）易激惹，临床医生应在无症状产生的范围内尽可能多地进行检查。如果患者有持续且严重和（或）易激惹的症状，临床医生应进行可以缓解症状的检查。如果患者症状不严重也不易激惹，临床医生应进行可以再现患者任一症状的检查。

为了便于查阅，在患者病历中用星号（*）标记强调任何可诱发患者症状或减轻患者症状的检查。这些强调的检查也被称为"星号"或"标记"。

以下描述的体格检查的顺序和细节需适合于被检查的患者。需理解本章中描述的检查技能只是许多检查手段中的一部分。它们代表了一些最常使用的检查技能。鼓励临床医生考虑所使用检查的有效性和可靠性。

观察

非正式观察

临床医生需要在动作位和静息位分别观察患者，需注意运动的性质、姿势特点和面部表情。非正式观察从临床医生开始主观检查起便已开始，并持续至体格检查结束。

正式观察

观察。临床医生在患者坐下和站立时检查其姿势，注意肩、头和颈、胸椎和上肢的姿势。临床医生也需注意区域周围骨性和软组织结构。临床医生应检查患者的肌肉容积和张力，并左右对比。需记住的是，身体活动的水平、频率及优势侧也可导致双侧肌肉容积差异。临床医生应检查患者肱骨头和肩峰的排列，因为这可能提供机械性不足的证据。临床医生用一手捏握住患者肩峰的前后缘，另一手捏握肱骨的前后面。一般来说，正常情况下，有不到1/3的肱骨头线超过肩峰前面。临床医生应被动纠正不对称，以了解其与患者问题的相关性。

值得注意的是，单纯的姿势障碍很少单独地影响一个身体区域，有必要更全面地观察患者，以进行全面的姿势检查。

主动生理运动

对于主动生理运动（表9.1），临床医生应注意：

- 运动的性质。
- 运动的范围。
- 运动范围内的疼痛行为。
- 运动范围内和最大范围中的阻力。
- 引起肌肉痉挛。

运动图表可用于描述这些信息。施压的主动生理运动见图9.1，可在患者站立和（或）坐下时进行检查。左、右双侧均进行运动。临床医生需明确患者在休息及运动前的症状，并注意被动纠正任何运动偏差的影响，以确定其与患者症状的相关性。可单独或联合检查生理运动，以激发不严重和不激惹的症状表现。临床医生选择联合的生理运动时应以主观检查中的加重因素作为指导。

一旦确定可产生症状的运动，临床医生即可启用肩部症状修正程序（SSMP）（Lewis，2009，2016），以恢复无痛运动。可产生症状的运动可以是二维生理运动、联合运动或患者在主观检查中描述的任何功能活动（加重因素）。一旦疼痛激发运动明确，临床医生可探讨对运动采用SSMP的影响，并注意症状如何被影响。SSMP包括胸部姿势、肩部姿势和肱骨头位置。临床医生采用SSMP并要求患者重复该疼痛激发运动。如果疼痛因采用SSMP而减轻，则临床医生应注意疼痛缓解的程度，并以系统性的方式继续下一个SSMP。例如，如果主动外展在90°可缓解50%的疼痛，那么减少患者的胸部驼背可减轻至20%的疼痛，这可被临床医生注意到，并被加入训练和治疗方案中。然后，临床医生可继续重复外展，随着肩部易化、肱骨头位置修正，用来了解症状是否可进一步减轻或完全消除（图9.2）。如果在这些评估技巧的参与下，症状改善，那么这些技巧可作为治疗计划的一部分。如果疼痛反应有所提示，可对同一患者使用多种技巧。SSMP的更全面信息可参考Lewis（2009，2016）。

需检查其他组织，以明确其与患者症状的相关性，它们可能是患者症状的来源，或是患者症状的促进因素。最有可能的区

表9.1　主动生理运动和被动修正

主动生理运动	修正
肩胛带	重复
上抬	改变速度
垂肩	联合，如
前伸	■ 外展伴内旋或外旋
后拉	■ 内旋/外旋伴屈曲
盂肱关节	挤压或分离至肩胸、
屈曲	盂肱或肩锁关节
伸直	持续
外展	伤害性运动
内收	鉴别试验
内旋	功能
外旋	
手置于颈后（HBN）	
手置于背后（HBB）	
水平屈曲	
水平伸直	
颈椎	
胸椎	
肘部	
腕部和手部	

域是肩部、胸锁关节、颈椎、胸椎、肘部、腕部和手部。可在这些区域进行全面检查（参见第7章），或使用筛查工具进行部分检查（更多细节见第3章）。

已在主观检查和体格检查过程中对患者进行了一些一般观察，如在主观检查中采取的姿势或脱衣困难，以及在检查前改变姿势。在体格检查的这个时间点可进行任何进一步的功能试验，包括不同的坐姿或上肢的加重运动。可从主观检查结果，尤其是加重因素中获得合适检查的依据。

关节囊模式

Cyriax（1982）将盂肱关节的关节囊描述为一种外旋、外展和内旋限制。此前，关节囊模式被用来描述与盂肱关节关节囊病变相关的疾病（冻结肩）、制动后僵硬和

骨关节炎。然而，这造成了一些困惑，因为骨关节炎是一个累及骨性和软组织结构的多组织疾病。基于此，一个更好地描述导致盂肱关节多方向僵硬的术语应为"僵硬肩"。表现为多方向僵硬的疾病包括冻结肩收缩综合征（FSCS）、盂肱关节关节炎、骨软骨瘤病和极罕见的肿瘤性病变。FSCS是一种表现为50岁以上患者肩部疼痛和僵硬的常见疾病。Bunker（2009）和Lewis（2015）描述了一个简单的诊断流程，如果主动和被动外旋同等受限，X线正常，即可怀疑存在FSCS。Lewis（2015）有关于病因、诊断和管理的全面描述。

被动生理运动

以上描述的所有运动都可以在患者仰卧位时被动地进行检查，并左、右对比。此外，检查肩部的内旋和外旋。比较症状对主动和被动运动的反应可帮助明确有病变的结构是非收缩（关节内的）还是可收缩的（关节外的）（Cyriax，1982）。如果病变是不可收缩的，如韧带，那么主动和被动运动将是疼痛的和（或）在某些方向运动受限。如果病变是可收缩的组织（如肌肉），那么主动和被动运动将会是疼痛的和（或）在相反的方向上受到限制。

肩后部紧张

肩后部紧张与肩部病理有关，包括肌腱病、盂唇病变和肩峰下疼痛综合征（SAPS）（Dashottar和Borstad，2012）。一些尸体研究提供了支持性的证据，这些研究经验性地缩短关节囊后部，观察到肱骨头移动时伴有盂肱关节运动。这一移动被认为会刺激局部软组织结构。

肩后部紧张可通过三项临床测试进行

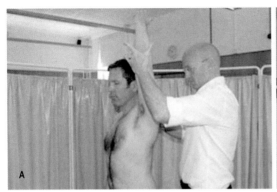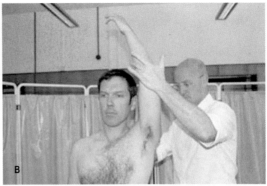

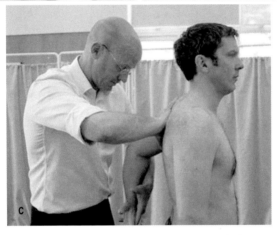

图9.1　在过度压力下主动运动。（A）屈曲：固定患者肩胛骨，并对其肱骨施压，使之屈曲。（B）对患者施加压力，使其处于外展和内旋等功能性体位：将患者的手臂放在头后，进一步对其施加压力，使之外展、内收和屈曲来检查每一个方位的活动。（C）患者手臂放其背后：将患者的手臂放在背后，施压使之内旋、内收和伸展来检查每一个方位的活动。

评估。尸体研究表明这些测试有效，这些研究测量了肩部进行不同运动时关节囊后部的张力（Borstad和Dashottar，2011）。这三项测试是：

1. 仰卧位内旋前臂、外展肩部90°（图9.3）。通过喙突稳定肩胛骨，测量内旋角度（维持肩部外展90°）。据报道，其测试内同类相关系数（ICC）的可信度为0.81（Wilk等，2011）。

2. 水平内收（图9.4）。临床医生的小指固定患者肩胛骨外侧缘，移动盂肱关节至水平内收，保持沿中轴旋转。临床医生记录肱骨与垂直线形成的角度。研究表明，其测试内ICC的可信度为0.91（Laudner等，2006）。

3. 低位屈曲（图9.5）。患者取仰卧位，肘部屈曲90°，手臂抬起至60°，内旋至极限。测量手臂与水平线的夹角。研究表明，其测试内ICC的可信度为0.90~0.96（Borstad等，2015）。

在这三项测试中，均比较了患侧和健侧手臂的活动范围。患侧和健侧肩部之间

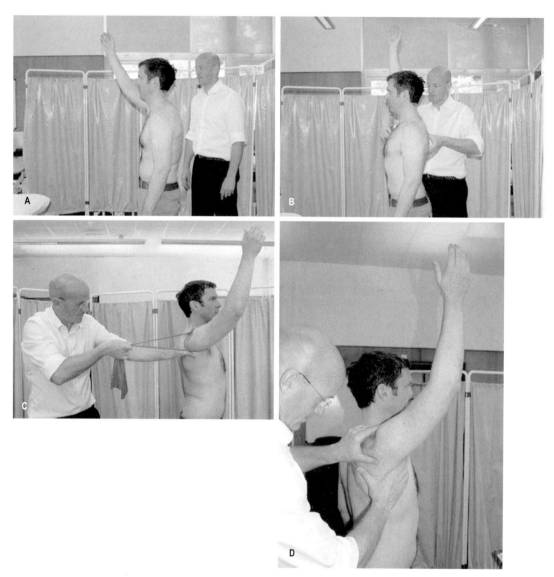

图9.2 症状修正流程。（A）注意在胸椎驼背的体位下，肩部屈曲受限。（B）改变姿势后，肩部屈曲范围扩大。（C）用Thera弹力带对患者肱骨头施加一前后方向的滑行力。（D）肩胛易化。

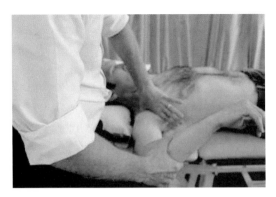

图9.3 仰卧位内旋前臂，外展肩部90°。

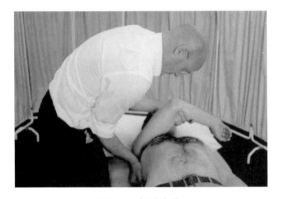

图9.4 水平内收。

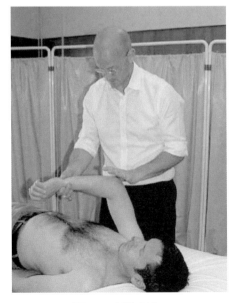

图9.5 低位屈曲。

的差异越大，越能发现问题。

在接下来的部分会讨论不同肩部疾病的临床诊断。这些疾病是建立在病理诊断的基础上，即肩部存在结构性损伤。我们将描述在体格检查中可以进行的，且有助于诊断每种病变（如肩袖病变）的试验，并对这些试验诊断疾病的能力进行评价，包括识别确实存在的疾病（特异性），或排除不存在的疾病（敏感性）。然而，这些临床试验在识别引起症状的解剖结构的准确性上仍有待研究。必须将测试结果（阳性或阴性）与金标准检查，通常是超声、MRI或手术活检进行比较，以确定是否存在结构性病变。然后与骨科检查结果进行比较，判断其准确性。其中一个问题是，这些研究/方法在识别疾病方面并不是100%准确。无症状肩的高发病率使得疾病病变结构的诊断更为复杂，因此，许多无疼痛的患者可通过成像或手术来识别病变。那么，如果某一结构病变在很多患者中均无症状，我们如何判断引起患者症状的原因？这种难以确认的情况意味着应该谨慎解读这些试验的结果，并仔细考虑患者的主观病史。

关节完整性检查

关节不稳是一个常见但复杂的领域。肩关节不稳定的定义和分类各不相同，都与既往创伤性或非创伤性因素有关。但这并没有考虑到去理解其他许多因素的复杂性，这些因素往往与多数患者的不稳定性症状持续存在相关。Gerber和Ganz（1984）描述了从移动（上抬时的一些疼痛或不适）到半脱位（感觉就要脱位）再到脱位（肩膀脱位）的一个连续的不稳定过程。最近已经提出分类系统，该系统把持续不稳定的复杂表现和原因联系起来（图9.6）（Lewis等，2004）。该系统考虑了与患者个体主要症状最相关的疾病，例如，他们可能是创伤性脱位（Polar Ⅰ型），但也可能有肌肉功能障碍（Polar Ⅲ型）。下列试验主要是朝不稳定的方向移动盂肱关节，因此应谨慎使用。这些试验不适用于近期出现脱位的患者。

前肩不稳

前肩抽屉试验（Gerber和Ganz，1984）（图9.7）。患者取仰卧位，肩外展（80°~120°）、前屈（0°~20°）、侧旋（0°~30°），临床医生固定患者肩胛骨，使肱骨向前滑动。运动过度、咔嗒声和（或）患者恐惧提示存在前肩不稳。

恐惧试验（图9.8）。患者取仰卧位，临床医生使其肩部外展90°并侧旋。试验结果为阳性提示前肩不稳，患者出现恐惧。可用复位试验（Jobe等，1989）进一步确认，在该试验中（用手掌根部），医生对患者肱骨头施加一前后方向的作用力，恐惧减少，临床医生能进一步外旋肩部。Lo等（2004）提出可对该试验增加其他内容，即快速释放一向后的作用力。这也被称为"惊喜试验"，结合恐惧试验和复位试验，其阳性预测值为93.6%，阴性预测值为71.9%（Lo等，2004），但这种方法仅在少部分病例使用较为安全。整体来说，恐惧试验有较高的优势比（53.6），提示试验和疾病之间相关性较强（Hegedus等，2012）。

负荷–移位试验（图9.9）。患者取坐位或仰卧位，临床医生固定患者肩胛骨，对肱骨头施加一后前方向的作用力，同时触诊关节线来评估运动的数量。该试验可被分为0~3级，0级代表没有运动，3级代表完全脱位。这也可用来检查后方不稳，此

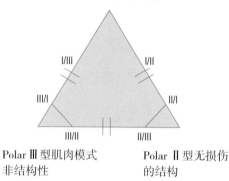

Polar Ⅰ型创伤性结构

Ⅰ/Ⅲ　　　Ⅰ/Ⅱ

Ⅲ/Ⅰ　　　Ⅱ/Ⅰ

Ⅲ/Ⅱ　　Ⅱ/Ⅲ

Polar Ⅲ型肌肉模式　　　Polar Ⅱ型无损伤
非结构性　　　　　　　　的结构

图9.6　Stanmore三角。（*Modified from Lewis et al. 2004.*）

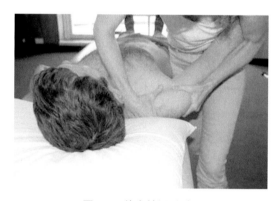

图9.7　前肩抽屉试验。

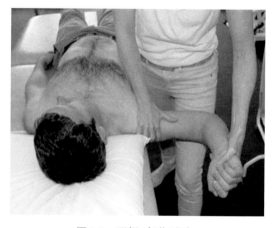

图9.8　恐惧/复位试验。

时施力方向应朝后方。该试验的特异性为100%，敏感性为50%（Tzannes 和 Murrell，2002）。

后肩不稳

关于描述肩关节后方不稳试验的研究较少。Gerber 和 Ganz（1984）描述了负荷－移位试验（如上所述）和后肩抽屉试验。

后肩抽屉试验（图9.10）。患者取仰卧位，手臂屈曲80°~120°，水平屈曲20°~30°。医生固定患者肩胛骨，肱骨头水平移位，同时轻度内旋和屈曲盂肱关节。

下肩不稳

沟槽征（Matsen 等，1990）（图9.11）。患者取坐位，将手放在大腿上保持放松，以保证肱二头肌无收缩，临床医生对患者肱骨施加一纵向作用力。如果肩峰远端出现沟槽为阳性结果，提示肩部下方不稳。外旋盂肱关节，重复该试验。该手法可引起中盂肱韧带紧张（Terry 等，1991），因此限制肱骨头移位。因此，如果试验持续阳性，可能存在较明显的不稳定；外旋后结果为阴性，提示局部上盂肱韧带或喙肱韧带功能障碍。该试验阳性结果为1cm以上时的特异性为72%，敏感性为85%（Tzannes 和 Murrell，2002）。

肩袖病变检查

肩袖病变是肩关节疼痛的常见原因之一（Lewis，2010，2016）。肩袖病变是一个发展的过程，从轻微的肌腱病变到明显的全层撕裂。正常的肌腱出现病变，接着发生部分撕裂，然后是全层撕裂，随着病变进展，撕裂越来越多。许多研究表明，肩袖的部分和全层撕裂在无症状性肩中很常

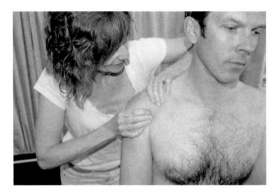

图9.9 负荷－移位试验。

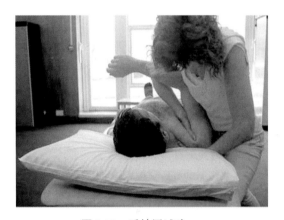

图9.10 后抽屉试验。

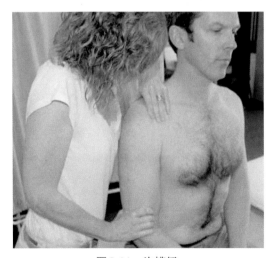

图9.11 沟槽征。

见，这引起了关于肩袖撕裂的临床相关性的争议（Milgrom等，1995）。撕裂最常发生在冈上肌，单独的冈下肌撕裂非常少见，常与冈上肌撕裂同时发生。通常来说，肩袖的体格检查有两种试验：肩袖完整性检查和减弱征。肩袖完整性检查（如抵抗外旋、满罐/空罐试验）可明确所产生的收缩力，并监测疼痛诱发。减弱征（外旋/下垂征/Gerber抬离试验）用来明确是否可以维持某个体位，并用于识别肩袖的全层撕裂。

冈上肌撕裂或肌腱病空罐和满罐试验（Jobe和Moynes，1982）（图9.12）

患者在肩胛骨平面外展手臂90°，完全内旋盂肱关节，拇指指向下方。临床医生向下施加压力至患者前臂远端。出现疼痛或无力为阳性结果（Itoi等，1999）。三项低–中度偏倚的研究发现其敏感性为75%~90%，特异性为32%~68%（Hegedus等，2012）。试验也可以在外旋状态下进行，同时保持拇指朝上（满罐试验）。既往认为该试验使冈上肌孤立运动，然后，肌电图研究表明该运动可导致肩部大部分肌肉的高水平活动，因此无法孤立冈上肌活动（Boettcher等，2009）。

肩胛下肌肌腱病和Gerber抬离试验（图9.13）

对于完全内旋的患者，这一试验可通过将手置于背后、手背碰到中段腰椎，并倚靠在上面来进行。嘱患者将手举起远离身体。如患者不能完成该动作，则认为试验结果阳性，提示可能存在肩胛下肌肌腱病变。四项低–中偏倚研究发现，这一试验的敏感性为6%~50%，特异性为23%~79%（Hegedus等，2012）。

冈上肌和冈下肌全层撕裂的外旋减弱征（Hertel等，1996；Castoldi等，2009）（图9.14）

患者肘部屈曲90°，前臂沿肩胛骨平面外展20°，肩关节完全外旋（–5°，以减少肩胛盂关节回弹）。嘱患者在这一位置抵抗外旋。如果无法抵抗，则嘱其将手臂保持在此位置，临床医生松开其手臂。假

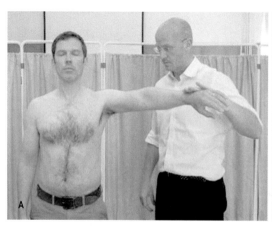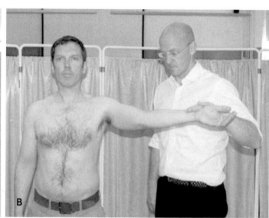

图9.12 （A）空罐征。（B）满罐征。

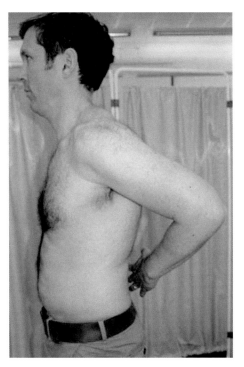

图9.13　Gerber抬离试验。

如患者手臂沿身体下垂，可认为"冈上肌和冈下肌（±小圆肌）全层撕裂"的试验结果为阳性。两项低–中度偏倚研究表明敏感性为46%~100%，特异性为93%~98%

（Hegedus等，2012）。

肱二头肌检查

肱二头肌肌腱病Speed试验（图9.15）

前臂旋后，肘关节伸展，肩向前屈曲有抵抗时，肱二头肌肌间沟压痛，提示肌腱病。

Yergason试验（图9.16）

患者肘部屈曲至90°，前臂完全内转。临床医生施加阻力抵抗旋后，同时触诊患者肱二头肌肌间沟。肌腱疼痛或肌间沟内肌腱半脱位则提示试验结果为阳性。Holtby和Razmjou（2004）发现此试验的特异性和敏感性分别为79%和43%。

上盂唇前后（SLAP）试验

SLAP病变主要由外伤造成，如摔倒时手臂伸展，或肱二头肌长头反复超负荷，如过顶运动员。症状包括肩关节内当啷声，伴疼痛和功能丧失，特别是在过顶位置（Powell等，2004）。SLAP病变的检查很多，

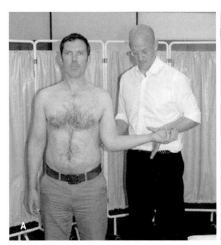
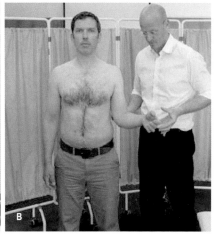

图9.14　（A，B）外旋减弱征。

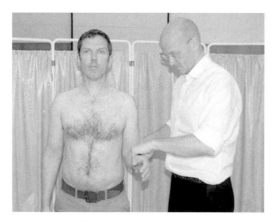

图9.15　Yergason 试验。

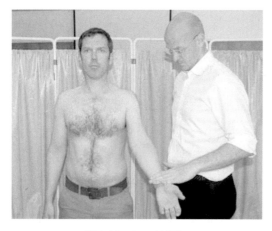

图9.16　Speed 试验。

研究方向不同，其有效性也有所不同。因此，描述的检查是最常用的试验，且具有有效性。文献中关于上盂唇撕裂的临床症状相关性存在争议，因为在无症状个体中，上盂唇撕裂伤的发病率很高（Schwartzberg 等，2016）。

肱二头肌负荷试验 Ⅰ 和 Ⅱ（图9.17）

■ 肱二头肌负荷试验 Ⅰ：嘱患者肩关节外展90°，肘关节屈曲90°，前臂旋后，临床医生施加阻力。疼痛再现表明试验结果阳性，提示SLAP病变。疼痛或恐惧得到

改善表明无SLAP病变。

■ 肱二头肌负荷试验 Ⅱ 与试验 Ⅰ 相同，嘱患者肩关节外展120°。根据哪种外展范围更能激发疼痛来决定选择哪一种试验。Kim 等（2001）发现这一试验的特异性为96.9%，敏感性为89.7%。

被动牵拉试验（Schlechter 等，2009）（图9.18）

患者取仰卧位，盂肱关节外展150°，肘部伸直，前臂旋后，肱骨沿中轴旋转。临床医生使患者前臂旋前。出现肩关节内疼痛表明试验结果阳性。

主动挤压试验（O'Brien 等，1998）（图9.19）

患者取站立位，肩关节屈曲90°，内收10°~15°，沿中轴旋转，手掌朝下，肘部完全伸直。临床医生施加向下的力，以对抗患者。嘱患者前臂旋后，再次施加阻力。出现疼痛和（或）在试验的第一部分出现肩关节咔嗒声则认为试验结果阳性，旋后可使疼痛减轻、肩关节咔嗒声消失。

Schlechter 等（2009）发现，被动牵拉和主动挤压试验相结合的敏感性为70%，特异性为90%。

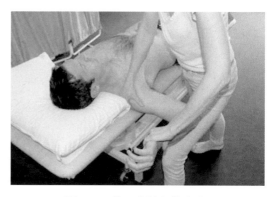

图9.17　肱二头肌负荷试验。

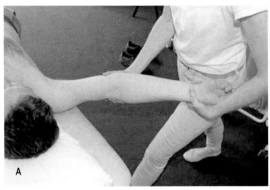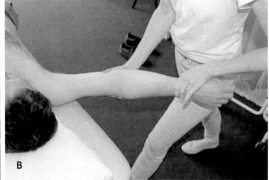

图9.18 （A，B）被动牵拉试验。

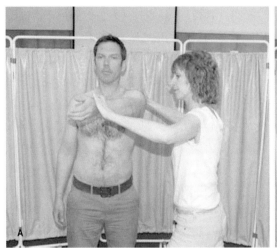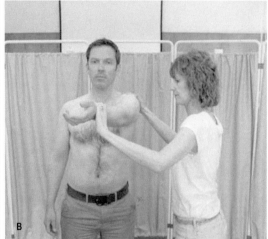

图9.19 （A，B）主动挤压试验。

肩撞击综合征

Neer在1983年首次描述了肩部撞击。最初的描述表明肩部的黏液囊和肌腱在肩部抬高的位置被肩峰下方挤压。这一模型在过去10年受到了挑战，因为许多解剖学观察并不符合所提出的挤压机制。描述这种情况的一个更恰当的术语可能是肩袖相关的肩部疼痛（RCRSP）（Lewis，2016）。评估RCRSP的两个常用试验是：

1. Neer试验（1983）（图9.20）。可在站立位或坐位进行。临床医生向内内旋患者肩部，同时固定肩胛骨。疼痛再现则为试验结果阳性。四项低–中度偏倚的研究发现此试验的敏感性为54%~81%，特异性为10%~95%（Hegedus等，2012）。

2. Hawkins–Kennedy试验（Hawkins和Bokor，1990）（图9.21）。使患者肩关节和肘部均屈曲90°，肩关节内旋至极限，如果试验结果为阴性，则可以使其肩关节进一步外展/内收。疼痛再现表明试验结果阳性，五项低–中度偏倚的研究发现其

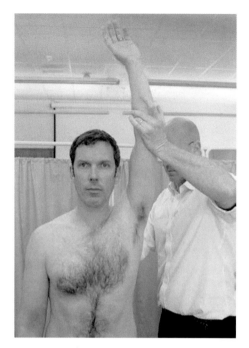

图9.20　Neer试验。

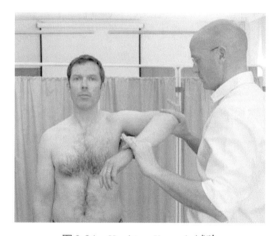

图9.21　Hawkins–Kennedy试验。

敏感性为63%~74%，特异性为40%~89%（Hegedus等，2012）。

肩关节撞击的多种体征

由于单项检查具有不准确性，联合检查可以提高诊断的准确性。Park等（2005）

描述了诊断肩部撞击的系列体征。以下三项试验的疼痛阳性似然比（LR）分别为：+LR 10.56和–LR 0.17：

1. Hawkins–Kennedy试验。
2. 疼痛弧。
3. 肩胛下肌等长肌力试验。

肌肉检查

肌肉力量

临床医生可选择检查肩胛带的提肌、降肌、伸肌、屈肌和肩关节的屈肌、伸肌、外展肌、内收肌、旋内肌和旋外肌。这些试验的具体细节，读者可查阅Hislop等（2013）和Kendall等（2005）的相关文献。为检查肌肉力量，尤其是倾向于无力的肌肉（参见表3.7），即前锯肌、斜方肌中下部纤维和深颈屈肌（Janda，2002），需更多详细的信息。检查这些肌肉力量的方法见第3章的相关描述。

评估肌肉是否为症状来源的等长肌肉检查

治疗师可选择检查静息位下肩胛带的提肌、降肌、伸肌、屈肌和肩关节的屈肌、伸肌、外展肌、内收肌、旋内肌和旋外肌，如果有必要，可在不同的生理运动范围内进行检查。此外，临床医生应观察维持位置肌肉收缩的质量（在患者闭眼的情况下进行检查）。例如，患者无法阻止关节活动或保持过度肌肉活动，任一情况可提示神经肌肉功能障碍。

肌肉控制

肌肉控制在肩部尤其重要，因为肌肉控制与肩胛骨功能有关。肩胛骨为肩胛盂关节提供稳定的基础，并将肩胛盂定位在最佳位置，以完成肩胛盂关节的功能。肩胛胸区域没有骨结构意味着肩胛骨十分灵活，依靠协调良好的肌肉活动来控制其位置和功能。肩胛骨和肱骨之间的协调运动称为肩胛骨－肱骨节律（McClure等，2009）。

偏离正常的肩胛骨运动称为肩胛骨动力障碍（Kibler等，2013），其中"障碍"意味着改变，"动力"意味着运动。这是一个通用术语，无法识别运动异常的原因。

肩胛骨动力障碍与多种肩部病变类型有关（McClure等，2006），尽管目前还不清楚动力障碍是肩部疼痛的原因还是结果。动力障碍可能由病变导致，如肩锁关节劳损或胸长神经损伤，或者动力障碍是引起疼痛的原因。在无症状的患者中，肩胛骨动力障碍的高发生率使情况进一步复杂化，难以确定其临床相关性（McClure等，2006）。

目前已有许多测量肩胛骨动力障碍的方法，但其可靠性或有效性有待提高。肩胛骨非常灵活，其运动是复杂的三维运动，因此很难对其运动性质进行可靠的评估。McClure等（2009）提出了一种识别肩胛骨动力障碍的方法，显示出良好的可靠性和有效性。此方法主要观察和识别以下情况：

- 肩胛骨下缘呈翼状。
- 肩胛骨内侧缘呈翼状。
- 手臂抬高时肩胛骨运动不流畅（特别是手臂上抬时，肩胛骨刚抬高或手臂放下时肩胛骨突然向下旋转）。

如果观察到以上任何一项，则认为存在动力障碍。然而，这与具体肩部病变的相关性尚不清楚。Ratcliffe等（2014）系统回顾文献，未能识别RCRSP患者肩胛骨运动障碍的典型模式，并认为可能是由于这种情况具有复杂的多因素性质，随着进一步的研究，可能会出现更细的分组。

目前的建议是观察和识别肩胛骨动力障碍，然后评估手法矫正对症状的影响。如果矫正可减轻症状，那么可以将这种矫正纳入治疗策略中。

肌肉长度

临床医生选择检查肌肉的长度，尤其是那些可能会收缩的肌肉（Janda，2002），即背阔肌、胸大肌和胸小肌、上斜方肌、肩胛提肌和胸锁乳突肌。这些肌肉长度的检查见第3章。

神经系统检查

神经系统检查包括神经系统完整性检查和神经敏感性检查。这些不会常规检查，当患者主诉有神经系统症状，或疼痛分布提示神经受累时，可进行检查。读者可参考第3章了解上肢神经完整性检查的信息。

神经动力学检查

应进行上肢神经动力检查（ULNT），以明确神经组织对患者症状产生影响的程度。检查选择应根据患者症状的分布而定，如果患者手臂后方和肘部一侧疼痛，则提示桡神经ULNT。这些检查的详细信息见第3章。

可触诊神经，以了解机械敏感性。触诊上肢的以下神经：

- 沿着肩胛上切迹的肩胛上缘可触及肩胛上神经。
- 在肩胛内侧可触及肩胛背神经。
- 在颈后三角可触及臂丛，其出现在胸锁乳突肌下1/3。

■ 正中神经可在肘关节前方皮褶、肱二头肌肌腱内侧触及，也可在腕部掌长肌和桡侧腕屈肌之间触及。

■ 可在肱骨桡神经沟、前臂肱桡肌和桡侧腕屈肌之间触及桡神经，也可在腕部虎口触及。

血管检查

Allen 试验

患者取坐位，手臂外展90°，临床医生水平伸展和外旋手臂（Magee，2014）。对侧颈椎旋转，桡动脉搏动消失，提示胸廓出口综合征。

Adson 试验

患者取坐位，头转向被检查的手臂侧（Magee，2014）。患者伸头，与此同时，临床医生伸直和外旋患者手臂。然后，患者深呼吸，桡动脉搏动消失提示试验结果为阳性。值得注意的是，搏动消失也可见于许多无症状的患者（Young 和 Hardy，1983；Swift 和 Nichols，1984）。

脉搏触诊

如果怀疑循环系统受累，可在腋窝肱骨内侧面触诊肱动脉搏动。

触诊

触诊肩部，合适时触诊颈椎、胸椎和上肢。在人体图（参见图2.3）和（或）触诊表（参见图3.35）上记录触诊结果。

临床医生应注意以下问题。

■ 局部温度。

■ 局部皮肤湿度增加。

■ 水肿或渗出。

■ 移动度及浅表组织，如神经节、结节、瘢痕组织。

■ 引起肌肉痉挛。

■ 以下部分的压痛：骨头（肩峰下和三角肌下）、韧带、肌肉、肌腱（肱二头肌长头、肩胛下肌、冈下肌、小圆肌、冈上肌、胸大肌和胸小肌、肱三头肌长头）、腱鞘、触发点（参见图3.36）及神经。

辅助运动

在触诊表和运动表（或关节图）中记录发现结果是有帮助的，详细细节参考第3章。

临床医生需要注意以下几个方面：

■ 运动的性质。

■ 运动的范围。

■ 运动范围内及最大范围时的阻力。

■ 运动范围内的疼痛行为。

■ 诱发肌肉痉挛。

患者症状不严重且不易激惹时，在激发体位/范围内检查盂肱关节、肩锁关节和胸锁关节的辅助运动，因为这最可能再现症状并指导治疗。盂肱关节的辅助运动见图9.22。表9.2列出了一些可能修正的辅助运动。中立位置对严重和易激惹的患者十分有用。在肩部辅助运动检查之后，临床医生应重新评估所有的星号标记，以了解辅助运动对患者体征和症状的影响。也可检查其他可能是患者症状来源或促进患者症状的区域的辅助运动。再次强调，在任何区域的辅助运动检查之后，临床医生应重新评估所有的星号标记。可能检查的区域包括颈椎、胸椎、肘部、腕部和手部。

检查完成

完成了上述体格检查，即完成肩部检

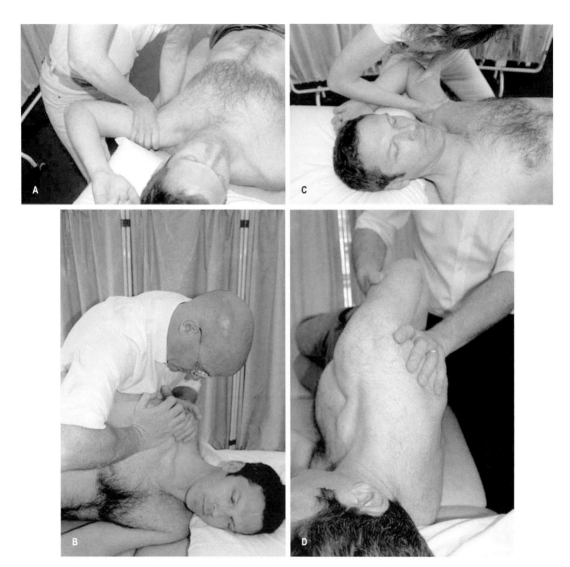

图9.22 辅助运动。（A）前后方向外展/外旋盂肱关节：医生一只手支撑患者的肩胛部位，另一只手对其肱骨头施加从前向后的力。（B）患者前后盂肱关节朝一侧侧卧，同侧手置于背后。（C）纵向外展/外旋：医生一只手支撑患者的肩胛部位，向患者肱骨头施加一朝向患者足端的力。（D）纵向活动患者肩胛骨，同时使其手放在背后。根据患者表现的不同，可以采用不同的运动范围。

表9.2　辅助运动、应用选择和患者星号标记重新评估

辅助运动	应用选择	识别辅助运动对患者体征和症状的影响
盂肱关节	起始位置，如	重新评估所有的星号标记
↕　前后	■　盂肱关节屈曲、外展位	
↕　后前	■　肩锁关节的辅助运动	
↔　纵向足端	■　水平屈曲盂肱关节	
↔　纵向头端	施力速度	
↠　外旋	施力方向	
↠　内旋	施力作用点	
肩锁关节		
↕　前后		
↕　后前		
↔　纵向足端		
胸锁关节		
↕　前后		
↕　后前		
↔　纵向足端		
↔　纵向头端		
颈椎	同上	重新评估所有的星号标记
胸椎	同上	重新评估所有的星号标记
肘部	同上	重新评估所有的星号标记
腕部和手部	同上	重新评估所有的星号标记

查。从主观检查和体格检查中获取的大量信息，需要准确且快速地记录下来。在这个阶段，用星号（*）突出强调检查的重要发现至关重要。在随后的治疗过程中需重新评估这些发现，以评估治疗对患者病情的影响。

提示关节、神经或肌肉组织是患者症状来源的特异体格检查，见表3.9。需注意的是不存在某一肩部功能障碍检查可提供准确的诊断。全面的主观检查和体格检查可使临床医生优先考虑某些组织或促进因素，因为这些与患者的疾病相关。总的来说，这些包括物理因素，以及更为重要的心理和社会因素（Chester等，2016）。

体格检查结束后，临床医生将进行如下工作：

■　解释体格检查的结果，以及这些结果与主观评估的相关性。设法消除患者对其疾病或损伤的任何误解。

■　与患者合作，并通过一起解决问题来制订治疗方案并讨论预后。

■　提醒患者在检查后的24~48小时内病情可能加重。

■　嘱患者在下次就诊的体格检查后说明症状行为的详细情况。

■　评估检查结果，确定临床诊断并列出问题列表。

■　与患者一起确定治疗目标。

■　与患者一起制订初步治疗方案。

按照这样，临床医生可形成以下假设分类（*Adapted from Jones & Rivett, 2004*）：

■　功能：能力和限制。

■　患者对其经历的看法。

■　症状来源。这包括认为可能引起

患者症状的结构或组织，以及与愈合过程和所涉及的疼痛机制相关的结构或组织的特性。

■ 促进疾病发展和维持的因素。可能是环境、心理、行为、身体或遗传因素。

■ 治疗和管理的注意事项/禁忌证。这包括患者症状的严重性、激惹性和患者症状的性质。

■ 管理策略和治疗计划。

■ 预后——这可能受疾病阶段和程度、患者期望值，以及性格和生活方式等因素的影响。

关于治疗和管理原则的指导，读者可以参考配套的教科书（Petty 和 Barnard，2017）。

参考文献

Boettcher, C.A., et al., 2009. The 'empty can' and 'full can' tests do not selectively activate suprupinatus. J, Sci Med. Sport 12, 435–439.

Barstad, J.D., Dashottar, A.B., 2011. Quantifying strain on posterior shoulder tissues during 5 simulated clinical tests: a cadaver study. J, Orthop. Sports Phys. Ther. 41, 90–99.

Barstad, J.D., et al., 2015. Validity and reliability of the low flexion measurement for posterior glenohumeral joint capsule tightness. Man. Ther. 20, 875–878.

Brown, C., 1983. Compressive, invasive referred pain to the shoulder. Clin. Orthop. Relat. Res. 173, 55–62.

Bunker, T., 2009. Time for a new name for frozen shoulder – contracture of the shoulder. Shoulder Elbow 1, 4–9.

Castaldi, F., et al., 2009. External rotation lag sign revisited: accuracy for diagnosis of full thickness supraspinatus tear. J, Shoulder Elbow Surg. 18, 529–534.

Chester, R., et al., 2013. Predicting response to physiotherapy treatment for mwculoskeletal shoulder pain: a systematic review. BMC Musculoskclet. Disord. 14, 203.

Chester, R., et al., 2016. Psychological factors are associated with the outcome of physiotherapy for people with shoulder pain: a multicentre longitudinal cohort study. Br. J. Sports Med. 0, 1–8.

Cyriax, J., 1982. Textbook of orthopaedic medicine – diagnosis of soft tissue lesions, eighth ed. Baillière Tindall, London.

Dashottar, A., Barstad, J.D., 2012. Posterior glenohumeral joint capsule contracture. Shoulder Elbow 4, 230–236.

Dunn, W.R., et al., 2014. Symptoms of pain do not correlate with rotator cuff tear severity: a cross-sectional study of 393 patients with a symptomatic atraumatic full-thickness rotator cuff tear. J. Bone Joint Surg. 96, 793–800.

Gerber, C., Ganz, R., 1984. Clinical assessment of instability of the shoulder. J. Bone Joint Surg. 66B, 551–556.

Grieve, G.P., 1994. Thoracic musculoskeletal problems. ln: Grieve, G.P. (Ed.), Modem manual therapy of the vertebral column. Churchill Livingstone, Edinburgh, pp. 401–428.

Hawkins, R.J., Bokor, D.J., 1990. Clinical evaluation of shoulder problems. In: Roclcwood, C.A., Matsen, F.A. (Eds.), The shoulder. W.B. Saunders, Philadelphia, p. 149.

Hegedus, E.J., et al., 2012. Which physical examination tests provide clinicians with the most value when examining the shoulder? Update of a systematic review with meta-analysis of individual tests. Br. J. Sports Med. 46, 964–978.

Hertel, R., et aL, 1996. Lag signs in the diagnosis of rotator cuff rupture. J, Shoulder Elbow Surg. 5, 307–313.

Hill, A.M., et al., 2008. The clinical assessment and classification of shoulder instability. Curr. Orthop. 22, 208–225.

Hislop, H., et al., 2013. Daniels and Worthingham's muscle testing, techniques of manual examination, ninth ed. Elsevier Saunders, St Louis.

Holtby, R., Razmjou, H., 2004. Accuracy of the Speeds and Yergasons tests in detecting biceps pathology and SLAP lesions; comparison with arthroscopic findings. Arthroscopy 20, 231–236.

Itoi, E., et al., 1999. Which test is more useful, the full can test or the empty can test, in detecting a tom supraspinatus tendon? Am. J, Sports Med. 27, 65–68.

Janda, V., 2002. Muscles and motor control in cervicogenic disorders. In: Grant, R. (Ed.), Physical therapy of the cervical and thoracic spine, third ed. Churchill Livingstone, New York, p. 195.

Jobe, F.W., Moynes, D.R., 1982. Delineation of diagnostic criteria and a rehabilitation program for rotator cuff injuries. Am. J, Sports Med. 10, 336–339.

Jobe, F.W., et al., 1989. Shoulder pain in the overhand or throwing athlete: the relationship of anterior instability and rotator cuff impingement. Orthop. Rev. 18, 963–975.

Jones, M.A., Rivett, D.A., 2004. Clinical reasoning for manual therapists. Butterworth-Heinemann, Edinburgh.

Kendall, F.P., et aL, 2005. Muscles testing and function, fifth ed. Williams & Wilkins, Baltimore.

Kibler, W.B., et al., 2013. Clinical implications of scapular dyskinesis in shoulder injury: the 2013 consensus statement from the 'scapular summit'. Br. J. Sports Med. 47, 877-885.

Kim, S.H., et aL, 2001. Biceps load test II: a clinical test for SLAP lesions of the shoulder. Arthroscopy 17, 160–164.

Laudner, K.G., et aL, 2006. Assessing posterior shoulder contracture: the reliability and validity of measuring glenohumeral joint horizontal adduction. J. Athl. Train. 41, 375–380.

Lewis, J., 2009. Rotator cuff tendinopathy/subacromial impingement syndrome: is it time for a new method of assessment? Br. J, Sports Med. 43, 259–264.

Lewis, J., 2010. Rotator cufftendinopathy: a model for the continuum of pathology and related management. Br. J, Sports Med. 44, 918–923.

Lewis, J.S., 2011. Subacromial impingement syndrome: a musculoskcletal condition or clinical illusion? Phys. Ther. Rev.16, 388–398.

Lewis,J., 2015. Frozen shoulder contracture syndrome – aetiology, diagnosis and management. Man. Ther. 20, 2–9.

Lewis, J., 2016. Rotator cuff related shoulder pain: assessment, management and uncertainties. Man. Ther. 23, 57–68.

Lewis, A., et al., 2004. The classification of shoulder instability: new light through old windows. Orthop. Thauma 18, 97–108.

Lo, I.K., et al, 2004. An evaluation of the apprehension, relocation and surprise tests for anterior shoulder instability. Am. J. Sports Med. 32, 301–307.

Magee, D.J., 2014. Orthopedic physical assessment, sixth ed. Elsevier Saunders, St Louis.

Matsen, F.A., et al, 1990. Anterior glenohumeral instability. In: Rockwood, C.A., Matsen, F.A. (Eds.), The shoulder. W.B. Saunders, Philadelphia, p. 526.

McClure, P., et al., 2006. Shoulder function and 3-dimensional scapular kinematics in people with and without shoulder impingement syndrome. Phys. Ther. 86, 1075–1090.

McClure, P., et al., 2009. A clinical method for identifying scapular dyskinesis: part 1: reliability. J. Athl. Thain. 44, 160–164.

Milgram, C., et al., 1995. Rotator-cuff changes in asymptomatic adults: the effect of age, hand dominance and gender. Bone Joint Surg. Br. 77-B, 296–298.

Neer, C.S., 1983. Impingement lesions. Clin. Orthop. Relat. Res. 173, 70–77.

O'Brien, S.J., et al., 1998. The active compression test: a new and effective test for diagnosing labral tears and acromioclavicular joint abnormality. Am. J. Sports Med. 26, 610–613.

Park, H.B., et al., 2005. Diagnostic accuracy of clinical tests for the different degrees of subacromial impingement syndrome. Bone Joint Surg.

Am. 87, 1446–1455.

Petty, J.N., Barnard, K., 2017. Principles of muaculoskeletal treatment and management; a handbook for therapists, third ed. Elsevier, Edinburgh.

Powell, S.E., et al., 2004. The diagnosis, classification, and treatment of SLAP lesions. Oper. Tech. Sports Med. 12, 99–110.

Ratcliffe, E., et al., 2014. Is there a relationship between subacromial impingement syndrome and scapular orientation? A systematic review. Br. J. Sports Med. 48, 1251–1256.

Schlechter, J.A., et al., 2009. The passive distraction test: a new diagnostic aid for clinically significant superior labral pathology. Arthroscopy 25, 1374–1379.

Schwartzberg, R., et al., 2016. High prevalence of superior labral tears diagnosed by MRI in middle-aged patients with asymptomatic shoulders. Orthop. J. Sports Med. 5, 1.

Swift, T.R., Nichols, F.T., 1984. The droopy shoulder syndrome. Neurology 34, 212–215.

Terry, G.C., et al., 1991. The stabilizing function of passive shoulder restraints. Am. J. Sports Med. 19, 26–34.

Thannes, A., Murrell, G.A.C., 2002. Clinical examination of the unstable shoulder. Sports Med. 32, 447–457.

Waddell, G., 2004. The back pain revolution, second ed. Churchill Livingstone, Edinburgh.

Wllk, K.E., et al., 2011. Correlation of glenohumeral internal rotation deficit and total rotational motion to shoulder injuries in professional baseball pitchers. Am. J. Sports Med. 39, 329–335.

Young, H.A., Hardy, D.G., 1983. Thoracic outlet syndrome. Br. J. Hasp. Med. 29, 459–461.

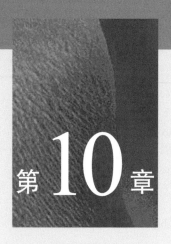

第10章 肘部检查

Colleen Balston, Dionne Ryder

引言

肘关节是由肱骨、尺骨、桡骨三块骨构成的复合关节，包括肱尺关节、肱桡关节及桡尺近侧关节。三个关节同时被包裹在一个薄弱的关节囊内。囊壁前面有侧副韧带来加强关节稳定性。肱尺关节对维持肘关节稳定性作用最大，其原因在于滑车和滑车切迹之间存在紧密结合，且肱尺关节也是肘关节做屈伸运动的基础。肱桡关节除了可以做屈伸运动，还可以做旋前、旋后运动（Hengeveld等，2014）。肘关节并不被认为是主要的承重关节。然而，推动及挤压肘关节产生的压力会对肱桡关节造成影响，并成为导致患者疼痛的原因。通常认为桡尺近侧关节及远侧关节是一个联合关节，这会在本书的第11章进行讨论。桡尺关节主要参与肘关节的旋前及旋后运动，因此，桡尺关节对精细调节腕部与手的空间关系非常重要。

与肘关节运动相关的肌肉主要有三块屈肌（肱肌、肱二头肌、肱桡肌）和两块伸肌（肱三头肌、肘肌）。这些肌肉对肘关节运动的作用取决于多种因素，包括功能解剖、肘部与前臂的位置、肌肉收缩的类型及负重情况。进行肌肉检查时考虑这些因素非常重要。并且，肱骨为许多腕部及手的肌肉（包括屈肌及伸肌）提供了一个稳定的附着点，对超负荷及变性改变易感。

解剖上，肘部是上肢动力学链中的一部分，其位于肩关节及腕关节之间。肘部的主要作用是使手可以在各种位置下最好地完成动作及发挥功能。通常肘部检查屈伸幅度在−5°过伸至145°屈曲之间，然而功能活动时多为30°~130°屈曲。

桡尺近侧关节可以让前臂平均旋前75°和旋后85°（Neumann，2010），这使得前臂可以完成一系列动作。例如，肘部屈曲及旋后可以在许多日常动作中将手靠近面部及身体其他部位，如吃饭、穿衣及拿物品。类似的，肘部后伸及旋前可在使用手杖时完成伸手、推、扔及负重等动作。此外，肘关节可以将力量传到手部或从手部接收力量，例如牵拉（提或搬物品）、拧动（用螺丝刀）或者按压（推很重的门）。所有导致肘部屈曲及伸直受限的因素可以显著影响患者独立行使功能的能力（Lockard，2006）。相反，当腕部或肩部功能障碍时，肘部功能可能会代偿性增加，这提醒我们应注意检查这些部位的功能。

肘部损伤可以在任何年龄及任何程度

的活动中发生（Aviles等，2008）。肘部疼痛是关节源性、肌肉源性、神经源性还是这些因素的混合，取决于受影响的部位。了解潜在的诊断流行病学及病因学对诊断非常有帮助。例如运动，投掷运动、反复握力动作（高尔夫球和网球）及压力（潜水/体操/举重），分别是急性、慢性、重复性肘部损伤的病因。

在外伤相关的肘部损伤中，明确受伤机制对正确诊断非常重要（Aviles等，2008）。在非外伤的损伤中，一些特定的症状可能是一些特定情况及关节功能障碍的象征。打电话时小指麻木及刺痛提示尺神经可能存在病变；开锁转动钥匙时有刺痛感可能和桡尺近侧关节损伤相关；肘关节不能完全后伸提示可能存在滑膜炎及关节炎（MacDermid和Michlovitz，2006）。表10.1列举了疼痛和（或）运动受限的可能原因。颈胸椎及上肢姿势不正确也是患者肘部疼痛的重要因素，因此，我们在检查时需要加以留意（Wilke等，2002）。

主观检查

主观检查中询问患者的问题及体格检查测试的更多细节分别见第2章及第3章。问诊及体格检查的顺序需要通过合理的临床推理来确定，也可能取决于患者的症状和期望。

患者对其经历的看法

为了让患者得到更好的治疗，将患者的社会背景及工作情况考虑在内非常重要。社会背景与患者疾病的发生、发展相关。社会背景包括患者年龄、职业、家庭地位、睡眠姿势、其他休闲及运动活动的

表10.1　疼痛和（或）运动受限的可能原因

外伤/机制明确的损伤	■ 肱骨、桡骨或尺骨骨折——摔倒在伸展的手上 ■ 桡骨头脱位（最常见于年龄小的儿童） ■ 韧带拉伤——"砰的响声"可能提示存在侧韧带损伤 ■ 肌肉拉伤
炎症性	■ 炎性疾病：类风湿关节炎 ■ 滑囊炎（鹰嘴下、腱鞘下、桡尺骨囊或肱二头肌桡骨囊）
退行性/再生情况	■ 伸肌总腱功能障碍/外上髁疼痛/网球肘 ■ 屈肌总腱功能障碍/内上髁疼痛/高尔夫球肘 ■ 退行性情况：骨关节炎和关节游离体 ■ 肌腱或肌肉钙化，如骨化性肌炎
周围神经敏感化/神经卡压	■ 正中神经、桡神经和尺神经卡压或损伤
恶性病理	■ 感染，如结核 ■ 原发性骨肿瘤
其他	■ 过度活动综合征 ■ 血友病 ■ 颈椎、胸椎、肩部、腕部或手部的放射症状 ■ Volkmann缺血性挛缩，如肱骨髁上骨折

细节（MacDermid和Michlovitz，2006）。了解肘部的功能要求非常重要。例如，患者的工作是否需要手腕屈伸，从而提示肘部屈肌总腱或伸肌总腱的参与？或者患者是否需进行重复活动，如电脑维修或流水线工作？这些可能直接或间接地对肘部造成机械性影响。尤其需要询问工作状态的细节和任何潜在的索赔诉求。

了解患者的期望及可能出现的想法/信念和心理因素能有效计划主观检查和体格检查。例如，通过了解患者的期望，可以

制订和修正手法治疗的适用性。需注意伴随心理社会因素风险的患者群体，临床医生可能需要对其做进一步检查。例如，肘关节疾病患者群体有较高的风险存在心理社会因素，如抑郁、焦虑、恐惧回避，外上髁疼痛患者也同样存在（Alizadehkhaiyat等，2007；van Rijn等，2009）。有帮助的心理社会筛查问题如下：

- 你的主要问题是什么？
- 你认为物理疗法对你有什么帮助？
- 你觉得体育活动怎么样？

早期识别已知的心理社会风险因素，如抑郁和情绪低落很重要，因为这些常与慢性肌肉骨骼疼痛的发展和临床预后不良相关（Linton等，2011）。

为了评估功能障碍对患者感知和功能限制的影响，推荐使用患者报告的结果测量或调查问卷。有用的结果测量包括牛津肘关节评分（关节特异性）、患者自评的网球肘评估（条件特异性），手臂、肩部和手残疾度（DASH），以及患者特异性功能评分（PSFS）（The等，2013）。

人体图

可在人体图上记录当前症状的类型和有关区域的信息（参见图2.3）。在人体图上记录患者的用手习惯（左利手或右利手）很有用，这可协助确定上肢症状对正常功能的可能影响。惯用手及身体活动频率可能会导致两侧肌肉容积的区别。

当前症状的区域

绘制症状累及的区域时要精确。肘关节症状可以是局部的，也可以向远端放射至前臂和手。可能在关节线周围感受到局部疼痛，尤其是肱桡关节、鹰嘴突、尺骨切迹和内、外上髁。放射至远端前臂和手的肘部症状可能来源于颈椎（C5~C6来源表现为肘外侧疼痛，C7~C8则表现为肘内侧疼痛）或胸椎（Neumann，2010）。应确定最严重的症状，并记录患者感觉该症状来源于何部位。

与检查部位相关的区域

肘部复合体的症状可能是由近端和远端结构放射所致，包括由颈髓及胸髓支配的关节源性、肌肉源性、神经源性结构或肩关节、腕关节及手。如肘外侧疼痛向远端放射至前臂的症状可能来源于伸肌总腱，或来源于近端的颈椎。应确保排除所有可能放射至或直接导致疼痛的区域。在人体图中用"√"标记未受累的区域。

疼痛的性质

确定疼痛的性质，以便确定可能的疼痛机制，如刀割样、抓痛，提示关节内障碍，而局限于外上髁的伴或不伴远端放射的深部疼痛可能提示网球肘/外上髁疼痛。

疼痛的强度

正如第2章（参见图2.5）所描述的，疼痛强度可以测量，并可为临床医生提供推断症状严重程度的信息，这可协助指导体格检查的范围和程度。

感觉异常

检查肘部周围区域及相关区域（手腕和手）的感觉改变。挤压或牵拉伤可导致正中神经、桡神经和尺神经周围神经分布区的感觉和运动减退。触觉异常、烧灼样疼痛、触觉敏感（触痛或痛觉过敏）可能提示神经卡压。

持续性或间歇性症状

确定症状发生的频率，是持续的还是间歇的。若症状持续，检查症状的强度是否有变化，持续不间断的疼痛提示可能存在严重的病理改变。

症状间的关系

仔细询问患者，以确定症状区域之间的关系，例如，症状是同时发生还是分别发生，患者是否只感觉到肘痛而无肩痛或颈痛，或这些疼痛是否总是同时发生，哪个症状先发生。了解不同症状区域之间的关系对明确评估、管理方法的顺序及选择至关重要。

症状的行为

加重因素

对于每个有症状的区域，应注意识别哪些活动和（或）姿势会加重患者的症状，例如，什么导致这些症状（或使症状加重），患者能否保持这种姿势或活动（严重性），当这种症状产生（或加重）时，其他症状会有什么变化。当引起疼痛的姿势或活动停止时，症状缓解需要多长时间（症状激惹性），这些问题有助于确认症状之间的关系。严重性及易激惹性的相关信息详见第2章。

临床医生还需询问患者理论上已知的可能产生症状的结构的加重因素。常见的加重因素，如进食或拿物品时疼痛及僵硬可能提示肱尺关节及肱桡关节功能障碍，而紧握、旋转钥匙和开瓶子时出现的疼痛可能提示指伸肌腱或近端桡尺关节病变。其他已知的加重因素包括倚靠在前臂或手、写字、打字、举重、搬运、运动和休闲活动等。对运动人群，需明确既往及当前训练的强度，在合适的情况下确保仔细检查投掷动作。对临床医生来说，在研究加重因素时应尽可能具体，这一点很重要。如果条件允许，可将患者的运动或活动拆分为小的组分，这可能会给体格检查提供线索。

若怀疑是症状的来源，其他区域的加重因素可能也需要加以考虑（参见表2.2）。

缓解因素

对于每个有症状的区域，临床医生需要确定缓解因素（活动/位置/时机），以确认症状之间的关系，并确定它们的激惹性。

临床医生应询问患者理论上已知的可能产生症状的结构的缓解因素。例如，来源于肘关节的症状可以通过将前臂拉离上臂的关节牵引来缓解。疼痛及肿胀的关节可以在以手作为支撑的休息位得到缓解，最经典的是采取约70°屈曲的休息位，因为在此位置，肘关节有最大关节容积。变换姿势或移动近端/远端关节时，探讨症状之间关系也非常重要。来源于神经组织的症状可以通过抬高肩胛、降低臂丛和神经根的紧张来缓解。在运动过程中，应明确症状发生了什么变化，这将帮助临床医生确定症状来源和症状间的关系。

通过使用临床推理技能，临床医生可以分析加重或缓解症状的姿势或活动，这有助于确定病变的结构。这些信息可用于确定易激惹情况、体格检查的程度/范围，以及治疗目的和任何可能需要的建议。

最明显的功能受限可用星号（*）进行突出显示，并在体格检查中进行检查，且在随后的治疗中重新评估，以评价治疗干预的效果。

症状的24小时行为

临床医生通过询问关于夜间、早晨和晚上症状的情况来确定症状的24小时变化。

夜间症状。 确定夜间症状表现的推荐问题详见第2章。如果患者无法向受影响的一侧侧躺及不良的睡眠姿势，如持续肘部屈曲（尺神经病变）或受压可能导致夜间疼痛。

早晨和晚间症状。 临床医生通过一天开始、一整天、一天结束的情况来确定症状模式。清晨醒来的症状可以表明患者是否休息好。醒来时感觉疼痛/僵硬可能提示炎症因素，而醒来时无痛感，活动后出现疼痛可能提示机械性来源。

疾病的阶段

为了确定疾病的病情阶段，临床医生应询问症状是改善、恶化还是保持不变。

特殊问题

需常规询问第2章中强调的特殊问题，因为这些问题可识别体格检查和（或）治疗的特定注意事项或禁忌证，也可筛查是否有严重的病理改变。常规询问的问题包括患者最近的一般健康情况、无法解释的体重下降、用药情况（包括非处方药）、影像资料和是否存在神经症状。临床医生应注意鉴别神经肌肉骨骼系统中适合治疗和管理的疾病，以及需要专科医师管理的全身系统性的、肿瘤性的和其他非神经肌肉骨骼的疾病。

关于肘部，以下情况和结果高度相关，并且需要在主观评估中进行记录，以判断其对肘部功能障碍和症状的贡献度。

并发症和严重疾病

甲状腺功能障碍与肌肉骨骼疾病的高发病率有关，如粘连性关节囊炎和Dupuytren挛缩（Cakir等，2003）。类似的，糖尿病与组织修复时间延迟及周围神经病变有关（Boissonnault，2011）。一些特定并发症的存在可使愈合延迟或愈后不佳，从而影响患者预后，因此在治疗中需要将其考虑在内。

原发于肘关节的骨肿瘤十分少见。但是当患者出现无法缓解、无法解释及无机械性损伤的疼痛时，应该考虑肿瘤的可能。

既往史及家族史

从患者或者其病历资料获得以下信息，如主要或慢性疾病的就医细节、与患者症状有关的外伤史或手术史。应记录与患者发病和病情进展相关的家族史。检查受伤史及反复出现的损伤史。如果患者有过肘关节脱位或骨折病史，则可能存在关节不稳定性的风险。明确任何既往相同或类似问题处理后的结果，可能对以后的治疗有帮助。

肘部僵硬或关节炎病史

关节炎可以分为退行性病变（骨关节炎）和炎症性病变，炎症性病变包括风湿性关节炎、强直性脊柱炎和创伤后关节炎（Lim等，2008）。需要了解患者是否有炎性关节炎家族史，因为风湿性关节炎常累及单侧或双侧肘部。原发性退行性关节炎较少见。有创伤史的患者需要考虑创伤后关节炎。伴肘关节僵硬的并发症，如血友病也应该考虑在内（Nandi等，2009）。血友病患者很可能有肘部受累，为仅次于膝关节的第二常见受累关节（Utukuri和Goddard，

2005）。

骨质疏松症

对于有长期使用激素、处于更年期、骨折病史、骨质疏松症家族史的患者，特别是女性，需要考虑骨质疏松的可能（Greenhalgh 和 Selfe，2010）。

急性肿胀

如果肘关节突然出现肿胀而无创伤史，则要考虑关节感染或炎症。败血症性关节炎的肘关节受累虽然不常见，但应注意其在使用免疫抑制剂或者有糖尿病的患者中仍可能出现。

神经系统症状

患者可能有神经系统症状，如刺痛、麻木、疼痛或上臂/手部感觉过敏。此时应该考虑症状是由周围神经还是由脊神经引起。这些症状是单侧的还是双侧的，是否存在手无力，是否有双侧手臂或脚掌刺痛感和（或）步态不稳等脊髓压迫症状。如果是神经根或脊髓受压引起的进展性或恶化性症状，则需要立即解压。

放射学及医学影像

X 线是关节创伤后的首选检查方法，可以帮助明确初始损伤及任何相关的骨折或脱位。这些检查结果可提供关于帮助患者康复和提示预后的信息。其他医学检查包括血液检验、磁共振成像或骨扫描。

现病史

对于每一个有症状的部位，临床医生需要知道这些症状持续的时间。是突然起病还是逐渐起病、是否有引起症状的已知病因、症状发生是否与创伤有关，如摔伤。临床医生则需明确患者是如何摔倒的。如果患者于手前伸位摔倒，很可能引起桡骨头骨折，或者肘尖着地，则易引起鹰嘴骨折。如果发生在投掷动作时，并伴有"砰"声，可能提示急性韧带损伤（Cain 等，2003）。

肘部韧带受损可能来自脱位或骨折等急性损伤，或长期超负荷的慢性损伤，这都可能会导致慢性复发性的不稳定。肘关节不稳定主要有三种表现形式，其中，后外侧方旋转不稳定最常见，常继发于既往的脱位或骨折。内侧副韧带不稳定比单独外侧不稳定更常见，因其在高过头顶的投掷动作时更易发生。韧带不稳定患者常有弥漫性疼痛和其他症状，如特定动作下的"咔嗒"声、关节弹响、"当啷"声和恐惧感。如果存在上述症状，那么在进行体格检查时应注意关节完整性并进行韧带检查（Aviles 等，2008）。

如果为缓慢起病，则应明确症状进展是否与患者生活习惯的改变相关。这些改变包括新的工作、休闲活动或体育运动。为明确这些症状之间的关系，医生需要了解症状刚出现时发生了什么、症状随时间的发展或变化过程。另外，临床医生需要了解患者目前进行了何种治疗及其效果。此次是第一次起病还是既往也有类似肘关节问题？如果是后者，则应询问发生了多少次、什么时候发生的、是否有原因、每次发作持续多长时间、发作间期患者是否能完全恢复？如果此前未发作过，患者是否有颈胸部、肩部、关节、手腕及其他相关区域的僵硬？

只有当所有这些信息都收集完整，主观检查才算完成。为了便于参考，我们将重要的主观发现用星号（*）标记，特别是有一个或多个功能受限的区域。这些标记区域可在随后治疗阶段再次被检查，以评估治疗效果。

体格检查计划

在主观检查过程中，基于口头和非口头交流，临床医生将开始形成一些假设。这些信息可帮助临床医生计划体格检查，并解决下列关键问题。

注意事项和禁忌证

临床医生首先应该要明确的问题是：该患者是否有肌肉骨骼功能障碍，并进一步识别肌肉骨骼功能障碍是否适合手法和锻炼治疗。对于肘关节体格检查，应当考虑到的禁忌证和注意事项包括近期骨折、创伤、疑似骨化性肌炎、长期激素治疗或风湿性关节炎病史。其他禁忌证，如伴恶化性疾病的神经根受压或脊髓受压症状也需考虑在内。识别和回顾这些警示要点或禁忌证能提示是否需谨慎对待，以及帮助临床医生决定临床检查的次序、程度和适用性。除此之外，还能帮助明确是否需要提前筛查（如高度怀疑存在未诊断的骨折）。肘部伸展试验用作怀疑骨折时的筛查试验，可确定是否需提前进行放射学评估（Appleboam 等，2008）。

形成有效的可供选择的假设

基于主观信息，临床医生的临床推理将有助于确定有效假设的优先清单和导致患者症状的可能来源/结构（关节源性、肌源性和神经源性）。可能的来源包括症状区域下方的结构，如关节、肌肉、神经和筋膜，以及放射至该区域的结构。放射至该区域的近端和远端区域需作为症状的可能

原因而被检查，如颈椎、胸椎、肩部、手腕和手。在复杂的情况下，在第一次就诊时不可能总是能进行全面的检查，因此，临床医生需要运用逻辑推理技巧，确定并证明在第一次评估时哪些区域必须进行检查，哪些区域应该或可以在随后的环节中进行检查。表10.2展示了在临床推断中使用的"必须""应该"和"可以"的建议计划表。

疼痛的主要机制

疼痛可以分为伤害性（机械性、炎症性或缺血性）疼痛、周围神经性疼痛、中枢性疼痛及自主神经性疼痛（van Griensven，2014）。主观检查应该能帮助临床医生对患者的疼痛机制进行推理。例如，在关节伸展终末范围的局限性关节内疼痛很可能提示机械性伤害性疼痛机制。患者认为疼痛对自身有害的想法会引起恐惧回避行为。患者的心理因素会加重患者的疼痛体验，因此，了解患者对疼痛的看法及感受非常重要。明确导致和（或）维持疼痛的机制能帮助临床医生合理地治疗疾病并对患者进行管理。

体格检查的顺序和程度

症状的严重程度、易激惹性和特征是影响体格检查选择和优先度的关键因素。患者症状严重，体格检查应在症状产生之前或初始发作时进行，且不应过度施加压力。若患者症状易激惹，体格检查应在症状产生之前或初始发作时进行，同时进行的体格检查应当尽可能少。若患者症状持续、严重和（或）易激惹，临床医生应找到可以缓解患者症状的体格检查。若患者的症状不严重且不易激惹，临床医生则

表10.2 "必须、应该、可以"计划表[a]

必须	应该	可以
▪ 观察（非正式和正式） ▪ 姿势：颈椎、胸椎、肩部/肩带、肘部、腕部和手 ▪ 人体图和症状之间的关系 ▪ 颈椎和胸椎活动范围的简要评估 ▪ 肩部/肩带位置和与肘部关系的简要评估 ▪ 功能表现 ▪ 主动运动范围，注意范围、质量和症状反应 ▪ 屈曲 ▪ 伸展 ▪ 旋后 ▪ 旋前 ▪ 被动运动范围，注意范围、质量和症状反应 ▪ 屈曲、屈曲外展、屈曲内收 ▪ 伸展、伸展外展、伸展内收 ▪ 触诊肘部结构： 　▪ 鹰嘴和鹰嘴窝、肱尺关节、肱桡关节和近端桡尺关节 　▪ 前囊、副韧带、环韧带 　▪ 尺神经、桡神经和正中神经的相关神经触诊点 　▪ 屈肌和伸肌嵌入 　▪ 屈肌总腱和伸肌总腱 　▪ 辅助运动 ▪ 肌肉检查，包括握力评估、长度和力量检查 ▪ 韧带检查	▪ 肩部、腕部和手部的简要评估 ▪ 神经和神经动力学检查	▪ 鉴别检查——神经源性、关节源性和肌源性 ▪ 胸椎主动运动的简要评估 ▪ 颈椎/胸椎被动生理性和辅助性椎间盘运动

[a] 应根据功能障碍/疾病类型选择试验，并根据患者的症状进行优化。

应找到可以再现患者症状的体格检查，这也包括使用一些联合的、持续的或重复的运动。

体格检查计划应该给医生提供安全且具针对性的简要检查大纲。

体格检查

在主观检查之后，临床医生应该提出假设，并在之后的体格检查中证实或者推翻这个假设。体格检查计划表应详细列出需要检查的内容的提纲。系列描述体格检查的顺序和细节有必要根据患者情况进行修正。一些检查可能不相关，一些检查只需简单执行，而另外的检查则有必要进行全面探究。本章中的检查技术并不是完整被使用的，也存在许多修正和不同之处，认识到这点非常重要。所有检查的可靠性、敏感性和特异性均有很大差异（参见第3章），理解这点也非常重要。肘部检查的诊断精确性已经有所说明，这些检查均有充分的证据支持其应用，这对于临床医生在评估临床检查的有用程度上很有帮助。每一个重要的、诱发或缓解患者症状的体格检查均用星号（*）标记，以便于参考。

观察

非正式观察

非正式观察贯穿患者就诊的全过程。临床医生应该在动力位和静息状态下观察患者，评估患者移动上肢的能力和意愿，以及运动的质量和任何相关的面部表情。

正式观察

正式观察在帮助确定诱发因素方面尤其有用，如异常的骨性位置、偏好的肌肉使用模式和静息的肌肉长度观察。

姿势观察。临床医生应评估肘关节区域的骨性体表标志和软组织轮廓，以及患者坐位和站立位时的颈部和头部姿势及肩胛带的骨性结构。对于隐匿起病的肘部疼痛，应对颈部和肩部进行仔细检查，以排除可能的放射性疼痛。在伴随肘部疾病的体育运动人群中发现存在颈部、躯干和上肢的不良姿势，如胸大肌紧张及下部斜方肌无力（Wilke等，2002）。临床医生应尝试纠正患者的姿势，并注意患者症状的任何变化。与此类似，临床医生应纠正任何有问题的肩部骨性结构，并注意其对肘部和前臂结构和（或）疼痛的影响。这能帮助确定肘关节结构异常是否是近端功能障碍/减退的结果，如翼状肩或前缘突出的肩部（Caldwell和Khoo-Summers，2010）。

骨性排列观察。临床医生首先可观察鹰嘴和内、外上髁的相对位置。在肘关节伸展时，它们应该形成一条直线，而当肘关节屈曲时，则应形成等腰三角形（图10.1）（Magee，2014）。远端肱骨存在解剖和性别差异，这可能会影响排列关系。然而，一般情况下，这种位置关系的改变提示存在骨折或脱位。

在站立位，肘关节和前臂的正常排列包括轻微肘屈曲、前臂中立位旋转，伴拇指朝前而手掌朝向躯体。临床医生通过把患者手臂放置于解剖位可测量肘提携角。正常的肘提携角为男性5°~10°，女性10°~15°，15°以上为肘外翻，5°以下为肘内翻（Magee，2014）。两侧的肘提携角应是对称的。肱骨远端骨折可导致肘内翻，也被称为"枪托"样畸形。肘内翻和肘外翻也可由双侧韧带不稳定造成。

患者应该能保持肘部功能位：肘部屈曲90°，前臂于中线位旋前及旋后。也应注意肘部的习惯性屈曲和伸展。肘部可过伸展至–5°/–10°，尤其是女性，这也是正常情况。休息位的肘部过度伸展可能由前囊过度伸展/松弛、小鹰嘴、肘屈肌无力或坚硬度减弱所致。如果患者表现为过度肘关节伸展，则应注意筛查和考虑全面性过度活动（Simmonds和Keer，2007）。休息位

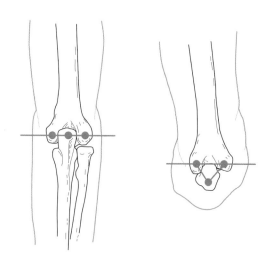

图10.1　鹰嘴及内、外上髁在肘关节伸直时应在一条直线上，而当肘关节弯曲90°时，鹰嘴及内、外上髁应呈等腰三角形。（*From Magee 2014, with permission.*）

肘关节屈曲减少则提示肘屈肌变短或过度活动。

肿胀观察。肘部肿胀可发生在关节内，也可离散存在。因肘关节共用一个关节囊，关节肿胀可影响所有三个关节，从而使关节保持在半屈曲位置（约70°）。从肘关节外侧面观察，可注意到外上髁、桡骨头和鹰嘴尖形成的三角间隙内的肘关节囊内肿胀。也可观察到后侧离散存在的鹰嘴囊肿胀（Magee，2014）。鹰嘴囊受累可能与发热和红疹有关。

肌肉形态观察。临床医生应检查患者的肌肉体积和肌肉张力，并进行左右对比。需记住的是，惯用手、身体活动水平及频率可导致两侧肌肉容积的差异。

功能检查

非正式和正式观察包括一些关于功能的评估。正常功能的肘部位置经常被描述为肘部90°屈曲，伴前臂处于旋前（手掌向下）和旋后的中间位置。然而，一些功能性活动会涉及肘部屈曲或伸展，联合内转和旋后。合适的功能运动评估线索可从主观检查结果或患者报告的结果测量或调查问卷中获得，这些调查问卷包括患者肘部评估（PREE）、美国肩肘外科协会评分（ASES-e）（King等，1999）和DASH（The等，2013）。可要求患者完成一些简单的功能任务，如进食，这可提供潜在受累结构的有价值的线索。例如，进食的动作包括屈肘（直至120°）、旋后（摆放汤匙或叉子）和屈肩。任何肘部屈曲或伸展的缺陷均会迅速地表现出来。其他功能活动的例子包括用手抬椅子、扔物体、抓握和拿公文包。

主动生理运动

屈曲及伸展是肱桡及肱尺关节活动的主要形式，而旋前/旋后运动主要以远、近端桡尺关节为中心，这其中也涉及肱桡关节（Magee，2014）。首先应当检查肘关节的主动活动，并将左右两侧对比，这种顺序可保证最为疼痛的活动在最后检查。临床医生应在每次运动前确定症状，修正任何代偿性运动，以决定其与患者症状的相关性。表10.3列举了肘关节和上臂的主动生理活动和可能的变化。临床医生需注意到以下信息：

■ 活动的范围。

■ 活动的质量——患者能否在无任何代偿的情况下完成运动。例如，代偿性肩关节内收和外展可分别发生在肩关节旋前和旋后中，而呈现出正常范围的内收和外展。

■ 活动范围内的疼痛行为。

■ 活动范围内和活动终末的抵抗。

■ 是否诱发肌肉痉挛或恐惧，这可能提示韧带不稳定。

当情况合适时，可在患者仰卧位或坐位时，在施压的情况下检查主动运动（图10.2）。

症状变化或鉴别试验

可进行多种鉴别试验（Hengeveld，2014），具体选择取决于患者的体征和症状。例如，当屈肘再现患者肘部疼痛时，则需要对是肱桡关节还是肱尺关节来源进行鉴别。在此例中，临床医生可屈曲患者肘关节来产生症状，依次通过桡侧和尺侧进行施压，分别使腕部偏向桡侧和尺侧，比较疼痛反应（图10.3）。若疼痛来源于桡尺关节，则患者会在向肱桡关节施加压力时感受到疼痛加剧，而在向肱尺关节施加压力

表10.3　主动生理活动和可能的变化

主动生理活动

肘关节屈曲

肘关节伸展

前臂旋前

前臂旋后

可能的变化

重复

速度改变

联合运动和顺序，如

- 肘部屈曲伴旋前或旋后
- 肘部旋前伴肘部屈曲或伸展

施加压迫或分离，如

- 屈曲时压迫肱尺关节

持续性

损伤性活动

鉴别试验

功能性运动

识别生理运动变化对患者体征和症状的任何影响

重新评估所有的星号（＊）项目

必要时筛查任何可能放射至该区域的近端和远端区域

颈椎

胸椎

肩部

腕部和手

时则不会感受到疼痛增加。反过来也用于肱尺关节。

　　为明确其他部位与症状的相关性，有必要对这些部位进行检查，因为它们可能是症状的来源，也可能是这些症状的诱发因素。其中最可能的部位是肩关节、颈椎、胸椎、腕部及手。应对这些部位的关节进行完整的检查（参考相应章节），或参考第3章中的筛查试验进行部分检查。

被动生理运动

　　以上描述的主动活动均可进行被动检查，使患者仰卧，左右对比。除了这些运动之外，被动屈曲及伸展活动联合内收、外展可以更加全面地评估关节情况。内收、外展幅度的减少是肱尺及肱桡关节活动不协调的结果。这些活动幅度的细微减小可见于外上髁疼痛患者和伸展相关的疼痛患者（Hyland等，1990；Lockard，2006）。通过下列活动，临床医生可感受到运动范围受限和（或）症状再现，并评估关节终末感觉（图10.4）：

- 外展。
- 内收。
- 屈曲/外展。
- 屈曲/内收。
- 伸展/外展。
- 伸展/内收。

关节完整性检查

　　在主观检查中发现有关节不稳定（"咔嗒"声、失去控制等）时，需要进行关节完整性检查。可发现存在内侧、外侧和后外侧旋转不稳定。可对下列所有关节进行完整性检查，传统意义上的阳性结果即受累侧相对于未受累侧存在过度活动。然而，在放松的情况下，"患者恐惧"也应该被认为是阳性结果。应对患者进行进一步检查，如磁共振成像和麻醉下被动检查。

内侧副韧带检查

　　外翻试验（Valgus试验）。检查内侧（尺侧）副韧带（MCL）的稳定性时需要在患者肘部屈曲20°~30°时对其前臂施加外展的力量，然后将鹰嘴从鹰嘴窝及后旋的前臂中解离出来。临床医生一手固定患者肱骨并外旋，确保张力直接作用于内侧副韧带。此方法缺少循证医学支持的敏感性

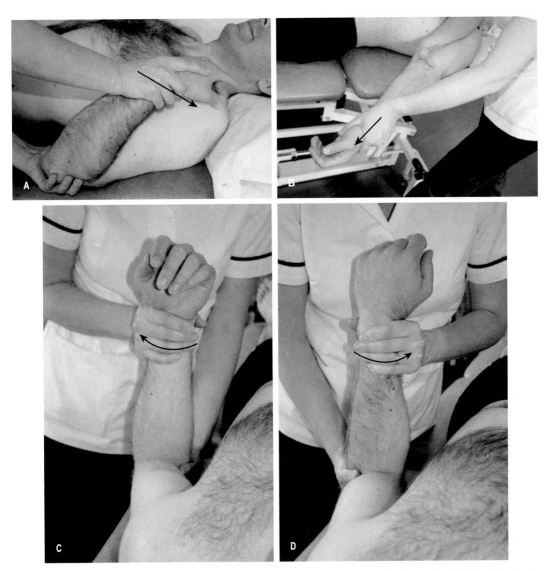

图10.2 对肘部复合体施加压力。(A)屈肘。临床医生将左手置于患者肘下,右手屈曲患者肘部。(B)伸肘。临床医生将右手置于患者肘下,左手伸直患者肘部。(C)旋后。(D)旋前。图中箭头代表临床医生的施力方向。

和特异性数值(图10.4E)。

　　动力肘关节外翻应力试验在活动范围内检查MCL(图10.5)。在坐位时,临床医生外旋和外展患者肩部至90°,然后被动伸展患者肘部,与此同时,施加持续的外翻作用力。肘部屈曲70°~120°的弧形范围内出现肘部内侧疼痛被认为是阳性结果

(O'Driscoll等,2005)。O'Driscoll等(2005)的小规模人群研究发现,动力肘关节外翻应力试验对检查肘部MCL撕裂具有100%的敏感性和75%的特异性,阳性似然比(LR+)为4,阴性似然比(LR-)为0。这一结果提示在以有体育运动背景的男性为主的类似人群中,此试验敏感性较高。

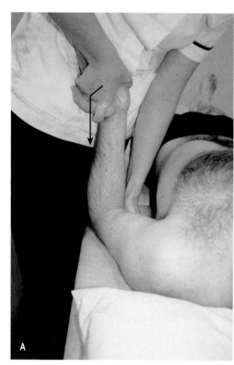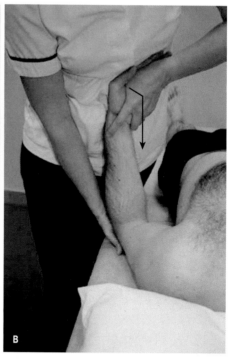

图10.3　肱桡关节和肱尺关节的鉴别试验。临床医生屈曲患者肘部直至产生症状，然后依次通过使腕偏向桡侧和尺侧的方式，对桡侧（**A**）和尺侧（**B**）进行施压。图中箭头代表医生的施力方向。

外侧副韧带检查

在进行外侧副韧带检查时应使前臂屈曲20°~30°，用力使前臂内收，将鹰嘴从鹰嘴窝中释放出来。同时，临床医生一手固定患者肱骨并旋内。如果患者运动幅度过大或再次出现症状，则检查为阳性，提示肘关节不稳定（Volz和Morrey，1993）。此方法缺少循证医学支持的敏感性和特异性数值。

后外侧方轴移恐惧试验（O'Driscoll 等，1991）。复发的后外侧肘关节不稳定难以诊断，需要详细的病史和体格检查。使用激发试验可探讨不稳定的存在，应仔细对待。对造成后外侧不稳定的主要结构仍无定论，然而，尺侧副韧带的外侧部分常被认为是引起外侧不稳定的主要结构。对于该项检查，患者仰卧于床上，手臂高过头顶，同时，临床医生抓住患者的手腕和肘部（图10.6），通过手腕对手臂进行外旋和施加轴向压迫。当施加外翻应力使肘关节屈曲至20°时，随着屈曲程度增加（通常为40°~70°），患者恐惧增加，即为阳性结果。后外侧关节不稳定可能由桡骨和尺骨相对肱骨的旋转半脱位所致。此方法缺少循证医学支持的敏感性和特异性数值。

肌肉检查

肌肉检查包括肌肉力量检查、肌肉长度检查和等长肌肉检查。需要进行检查的肌肉取决于症状的区域、功能性加重活动及观察的姿势。临床实践中常用的诊断性

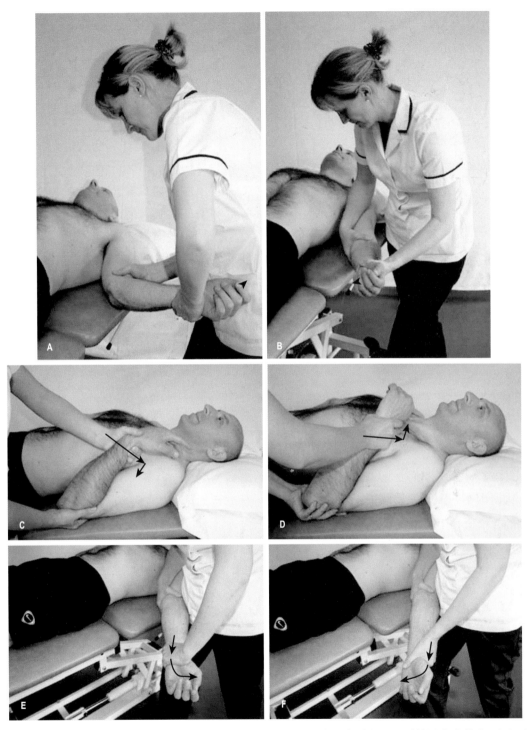

图10.4 肘部复合体的被动生理运动。(A)外展。医生右手固定患者肱骨,左手外展患者前臂。(B)内收。医生右手固定患者肱骨,左手内收患者前臂。图中箭头代表医生的施力方向。(C)屈曲/外展。医生右手置于患者上臂下,左手屈曲和外展患者手臂。(D)屈曲/内收。医生左手置于患者上臂下,右手屈曲和内收患者手臂。(E)伸直/外展。医生右手置于患者上臂下,左手伸直和外展患者手臂。(F)伸直/内收。医生右手置于患者上臂下,左手伸直和内收患者手臂。图中箭头代表医生的施力方向。

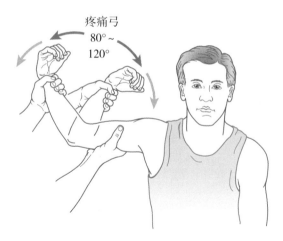

图10.5　运动外翻应力试验。(*From Magee et al. 2009, with permission.*)

肘部肌肉检查包括Mills试验、被动网球肘试验和内、外侧髁疼痛试验等，尚无关于这些检查诊断准确性的研究。这些检查推荐主要来自共识及专家意见。肌肉检查的细节可参考第3章。

肌肉力量

　　完整的肌肉力量检查包括临床医生在可用范围内对肌肉进行等张力测试。在肘部的体格检查中，检查肘部屈肌/伸肌、旋前肌和旋后肌、腕屈肌和伸肌、桡侧肌和尺侧肌，以及其他相关区域的相关肌群。

　　关于这些检查的更多细节，读者可直接参考Kendall等（2010）和Hislop等（2013）的参考书。第3章也描述了肌肉力量检查的内容。

肌肉长度

　　应用被动肌肉长度检查来判断肘部、腕部和手部的肌肉是否紧张。肌肉长度检查结果受一些因素的影响，如肩部、肘部和前臂的起始位置，以及是否是双关节肌肉。例如，如果检查的起始位置是肩屈曲位或在检查过程中肩逐渐屈曲，肱三头肌的被动紧张可能会限制肘部屈曲。为了检查肱三头肌，患者需保持坐位，前臂屈曲至肩关节完全升高，再伸直肘关节。然后，被动屈曲肘关节，注意肘关节屈曲范围和终末感觉。

　　临床医生可通过伸展腕部和手的伸肌来检查肱骨外上髁痛。伸展肘关节，前臂旋前，然后屈腕和屈指（Mills试验或被动肘关节网球肘试验）。若患者症状再次出现，或患侧相对于对侧的活动范围受限，

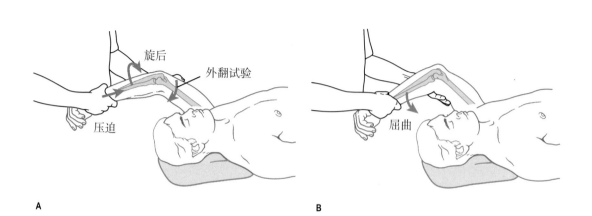

A　　　　　　　　　　　　　　　　　　**B**

图10.6　（A，B）后外侧方不稳定试验。(*From Magee et al. 2008, with permission.*)

即为检查结果阳性（如肌肉缩短）。同时，临床医生必须清楚此位置同样可使患者桡神经受压，所以若结果为阳性，则需要考虑是否有神经受损，并且需考虑是否有其他神经敏化，如肩胛下压（Butler，2000）。

怀疑存在肱骨内上髁疼痛时需检查腕部和手的屈肌。患者取仰卧位，伸展肘关节，临床医生被动旋后患者前臂、使患者伸腕和伸指。若患者症状可再次出现，或相对于对侧活动范围受限，即为阳性结果。同时，临床医生必须清楚此位置同样可使正中神经受压，所以若结果为阳性，则需要考虑是否有神经受损，并且需考虑是否有其他神经敏化，如颈部侧屈（Butler，2000）。

临床医生可检查上象限中其他肌群的长度，肌肉长度检查的详细描述可参考第3章。

等长肌肉检查

在休息位、不同的生理活动范围，以及必要时在伴或不伴负荷的持续位置下，临床医生可检查患者肘关节的屈肌、伸肌、前臂的旋前肌、旋后肌，以及腕屈肌、腕伸肌、桡侧肌、尺侧肌（和其他相关肌群）。在肘关节中，最大的等长肘关节屈曲见于 $90°\sim100°$ 的位置，伴前臂旋后。在此位置以上或以下的肘关节屈曲范围可显著减少等长收缩力量（Magee，2014）。临床医生应注意收缩的力量和性质，以及患者症状的任何再现情况。图10.7描述了基本的等长肘部和腕部肌肉力量检查。

特殊检查

屈肌总腱和伸肌总腱的反复微创伤可引起肌腱内的退行性改变，导致持续的症状。常见的激发试验被广泛采用，但目前缺少诊断准确性研究来提供其敏感性和特异性数值（Cook 和 Hegedus，2013）。

常见激发试验如下。

外上髁疼痛再现试验（网球肘试验）。 伴随手紧握和手部动作出现的外上髁部疼痛通常与网球肘的诊断有关。激发临床检查试验可引起受累肌腱的疼痛再现，如下文所述。

临床医生应协助保持患者肘部伸展，并要求等长收缩腕伸肌。若肘部外侧疼痛再现，则提示试验结果为阳性。该试验有多种变异形式。例如，基本试验可通过第3近端指间关节的等长收缩或伸直而敏化，激活桡侧腕短伸肌。若在外上髁部可再现疼痛或无力，则结果为阳性。

体格检查应可以在三种方式中的至少一种中再现外上髁区域疼痛：触诊外上髁；抵抗阻力伸腕、伸示指或中指；嘱患者紧握某物体。

握力可用握力计进行测量，并提供一些基线定量数据来评估进展。左右两侧需进行对比，同时也应考虑到惯用手对于两侧握力的影响。无痛紧握试验是一种测量外上髁疼痛的生理或功能性受损的可靠、有效且敏感的方法（Coombes 等，2009）。大多数指南都推荐在肘部放松伸展和旋前的状态下进行检查，每隔1分钟检查1次，共重复3次。将这3次检查的平均值与未受累的手臂进行比较（Coombes 等，2009；Lim，2013）。需保证记录了检查位置，也可使用其他可供检查的姿势。

外上髁疼痛（网球肘）的症状修正。 尽管运动经常被视为一种治疗技术，但其也是一种有用的鉴别手段。在肘部，肱尺骨关节和桡骨头的辅助滑动可以减少抓握期间的疼痛。测试时，患者取仰卧位，完

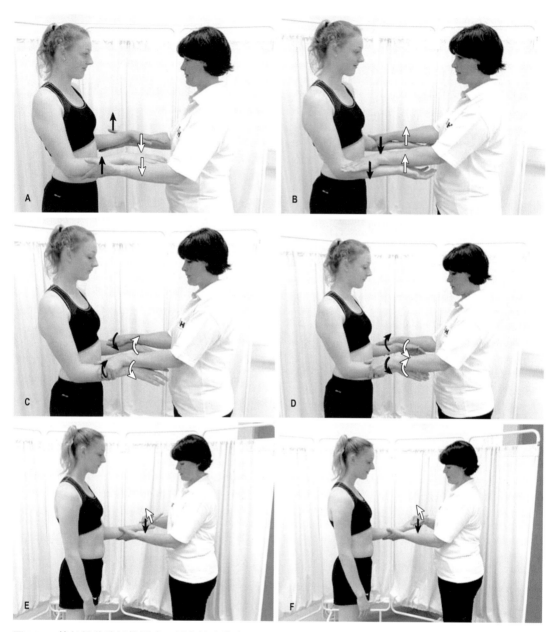

图10.7 等长性收缩抵抗阻力。黑色箭头代表医生施加阻力的方向，白色箭头代表患者的反应。（A）伸肘。（B）屈肘。（C）肘/前臂旋后。（D）肘/前臂旋前。（E）伸腕。（F）屈腕。

全支撑上肢，手持握力计。临床医生在患者主动抓握时对患者肱尺关节进行外侧滑动（图10.8）。对于疑似网球肘的患者，疼痛缓解为阳性结果。与此类似，当患者紧握时向桡骨头施加后前滑动也有助于缓解疼痛。这一技术可用于证实和驳斥外上髁疼痛的假设，并可能有助于指导未来的治疗。

内上髁疼痛再现试验（高尔夫肘试验）。 腕部和手部屈肌的等长收缩可用于检查屈肌总腱疼痛。内上髁部疼痛或无力提示试验为阳性。该部位的压痛也有助于确诊。

神经系统检查

神经系统检查包括神经完整性检查、神经敏感性检查和卡压性神经病检查。临床医生根据患者症状的严重程度进行适当的神经系统检查。

皮节/周围神经

在周围神经受到创伤或卡压后，评估皮肤感觉情况至关重要。只有了解神经根（皮支）和周围神经［桡神经（C5~T1）、正中神经（C5~T1）和尺神经（C7~T1）］的皮肤分布，临床医生才能够区分神经根损伤引起的感觉减退和周围神经损伤引起的感觉减退。因此，对感觉减退的检查必须包括整个上肢，而不仅是肘部。皮肤神经分布和感觉皮节区域可参考第3章。

肌节/周围神经

检查以下的运动肌节（更多细节可参考第3章）。

- C4：抬肩。
- C5：肩外展。
- C6：屈肘。
- C7：伸肘。
- C8：拇指伸展。
- T1：手指内收。

掌握神经根（肌节）和周围神经的支配肌肉的基本知识可帮助临床医生区分神经根损伤引起的运动障碍和周围神经损伤引起的运动障碍。周围神经分布可参考第3章。

反射检查

以下是对深部肌腱反射的检查（详见第3章）。

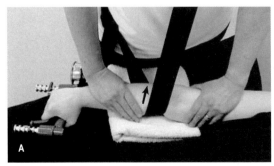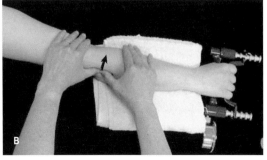

图10.8 （A）肘部侧向运动矫正。医生使患者肱尺关节侧向辅助滑动，而患者紧握和松开握力计或实施疼痛动作。如果无痛性抓握显著缓解，医生可重复该试验6~10次。可使用皮带来协助进行辅助滑动。（B）桡骨头后前运动。医生对患者实施持续的桡骨头后前滑动，而患者紧握和松开握力计或实施疼痛动作。如果无痛性抓握显著缓解，医生可重复该试验6~10次。图中箭头代表医生的施力方向。

- C5~C6：肱二头肌。
- C6：肱桡肌。
- C7：肱三头肌。

神经动力学检查

上肢神经动力学检查（1、2a、2b和3）可用于确定神经组织在多大程度上与肘部症状有关。第3章详细描述了这些检查。

卡压性神经病检查

卡压性神经病常见于肘部。肘部神经病变是上肢第二大常见的卡压性神经病变。

尺神经卡压性神经病检查。尺神经病变可由习惯性和重复性的活动（如靠着肘部）、包括骨折和脱臼在内的创伤、风湿病和退行性关节疾病，以及手术期间的固定引起。

Tinel试验。在肘部，Tinel试验在疾病中期最有用，此时，试验结果阳性表明压迫部位远端存在感觉神经再生。临床医生用叩诊锤敲击位于尺骨鹰嘴和内上髁之间沟槽处绳索样的尺神经，并重复4~6次。在尺神经的分布区域存在感觉异常为阳性结果（Hattam和Smeatham，2010；Magee，2014）。Novak等（1994）研究了该测试的诊断准确性，发现在一个小群体中，其敏感性为70%，特异性为98%。结果表明，当结合临床检查和患者病史时，此试验也许是协助诊断肘管综合征的一个有用试验。

肘管综合征的屈肘试验。肘管由一个连接肱骨和尺侧腕屈肌尺骨头的腱弓组成，距离内上髁1~2cm。肘关节屈曲时，肘管变窄，导致神经压力增加。为了检查是否有肘管综合征，患者取坐位，肘部完全屈曲伴前臂旋前，腕部中立位，并保持至少1分钟。推荐的测试位置和保持的时间长短上确实存在差异，但持续屈肘是相同的。尺神经支配区域出现感觉异常或麻木提示试验结果为阳性（Buehler和Thayer，1988）。Novak等（1994）证明，屈肘30秒的敏感性只有32%，60秒则可提高到75%。这种由低到高的敏感性提示临床检查需要与有效的检查相结合，以充分协助诊断肘管综合征。肘管综合征诊断中最敏感的激发试验是肘关节屈曲并保持60秒，同时压迫尺神经（敏感性为98%，特异性为95%；Novak等，1994）。

正中神经卡压性神经病检查。在肘部，正中神经卡压较少见，然而，正中神经的近端损伤却有较多描述，特别是围绕前骨间神经起源周围（前骨间综合征）、旋前圆肌周围（旋前圆肌综合征）或Struthers韧带周围（髁上突综合征）。普遍采用常见的激发试验，然而，缺乏诊断准确性的研究来确定这些特定试验的敏感性和特异性（Cook和Hegedus，2013）。

捏握试验（Pinch-Grip试验）。本试验检查旋前圆肌两头之间的前骨间神经卡压（前骨间综合征）（Magee，2014）。如果患者不能主动地将示指和拇指远端指间关节的末端对捏在一起，试验结果即为阳性。主要为运动症状，而无感觉受损。这个试验也被称为OK征。

旋前圆肌综合征试验。患者屈肘90°，当患者伸肘时，临床医生施加抵抗旋前的阻力。正中神经支配区出现刺痛即为阳性结果。这可累及正中神经近端形成前骨间神经的部分（Magee，2014）。除前文所述的前骨间神经卡压综合征外，正中神经近端受累也可累及桡侧屈肌、掌长肌和指屈肌，导致握力减弱和正中神经支配区的感觉减退。

髁上突综合征试验。本试验包含正中神经的受压或卡压，正中神经可走行在 Struthers 韧带下方，该韧带连接肱骨内上髁和肱骨远端。这种韧带受损很少见，仅有不到3%的人在创伤后才出现问题。伸肘部、伸腕部、伸指或前臂旋后时可再现疼痛。此外，也可有捏和握动作无力（Ay 等，2002）。肱动脉伴神经走行，因此也可能出现血管症状。

桡神经卡压综合征试验。桡神经分支——后骨间神经，在肘部经过旋后肌（Frohse 弓）时可能受到损伤，引起后骨间神经综合征。后骨间神经综合征可继发于近端桡骨半脱位及反复的旋前、旋后活动。

桡管综合征。桡管综合征累及两个旋后肌头和 Frohse 弓（见于30%人群）之间的后骨间神经（Magee，2014）。前臂伸肌受累可出现功能性垂腕。伸指无力通常无感觉症状。此综合征可模拟外上髁疼痛。

检查和评估中的血管注意事项

触诊脉搏

肘关节神经血管损伤少见，可发生于肘关节脱位和移位之后。青紫、苍白、无脉和显著的疼痛可能提示存在血管损伤或可疑的间隔综合征。如果怀疑循环不佳，可在腋窝、肘窝触诊肱骨内侧的肱动脉，并检查腕部的桡动脉（Carter 等，2010）。

触诊

肘部的结构相对表浅，因此容易触诊。扎实地掌握有关解剖结构关系的知识有助于临床医生进行系统、翔实的检查，同时也应注意以下几点：

- 局部区域的温度。
- 是否出现水肿和渗出；可用卷尺进行测量，并进行左右侧对比。
- 浅表组织的移动度和触感，如囊肿、结节和瘢痕组织。
- 是否有肌肉痉挛或旋后肌/肱桡肌和旋前圆肌的触发点。
- 触诊诱发或减轻疼痛；神经触诊 Tinel 征阳性。
- 捻发音或咔嗒声。

系统性触诊的建议

- 前面：触诊肘窝、肱二头肌肌腱和肱动脉间的正中神经、尺骨冠状突和桡骨头，桡骨头由前臂旋前和旋后确认。
- 内侧：触诊腕屈肌、旋前肌、扇形 MCL 和内上髁后部的尺神经。
- 外侧：触诊腕伸肌、肱桡肌和旋后肌、条索状外侧副韧带和环状韧带。
- 后面：90°屈曲时触诊鹰嘴突，肱三头肌和肘肌肌腱嵌入。

常见触诊结果如下：

- 在肘部内侧，尺神经病变时可触及增厚的尺神经。
- 在肘部外侧，髁下皱褶饱满可能提示滑膜增生或滑膜液增多。外上髁/伸肌总腱压痛是外上髁痛的典型表现。
- 在肘部后面，存在炎症时，可在后面触摸和观察到鹰嘴囊。肘关节后内侧可能存在类风湿结节。

颈椎、胸椎、肩部、腕部、手部也应适当进行触诊。在人体图（参见图2.3）和（或）触诊图（参见图3.35）上记录触诊结果很有帮助。

辅助运动

使用触诊图和运动图表（或关节图）记录检查结果很有帮助。这在第3章中已有详细说明。

临床医生应注意以下内容：

- 运动的性质。
- 运动的范围。
- 运动范围内及最大范围时的阻力。
- 运动范围内的疼痛行为。
- 诱发肌肉痉挛。

肱尺关节（图10.9）、肱桡关节（图10.10）、近端桡尺关节（图10.11）、远端桡尺关节（图10.12）的关节辅助运动见表10.4。需要注意的是，这些辅助运动可活动肘关节复合体中的一个以上关节（如尺骨鹰嘴的内侧滑动），可引起近端桡尺关节和肱尺关节的运动。

在进行肘部区域的辅助运动之后，临床医生需重新评估所有的星号项目（已发现可重现患者症状的运动或检查），以确定辅助运动对患者体征和症状的影响。然后检查其他部位的辅助运动，这些部位也可能是患者症状的来源或促进因素。随后，在任一部位的辅助运动之后，临床医生应再次评估所有的星号项目。可能需要检查的部位有颈椎、胸椎、肩部、腕部和手（表10.4）。

检查完成

体格检查完成后，基于最初的主要工作假设和替代假设，临床医生需要将信息进行整理，以评估和重新审视检查结果与预期结果的差别。在整个体格检查过程中，临床医生需不断重温假设类别（*Adapted from Jones & Rivett*, 2004）：

- 患者能做什么？不能做什么？这些症状如何影响患者的生活？
- 患者的想法是什么？这些想法在驱动行为方面是有益的还是无益的？

- 症状的机制是什么（包括神经损伤、生物力学、损伤机制、疼痛机制、组织愈合阶段、缺陷组织）？它们是关节源性、肌源性，还是神经源性？
- 诱发患者症状的身体损伤、相关的结构/组织来源是什么？
- 患者症状的产生或持续是否受到其他因素的影响（如环境、社会心理、行为、身体或遗传因素）？
- 治疗和管理有无注意事项或禁忌（包括患者症状和潜在病因的严重程度和激惹性）？
- 初期管理/治疗策略的关注点是什么？
- 评估预后——这可能会受到一些因素的影响，如症状的阶段和病因，患者的期望、性格和生活方式。预后应包括对患者病情改善百分比的初步估计、达到这一目标所需的治疗次数及病情改善所需的时间。

患者离开时，临床医生需：

- 解释体格检查所发现的问题，并阐述这些结果与主观评估的关系，必要时提供一些初步建议。
- 允许患者有足够的机会来讨论在检查过程中可能已经改变的想法。
- 重温患者最初的期望值，并通过与患者合作来确定一致同意的治疗策略，以实现目标统一。
- 提醒患者在检查后24~48小时有可能恶化的情况。
- 在患者下次就诊时要求患者提供检查后病情的详细情况。

对于治疗和管理原则的指导，读者可以阅读配套参考书（Petty 和 Barnard，2017）。

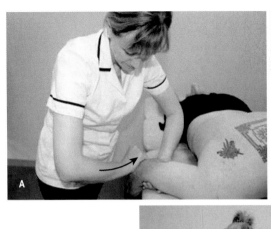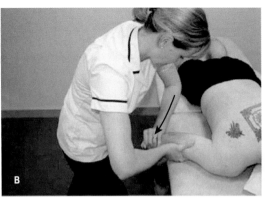

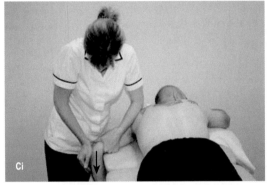

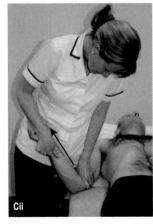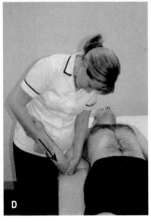

图10.9　肱尺关节辅助运动。（A）鹰嘴内侧滑动。医生左手置于患者手臂下方，右手根部施力，使患者鹰嘴向内侧滑动。（B）鹰嘴外侧滑动。医生右手支撑患者前臂，左手施力，使患者鹰嘴向外侧滑动。（C）纵向向尾端。纵向向尾端可直接向鹰嘴施力。（Ci）医生左手固定患者上臂，右手根部向鹰嘴施加纵向向尾端滑动的力。（Cii）医生左手固定患者上臂，左手握住患者尺骨干并向外拉，以产生肱尺关节的纵向向尾端的运动。（D）压迫。医生左手置于患者肘部下方，而右手握住患者尺骨干并向内推。图中箭头代表医生的施力方向。

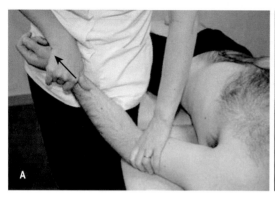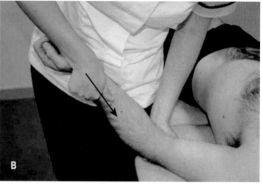

图10.10　肱桡关节辅助运动。(A)纵向向尾端。医生左手阻拦患者上臂运动，右手向外拉患者前臂的桡侧部分。(B)纵向向头端。医生左手置于患者肘下，右手向内推患者前臂的桡侧部分。图中箭头代表医生的施力方向。

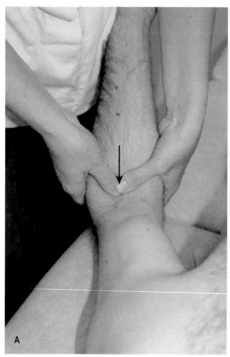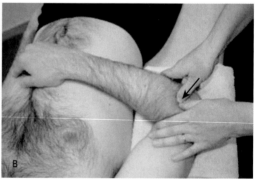

图10.11　近端桡尺关节辅助运动。(A)前后。医生拇指通过软组织缓慢向患者桡骨头前面施压。(B)后前。医生拇指通过软组织缓慢向患者桡骨头后面施压。图中箭头代表医生的施力方向。

表10.4 辅助运动、方法选择和患者星号项目的重新评估

肘关节的辅助运动

肱桡关节	肱尺关节	近端桡尺关节	远端桡尺关节
内：鹰嘴或冠突内侧滑动	尾端：纵向向尾端	前后	前后
外：鹰嘴或冠突外侧滑动	头端：纵向向头端	后前	后前
尾端：纵向向尾端			
压迫			

肘关节区域的方法选择和修正

关节起始位置

- 屈曲
- 伸直
- 旋前
- 旋后
- 屈曲伴旋后
- 屈曲伴旋前
- 伸直伴旋后
- 伸直伴旋前

施力速度

施力方向

施力作用点

明确辅助运动对患者体征和症状的影响

重新评估所有的星号（*）项目

如果有必要，筛查可能放射至肘部的近侧和远侧部位

颈椎
胸椎
肩部
腕部和手

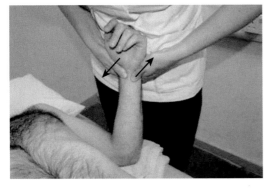

图10.12　远端桡尺关节辅助运动：前后/后前滑动。医生的左、右手分别抓住患者桡骨和尺骨的前面和后面，然后施加方向相反的作用力，以产生前后/后前滑动。图中箭头代表医生的施力方向。

参考文献

Alizadehkhaiyat, O., et al, 2007. Pain, functional disability, and psychologic status in tennis elbow. Clin. J, Pain 23, 482–489.

Appleboam, A., et al., 2008. Elbow extension test to rule out elbow fracture: multicentre, prospective validation and observational study of diagnostic accuracy in adults and children. Br. Med. J. 337, a2428.

Aviles, A., et al., 2008. Elbow. In: Magee, D.J., Zachazewski, J.E., et aL (Eds.), Pathology and intervention in muaculoskeletal rehabilitation. Saunders, St Louis, MO.

Ay, S., et al, 2002. An unusual supracondylar process syndrome. J. Hand Surg. Am. 27, 913–915.

Bell, S., 2008. Elbow instability, mechanisms and management. Curr. Orthop. 22, 90–103.

Boissonnault, W.G., 2011. Primary care for the physical therapist: examination and triage, 2nd ed. Elsevier Saunders, St Louis, MO.

Buehler, M.J., Thayer, D.T., 1988. The elbow flexion test; a clinical test for cubital tunnel syndrome. Clin. Orthop. 233, 213–216.

Butler, D., 2000. The sensitive nervous system. Neuro Orthopaedic Institute, Adelaide.

Cain, L, et al., 2003. Elbow injuries in throwing athletes: a current concept review. Am. J. Sports Med. 31, 621–635.

Cakir, M., et al., 2003. Musculoskeletal manifestations in patients with thyroid disease. Clin. Endocrinol. (Oxf) 59, 162–167.

Caldwell, C., Khoo-Summers, L., 2010. Movement system impairment syndromes of the wrist and hand. In: Sahrmann, S.A. (Ed.), Movement system impairment syndromes of the extremities, cervical and thoracic spines. Mosby, St Louis, pp. 165–236.

Carter, S.J., et al., 2010. Orthopaedic pitfalls in the ED: neurovascular injury associated with posterior elbow dislocations. Am. J. Emerg. Med. 28, 960–965.

Cook, C.E., Hegedus, B., 2013. Orthopedic physical examination tests: an evidence-based approach, 2nd ed. Prentice Hall, Upper Saddle River, NJ.

Coombes, B.K., et al., 2009. A new integrative model of lateral epicondylalgia. Br. J. Sports Med. 43, 252–258.

Goodman, C.C., 2010a. Screening for medical problems in patients with upper extremity signs and symptoms. J. Hand Ther. 23, 105–125.

Goodman, C.C., 2010b. Screening for gastrointestinal, hepatic/biliary, and renal/urologic disease. J, Hand Ther. 23, 140–156.

Greenhalgh, S., Selfe, J., 2010. Red flags II. A guide to solving serious pathology of the spine. Churchill Livingstone, London.

Hattam, P., Smeatham, A., 2010. Special tests in musculoskeletal examination. An evidence-based guide for clinicians. Churchill Livingstone Elsevier, Edinburgh (Chapter 3).

Hengeveld, E., Banks, K., 2014. Maitland's peripheral manipulation: management of nemomusculoskeletal disorders, vol. 2, 5th ed. Butterworth-Heinemann Elsevier, London.

Hislop, H., et al., 2013. Daniels and Worthingham's muscle testing: techniques of manual examination and performance testing, 9th ed. W.B. Saunders, Philadelphia.

Hyland, S., et al., 1990. The extension-adduction test in chronic tennis elbow: soft tissue components and joint biomechanics. Aust. J. Physiother. 36, 147–153.

Jones, M.A., Rivett, D.A., 2004. Clinical reasoning for manual therapists. Butterworth-Heinemann, Edinburgh.

Kendall, F.P., et al, 2010. Muscles testing and function in posture and pain, 5th ed. Williams & Wilkins, Baltimore.

King, G., et al., 1999. A standardized method for assessment of elbow function. J, Shoulder Elbow Surg. 8, 351–354.

Lim, E.C., 2013. Pain free grip strength test. J. Physiother. 59, 59.

Lim, Y.W., et al., 2008. Pattern of osteophyte distribution in primary osteoarthritis of the elbow. J. Shoulder Elbow Surg. 17, 963–966.

Linton, S.J., et al., 2011. The role of depression and catastrophizing in musculoskeletal pain. Eur. J. Pain 15, 416–422.

Lockard, M., 2006. Clinical biomechanics of the elbow. J. Hand Ther. 19, 72–81.

MacDermid, J.C., Michlovitz, S.L., 2006. Examination of the elbow: linking diagnosis, prognosis, and outcomes as a framework for muimizing therapy interventions. J. Hand Ther. 19, 82–97.

Magee, D.J., 2014. Orthopedic physical assessment, 6th ed. Saunders Elsevier, Philadelphia (Chapter 6).

Magee, D.J., et al., 2009. Pathology and intervention in musculoskeletal rehabilitation. Saunders,

St Louis, MO.

Nandi, S.L., et al., 2009. The stiff elbow. Hand (NY) 4, 368–379.

Novak, C.B., et al., 1994. Provocative testing for the cubital tunnel syndrome. J. Bone Joint Surg. Am. 19, 817–820.

Neumann, D.A., 2010. Kinesiology of the musculoskeletal system. Foundations for rehabilitation, 2nd ed. Mosby Elsevier, St Louis (Chapter 7).

O'Driscoll, S.W., et al., 1991. Posterolateral rotary instability of the elbow. J. Bone Joint Surg. Am. 73, 441.

O'Driscoll, S.W., et al., 2005. The "moving valgus stress test" for medial collateral ligament tears of the elbow. Am. J. Sports Med. 33, 231–239.

Petty, N.J., Barnard, K., 2017. Principles of neuromusculoskeletal treatment and management: a handbook for therapists, 3rd ed. Elsevier, Edinburgh.

Simmonds, J., Keer, R., 2007. Hypermobility and the hypennobility syndrome. Man. Ther. 12, 298–309.

The, B., et al., 2013. Elbow-specific clinical rating systems: extent of established validity, reliability, and responsiveness. J. Shoulder Elbow Surg. 22, 1380–1394.

Utukuri, M., Goddard, N.J., 2005. Haemophilic arthropathy of the elbow. Haemophilia 11, 565–570.

van Griensven, H.,2014. Neurophysiology of pain. In: van Griensven, H., Strong, J., Unruh, A. (Eds.), Pain. A textbook for health professionals, 2nd edn, Churchill Livingstone, Edinburgh, pp. 77–90.

van Rijn, R.M., et al., 2009. Associations between work-related factors and specific disorders at the elbow: a systematic literature review. Rheumatology 48, 528–536.

Volz, R.C., Morrey, B.F., 1993. The physical examination of the elbow. In: Morrey, B.F. (Ed.), The elbow and its disorders, 2nd ed. W.B. Saunders, Philadelphia.

Wilke, K.E., et al., 2002. Current concepts in the rehabilitation of the overhead throwing athlete. Am. J. Sports Med. 30, 136–151.

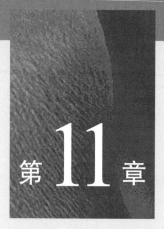

第**11**章 腕部和手部检查

Dionne Ryder

腕部及手部：概述

腕部及手部由28块骨头以及一系列关节组成，包括桡尺近侧与远侧关节、桡腕关节、腕中关节、腕骨间关节、腕掌关节（CMC）、掌骨间关节、掌指关节及指骨间关节（MCP）。其由19块内附肌，20块外附肌及支撑的软组织组成，由3根周围神经支配。腕部及手部是力学链的一部分，此力学链还包含颈椎、肩关节和肘部，均使手部能在发挥功能时处于最佳姿势。

手的主要功能需求是抓握，其被定义为手对特定任务的对象施加的功能性的有效作用力。患者的抓握是患者自理的基础，特别是当患者优势侧的手被影响的时候。握紧动作的实现需要整个力学链的正常运动及控制。手作为感受器可以感受温度及质地，即实体辨别的工具，也是正常功能的基础。因其解剖及功能要求，手部对感觉及初级运动皮层有重要代表意义。手部有效的抓握取决于足够的稳定性、灵活性、强度及对整个上肢的本体感觉。

此外，手也是沟通的重要工具，比如，通过手势或象征性语言进行交流。其次，相对于脸部来说，手是身体最容易看见的部分，所以其畸形或功能障碍对患者会有显著的心理影响。

许多肌肉骨骼疾病会影响腕部及手部的正常功能。创伤相对常见，例如，手伸直时摔伤，可以导致桡骨远端、尺骨、舟状骨骨折，可破坏三角纤维软骨复合体（TFCC），导致韧带损害而使腕部不稳定。当过度使用或过度负荷时，也可出现肌腱损伤或神经组织敏感（Baker等，2007）。相应的，系统性炎症（如类风湿关节炎）、退行性关节疾病（如骨关节炎）可以导致疼痛及变形，从而严重影响正常功能。

基于手部功能的重要性，患者有手部症状时需由专门的手部治疗团队管理，该团队包括理疗师及职业疗法专家，并提供各种固定的或可活动的夹板。

全面掌握解剖学及生物功能机制知识，包括对腕部及手部功能作用的理解，可以提供临床思路，保证初始检查的信息量并且找到恢复功能的最佳管理策略。

主观检查

更多关于主观检查时需询问的问题及体格检查时进行的试验细节信息可参考第2章和第3章。

主观问题及体格检查的顺序需要通过

合理的临床推理来确定并针对不同的患者做出适当改变。

患者对其经历的看法

患者的症状或功能受限影响日常生活（如生活自理，工作相关或运动、社会活动）时，许多人会寻求治疗。了解患者的生活背景，如社会、工作需求，可以帮助临床医生发现相关线索。患者的症状与其在家庭中的地位等相关信息高度相关，需要自行治疗的老年人可能发生远端桡骨骨折。患者的工作是否需要持续保持可能导致组织缺血的腕部屈曲或过伸？或者，患者是否需要进行重复活动，如打字、演奏乐器？这些信息可能提示对腕部和手部的直接和（或）间接力学影响，帮助医生推断导致患者症状的可能病因，指导治疗并帮助制订合适的目标。

了解患者的看法、态度和信念对于在心理社会框架下进行以患者为中心的管理很重要。临床医生需意识到并对患者的感受保持敏感，改进其方式以与患者形成相互支持的紧密关系。以下的问题对评估疼痛的心理社会因素和行为很重要，这些因素或行为可能是疾病慢性进展的危险因素：

- 你认为是什么导致了疼痛？
- 你希望能得到什么帮助？
- 你如何处理自己的疼痛？

除此之外，有许多有效且可靠的局部特异性方法可以衡量患者对自己的功能障碍和功能影响的看法，如Michigan手功能问卷和臂肩手功能障碍评分（DASH）（Heras-Palou等，2003）。

人体图

为了准确地绘制症状区域，有必要使用放大的腕部和手部图（图11.1）。

当前症状的区域

腕部及手部区域的病变常产生局部症状，因此需要全面了解解剖结构，这有助于推断潜在的结构。例如，拇指的疼痛可以为CMC关节局部疼痛，或来源于拇长展肌肌腱（ABPL）或拇长伸肌肌腱（EPB），如de Quervain病，或者是桡浅神经敏化所致。相反，更近端的几厘米处的疼痛可能提示交叉综合征，即第一和第二伸肌隔室交叉（Montechiarello等，2010）。绘制人体图时，需要确定最严重的症状并记录患者感觉该症状来源于何部位。

与检查部位相关的区域

腕部或手部的症状可能是近端关节源性、肌源性、下颈髓、上胸髓肩关节和（或）肘部神经源性放射而来。症状也可能由一

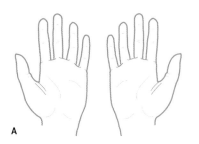
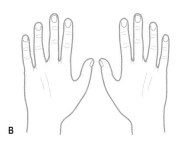

图11.1 腕部和手部的人体图。（A）手掌面。（B）手背面。

些促进因素导致，例如，对肩胛骨近端控制能力的减弱可引起腕部肌腱的负荷代偿性增加（Sueki等，2013）。因此，临床医生应检查与疼痛/僵硬相关的区域，推断其与症状的相关性，在人体图中用"√"标记未受累的区域。

症状的性质

症状的性质可帮助推断可能的病变结构，例如，烧灼样疼痛感可能支持神经组织来源假设，特别是伴随感觉改变时。腕部不稳定性或者TFCC的撕裂可出现"当啷"或"咔嗒"声，伴或不伴疼痛，患者可能会主诉有腕关节很脆弱或者松动的感觉（Christodoulou和Bainbridge，1999）。

疼痛的强度

正如第2章所描述的，疼痛强度可以测量，并给临床医生提供推断症状严重程度的信息，这可协助确定可能产生症状的结构，并指导体格检查的范围和程度。

感觉异常

检查上肢以及腕部和手部周围的感觉变化（如感觉异常或麻木）。感觉异常的分布可以帮助鉴别上、下运动神经元病变。例如，双侧手部及足部症状伴精细运动功能障碍，如写字，可以提示颈髓病变及上运动神经元病变。手部尺侧的症状可能来自C8~T1脊髓根或者沿尺神经分布（下运动神经元）的病变。

持续性间歇性症状

确定症状发生的频率是持续的还是间歇的。若症状持续，检查症状的强度是否有变化，持续不间断的疼痛提示可能存在严重的病理改变。因为腕部及手部肿瘤少

见，所以持续的疼痛可能是缺血性坏死，常见于舟状骨或者月状骨骨折后（Kienbock病）（Wollstein等，2013）。如果疼痛还伴有其他症状，如感觉、运动、血管舒缩和（或）营养性改变，则提示可能是慢性局部疼痛综合征（CRPS 1型），是桡骨远端骨折后的并发症（Davis和Baratz，2010）。

症状间的关系

明确症状之间的关系，可以帮助推断最可能引起患者症状的病因及体格检查的重点。了解关系的相关问题如下：

■ 症状是同时发生的还是分别发生的？

■ 如果一个症状区域的疼痛加重，其他症状区域会发生什么？

■ 伴或不伴疼痛时，是否会避免使用腕部？

症状的行为

加重因素

因为手在日常生活中具有重要功能，所以患者通常主诉有显著的功能受限，尤其是优势侧手受累时。对每个有症状的区域，询问患者什么运动/姿势可以加重症状，是能够维持运动或者特定姿势还是必须中止或改变姿势（严重性）。当改变姿势或者停止运动时，需要多少时间才能缓解（激惹性）。严重性及激惹性的阐述见第2章。

临床医生需要对症状如何影响功能做出临床推理。例如，腕关节伸展为手部功能提供稳定和紧密位置，优化长屈肌肌腱（外）的长度及强度。腕部伸直范围（20°~30°）减小可影响抓握。前臂旋前及旋后功能的受损可限制手部活动，如开门、

写字、拧钥匙开锁。手部的承重活动（如打字）可能通过挤压腕管增加正中神经敏感性。拇指的内收、外展及其余手指的屈曲/伸直受限可影响手部所有的功能。寒冷不耐受常发生在神经损伤/截断之后，导致寒冷天气时疼痛和血管变化（Novak和McCabe，2005）。

每一个诱发活动的详细信息均可帮助提炼可能有病变的结构、严重性、易激惹性和症状间的关系。最明显的功能受限可用星号（*）进行突出显示，并在体格检查中进行检查，在随后的治疗中重新评估以评价治疗干预的效果。

缓解因素

对于每一个有症状的区域，临床医生需要询问何种运动或者姿势可缓解患者的症状、需要多久才可缓解、是否能完全缓解，以及在该症状缓解后其他症状如何变化。这些问题有助于确认症状之间的关系及症状的激惹性。例如，腕关节的关节源性疼痛可以通过半屈关节且不进行紧密包裹来缓解，而来源于神经组织的症状可通过放松颈部和上肢，如颈部同侧侧屈弯曲或者肩胛带抬高来缓解。

通过使用临床推理技能，临床医生可以综合分析从加重因素和缓解因素中获得的信息来形成可能的病变结构的假设。这些信息可用于聚焦体格检查、提供明智的关于如何修正任务的原始建议以及帮助明确治疗目标。如果患者的症状不符合肌肉骨骼表现，临床医生需警惕其他炎症疾病的可能。

症状的24小时行为

临床医生通过询问关于夜间、早晨和晚间症状的情况来确定症状的24小时变化。

夜间症状。确定夜间症状表现的推荐问题详见第2章。伴神经源性症状［如腕管综合征（CST）］的患者，常诉症状在夜间加重。睡眠期间，患者的血压下降，神经组织更容易缺血（Bland，2000）。

早晨和晚间的症状。临床医生通过一天开始、白天、一天结束的情况来确定症状模式。手部OA的患者可能有晨僵，活动后好转，然而肌腱病患者或神经组织敏感的患者主诉随着重复动作增加或一天内负荷增多，症状增多。

既往史/家族史

详细的就医史和家族史对确定体格检查和（或）治疗的某些注意事项或禁忌证是有必要的（参见表2.4）。既往就医史的细节，如重大或长期慢性疾病、与患者疾病有关的事故或手术，可从患者和（或）医疗记录中获得。既往史的详细信息可解释当前症状的发展，如鞭伤史可能与神经敏化引起的远端症状有关。

特殊问题

正如第2章所述，临床医生必须识别适合保守治疗的疾病和需转诊至专科医师的其他系统性、肿瘤性和非肌肉骨骼疾病。

所有特殊问题的完整信息见第2章。该区域相关问题的信息可帮助理解腕部和手部症状的可能病因。

一般情况

患者是否感觉良好？患者是否有不适、疲劳、发热、恶心、焦虑或抑郁？这可为临床医生提供患者健康状态的全面观，如患者是否吸烟、运动量如何，因而促进对可能预后的临床推断。

严重的病理改变

患者是否患有严重疾病，如癌症、人类免疫缺陷病毒或者结核。腕部及手部恶性肿瘤非常少见。尽管手部是骨关节结核好发部位，但一旦怀疑，还是需要明确是否有暴露史（Agarwal等，2005）。

炎性关节炎

患者（或其家族中的成员）是否患过RA或强直性脊柱炎？RA通常最先累及手部的小关节（Schnitzler，2005）。

甲状腺疾病

患者是否有甲状腺疾病史？甲状腺功能障碍与累及手部的肌肉骨骼疾病的高发生率有关，如Dupuytren挛缩、扳机指和CTS（Cakir等，2003）。

Dupuytren病

患者或者其家属是否曾被诊断为Dupuytren病？证据表明，有阳性家族史的患者有较高患病风险。其他因素如饮酒、吸烟、糖尿病、癫痫、高胆固醇血症对患病也有影响，但目前暂无明确因果关系。

骨质疏松症

患者是否曾被诊断为骨质疏松症或者有频繁骨折史？桡骨远端骨折与较高的髋部骨折风险有关（Court-Brown和Caesar，2006）。如果怀疑有骨质疏松症，应对体格检查的强度进行调整。

糖尿病

证据表明糖尿病患者合并CTS、屈肌腱炎及Dupuytren病的概率更高，这与糖尿病病程及胰岛素依赖性有关（Ballantyne和Hooper，2004）。由于血管病变，糖尿病患者组织修复延迟（Gaston和Simpson，2007），这与预后及体格检查的强度明显相关，如伴或不伴糖尿病的患者骨折后的预后对比。糖尿病性神经病累及手部时可表现为手套样分布的温度觉减退，因此患者可能因感觉减退而烫伤皮肤（Kalk，2005）。

放射学和医学影像

患者近期是否接受过X线检查和其他影像学检查？X线通常用于筛查或检查手部或关节骨折与脱位，病初X线不太容易发现舟骨骨折，指南建议对于可疑舟骨骨折，应在受伤后10天再次进行X线检查（Baldassarre和Hughes，2013）。磁共振成像或骨扫描可以发现细微的骨折、TFCC的撕裂及舟月骨不稳定。超声最适宜用于检查肌腱、腱滑轮和腱鞘囊肿。需注意的是影像学发现和患者症状不一定有明确关系，因此，全面地了解病史及进行细致的体格检查非常重要。当怀疑类风湿关节炎等全身性炎症疾病时，其他的检查，如抽血检验也是有必要的。这些辅助检查的结果可以帮助发现疼痛的原因，指导康复及提示预后。

药物史

患者正在持续服用哪些药物？是因为当前疾病还是其他原因服药？是否有效？使用了抗凝药物或类固醇提示在体格检查中应保持警惕。

现病史

对于每一个症状区域，临床医生都应询问症状出现的时间、是急性还是慢性起病、是否存在已知的可以诱发症状出现的病因，如摔倒。临床医生询问患者为什么以及如何摔倒，以明确可能损伤的结构。例如，摔倒时手臂前伸、手掌着地可能导致桡骨/尺骨远端骨折（尤其常见于老年人）或舟状骨骨折、韧带损伤（常见于较为年轻的患者），或肘部动力链、肩部或颈椎的损伤。损伤是被刀或玻璃划伤引起的吗？损伤是自己造成的吗？这些问题的答案可帮助临床医生考虑患者是否需心理治疗。如果起病缓慢，症状的发生发展是否与患者生活方式的改变有关，如新工作或休闲活动或体育运动的改变？是否存在可能影响预后的正在进行的法律诉讼？

这是第一次发作还是曾有腕部和手部疾病发作史？如果曾有发作史，发作了多少次？什么时候？什么原因？每次发作持续多长时间？发作间期，患者是否完全恢复？如果既往无发作，患者是否有颈椎、胸椎、肩部、肘部、腕部、手部和其他相关区域僵硬的症状发作？姿势保持过久或重复运动可引起组织受损（Caldwell 和 Khoo-Summers，2010）。

为了确认症状间的关系，临床医生应询问当一个症状出现时，其他症状会如何。确认症状如何随着时间发展或改变能协助临床医生进行临床分期，这将提示预后。

此外，临床医生需要询问迄今为止患者是否接受治疗、接受了什么治疗以及是否有效。患者被嘱咐过什么以及被谁嘱咐的？患者认为自己患有什么疾病？了解患者的经历可帮助临床医生了解患者的背景。理解并调整对于当前症状的看法可使治疗管理适应和满足每个患者的需求。

体格检查计划

在检查结束时，与患者简要确认临床医生对其主诉的了解，并让患者有机会补充其至今可能未提及的任何内容，这是很有用的。应解释体检的目的和计划并征得患者同意。

来自主观检查的信息有助于临床医生确定最初的原始假设和备择假设。体格检查计划表可以帮助指导临床医生在提出这些初始假设和检查时进行推理（参见图2.9）。

为了便于参考，我们将重要的主观发现用星号（*）标记，特别是有一个或多个功能限制的区域时。这些标记区域可在随后治疗阶段再次被检查以评估治疗效果。

主观检查结束后，临床医生可考虑如下内容来帮助诊断：

■ 是否存在需要进一步检查的体格检查的注意事项和（或）禁忌证，如神经受累、近期骨折、外伤、类风湿疾病、服用类固醇或抗惊厥药和炎症？某些疾病禁忌进行进一步检查和治疗，如双侧脊髓压迫症状。

■ 基于主观检查，临床医生应推断哪个结构最可能有病变，以形成原始假设和可能的选择。考虑症状区域之下的关节源性、肌源性和神经源性结构和可放射至腕部和手部的结构是有帮助的。例如，拇指的疼痛可来自颈椎、胸椎或肘部，也可能是 OA 引起的 CMC 关节局部疼痛，或来源于 ABPL 或 EPB，如 de Quervain 病，或者是桡神经背侧支敏化所致。使用临床推断技巧，临床医生需优化和明确在第一次就诊时"必须"检查的内容以及在随后就诊随访中"应该"或"可以"检查的内容。

■ 其他应该检查的促进因素包括姿势和相关的功能性活动，如抓握。

■ 如何评估每一个症状区域的严重性和激惹性（参见第2章）？如果严重性很高，体格检查应限制在不会再现症状之内。对激惹性高的患者，体格检查应限制在避免加重症状，焦点应转换到缓解患者的症状而不是诱发症状。患者会要求在检查间隙休息以避免症状加重。或者，对于症状严重性和激惹性较低的患者，体格检查需要更具探索性，有可能需要施压、反复运动和联合运动以使症状再现。

诱发患者症状的最主要的疼痛机制是什么？这个信息如何影响对问题的理解和随后的决策？主动的"输入机制"（感觉通路）是什么？例如，与打字时的持续性腕部和手部姿势相关的疼痛可能提示缺血性疼痛。"加工机制"是什么？患者如何理解这些症状？患者担心吗？其是否表现出"灾难化"体征？患者反应角度的"输出机制"是什么？患者是否改变了行为？例如，患者是否停止工作或在工作时修正活动？这些改变是适应性反应还是不适反应？这些信息可指导临床医生的交流方式并促进与患者之间"以人为本"的交流。患者的接受和主动参与治疗的意愿取决于其看法以及后续对其症状的行为反应。如果患者表现出恐惧回避行为，那么临床医生的理解、解释和疾病教育对实现成功结局至关重要。

体格检查

主观检查中获得的信息可帮助临床医生合理地计划体格检查。严重性、激惹性、持续的疼痛机制和原始工作假设以及备择假设是影响体格检查顺序和优先性的主要因素。

为便于参考，每一个诱发或缓解患者症状的重要的体格检查都用星号（*）在患者笔记中加以强调。

以下描述的体格检查的顺序和细节需适合于被检查的患者。临床医生可根据所选择的检查进行临床推断以证实或推翻假设（原始或备择）。选择检查时也应考虑可靠性、敏感性和特异性（参见第3章），以便更好地解读结果。需理解本章中描述的检查技能只是许多检查手段中的一部分，所选择的检查都是临床上最有用的并且在文献中有证据等级提示。

观察

非正式观察

通过主观检查，临床医生观察患者对腕部和手的外观的反应，以及活动肢体的能力和意愿。

正式观察

姿势观察。患者脱去衣物，以便医生能观察患者的体位下脊柱、肩胛骨、肩部、肘部、手腕和手的骨性和软组织的轮廓。例如，坐位时，症状和使用电脑有关（Caldwell 和 Khoo-Summers，2010），当手处于放松姿势时，手指自然地弯向舟状结节（Magee，2014）。

肌肉形态观察。临床医生需检查患者肌肉量及紧张度，并注意左、右对比。需记住的是，优势手以及身体活动的水平和频率也可导致双侧肌肉量的差异。检查失用的特定肌肉，如尺神经支配的第一骨间背侧肌或正中神经支配的拇对掌肌，其可提示周围神经受损。

软组织观察。临床医生应观察患者皮肤的褶皱情况、颜色有无异常、有无肿胀、手部毛发的生长情况、指甲是否易碎、甲床是否感染、手掌潮湿还是干燥、皮肤是否有光泽、是否有瘢痕和骨骼畸形，从而为接下来的检查提供线索。上述改变提示有周围神经损伤、周围血管疾病、糖尿病、雷诺病和 CRPS1（Magee，2014）。

腕部和手部排列异常导致运动模式不良，通常会影响功能。常见的畸形包括以下几种。

■ 手指和拇指的钮扣状畸形：近指间关节（PIPJ）屈曲，远指间关节（DIPJ）过伸（图11.2）。创伤或 RA 后，伸肌肌腱中央腱束受损，侧腱束向掌侧移位，导致 PIPJ 屈曲（Eddington，1993）。

■ Bouchard 结节是 PIPJ 背侧钙化所致，提示 OA。

■ 爪形手：小指和环指的 MCPJ 过伸，并在指间关节屈曲。此种情况常见于尺神经麻痹。

■ 杵状指：指甲下方软组织增生，提示呼吸系统或心血管系统疾病。

■ 掌腱膜 Dupuytren 挛缩引起 MCPJ 和 PIPJ 的固定屈曲畸形，常累及环指或小指，常见于 50~70 岁男性。

■ Heberden 结节是 DIPJ 背侧钙化所致，提示 OA。

■ 槌状指：外伤所致的 DIPJ 末端伸肌肌腱断裂，引起远节指骨屈曲。

■ 手指天鹅颈畸形：掌板损伤或内源性肌肉挛缩所致的 PIPJ 过伸，MCPJ 和 DIPJ 屈曲（图11.3）（Eckhaus，1993）。

■ 与 RA 有关的尺骨漂移导致腕骨向尺骨移位，因掌指韧带无力，手指偏向尺侧，导致指伸肌的弓弦现象。

■ 拇指"Z"字畸形，由 CMC 关节屈曲和深斜前韧带无力所致，导致 MCPJ 过

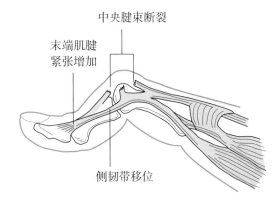

图11.2　钮扣状畸形。（*From Edidington 1993, with permission.*）

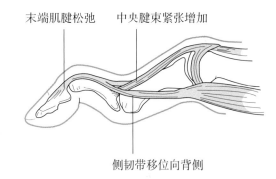

图11.3　天鹅颈畸形。（*From Eckhaus 1993, with permission.*）

伸和指间关节交互屈曲。没有约束的 ABPL 进一步将拇指拉向内收位，即 CMC 关节的 OA 相关的畸形模式（Batra 和 Kanvinde，2007）。

功能试验

一些功能试验在主观检查中的一般观察及体格检查中已经进行。例如，在主观检查中采用的姿势及体格检查前脱衣的容易度或困难度。在体格检查早期可进行进一步的功能试验。从主观检查中可获得合适的功能试验线索，特别是加重因素。手的功能试验非常重要，包括执行不同力量

和准确抓握的能力，以及更为普通的活动，如系纽扣、系鞋带、开罐和写字。对这些试验的完成情况进行分析可指导进一步检查，以识别何种生理活动受累。

常见的灵活度试验也可以用来评估和测量结果，如Purdue钉板测验（Blair等，1987）、九孔柱试验（Totten和Flinn-Wagner，1992）和明尼苏达操作速度测试（Totten和Flinn-Wagner，1992）。

主动生理运动

前臂、腕部和手部主动的生理运动见表11.1。

有许多模型可用来明确腕部复合体的动力学（Neumann，2010）。旋前和旋后以上/下桡尺关节为中心，但也有桡腕关节部分参与（Magee，2014）。对伸腕而言，桡腕关节和腕中关节参与的贡献比为6∶4，屈腕则相反。桡偏和尺偏需桡关节和腕中关节共同参与。由于第1 CMC关节的鞍状关节和拇指与手掌呈90°，因此其运动的术语不同于手的其他部分。拇指屈曲和伸直与手掌内收和手掌外展90°平行发生（图11.4）。

了解腕部和手部复合体的生物机械力学可协助对主观生理运动的结果进行临床推断以及进一步协助集中于测试。

运动可在患者仰卧或坐位下进行，并左、右对比。前部和腕部的活动范围可用测角器衡量。而对于手指屈曲的范围，使用特殊的手指测角器或从手指屈曲尖端测量至手掌褶纹更为容易。进行何种主动运动检查的选择取决于患者主诉的加重因素和缓解因素以及功能试验的观察结果。例如，如果患者抓握困难，那么应检查伸腕和桡偏。对于每一个主动生理运动，临床

表11.1　主动生理运动

前臂旋前

前臂旋后

伸腕

屈腕

桡偏

尺偏

拇指腕掌和掌指关节：
- 屈曲
- 伸直
- 外展
- 内收
- 对掌

远端掌骨间关节：
- 水平屈曲
- 水平伸直

掌指关节（手指）：
- 屈曲
- 伸直
- 内收
- 外展

近端和远端指间关节：
- 屈曲
- 伸直

可能的生理运动修正

重复

速度改变

联合运动和顺序

施加挤压或分离

持续

损伤性运动

鉴别试验

功能运动

识别生理运动的修正对患者体征和症状的影响

重新评估所有的＊标记项目

必要时筛查可能放射至该区域的近端和远端部分

颈椎

胸椎

肩部

腕部和手部

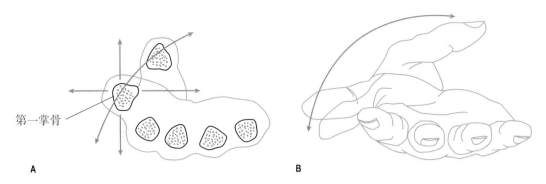

第一掌骨

图 11.4　拇指腕掌关节的运动。(A)箭头表示多个运动平面发生在拇指的腕掌关节。手掌在冠状面上绕前后轴弯曲/伸展。在矢状面上围绕内/外轴从手掌向外外展/内收。(B)箭头表示拇指从复位到相反位置的运动。复位是指在同一平面内，将处于正常解剖位的第二掌骨通过屈曲和内旋伸展和外展至完全相反的位置。(*From Fess & Philips 1987, with permission*)

医生均需注意以下几点：

- 患者运动的意愿。
- 患者所能运动的范围。
- 运动的质量，如协调性、肌肉激活模式。
- 运动范围内的疼痛表现。

临床医生在患者休息时及运动前应明确其症状，并修正/纠正任何运动偏差以临床推断其与患者症状的相关性。

症状修正

主动运动的修正可协助鉴别症状的来源(Hengeveld 等，2014)。例如，对于旋前引起患者的腕部症状而言，鉴别下桡尺关节和桡腕关节在改进症状来源的工作假设中十分有用。患者主动移动前臂，直至旋前到产生症状的地方。临床医生对桡骨和尺骨施加被动的旋前作用力，如果症状来源于下桡尺关节，则疼痛会加重。下桡尺关节保持旋前，同时在舟状骨和月状骨周围施加一旋前作用力。如果症状来源于桡腕关节，则疼痛会加重。舟状骨和月状骨的旋前作用力可能会减轻症状（图 11.5）。

运动动员(Hing 等，2015)是在主动或被动运动中对关节施加持续的辅助滑动。运动动员可作为一项有用的诊断工具。例如，研究前臂旋前和旋后的特异性工具，嘱患者主动旋后或旋前前臂，与此同时，临床医生对腕部尺骨远端施加一持续的向前或向后作用力。图 11.6 描述了患者主动旋后时对尺骨远端施加一后前方向作用力。无痛范围扩大或主动旋后或旋前时疼痛减轻是阳性的检查结果，提示存在力学关节问题。可将上述检查作为一项微治疗，以确认患者症状来源于关节。

图 11.7 展示了主动运动施加压力的操作方法，该方法可被用来畅通关节。

有必要检查颈椎、胸椎、肩部和肘部以明确其与患者症状的相关性，它们可能是患者的症状来源，或是症状的促进因素（参见相关章节）。

被动生理运动

所有的主动运动都可以在被动的情况下进行检查。临床医生可感受受限制的范围和（或）症状的再现，评价关节的终末感觉。对于腕部和手部，临床医生需要仔

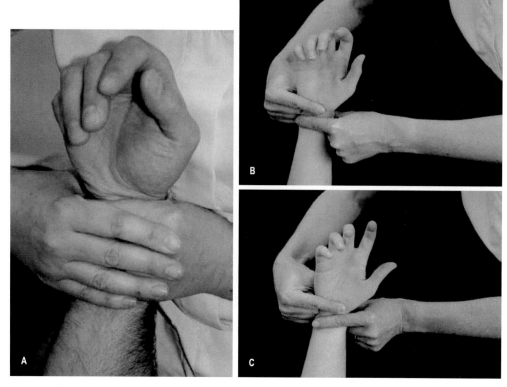

图 11.5 鉴别上/下桡尺关节与桡腕关节和腕骨间关节。患者前臂旋后至症状产生。然后，临床医生：（A）对桡骨和尺骨施加一个旋后作用力；（B）松开桡骨和尺骨，在掌骨近端周围施加一个旋后的作用力以影响桡腕关节；（C）维持桡骨和尺骨旋后，对掌骨近端施加一旋前的作用力。临床医生确认每一次施力对症状的影响。在症状水平施加旋后作用力时，预估症状加重；单个骨骼辅助运动的进一步检查可识别有症状的关节。

细考虑起始位置以确认腕部的长屈肌和伸肌情况，例如，为检查腕部伸直的范围，应将手指屈曲。

关节完整性检查

在腕部，韧带不稳定常与月状骨在舟状骨背伸不稳定（DISI）的情况下向背侧延伸，或月状骨在三角骨掌屈不稳定（VISI）的情况下向掌侧旋转一起发生。如果患者有持续的创伤、诉"当啷"声或无力或范围增加/被动运动症状增加或触诊时特定韧带触痛，则提示不稳定。应当注意的是，当单独用来诊断不稳定性时，此处描述的

完整性检查不一定足够准确（Prosser 等，2011；Valdes 和 LaStayo，2013）。因常规的影像学检查可能无异常，故可使用 MRI 来检查关节不稳定性（Taleisnik，1988；Trail 等，2007）。

Watson（舟状骨移动）试验

为了检查背伸不稳定（DISI），临床医生可对舟状骨远极施加一向后的滑动，同时被动移动腕部，使其从偏向尺侧和轻微伸直的位置移动到偏向桡侧和轻微屈曲的位置（图 11.8）。如果舟状骨后半脱位，当桡骨背侧缘发出"当啷"声且患者症状

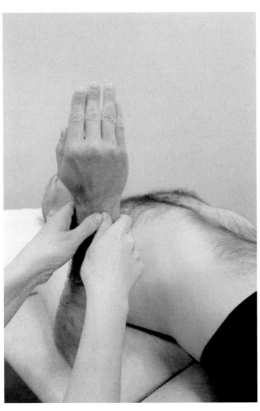

图11.6 旋后的运动动员。对尺骨施加一后前作用力，同时患者主动旋后。

再现时，提示舟状骨不稳定（Watson等，1988）。解读试验结果时应小心，因为在正常的腕部也可能发出无痛的"当啷"声（Easterling和Wolfe，1994）。该试验检查不稳定性时有中等准确性（Prosser等，2011）。

腕骨移动试验

使患者的腕部处于中立位、前臂旋前，对头状骨远端部分施加手掌的力量，使其腕部轴向负重并偏向尺侧。如果发出伴疼痛的"当啷"声，则试验结果为阳性，提示弓状韧带断裂以及该手法操作可再现患者的症状（Prosser等，2011；Valdes和LaStayo，2013）。一些研究表明该试验

的敏感性为64%，特异性为45%（LaStayo和Howell，1995；Prosser等，2011）。

月三角冲击（Reagan）试验

此试验用于检查月状骨和三角骨之间关节的不稳定性，该情况是由于月三角韧带（VISI）完整性丧失。过度的运动、捻发音或月状骨在三角骨上前和后滑动时出现疼痛，提示试验结果为阳性（Magee，2014）。该试验明确稳健性的证据有限，但这种损伤常与TFCC撕裂有关（Hattam和Smeatham，2010）。

三角纤维软骨复合体负荷试验

TFCC是一个下桡尺关节的复杂固定结构，容易撕裂或发生退行性变。这种负荷-承重试验类似膝关节半月板试验（图11.9）。患者的前臂被固定，临床医生则将其手放在患者掌心，类似于握手。对患者的手施加一轴向压迫负荷和尺侧偏移（Hattam和Smeatham，2010）。局部疼痛、恐惧和（或）"咔嗒"声提示试验结果为阳性。阳性结果结合旋前、尺侧偏向及抓握疼痛史，与捻发音和TFCC压痛一起，更能提示TFCC病变的可能（Bulstrode等，2002）。

拇指和手指关节的韧带不稳定试验

对关节施加内翻或外翻作用力后运动过度提示侧副韧带松弛。为检查拇指的尺侧副韧带，应在MCPJ伸直时进行检查。当存在不完全的断裂时，外翻应力试验提示轻微或无不稳定（比非受伤侧拇指松弛<30°或<15°）。尺侧副韧带完全断裂和存在附副韧带时，MCPJ伸直下的外翻应力试验提示终末感消失或显著的松弛——比非受伤侧拇指松弛30°以上或15°以上

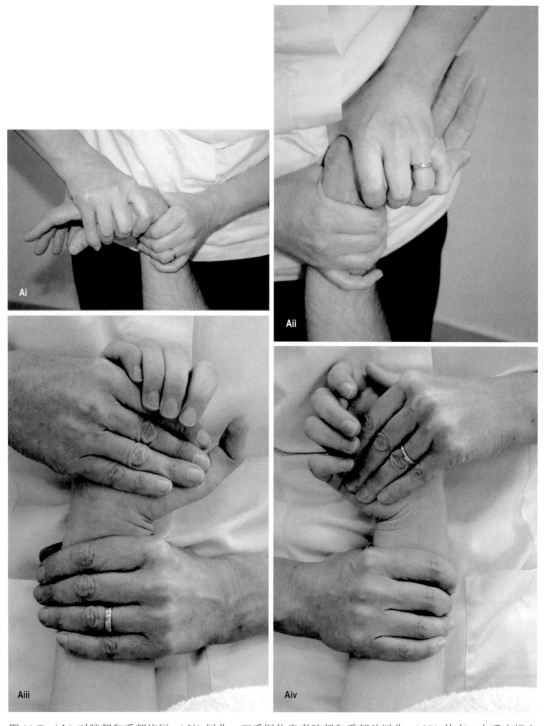

图11.7 （A）对腕部和手部施压。（Ai）屈曲。双手握住患者腕部和手部并屈曲。（Aii）伸直。右手支撑患者的前臂，左手握住患者腕部并伸直。（Aiii）桡偏。左手支撑腕关节近端，右手握住患者腕部并向桡侧偏斜。（Aiv）尺偏。右手支撑腕关节近端，左手握住患者腕部并向尺侧偏斜。（待续）

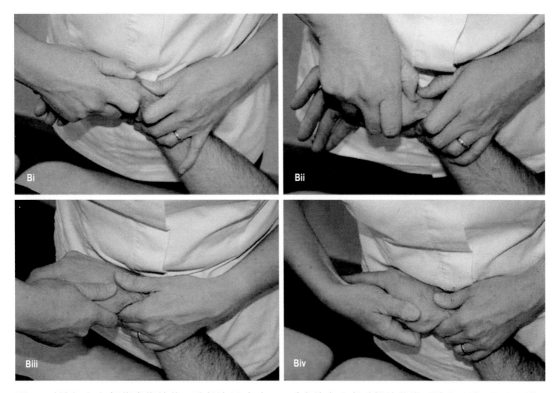

图11.7(续)（B）拇指掌指关节。进行该运动时，双手应放在患者手部关节线近端和远端。（Bi）屈曲。左手支撑患者大多角骨，右手使其第1掌骨屈曲。（Bii）伸直。左手支撑患者大多角骨，右手使第1掌骨伸直。（Biii）外展和内收。左手支撑患者大多角骨，右手使其第1掌骨外展和内收。（Biv）对掌。右手支撑患者大多角骨，左手使其第1掌骨对掌。（待续）

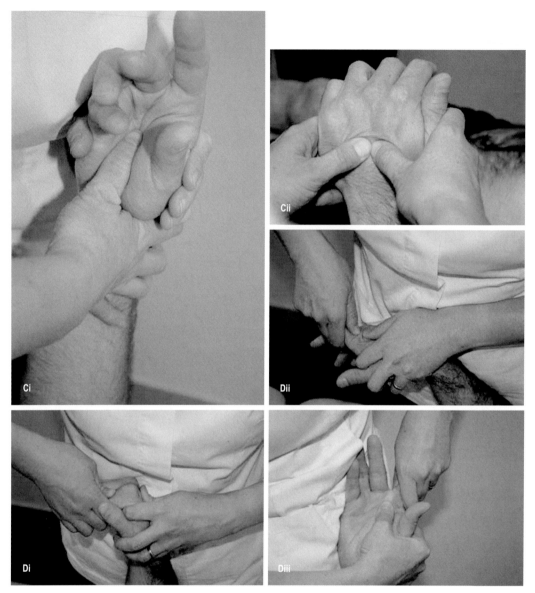

图11.7（续）（C）远端掌间关节。（Ci）水平屈曲。右手拇指放在患者手掌中心掌骨头水平，左手呈杯状，围绕掌骨头背侧，并使其水平屈曲。（Cii）水平伸直。双手拇指放在患者手掌背侧掌骨头水平。双手手指环绕其手前面，将其掌骨头拉至水平伸直位。（D）掌指关节。（Di）屈曲。左手支撑患者掌骨，右手使其近端指节屈曲。（Dii）伸直。右手支撑患者掌骨，左手使其近端指节伸直。（Diii）外展和内收。右手支撑患者掌骨，左手使其近端指节外展，如图所示。（待续）

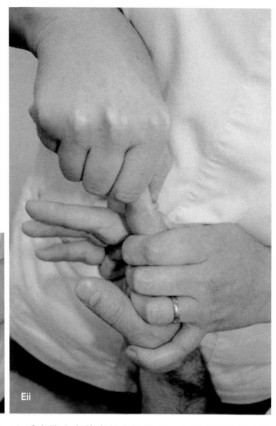

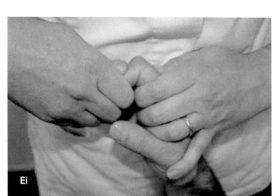

图 11.7（续）（E）近端和远端指间关节。（Ei）屈曲。左手支撑患者伸直的掌指关节，右手使其近端指间关节屈曲。（Eii）伸直。左手支撑患者伸直的掌指关节，右手使其近端指间关节伸直。

（Tang，2011）。

轴向压迫试验（Grind 试验）

CMC 关节的 OA 是手部退行性关节病变最常见的部位，以紧握时疼痛剧烈为特征，根据影像分类，其诊断可分为 I ~ IV 期（Eaton 和 Glickel，1987）。

临床医生一手固定患者手的桡侧，另一手握住第一掌骨干，向掌骨干施加旋转轴向负荷。如果产生疼痛，则试验结果为阳性。这是一种激发试验，因此需要小心进行（Hattam 和 Smeatham，2010）（图 11.10）。

肌肉检查

肌肉检查包括肌肉力量、肌肉长度、等长肌肉检查和一些其他肌肉检查。基于患者的主观检查以及姿势和运动观察进行临床推理和选择（Kendall 等，2010；Hislop 等，2013）。肌肉检查的细节见第 3 章。

肌肉力量

对下列肌群进行肌肉力量的检查。

- 肘部：屈肌和伸肌。
- 前臂：旋前和旋后肌。
- 腕关节：屈肌、伸肌、桡侧偏肌、尺侧偏肌。

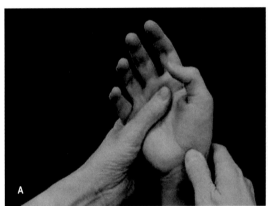
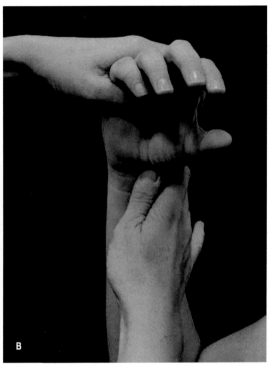

图11.8 （A，B）Watson(舟状骨移动）试验。对舟状骨施加向后滑动的作用力，同时移动腕部使其从偏向尺侧和轻微伸直的位置移动到偏向桡侧和轻微屈曲的位置。

■ 大鱼际：屈肌、伸肌、内收肌、外展肌和对掌肌。

■ 小鱼际：屈肌、伸肌、内收肌、外展肌和对掌肌。

■ 手指：屈肌、伸肌、外展肌和内收肌。

可使用测力计衡量握力，提供基线值，并以此来评估进展。比较左、右两侧，但因优势手不同可能会有一些需要加以考虑的差异。握力的范围也可使用握力计进行衡量（Magee，2014）。

肌肉长度

肌腱固定。为了检查屈腕时外附屈肌和伸肌长度的正常平衡，应使患者拇指和手指伸直；伸腕时，手指朝手掌屈曲，拇指对向示指（Neumann，2010）。

内在肌紧张。为检查内在肌紧张，应使患者MCPJ保持伸直，与此同时，临床医生被动屈曲指间关节。在MCP屈曲时重复该试验，如果在此位置，患者指间完全屈曲，则提示限制是内在肌引起。如果范围受限保持不变，则提示限制可能是关节囊性的。

外附肌紧张。临床医生比较患者腕部中立位时和MCPJ屈曲位时被动PIPJ运动的范围，然后与MCPJ伸直位进行比较。如果MCP伸直时PIPJ能被动屈曲，而MCPJ屈曲时PIPJ无法被动屈曲，提示外附肌紧张。相反，外附肌紧张发生于MCPJ屈曲时PIPJ的伸直范围比MCPJ伸直时更大。

临床以上也可检查其他肌肉的长度

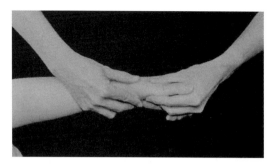

图11.10 轴向压迫试验（Grind试验）。临床医生一手固定患者手的桡侧，另一手握住其第一掌骨干，向掌骨干施加旋转轴向负荷。如果患者出现疼痛，则试验结果为阳性。这是一种激发试验，因此需要小心进行。

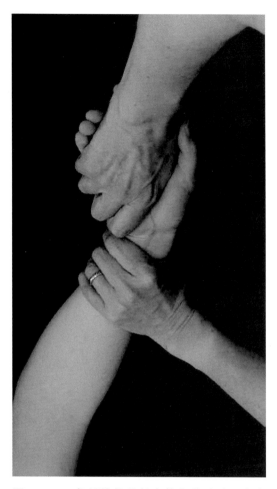

图11.9 三角纤维软骨复合体负荷试验。患者的前臂被固定，临床医生将手放在患者掌心，类似握手，对患者的手施加一轴向压迫负荷和尺侧偏移。

（Kendall等，2010；Hislop等，2013）。肌肉长度检查的描述见第3章。

等长肌肉检查

在不同的生理范围内检查患者前臂旋前和旋后、屈腕、伸腕、桡侧和尺侧偏斜、手指和拇指屈曲和伸直、外展和内收以及拇指对掌时的情况，这取决于激发活动的主观线索。临床医生应观察患者肌肉维持体位时的收缩质量，从而确定位置、替代策略选择以及患者症状能否再现。

触诊肌肉以了解触发点（参见第2章）。

其他肌肉/肌腱检查

de Quervain病试验。 de Quervain病是一种第一背间室的ABPL和EPB肌腱的狭窄性腱鞘炎，通常表现为与抓取活动相关的尺骨茎突顶端疼痛。然而，常见的用于评估de Quervain病的两种试验存在一些争议（Goubau等，2014）。对于Eichhoff试验（常被错误地称为Finkelstein试验），要求患者用拇指抵住手掌，握紧拳头，同时临床医生被动地将其手腕转向尺侧（Goubau等，2014）。此试验与正常腕部的假阳性有关。Finkelstein试验是一种被动试验，患者的拇指在手掌上屈曲，临床医生用一只手固定下前臂，然后轻轻将其腕部被动地偏向尺侧（图11.11）（Elliott，1992）。

这种被动试验在对局部关节结构施压的同时也增加了第一间室的肌腱负荷，这一观点尚有争议（Magee，2014）。描述和应用的差异可能导致这些试验在文献中无法得到支持（Valdes和LaStayo，2013）。其

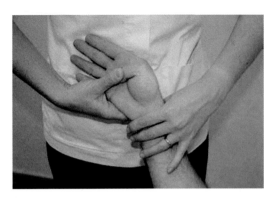

图11.11　Finkelstein试验。患者屈曲拇指，临床医生指导患者的腕部被动向尺侧偏斜。（按照Elliott 1992年的描述进行操作）

他试验正在开发中（Goubau等，2014），为了提高诊断的准确性，结合局部肿胀、抵抗拇指屈曲时的疼痛等体征的诊断标准已被提出（Batteson等，2008）。

毛衣指体征试验。 患者握拳时DIPJ屈曲消失为阳性结果，提示指深屈肌（FDP）肌腱断裂。最常累及环指（Magee，2014）。

指浅屈肌（FDS）试验。 临床医生使患者三指伸直，嘱患者主动屈曲其他手指的MCPJ、PIPJ。患者FDP固定时，DIPJ应该是连枷的。如果患者FDS不能活动，手指的DIPJ、PIPJ和MCPJ会明显屈曲，提示FDP活动。如果患者手指完全不屈曲，则两种屈肌都不会活动。应意识到一部分患者不会有小指FDS，因此该实验对此类患者手指无效（Townley等，2010）。

神经系统检查

神经系统检查包括神经完整性检查、感觉运动检查和其他神经检查。

神经系统完整性检查

牢记症状的起病、描述和分布，临床医生可根据临床推断进行神经检查。

皮节/周围神经。 用棉棒和大头针分别检查上肢的触觉和痛觉，具体描述见第3章。在创伤或挤压后，评估皮肤感觉很关键。了解神经根的皮肤分布（皮节）和周围神经［桡神经（C5~T1）、正中神经（C5~T1）和尺神经（C7~T1）］能使临床医生区分脊神经根、臂丛病变所致的感觉减退和周围神经病变所致的感觉减退。神经支配区域可能存在重叠，但受伤患者的区域之间是连续的：桡神经——靠近鼻烟窝尖端附近的手背侧；正中神经——示指尖端；尺神经——小指尖端（Magee，2014）。皮神经分布和皮节区域见第3章。

在患者手上放置物体可检查实体觉，记录仅仅通过触摸辨别物体所需的时间。两点辨别觉的详细检查可识别与正常值不同的变异（Magee，2014）。

肌节/周围神经。 检查以下肌节（更多细节见3章）。

- C5：肩外展。
- C6：屈肘。
- C7：伸肘。
- C8：伸拇指。
- T1：内收拇指。

了解神经根的肌肉支配（肌节）和周围神经的肌肉支配能使临床医生区分根性病变导致的运动丧失和周围神经病变引起的运动丧失。周围神经的分布见第3章。

反射检查

对前臂、腕部和手部不经常进行深腱反射检查。可检查以下部位的深腱反射（见第3章）。

- C5~C6：肱二头肌反射。
- C7：肱三头肌和肱桡肌反射。

Hoffmann反射，即上肢的Babinski等

位征，在怀疑上运动神经元病变时可进行此检查。临床医生"轻击"患者示指、中指和环指末端，阳性结果为患者其他手指远端指节屈曲（Magee，2014）。

神经动力学检查

可以进行上肢神经动力学检查（ULNT 1a、2b和3），以明确患者的手部及腕部症状在多大程度上与神经组织有关。该检查的详细描述见第3章。

其他神经检查

正中神经。正中神经可在腕部掌长肌内侧和腕桡侧屈肌外侧之间触及。

正中神经挤压征。该体征位于支持带的屈肌腱下，可导致CTS，其是最常见的周围神经压迫神经病（Clark等，2011）。骨折、肌腱炎和糖尿病可导致压迫；退行性和炎症性关节疾病也可导致压迫。由于体液潴留，CTS也常见于妊娠女性。典型症状包括烧灼痛、针刺、无力和夜痛，但目前没有被学界普遍接受的诊断标准。Valdes和LaStayo（2013）的一篇综述支持使用Tinel和Phalen试验，其认为联合使用时可提高检测CTS的可行性。

Tinel征（腕部）。患者的腕部处于中立位时，临床医生用叩诊锤敲其腕部腕管中点。正中神经分布区的感觉异常或麻木提示结果为阳性。该试验的特异性和敏感性不同（特异性55%~100%，敏感性38%~100%：Brüske等，2002；特异性30%，敏感性65%：El Miedany等，2008），因而该试验应与其他试验联合使用（Hattam和Smeatham，2010）。

Phalen屈腕试验。患者肘部充分伸展，前臂旋前，充分屈腕1分钟。正中神经分布区的感觉异常提示结果为阳性（Amirfeyz等，2005）。

改良腕关节压迫试验。将血压袖带缠于患者腕部并充气至100mmHg，持续30秒。可沿袖带下方正中神经放置一个长8cm，直径8cm的木制铅笔状物体，以在试验过程中向正中神经施加更直接的压力（Tekeoglu等，2007）。这是对Phalen试验的实用性补充，腕部的运动范围可能受限或引起疼痛（González-del Pino等，1997）。

尺神经。尺神经在腕部位置表浅，可在豆状骨和钩骨钩间的Guyon（豆状骨钩骨间的）管中触及。骨折或腱鞘囊肿或骑车或打字时的压迫可引起尺神经损伤（Baker等，2007）。

尺神经麻痹的Froment征。让患者用拇指和示指夹住纸片后，临床医生尝试抽出纸片。由于拇内收肌瘫痪（Froment征）和小指与环指的抓力，拇指的指间关节可出现明显屈曲，这是因为发生了骨间肌和蚓状肌瘫痪，外伸肌和屈肌无对抗活动则提示尺神经麻痹（Magee，2014）。

桡神经。桡神经可在腕部的解剖学鼻烟窝的桡神经末端触及（Butler，2000）。

循环和水肿检查

如果怀疑患者存在循环障碍，可在其腕部触摸桡动脉和尺动脉的搏动。

腕部桡动脉和尺动脉的Allen测试

临床医生在患者手腕上的桡动脉和尺动脉处施加压力，然后要求患者松开和握紧拳头数次，然后保持松开。通过依次放松患者桡动脉和尺动脉处的压力来测试检查每条动脉的开放性。在停止施压后，患者手掌会在5秒内充血（Magee，2014）。

"八字"测量

这种方法是测量手部肿胀的一种简单、可靠而有效的方法（Pellecchia，2003）。使患者的腕部/手位于中立位，在其尺骨茎突远端放置放一卷尺，沿着腕部掌面水平走行。卷尺呈对角跨过患者手背，横跨第5 MCPJ线，穿过MCPJ前面，然后穿过手背到达卷尺最开始的地方，用厘米记录测量结果。随后与其另一只手的测量结果进行比较（Magee，2014）。

触诊

触诊的程度取决于临床医生的临床推理和工作假设。扎实的解剖学知识和系统的触诊方法可以保证触诊的逻辑性和针对性。触诊结果可记录在人体图上（参见图2.3）和（或）触诊图上（参见图3.35）。临床医生需注意以下几点。

- 局部温度。
- 局部皮肤湿度增加。
- 注意水肿或渗出。
- 手掌/前面：触诊患者肌腱有无压痛和捻发音，包括腕桡侧屈肌、长屈肌、FDS、FDP、掌长肌、尺侧腕屈肌。检查尺动脉和桡动脉脉搏、掌筋膜有无增厚、大鱼际和小鱼际的张力/容积、屈横纹、手的纵弓和横弓。钩骨钩——豆状骨钩骨间管/Guyon管——可能是尺神经受压的部位。评估尺桡侧屈肌和尺骨茎突远端之间的间隙以了解有无TFCC撕裂和尺三角韧带

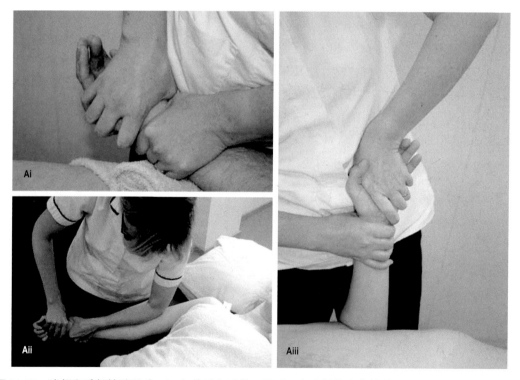

图11.12　腕部和手部辅助运动。（Ai）前后和后前。前后：左手握住患者桡骨和尺骨末端远端，右手在其近端腕骨水平握住其手部，然后用右手使患者的手前后滑动。（Aii）内侧和外侧横向。内侧：左手握住患者桡骨和尺骨远端，右手握住其腕骨近端，然后使患者的手向内侧滑动。（Aiii）头足向。右手握住患者桡骨和尺骨远端，左手通过手掌根部对其腕部施加一纵向的作用力。（待续）

撕裂。

■ 背部/后面：触诊桡骨茎突，在尺骨远端更为明显。在Colles骨折后，这种正常变异可能会消失，引起TFCC的过度负荷。触诊两侧鼻烟窝的ABPL和EPB/拇长伸肌，鼻烟窝底部的压痛提示舟状骨骨折、缺血性坏死或桡神经敏化。触诊伸肌腱，检查腕骨隆起的增加或减少——舟状骨（通过鼻烟窝或前结节）、月状骨、三角骨、豆状骨、大多角骨、小多角骨、头状骨（屈腕时位置倾斜）和钩骨。

辅助运动

腕部和手部的辅助运动见图11.12和表11.2，然而，没有必要进行所有的检查，选择应基于目前对体格检查结果的临床推理。症状位于何处？何种运动产生症状或受限？例如，如果伸腕受限，那么检查应集中于桡腕关节。可选择这些辅助运动以提炼临床医生的工作假设，以及进一步完善。例如，可使用Kaltenborn试验来更详细地研究腕骨间关节。Kaltenborn试验分为10个部分，然而没有必要进行所有的部分。例如，如果患者的症状集中在拇指周围，除CMC关节、PIPJ关节和指间辅助关节外，临床医生还可将检查集中于腕部和手部桡侧的检查，检查Kaltenborn试验的第1、第2、第5和第6部分（表11.3），以明确症状

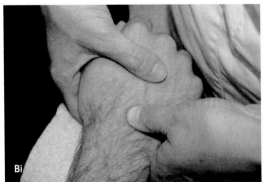
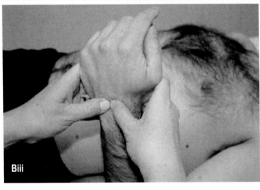
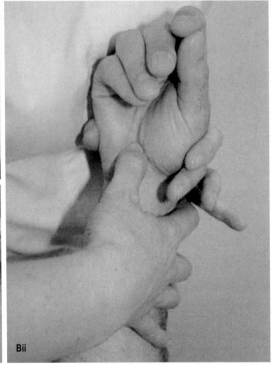

图11.12（续）（B）腕骨间关节。（Bi）前后和后前。对患者每一个腕骨的前面或后面施加拇指按压以分别产生前后或后前运动。此处展现的是对月状骨施加后前的作用力。（Bii）水平屈曲。右手拇指放在患者腕部前面中部，左手呈杯状围绕患者腕骨使其水平屈曲。（Biii）水平伸直。拇指放在患者腕部后面中部，手指围绕患者腕骨前面使其水平伸直。（待续）

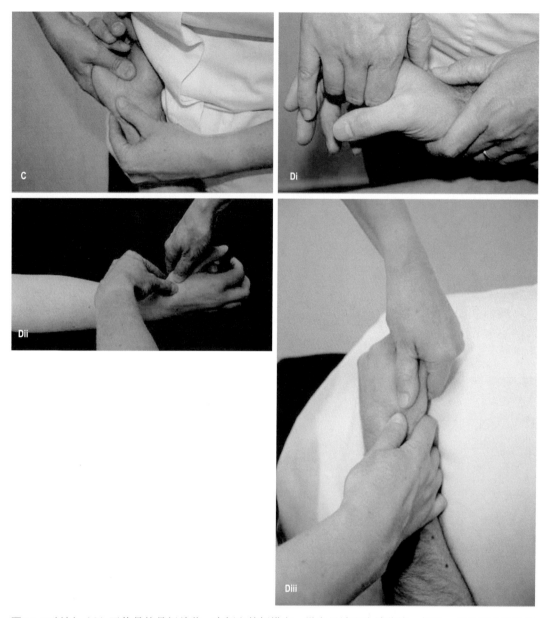

图11.12（续）（C）豆状骨钩骨间关节。内侧和外侧横向、纵向足端和头端收缩。如图，右手固定患者手部，左手握住其三角骨，并对其施加内侧横向和外侧横向的作用力。（D）腕掌关节。左手手指握住患者相关的腕骨远端，右手握住其掌骨末端近侧。（Di）前后和后前。后前：右手向前滑动患者掌骨。（Dii）前后和后前。左手向前和向后滑动患者拇指掌骨。（Diii）内旋和外旋。左手向内和向外旋转患者拇指掌骨。（待续）

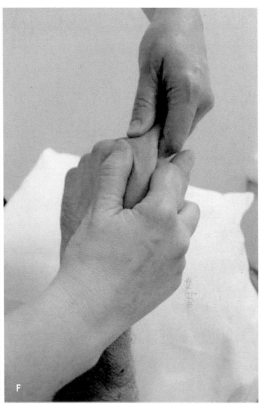

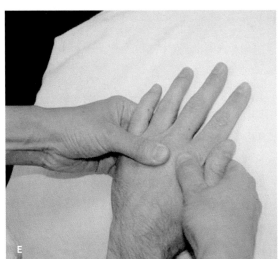

图11.12(续)（E）手指掌间关节近端和远端——前后和后前。双手的手指和拇指轻轻握住患者相邻掌骨头的前面和后面，施加一反方向的作用力，以前后滑动其掌骨头。（F）前后和后前。左手前后滑动患者近端指骨。

表 11.2　辅助运动

桡腕关节			**拇指**	
↕	前后		↕	前后
↕	后前		↕	后前
←→	内侧横向		←→	内侧横向
→→	外侧横向		→→	外侧横向
←→	纵向头端		←→	纵向头端
←→	纵向足端		←→	纵向足端
			⟳	旋内
腕骨间关节			⟲	旋外
↕	前后			
↕	后前		**近端和远端指间关节**	
↕↕	前后/后前滑动		↕	前后
HF	水平屈曲		↕	后前
HE	水平伸直		HF	水平屈曲
←→	纵向头端		HE	水平伸直
←→	纵向足端			
			手指和拇指的腕掌关节、近端和远端指节关节	
豆状骨钩骨间关节			↕	前后
←→	内侧横向		↕	后前
→→	外侧横向		←→	内侧横向
←→	纵向头端		→→	外侧横向
←→	纵向足端		←→	纵向头端
Dist	分离		←→	纵向足端
			⟳	旋内
腕掌关节			⟲	旋外
手指				
↕	前后			
↕	后前			
←→	内侧横向			
→→	外侧横向			
⟳	旋内			
⟲	旋外			

应用选择和上述关节的修正

关节的起始位置：

　施力的速度

　施力的方向

　施力的作用点

识别辅助运动对患者体征和症状的影响

重新评估所有的星号标记

必要时筛查可能放射至该区域的近端和远端部位

颈椎

胸椎

肩部

腕部和手部

表11.3　腕骨的十步运动试验（Kaltenborn，2002）

头状骨周围的运动
　1.固定头状骨，移动小多角骨
　2.固定头状骨，移动舟状骨
　3.固定头状骨，移动月状骨
　4.固定头状骨，移动钩骨

腕部桡侧的运动
　5.固定舟状骨，移动小多角骨和大多角骨

桡腕关节
　6.固定桡骨，移动舟状骨
　7.固定桡骨，移动月状骨
　8.固定尺骨，移动三角骨

腕部尺侧的运动
　9.固定三角骨，移动钩骨
　10.固定三角骨，移动豆状骨

的来源。尽管腕骨间运动很细微，但一项小规模的、比较了两位有经验的临床医生的判断的研究认为，Kaltenborn试验在识别活动过度和活动过少的关节方面在评分者间有较高的可靠性（Staes等，2009）。

可使用触诊图和运动图表记录结果（见第3章）。

在体格检查结束时，临床医生应重新评估所有的星号试验（可再现患者症状的运动或试验），以明确辅助运动对患者体征和症状的影响。如果患者的症状改善或活动范围增加，则为良好信号，提示患者的问题主要在于关节源性和机械性，患者可能对手法治疗有较好的反应。临床医生可用星号（*）突出强调体格检查中的重要发现，在随后就诊时、就诊过程中以及治疗中重新评估这些项目以评估治疗对患者疾病的影响。

检查完成

完成体格检查后，基于原始工作假设和备择假设，临床医生需收集并整理信息以评估和修正研究结果与预期结果的比较。在体格检查的全过程中，临床医生需修正和提炼假设分类（Adapted from Jones & Rivett，2004）。

■ 患者能做什么，不能做什么，症状如何影响患者生活？

■ 患者的意见是什么，对他们控制症状有无帮助？

■ 症状的机制是什么（包括解剖、生物机械学、损伤机制、疼痛机制、组织愈合阶段和病变组织）。是关节源性、肌源性还是神经源性？

■ 促进患者症状的身体障碍和相关的结构/组织来源是什么？

■ 患者的问题是否有其他可能影响起病和症状维持的促进因素？例如，环境、心理社会、行为、物理或遗传因素。

■ 有无治疗和管理的注意事项/禁忌证，包括症状的严重性和易激惹性以及患者疾病的潜在病因。

■ 初始的管理与治疗侧重于哪些方面？

■ 评估预后——可受多种因素影响，例如，疾病的阶段和损伤的程度以及患者的期望值、性格和生活方式。预后包括初步估计疾病改善的百分比、需要达到这一目标所需的治疗以及达到这一目标所需的时间。

在患者离开前，医生应该：

■ 解释体格检查的结果以及这些结果与主观评估的相关性，必要时提供一些初步建议。

■ 给患者足够的机会来讨论在检查过程中可能改变的想法和信念。

■ 修正患者的原始预期，通过与患者合作，确认一致的治疗策略，以实现共同的目标。

■ 提醒患者在检查后的24~48小时病情可能加重。

■ 嘱咐患者在下次就诊时在体格检查后说明症状行为的详细情况。

关于治疗和管理原则的指导，读者可以参考配套的教科书（Petty 和 Barnard，2017）。

参考文献

Agarwal, S., et al., 2005. Disseminated tuberculosis presenting with finger swelling in a patient with tuberculous osteomyelitis: a case report. Ann. Clin. Microbiol. Antimicrob. 4, 18.

Amirfeyz, R., et al., 2005. Hand elevation test for assessment of carpal tunnel syndrome. J. Hand Surg. Br. 30, 361–364.

Baker, N., et al., 2007. Kinematics of the fingers and hands during computer keyboard use. Clin. Biomech. (Bristol, Avon) 22, 34–43.

Baldassarre, R., Hughes, T., 2013. Investigating suspected scaphoid fractures. Br. Med. J, 346, 1370–1371.

Ballantyne, J.A., Hooper, G., 2004. The hand and diabetes. Curr. Orthop. 18, 118–125.

Batra, S., Kanvinde, R., 2007. Osteoarthritis of the thumb trapeziametacarpal joint. Curr. Orthop. 21, 135–144.

Batteson, R., et al., 2008. The de Quervain's screening tool; validity and reliability of a measure to support clinical diagnosis. Musculoseletal Care 6, 168–180.

Blair, S.J., et al., 1987. Evaluation of impairment of the upper extremity. Clin. Orthop. Relat. Res. 221,42–58.

Bland, J.D., 2000. The value of the history in the diagnosis of carpaltunnel syndrome. J. Hand Surg. Br. 25, 445–450.

Brüske, J., et aL, 2002. The usefulness of the Phalen test and the Hoffmann-Tinel sign in the diagnosis of carpal tunnel syndrome. Acta Orthop. Belg. 68, 141–145.

Bulstrode, C., et al., 2002. Oxford textbook of orthopaedics and trauma. Oxford University Press, Oxford.

Butler, D., 2000. The sensitive nervous system. Neuro Orthopaedic Institute, Adelaide.

Caldir, M., et al., 2003. Musculoseletal manifestations in patients with thyroid disease. Clin. Endocrinol. (Oxf) 59, 162–167.

Caldwell, C., Khoo-Summers, L., 2010. Movement system impairment syndromes of the wrist and hand. In: Sahnnann, S.A. (Ed.), Movement system impairment syndromes of the extremities, cervical and thoracic spines. Mosby, St Louis, MO, pp. 165–236.

Christodoulou, L., Bainbridge, L.C., 1999. Clinical diagnosis of triquetrolunate injuries. J. Hand Surg. Br. 24, 598.

Clark, D., et al., 2011. Often atypical? The distribution of sensory disturbance in carpal tunnel syndrome. Ann. R. Coll. Surg. Engl. 93, 470–473.

Court-Brown, C.M., Caesar, B., 2006. Epidemiology of adult fractures: a review injury. Int. J. Care Injured 37, 691–697.

Davis, D.I., Baratz, M., 2010. Soft tissue complications of distal radius fractures. Hand Clin. 26, 229–235.

Easterling, M.D., Wolfe, S.W., 1994. Scaphoid shift in the uninjured wrist. J. Hand Surg. Am. 19A, 604–606.

Eaton, R.G., Glickel, S.Z., 1987. Trapeziometacarpal osteoarthritis. Staging as a rationale for treatment. Hand Clin. 3, 455–471.

Eckhaus, D., 1993. Swan-neck deformity. In: Clark, G.L., et al. (Eds.), Hand rehabilitation, a practical guide. Churchill Livingstone, Edinburgh (Chapter 16).

Eddington, L.V., 1993. Boutonnière deformity. In: Clark, G.L., et al. (Eds.), Hand rehabilitation, a practical guide. Churchill Uvingstone, Edinburgh (Chapter 17).

Elliott, B.G., 1992. Finkelstein's test: a descriptive error that can produce a false positive. J. Hand

Surg. Am. 17B, 481–482.

El Miedany, Y., et al., 2008. Clinical diagnosis of carpal tunnel syndrome: old tests, new concepts. Joint Bone Spine 75, 451–457.

Fess, E., Philips, C., 1987. Hand splinting, principles and methods. C.V. Mosby, St Louis, MO.

Gaston, M.S., Simpson, A.H., 2007. Inhibition of fracture healing. J. Bone Joint Surg. Br. 89-B, 1553–1560.

González del Pino, J., et al., 1997. Value of the carpal compression test in the diagnosis of carpal tunnel syndrome. J. Hand Surg. Br. 22, 38–41.

Goubau, J,F., et al., 2014. The wrist hyperflexion and abduction of the thumb (WHAT) test: a more specific and sensitive test to diagnose de Quervain's tenosynovitis than the Eichhoff's test. J. Hand Surg. Bur. VoL 39, 286–292.

Hattam, P., Smeatham, A., 2010. Special tests in musculoskeletal examination. An evidence-based guide for clinicians. Churchill Uvingstone Elsevier, Edinburgh (Chapter 4).

Hengeveld, E., Banks, K., 2014. Maitland's peripheral manipulation, fifth ed. Butterworth-Heinemann Elsevier, London.

Heras-Palou, C., et al., 2003. Outcome measurement in hand surgery: report of a consensus conference. Br. J, Hand Ther. 8, 70–80.

Hing, W., et aL, 2015. The Mulligan concept of manual therapy. Churchill Livingstone, Sydney.

Hislop, H., et al., 2013. Daniels and Worthingham's muscle testing: techniques of manual examination and performance testing, ninth ed. W.B. Saunders, Philadelphia.

Jones, M.A., Rivett, D.A., 2004. Clinical reasoning for manual therapists. Butterworth-Heinemann, Edinburgh.

Kalk, W.J., 2005. Endocrinology. In: Shamley, D. (Ed.), Pathophysiology: an essential test for the allied professions. Elsevier Butterworth Heinemann, Edinburgh.

Kaltenborn, F.M., 2002. Manual mobilization of the joints, vol. I, sixth ed. The extremities. Norli, Oslos.

Kendall, F.P., et al., 2010. Muscles testing and function, fifth ed. Lippincott Williams and Wilkins, Baltimore.

La Stayo, P., Howell, J., 1995. Clinical provocative tests used in evaluating wrist pain: a descriptive study. J, Hand Ther. 8, 10–17.

Magee, D.J., 2014. Orthopedic physical assessment, sixth ed. Saunders Elsevier, Philadelphia.

Montechiarello, S., et al., 2010. The intersection syndrome: ultrasound findings and their diagnostic value. J. Ultrasound 13, 70–73.

Neumann, D.A., 2010. Kinesiology of the musculoskeletal system. Foundations for rehabilitation, second ed. Mosby Elsevier, St Louis, MO (Chapter 7).

Novak, C., McCabe, S., 2015. Prevalence of cold sensitivity in patients with hand pathology. Hand 10, 173–176.

Pellecchia, G.L., 2003. Figure-of-eight method of measuring hand size: reliability and concurrent validity. J. Hand Ther. 16, 300–304.

Petty, N.J., Barnard, K., 2017. Principles of neuromusculoskeletal treatment and management: a handbook for therapists, third ed. Elsevier, Edinburgh.

Picardo, N.E., Khan, W.S., 2012. Advances in the understanding of the aetiology of Dupuytren's disease. Surgeon 10, 151–158.

Prosser, R., et al., 2011. Provocative wrist tests and MRI are of limited diagnostic value for suspected wrist ligament injuries: a cross-sectional study. J. Physiother. 57, 247–253.

Schnitzler, C., 2005. Bone and joint disorders. In: Shamley, D. (Ed.), Pathophysiology: an essential test for the allied professions. Elsevier Butterworth Heinemann, Edinburgh.

Staes, F., et al., 2009. Reliability of accessory motion testing at the carpal joints. Man. Ther. 14, 292–298.

Sueki, D.G., et aL, 2013. A regional interdependence model of musculoskeletal dysfunction: research, mechanisms, and clinical implications. J. Man. Manip. Ther. 21, 90–102.

Taleimik, J., 1988. Carpal instability. J. Bone Joint Surg. 70A, 1262–1268.

Tang, P., 2011. Collateral ligament injuries of the thumb metacarpophalangeal joint. J. Am. Acad. Orthop. Surg. 19, 287–296.

Tekeoglu, I., et al., 2007. The pneumatic compression test and modified pneumatic compression test in the diagnosis of carpal tunnel syndrome. J. Hand Surg. Eur. Vol. 32, 697–699.

Totten, P., Flinn-Wagner, S., 1992. Functional evaluation of the hand. In: Stanley, B., Tribuzi, S. (Eds.), Concepts in hand rehabilitation. F.A. Davis, New York, p. 128.

Townley, W.A., et al., 2010. Congenital absence of flexor digitorum superficialis: implications for assessment of little finger lacerations. J. Hand Surg. Eur. VoL 35, 417–418.

Trail, I.A., et al., 2007. Twenty questions on carpal instability. J. Hand Surg. Am. 32, 240–255.

Valdes, K., LaStayo, P., 2013. The value of provocative tests for the wrist and elbow: a literature review. J. Hand Ther. 26, 33–43.

Watson, H.K., et al., 1988. Examination of the scaphoid. J, Hand Surg. Am. 13A, 657–660.

Wollstein, R., et al., 2013. A hand therapy protocol for the treatment of lunate overload or early Kienbock's disease. J. Hand Ther. 26, 255–260.

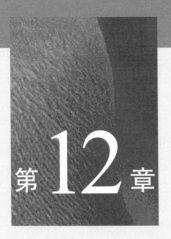

第12章 腰部检查

Chris Worsfold

腰椎由脊柱中最大的5块椎骨组成，连接胸腔和骨盆，支撑身体重量，同时参与运动。

与该区域相关的常见疾病包括神经根、椎间盘和小关节病变。脊椎孔和椎管可能出现狭窄。值得注意的是，后一种的结构变化与疼痛和残疾并无密切关系，并且也常见于无症状患者（Brinjikji等，2015）。大多数腰背疾病无法明确诊断，常用术语"非特异性腰痛"代替。因此，其被认为是可用于指导物理治疗管理的、基于潜在疾病的重要假设机制，腰痛可分为不同的亚组。

腰椎可出现严重的病变——在1%~2%的腰痛患者（Henschke等，2009）中，炎症性疾病（如强直性脊柱炎）、腹主动脉瘤、肿瘤，以及极罕见的感染都可引发腰部疼痛，并可模拟良性情况。对于这些"肌肉骨骼疾病模仿者"，建议在腰椎体格检查和病程全程中保持高度怀疑，临床医生应筛查"红旗"特征和严重疾病的体征（参见表2.5）。此外，一种罕见但危害巨大的疾病——马尾综合征，由椎间盘病变压迫脊髓下部（马尾）引起，其可发生在严重坐骨神经痛背景下的约2%的腰椎间盘突出症中（Gitelman等，2008）。

腰椎在这里被定义为T12和骶骨之间的区域，包括关节和周围的软组织。需要注意的是，主观提问和体格检查的顺序可以根据患者的情况进行适当调整。

主观检查中所提的问题和体格检查中进行的检查的更多细节分别见第2章和第3章。

主观检查

患者对其经历的看法

主观检查包括患者的看法、经历和期望、年龄、就业、家庭情况和任何休闲活动的细节。为了恰当地治疗患者，在患者的社会和工作环境中进行疾病管理是非常重要的。

需评估患者的心理社会因素，因为其将明显影响恢复和治疗效果。心理社会风险的筛查可分为以下5个因素（O'Sullivan等，2015）。

1. 认知：消极的信念。（如"椎间盘突出，神经受压"），灾难化（如往坏处想）和对运动的恐惧（如认为疼痛意味着损伤）。

2. 社会和文化：可能影响疼痛信念和压力承受。

3. 工作相关：薪酬和旷工。

4. 生活方式：睡眠、休息、工作量、压力和锻炼水平；继发于回避活动的身体机能下降。

5. 个人：患者的目标、偏好、期望和对改变的准备程度。

为了更正式地阐明心理社会因素，临床医生可能会问以下5个问题，这些问题取自由9个项目组成的Keele STarT背部筛查工具，这是一份快速而简单的预后问卷，可帮助临床医生确定背痛障碍的可改变的危险因素（生物医学、心理和社会）（Hill等，2008）。

1. 你同意像你这种情况的人进行体育活动是不安全的这种说法吗？

2. 你的脑中是否一直萦绕着焦虑的想法？

3. 你的背痛很严重吗？你觉得背痛再也不会好了吗？

4. 你以前喜欢做的事，现在都不喜欢了吗？

5. 过去两周你的背痛让你困扰的程度如何？

人体图

下列当前症状的类型和区域的信息可以记录在人体图上（参见图2.3）。

当前症状的区域

绘制症状的区域时应谨慎细致。腰椎的病变可放射症状到较大的范围——症状常见于脊椎、腹部、腹股沟和下肢。偶尔可在胸椎感受到症状。应明确最严重的症状并记录患者感觉此症状来源于何处。

与检查部位相关的区域

所有与症状相关的区域都要检查。询问患者是否存在疼痛或僵硬是很重要的，这可能与患者的主要症状相关。在人体图上用对勾（√）标记未受累的区域。检查颈椎、胸椎、腹部、腹股沟和下肢的症状，其中一些可能提示系统性疾病。

疼痛的性质

明确疼痛的性质，"烧灼感""电击感"等描述提示疼痛可能来源于神经组织。

疼痛的强度

疼痛的强度可用疼痛等级评分来衡量，参见图2.5。疼痛日记可能有助于慢性腰痛患者在一段时间内确定疼痛模式和触发因素。

感觉异常

检查腰椎和其他相关区域的任何感觉改变。常见的异常是感觉异常和麻木伴皮肤感觉减退，提示神经根受压。

持续性或间歇性症状

确定症状的频率是持续性还是间歇性。如果症状为持续性，检查症状的强度是否有变化，持续不缓解的疼痛提示存在严重的病变，如癌症。

症状间的关系

如果有不止一个症状区域，则应确定有症状区域间的关系，确认症状是同时出现还是单独出现。例如，患者可能有大腿外侧疼痛而无腰椎痛，或疼痛可能总是一起出现。这可能是两种不同来源的症状。

症状的行为

加重因素

对于每个有症状的区域，均可以向患者询问以下一系列问题：

■ 何种动作和（或）姿势可使患者的症状恶化？

■ 症状加重前持续了多久？

■ 患者是否可以维持这个姿势或动作？

■ 当这个症状出现或加重时，其他症状会如何？

■ 症状如何影响功能，如坐、站立、躺、弯腰、步行、跑步、在不平坦路上步行以及上下楼梯、洗漱、驾驶、提和挖掘、工作、运动和社交活动。需了解这些活动的更多细节。例如，患者可能会主诉驾驶使症状加重，这种体位包括腰椎位置（屈曲）和神经组织状态（塌陷体位联合膝关节伸直），并提示临床医生体格检查中需关注的检查，如腰椎屈曲和塌陷试验。

休息无法改善疼痛是炎症性腰痛的一个典型特征（Harris 等，2012）。早期鉴别炎性与机械性腰痛非常重要，因为这两种情况的处理方法有很大的不同。下肢疼痛或感觉异常，伴或不伴腰痛，尤其是在腰椎伸展的位置的疼痛，提示获得性腰椎管狭窄。由于腰椎过伸导致神经源性跛行，因此获得性腰椎管狭窄症通常有行走受限症状（Genevay 和 Atlas，2010）。

临床医生应询问患者理论上已知的且可能是症状来源的结构的加重因素。然而，这些证据不总是决定性的，因为功能性运动始终压迫其他身体区域。腰椎常见的加重因素是屈曲（如穿鞋袜时）、坐、站立、步行、起身，驾驶及咳嗽/打喷嚏。这些运动和姿势可加重症状，因为它们会压迫腰椎的不同结构（表12.1）。对于其他部位的加重因素，如果怀疑其为症状来源，也需要进行询问，见表2.2。

缓解因素

对于每个有症状的区域，可以询问以下问题来帮助确定什么可缓解症状：

■ 何种动作和（或）姿势使症状缓解？

■ 症状缓解前持续了多久？如果症状持续且可变，了解基线水平以及需多长时间症状可恢复到该水平是重要的。

■ 这个症状缓解时，其他症状会发生什么？

运动和锻炼可改善症状可能提示炎症性腰痛（Harris 等，2012）。临床医生应询问患者理论上已知的且可能是症状来源的结构的缓解因素。表12.1所示为腰椎常见的加重和缓解因素。一份综述文章指出，坐位和站立的椎间盘压力差异不明显，在查阅表12.1时应注意此点（Claus 等，2008）。然后，临床医生应分析可缓解症状的体位或体位改变，以帮助确定病变结构。

加重及缓解因素有助于确定患者症状的激惹性。这些因素有助于确定病变区域、识别功能限制和症状之间的关系。严重程度可以通过症状的强度以及症状是否干扰正常的日常生活起居（如工作和睡眠）来确定。这些资料可用于确定体格检查的方向、治疗目的和可能需要的任何建议。用星号（*）标记最明显的功能受限，并在体格检查中进行检查，在后续治疗过程中重新评估，以评价治疗干预。

症状的24小时行为

通过询问夜间、早晨和晚间症状的问题，临床医生可确定症状的24小时行为。

夜间症状。尽管严重的夜间疼痛是一个值得注意的危险信号，但应该注意夜间疼痛在腰痛中很常见（Harding 等，2004）。有必要确定患者是否因这些症状醒来且之

表12.1 位置及运动对腰椎痛敏感结构的影响

活动	症状	可能的结构和病理提示
坐		压迫力（White 和 Panjabi, 1990） 椎间盘压力大（Nachemson, 1992）
坐位并伸展	减少	椎间盘压力减少 椎旁肌肉活动减少（Andersson 等, 1977）
	增加	中央椎管和侧椎管压力增加 下关节突关节的压迫力
坐位并屈曲	减少	下关节突关节的压迫力减小 中央椎管和侧椎管的容积增加 椎间盘后突好转
	增加	非常大的椎间盘压力 上、中关节突关节的压迫力增加
长时间坐	增加	组织逐渐蠕变（Kazarian, 1975）
起身站立	增加	蠕变、反转时间、起立困难 脊柱伸展，椎间盘后突加重
站立	增加	蠕变至伸展
步行	增加	冲击负荷大于体重 压迫负荷（垂直蠕变）（Kirkaldy-Willis 和 Farfan, 1982） 压迫负荷减小椎间盘高度（Hutton 等, 1999; Adams 等, 2000） 下肢痛——神经源性跛行、间歇性跛行
驾驶	增加	坐姿：压迫力 振动：肌肉疲劳、椎间盘压力增加、蠕变（Pope 和 Hansson, 1992） 处于坐姿时伸展下肢增加了硬脊膜张力 短腘绳肌：使腰椎屈曲程度更大
咳嗽/打喷嚏/拉伤	增加	蛛网膜下隙压力增加 椎间盘压力增加 突发、无控制的运动的机械"震动"

后无法入睡。患者主诉需要直立睡觉或因疼痛夜间醒来时应引起注意，例如，患者夜间休息时经常出现炎性腰痛症状加重，并主诉由于疼痛和不适而在夜间醒来（Harris 等, 2012）。

需询问以下问题。

■ 是否有入睡困难？

■ 症状是否在夜间使你醒来，如果是：

　■ 哪个症状？

　■ 一夜出现几次？

　■ 过去的一周有多少次？

■ 你需要做什么才能再次入睡？

■ 如果睡眠成为一个难题，进一步提问以确定管理是有用的。

早晨和晚间的症状。 临床医生应明确早晨首先出现的、白天和一天结束之时的症状的模式。晨僵持续2小时以上提示有炎症，如强直性脊柱炎。僵硬持续30分钟或更少可能是机械和退化性疾病。有这些症状的患者可能主诉在白天结束时和夜间症状加重。这警示需要进行进一步研究。

疾病的阶段

为了明确疾病的阶段，临床医生应向患者询问症状是否好转、恶化或保持稳定。

特殊问题

应始终注意询问特殊问题，因为这些问题可明确体格检查和（或）治疗的某些注意事项或禁忌证（参见表2.4）。正如第2章中所讨论的，临床医生应注意区分适合保守治疗的情况以及系统性、肿瘤性和其他非肌肉骨骼疾病的状况（如腹主动脉瘤），后者需要转诊至专科医师。读者可以参考框2.2了解关于可模拟神经肌肉骨骼疾病的不同严重病理过程的疾病（Grieve，1994）。

神经系统症状

神经系统症状可能包括针刺感、麻木和无力。这些症状需绘制在人体图上。

患者是否有马尾神经压迫症状（L1以下受压），即鞍区麻木/感觉异常、性功能障碍或勃起功能障碍、阴道感觉丧失，膀胱和（或）肛门括约肌障碍（无法控制大小便、尿便潴留、迟疑、急迫感或不尽感）（Lavy等，2009），此类症状提示马尾综合征。这些症状可能是S3和S4受累所致（Grieve，1981）。为了防止永久性括约肌麻痹，需要及时进行影像学检查和外科手术（Lavy等，2009）。

患者是否有脊髓受压（L1以上受压，包括颈、胸段脊髓和脑），如双侧手部或足部刺痛和（或）步态异常？四肢运动、感觉或肌张力改变？患者是否有协调性改变，包括步态异常？

家族史

患者（或其家属）是否曾被诊断为类风湿关节炎？患者（或其家属）是否曾被诊断为炎性疾病（如类风湿关节炎）？

现病史

对于每一个有症状的区域，临床医生需要了解症状出现的时长，是突然起病还是缓慢起病，是否有已知的能引起症状产生的原因。如果是缓慢起病的，临床医生应找出患者生活方式是否有改变，如新工作或爱好或体育活动的变化。炎性腰痛常发生在20~30岁，很少在45岁以后起病。需注意，应明确患者腰痛起病时的年龄，而不是患者目前的年龄，这一点很重要，因其可能已经承受腰痛数年了。炎性腰痛的起病具有隐匿性，患者可能已经经历了3个月以上的腰痛（Harris等，2012）。

为了了解症状间的关系，可询问患者当一个症状出现时，其他症状如何变化。患者以前是否有类似发作？如果有，患者是否因此接受过治疗？治疗效果如何？

既往史

临床医生可从患者和（或）医疗记录中获得下列信息。

■ 任何相关病史的详细信息。内脏结构可模拟肌肉骨骼疾病，如盆腔器官、肠道和肾脏疾病症状可放射至腰椎和骶部区域。任何与这些器官相关的病史对于鉴别症状原因都是很重要的。更多关于模拟情况的信息可参考Grieve（1994）的相关章节。

■ 既往肩部疼痛的信息。发作多少次？什么时候？何种病因？每次发作持续多长时间？发作间期患者是否完全恢复？与既往发作相比，患者认为当前疾病好转、稳定还是恶化？如果患者既往没有发作，患者是否有腰椎、胸椎或其他相关区域的僵直？核查创伤史或复发的微小创伤。

■ 明确既往对相同或相似疾病的治疗结果。可从既往治疗记录中获得更多信息。

一般情况

临床医生明确患者的一般健康情况，并且发现患者是否有任何不适、疲劳、发热、恶心或呕吐、应激、焦虑或抑郁情况。

体重下降

患者是否注意到最近有不明原因的体重下降？

严重的病理改变

患者是否有严重的疾病病史，如癌症？总之，到家庭医生处就诊的1%的新发腰痛是癌症，但其中仅10%是新发现的癌症，90%是其他身体部位的癌症复发，如转移。因此既往的癌症病史可能是腰痛最有用的警示特征，在这些病例中应该保持高度怀疑（Henschke等，2013）。

心血管疾病

患者是否有心血管疾病，如心绞痛？

血压

如果患者血压升高，是否用药物控制？

呼吸疾病

患者是否有肺部病史，包括哮喘？是如何进行控制的？

糖尿病

患者是否患有糖尿病？如果是，是1型糖尿病还是2型糖尿病？患者的血糖控制情况如何？是如何控制的？通过饮食、药物还是注射胰岛素？糖尿病患者可能会发生周围神经病变和血管病变，与非糖尿病患者相比，其感染的风险增加，恢复时间延长。

癫痫

患者有癫痫吗？如果有，最后一次发作是什么时候？

骨质疏松症

患者是否接受过双能X线吸收法（DEXA）扫描，是否被诊断为骨质疏松或持续的低强度骨折？

手术史

患者是否曾经接受过与当前主诉疾病相关的手术？

药物史

患者正在服用什么药物？患者近期服用过抗凝药物吗？患者是否长期（6个月以上）接受药物/类固醇治疗？服用类固醇的患者突然发生腰痛，年龄 >74 岁，且有近期外伤史（如跌倒），这强烈提示骨质疏松性骨折（Williams等，2013）。

放射学和影像学检查

患者近期是否接受过X线检查或其他医学检查？常规的脊柱X线检查不再被认为是保守治疗前的必要检查，因为其只能发现正常的与年龄相关的退行性变化，而这些退行性变化不一定与患者的症状相关（临床标准咨询报告，1994）。对于患有腰椎滑脱或强直性脊柱炎等疾病的年龄较小的患者（20岁以下）以及年龄较大（55岁以上）的难以管理的患者，建议进行X线检查（皇家放射学会，2007）。在疑似外伤或骨质疏松症引起骨折的情况下，可首先进行X线检查。相关医学检查包括血液检查、磁共振成像、椎间盘造影或骨扫描。

体格检查计划

收集完所有信息后，也就完成了主观检查。在这个阶段，为了便于查阅，用星号（*）标记重要的发现特别是一个或以上的功能受限区域来加以强调是有用的。这些被标记的项目在随后的检查过程中可再次检查以评估治疗干预效果。

为了规划体格检查，需在主观检查过程中形成以下假设。

■ 检查可能是症状来源的区域和结构，如腰椎、胸椎、颈椎、骶髂关节、耻骨联合、髋部、膝部、踝部和足部、肌肉和神经。在首次就诊时常常无法进行全面检查，因此结构的检查应当优先于随后的就诊过程进行处理。

■ 应以何种方式进行体格检查？再现每一个症状是容易还是困难？有必要使用联合运动或重复运动来再现患者的症状吗？症状是严重和（或）易激惹的吗？

■ 如果症状是严重的，一些体格检查应只在症状即将产生或症状刚刚要产生时进行，不应增加压力，因患者可能无法耐受。

■ 如果症状是不严重的，可进行体格检查以充分再现症状，包括超压和联合运动。

■ 如果症状是易激惹的，体格检查应在症状产生前或症状刚刚要产生的时候进行，为了保证检查间的休息时间，应进行尽可能少的检查。

■ 如果症状是不易激惹的，可进行体格检查以充分再现症状，包括施压和联合运动。

其他需要检查的因素包括工作和日常姿势、下肢长和肌肉力量。

是否存在需进一步研究的体格检查的注意事项和（或）禁忌证，如显著的神经系统受累、近期骨折、外伤、类固醇治疗或类风湿关节炎？某些疾病禁忌进行进一步检查和治疗，如脊髓压迫。

体格检查计划表可在临床推理过程中帮助和指导临床医生（参见图2.9）。

体格检查

从主观检查中获得的信息可帮助临床医生计划合适的体格检查（Jones和Rivett，2004）。疾病的严重性、激惹性和本质是主要因素，其能影响体格检查步骤的选择和优先度。临床医生需询问的第一个和首要问题是"患者的疾病是否适合由我来治疗？"例如，表现为马尾神经压迫的患者在转诊至专科医生前可能只需要进行神经完整性检查。临床医生需要询问的第二个问题是"患者是否有我可以处理的神经肌肉骨骼疾病？"为了回答这个问题，临床医生需要对患者进行完整的体格检查，然而，如果症状严重和（或）易激惹，这似乎不太可能完成。如果患者的症状严重和（或）易激惹，临床医生应在无症状产生的范围内尽可能多地检查。如果患者有持续的且严重的和（或）易激惹的症状，临床医生应找到可以缓解症状的检查。如果患者的症状不严重也不易激惹，那么临床医生应找到可以再现患者任一症状的检查。

为了便于查阅，可在患者笔记中用星号（*）标记强调任何可诱发患者症状或减轻患者症状的检查。这些被强调的检查也被称为"星号"项目或"标记"项目。

以下描述的体格检查的顺序和细节需适合于被检查的患者，一些检查可能是不相关的，一些检查可简单进行，而其他检查则需要全面进行。需理解本章中描述的检查技能只是许多检查手段中的一部分，检查的选择主要取决于临床医生和患者的相对规模，以及临床医生的偏好。因此，新手临床医生刚开始可能会按照所描述的内容进行检查，但是可快速调整以选择最适合患者的检查。

观察

非正式观察

初见之时，临床医生便应开始对患者的观察，可能是在接待时、候诊区，或患者进入治疗室时，并贯穿整个主观检查过程。临床医生应注意患者的姿势、行为举止、面部表情、步态和与医生的交流，因为这些可提供关于可能的疼痛机制和疾病严重性及激惹性的有价值的信息。O'Sullivan等（2015）用踝部扭伤的病例描述适应不良和疼痛激发运动：踝扭伤后的跛行在急性期可能是一种适应性行为（可进行疼痛更轻的步行），但是如果跛行一直持续至组织愈合期，会转变为适应不良并激发疼痛。

正式观察

临床医生可以通过检查患者的前面观、侧面观和后面观来观察患者的姿势。注意侧移、脊柱侧凸、脊柱后凸或脊柱前凸的情况，以及骨盆及肩部水平不对称的情况。观察应包括肌肉容积、张力和对称性。这可能与患者的惯用手或体育运动有关，也可能与主诉症状有关。检查结果可引导临床医生在体格检查中检查肌肉长度/力量。注意皮肤颜色、泛红区域、肿胀或出汗情况，这些可能提示局部病变区域，或可能

提示系统性或皮肤疾病。临床医生应观察患者进行简单的功能任务时的情况。观察患者步态、坐下-起立和穿衣/脱衣可为临床医生提供患者在体格检查中如何运动的思路，也可帮助强调如过度警觉和恐惧回避的问题。

主动生理运动

对于主动生理运动，临床医生注意以下方面。

- 运动的质量。
- 运动的范围。
- 运动范围内的疼痛表现。
- 运动范围内和最大范围中的阻力。
- 引起肌肉痉挛。

施压的主动生理运动见图12.1，可在患者站立时进行检查。腰椎的主动生理运动和可能的纠正见表12.2。临床医生站在患者后面以观察运动的质量和范围。在患者开始主动运动前，临床医生应注意患者脊柱姿势畸形或偏移或肌肉痉挛情况，包括脊柱侧凸、侧移或脊柱后凸和脊柱前凸姿势。在体格检查前可纠正姿势异常以观察该变化是否可影响患者的症状。注意范围内的症状反应并纠正范围内的偏差，以明确这种变化能否影响症状。疼痛反应的变化可帮助指导治疗。运动范围内的疼痛可能由许多因素引起，包括不稳定或失去运动控制、结构异常或恐惧运动。姿势控制肌肉的激活可减轻范围内的疼痛，提示可在治疗计划中采取肌肉控制锻炼。同样地，患者同意运动是一件好事，这也可帮助其纠正运动异常。

患者可采用一些代偿性运动范围策略，其中一些是一种避免疼痛的方式（适应性），而另一些可能是激发疼痛的方式（适

应不良）。O' Sullican（2006）把典型的运动模式和相关的试验描述为腰痛患者亚分类系统的一部分。

简单的运动检查如下。

- 屈曲。
- 伸直。
- 向右侧屈。
- 向左侧屈。
- 滑向左侧。
- 滑向右侧。
- 左旋。
- 右旋。

在最大运动范围，如果没有症状产生，且疾病是非激惹的，则可施压以弄清楚单个运动并进一步探索症状出现的原因（Maitland等，2005）。如果无症状产生，临床医生仍需要寻找患者的疼痛来源，或者以腰椎为疼痛的来源进行筛查，并联合进行这些运动。运动的联合顺序取决于可使症状加重的活动，以及患者对平面运动的反应。屈曲、右侧屈和右转的联合运动的示例见图12.2。

Hicks等（2003）测试了主动运动检查的可靠性，发现kappa值（平均值0.6，95%置信区间为0.43~0.73）较好。

也可重复进行运动，以观察其对患者症状的影响。McKenzie和May（2003）根据腰痛的体征、症状和症状对运动的反应提出了腰痛的分类方法（表12.3）。证据表明，如果外周疼痛在反复运动后集中出现，则患者的预后可能较好。也有证据表明，患者对在能集中产生疼痛的方向上重

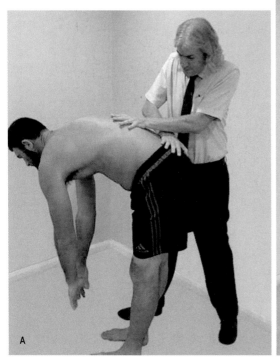
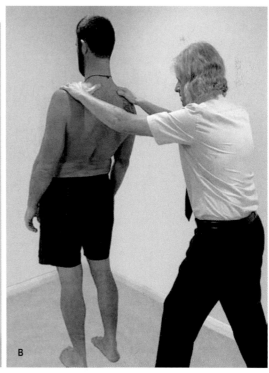

图12.1　腰椎的施压检查。（A）屈曲。一手放在患者下胸椎近端、骶骨远端。然后通过双手施压以加大患者腰椎屈曲。（B）伸直。双手放在患者肩上，然后往下拉以加大其腰椎伸展程度，观察其脊柱运动。（待续）

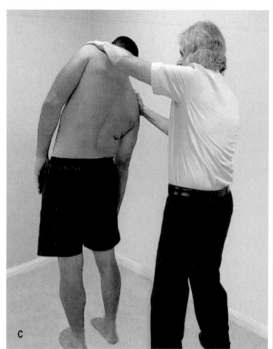
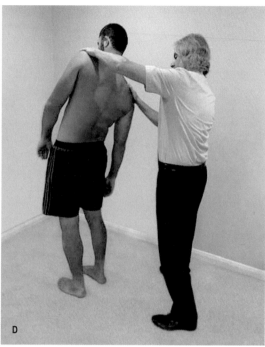
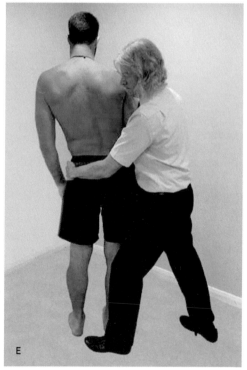

图12.1（续）（C）侧曲。临床医生的双手放在患者肩上并施力，加大其腰部侧屈程度。（D）右侧伸展。该运动是伸展、右旋和右侧屈的联合。手部姿势与伸展时的手部姿势相同。患者主动伸展，临床医生帮助患者维持该体位，被动旋转其脊柱，然后施加侧屈力。（E）站立时向右侧滑动。临床医生引导运动，使患者臀部远离肩部。

表12.2　主动生理运动和可能的纠正

主动生理运动	纠正
腰椎	重复运动
屈曲	速度改变
伸直	联合运动（Edwards，1994，1999），如：
左侧屈	
右侧屈	■ 屈曲，然后侧屈
左旋	■ 伸直，然后侧屈
右旋	■ 侧屈，然后屈曲
站立时重复屈曲	■ 侧屈，然后伸直
站立时重复伸直	挤压或分离
站立时左侧滑动（SGIS）	持续性
站立时左侧重复滑动	伤害性运动
（RSGIS）	鉴别试验
右侧SGIS	功能
右侧RSGIS	
卧位屈曲	
卧位重复屈曲	
卧位伸直	
卧位重复伸直	
骶髂关节：	
挤压/分离	
髋旋内/旋外	
屈膝/伸膝	

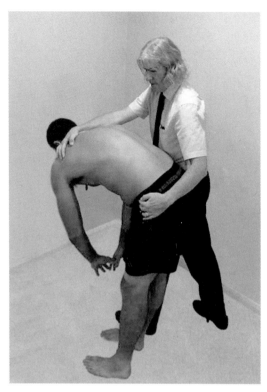

图12.2　腰椎的联合运动。患者移动腰椎至屈曲，临床医生帮助患者维持此体位，被动施加右侧屈力。

复运动的治疗反应较好（Long等，2004；Hefford，2008）。

其他检查也可能有助于在站立时鉴别腰椎、髋关节和骶髂关节疼痛。例如，单腿站立时，旋转躯干（引起腰椎和髋关节旋转）可以再现患者的臀部疼痛，需区分是腰椎还是髋关节来源的疼痛。临床医生可以依次增加和减少腰椎旋转和骨盆旋转，了解各自对臀部疼痛的影响。如果疼痛是来源于臀部，那么腰部运动可能没有效果，而盆部运动可能改变疼痛；相反，如果疼痛来源于腰椎，那么腰椎运动可能会改变疼痛，而骨盆运动可能没有效果。也可改变髋部的位置，以了解其对疼痛的影响程度。主观的加重因素、疾病激惹程度及疼痛的反应，可使髋部位于能激发症状或不能激发症状的位置。症状反应的变化能引导临床医生进行更详细的髋关节评估，或引起对腰椎的同等关注。可同时施加骶髂关节的挤压或分离，以了解这是否有助于改变症状。疼痛的改变可能有助于引导临床医生对骶髂关节进行更详细的评估（参见第13章）。

一些功能已通过主观检查和体格检查中的一般观察步骤对患者进行了检查，如主观检查中采取的姿势、脱衣或在检查前改变姿势的难易程度。在体格检查的这个时间点可进行任何进一步的功能试验，包括举、坐和穿衣。可从主观检查结果尤其是加重因素中获得合适检查的依据。在所

表12.3 McKenzie分类的操作定义（McKenzie和May，2003）

可纠正的紊乱

中心化：作为对治疗性负荷策略的反应，疼痛由远及近逐渐缓解，并且每个逐步缓解的过程会持续一段时间，直到所有症状消失。如果仅存在腰痛，则从广泛的位置向更中心的位置逐渐缓解，随后消失。或者在应用治疗负荷策略期间，疼痛缓解并消失。疼痛部位改变，疼痛缓解或消失，以及症状较前好转应伴随或者先于机械性表现［运动范围和（或）畸形］的改善

不可纠正的紊乱

症状的周围化：治疗性负荷策略后远端症状加重或恶化和（或）不缓解、消失或疼痛中心化

功能障碍

只有脊椎疼痛和间歇性疼痛，至少有一种运动受限，且受限的运动在最大范围时持续产生一致的疼痛，症状不会快速减轻或缓解，并且不存在持续产生情况和症状的周围化

附着神经根（ANR）

在过去的数月里有神经根型颈椎病史或手术史并得到改善，但目前无变化，症状是间歇性的，肢体出现症状，包括“紧张”、张力检查明显受到限制，并在最大运动范围持续产生一致的疼痛或紧张感，症状不会迅速减少或消失，不会持续产生远端症状

姿势

只有脊椎疼痛，仅静态负荷下产生持续性疼痛，纠正姿势后疼痛消失，重复运动无疼痛产生，运动范围不会减小，运动过程中无疼痛

描述的其他检查难以重现患者症状的时候，此类依据尤其有用。

被动生理运动

被动生理椎间运动（PPIVM），其检查每一个节段的运动，PPIVM是被动辅助椎间运动（于本章后文进行阐述）的有用辅助手段，用来识别节段性运动减少和运动过度（Grieve，1991）。可以在患者侧卧，臀部和膝关节弯曲（图12.3）或站立时进行。临床医生触诊相邻棘突和关节柱间的

空隙，以感受屈曲、伸展、侧屈和旋转时椎间运动的范围。通常没有必要检查所有的运动方向，只需要检查在主动运动检查期间最具有激惹性的或阳性反应最明显的运动，或者最接近使患者症状加重的活动的运动，例如，如果患者主诉其在弯腰绑鞋带时疼痛最剧烈，则屈曲是合乎逻辑的PPIVM选择。

有必要检查其他区域以确定它们与患者症状之间的关系；它们可能是症状的来源，也可能是症状的促成因素。最有可能的区域是骶髂关节、髋部、膝部、足部和踝部。

关节完整性检查

患者侧卧，伸直腰椎，屈髋90°，临床医生沿患者股骨干推动的同时触诊相邻腰椎之间的棘间隙，以判断其是否有运动过度（图12.4）。在相同位置，使患者屈曲腰椎，沿其股骨干拉动的同时触诊相邻腰椎之间的棘间隙，以判断其是否有运动过度。观察主动屈曲和伸直的质量也可提示腰椎不稳（见下文）。Maitland等（2005）更全面地描述了这项检查。

肌肉检查

肌肉检查包括肌肉力量、肌肉控制、肌肉长度、等长肌肉检查等。根据患者的表现，可以不将这些检查作为第1天检查的重点，而是作为进行中的患者管理和康复的一部分。评估应基于主观检查中的星号项目（已发现的能再现患者症状的运动和检查）。如果临床医生认为肌肉是症状的主要来源，或者是导致患者问题的重要因素，那么第1天就应该检查肌肉控制。患者可能会主诉有无力感、缺乏控制感或者运动中产生疼痛，这些类型的描述提醒临床医生

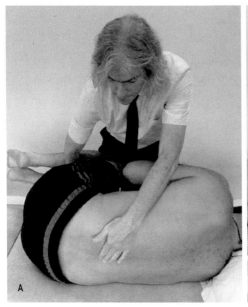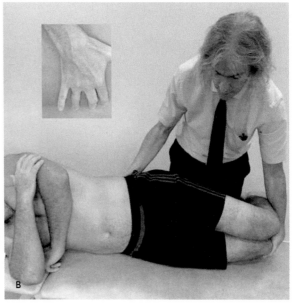

图12.3 腰椎屈伸型被动生理椎间运动（PPIVM）。（A）屈曲型PPIVM。触诊所评估的脊椎平面的棘间隙，弯曲患者的髋部，触诊其棘间隙。评估其他腰椎水平的相同运动，给出相对的节段运动的指示。（B）伸直型PPIVM。嵌入的小图展示了医生右手的位置：触诊所评估的脊椎平面的棘间隙，伸直患者的髋部，触诊其棘突与棘间隙处的距离。评估其他腰椎水平的相同运动，给出相对的节段运动的指示。根据临床医生和患者的相对体型，可对一侧下肢进行检查。

重视患者表述中的肌肉成分。肌肉可能既是症状的来源，又是症状的促成因素。

肌肉力量

如果主观检查有所提示，临床医师可检查躯干屈肌、伸肌、侧屈肌、旋肌及任何其他的相关肌群。关于这些检查的详细信息可参考Cole等（1988）、Hislop和Montgomery（1995）或Kendall等（2010）。有充分的证据表明，一般的锻炼和肌力训练可能对腰痛患者有益（Van Tulder等，2005；Mercer等，2006；国家健康与临床优化研究所，2009）。

肌肉控制

躯干运动的肌肉控制可能与患者的疼痛和残疾有关，应在评估中予以考虑。有充分的证据表明，腰痛患者的肌肉活动、姿势和运动都会发生变化，这些都可以通过运动控制方法来改变（Hides等，1994，2008；Hodges和Richardson，1999；O'Sullivan等，2002；Richardson等，2004；Dankaerts等，2006；Hodges，2015）。事实上，运动控制方法的改善可延续到功能上并可以维持，且与临床改善相关（Hodges，2015）。躯干深层肌肉激活较差的患者在治疗开始时，疼痛得到了更好的改善（Hodges，2015）。

Hodges（2015）将腰椎运动控制的正式评估描述为以下几种。

■ 肌肉激活：观察肌肉有无活跃不足或者过度活跃、肌肉萎缩/肥大。在腰痛患者中可发现多裂肌萎缩（Hides等，1994）。

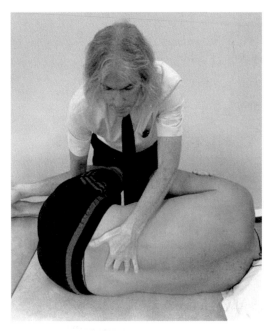

图12.4　腰椎关节完整性检查。将手指放置在患者棘突间隙，以感受棘突的相对运动，同时沿其股骨干被动推拉。

对前、后深层肌肉的独立激活进行正式检查以评估深层肌肉的控制质量和浅层肌肉过度活跃的依据。更高级的深层肌肉检查可以通过"四点跪姿"来完成，触诊肌肉的同时嘱患者移动躯干或四肢。如果识别出问题，这些检查可以很好地转化为居家锻炼计划。重要的是应嘱患者尽快开始功能锻炼。

- 姿势：观察坐姿和站姿、纠正偏差并评估反应，如纠正骨盆过度倾斜。
- 运动：观察生理运动（如前屈）、功能性任务（如坐-立）和正式运动检查（如骨盆倾斜）中的策略。在稳定或不稳定的表面（如平衡板或健身球），检查躺、站和坐位下的运动，临床医生可以观察患者如何控制和移动躯干以及对这些检查的疼痛反应。这些检查也可以帮助临床医生确

定患者对运动的恐惧程度。Luomajoki等（2007）证明腰腹运动控制测试检查具有良好的评分者间和评分者内可靠性，其中服务员样鞠躬、坐位伸膝、骨盆倾斜和单腿直立试验的全方面可靠性最高（κ>0.6）。这些"运动控制"检查见表12.4和图12.5。建议由同一位临床医生对患者进行评估，因为观察者内部可靠性优于观察者间可靠性。Carlsson和Rasmussen-Barr（2013）发现单腿直立试验具有良好的可靠性，并推荐在临床工作中使用。

O'Sullivan等（2006，2015）描述了一种用于腰痛患者的亚分类系统，该系统探索了功能性运动并分析了运动功能障碍。这一系统可以帮助确定异常运动模式和改变脊柱的肌肉控制，这些可在治疗中得到解决。

Vleeming等（1990 a，b）描述横跨躯干的前、后肌肉吊索系统，可能有助于控制躯干运动和支撑脊柱。这些"吊索"由提供支撑或横跨躯干和骨盆的"力闭合"的大肌肉群组成，这也被认为有助于控制运动。

肌肉长度

临床医生也可以选择性检查作用于躯干或附着于躯干的肌肉的长度。肌肉缩短不一定是症状的来源，但其很可能导致运动功能障碍（Janda，1994）。在前外侧肌群中，3个屈髋试验可协助明确肌肉长度的差异。Ober试验可能有助于评估侧肌、后腘绳肌和梨状肌的长度。这些肌肉长度的检查见第3章。

神经系统检查

神经系统检查包括神经完整性检查、神经敏感性检查和其他特殊的神经检查。

表12.4　运动控制（MC）检查（Luomajoki等，2007）

MC检查1: 服务员样鞠躬	**说明** 直立站立时屈髋。保持腰椎前凸
	代偿运动 ■ 腰椎屈曲 ■ 髋部屈曲 <50°
MC检查2: 坐位伸膝	**说明** 坐直并矫正腰椎前凸。每次伸直一侧膝部。
	代偿运动 ■ 腰椎运动 ■ 患者对腰椎运动无意识 ■ 膝部伸直 <30°
MC检查3: 骨盆倾斜	**说明** 直立时骨盆向后倾
	代偿运动 ■ 胸椎屈曲 ■ 髋关节屈曲 ■ 无骨盆倾斜 ■ 腰椎伸直
MC检查4: 单腿直立	**说明** 以两足相距 1/3 的转子距离站立。从正常站立改为单腿站立。检查双侧。观察脐部的运动
	代偿运动 ■ 脐部侧移 >10cm ■ 双侧差异 >2cm

神经系统完整性检查

根据常规，如果患者症状位于臀线水平以下或主诉麻木、针刺感、无力和神经症状，可进行神经系统检查。

皮节/周围神经

如第3章所述，分别使用棉花和针刺检查上肢的轻触觉和疼痛敏感性。量化与正常值之间的差异是有用的，因为这可以被作为星号项目并在随后进行重新评估。例如，如果在初始评估时轻触觉是4/10，但是在治疗后为7/10，则这可为临床医生

和患者确定一个重要的改变标记。了解神经根（皮节）和周围神经的皮肤分布，有助于临床医生区分感觉缺失是来源于根性病变还是周围神经病变。皮肤神经分布和皮节区域在第3章中已有详述。应该记住，患者之间存在较大的差异，并且也不同于教材，因此这些仅可作为发现受影响水平或神经的指导。

需注意的是，在某些情况下，感觉可能会增强。临床医生应该意识到这些感觉改变的不同表述，例如，异常性疼痛、痛觉过敏、痛觉缺失和痛觉过度。

肌节/周围神经

在坐位或卧位下或患者感到舒适的体位下检查以下肌节。在检查肌肉力量时，临床医生应体谅患者的疼痛，因为疼痛可能会阻止患者进行充分配合，并导致结果呈假阳性。

- ■ L2~4：屈髋。
- ■ L2~4：伸膝。
- ■ L4~S1：足背屈和内翻。
- ■ L4~S1：踇趾伸直。
- ■ L5~S1：足外翻、缩臀、屈膝。
- ■ L5~S1：足趾屈曲。
- ■ S1~S2：屈膝、跖屈。
- ■ S3~S4：骨盆底肌肉、膀胱和生殖功能。

熟练掌握神经根（肌节）和周围神经的肌肉分布有助于临床医生区分来源于神经根损伤和周围神经损伤的运动缺失。周围神经的分布见第3章。

反射检查

在患者放松（坐位或卧位）时检查以下深反射（详细信息见第3章）。

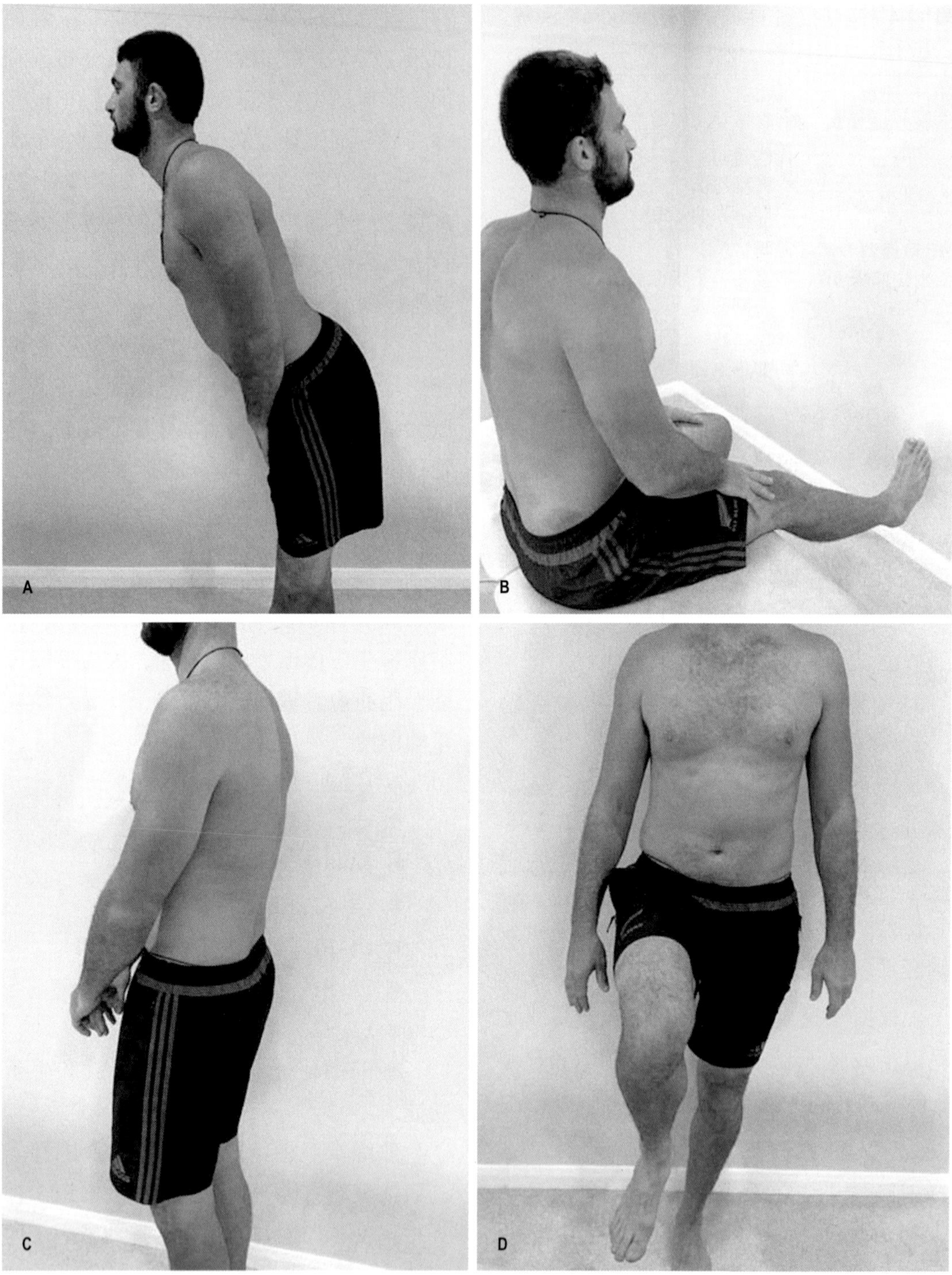

图12.5　运动控制检查。（A）服务员样鞠躬。（B）坐位伸膝。（C）骨盆倾斜。（D）单腿直立。

- L3~L4：膝反射。
- S1~S2：踝反射。

神经敏感性检查

可进行以下神经敏感性检查来明确神经组织在多大程度上可引起患者的症状。以下检查应根据加重活动进行选择。

- 被动屈颈试验。
- 直腿抬高（SLR）试验。
- 侧卧时股神经张力试验。
- 塌陷试验。

Majlesi 等（2008）认为塌陷试验（0.84）比 SLR（0.52）在磁共振成像明确的腰椎间盘突出的患者中敏感性更高。然而，SLR（0.89）比塌陷试验（0.83）的特异性稍高。

可进行更多检查以侧重于特殊的神经，如腓肠神经或腓总神经，这取决于症状的区域。关于这些的细节描述见第3章。

可在以下位置触诊下肢神经。

- 坐骨神经：大转子和坐骨结节之间连线的2/3处。
- 腓总神经：股二头肌肌腱内侧以及腓骨头周围。
- 胫神经：膝后方、腘动脉内侧，也可在内踝后方触及，在足背屈和外翻时更为明显。
- 腓浅神经：沿着第四跖骨上方假想线的足背处，足跖屈和内翻时更明显。
- 腓深神经：第一跖和第二跖骨之间，长伸肌外侧。
- 腓肠神经：外踝后方足外侧缘，跟腱外侧。

其他神经检查

上运动神经元病变的足底反应检查（Walton，1989）。从足跟沿足底外侧缘施加的压力在正常情况下导致足趾屈曲。大踇趾伸直而其他足趾展呈扇形展开提示存在上运动神经元病变。

阵挛。临床医生快速背屈患者的踝部，以引发小腿伸展反应。正常情况下，患者的跖屈次数最多为2~4次。超过此次数提示存在上运动神经元病变。

协调性。如果临床医生怀疑存在运动控制问题，可进行简单的协调检查。双侧指鼻试验和跟膝胫试验可识别协调性问题。

马尾综合征。尽管对这种综合征没有简单的临床检查，但主诉有马尾神经压迫症状的患者都应该接受全面的神经系统检查。这些症状可能包括无法排尿、失去膀胱控制、大便失禁和（或）鞍区麻木，因此鞍区感觉和张力检查对诊断至关重要（Lavy 等，2009）。显然，在进行检查前，应先对医生的临床能力进行培训和评估，如果医生未经过这些检查的培训，应将患者迅速转诊至可以进行这些检查的医生处。如果临床医生无法确定马尾综合征的症状，也应该毫不迟疑地紧急转诊以进一步检查。

其他检查

血管检查

如果怀疑患者存在循环受累，可触诊股动脉、腘窝动脉、足背动脉及胫后动脉，也可通过症状对下肢的依赖和抬高下肢的反应来判断循环系统的状态。临床医生应该警惕主诉非机械性的弥漫性腰痛的65岁以上男性患者。腹主动脉瘤也可表现为腰痛。当询问患者的既往史时，临床医生应清晰地询问血管病史。

下肢长

准确的下肢长是测量从髂前上棘到内踝或外踝的长度。表观下肢长是测量从脐到内踝或外踝的长度。双侧下肢长相差1~1.3cm被认为是正常的。如果下肢长差异明显，可测量单独骨骼的长度、屈膝时的胫骨长度和站立时的股骨长度。髂骨（骶骨上）的同侧旋后或髂骨的对侧旋前可引起下肢的长度减少（Magee，2014）。

触诊

临床医生触诊腰椎和其他相关区域。在人体图（参见图2.3）和（或）触诊图上记录触诊结果是有用的（参见图3.35）。

临床医生注意以下几点。

- 局部温度。
- 局部皮肤湿度增加。
- 水肿或渗出。
- 移动度以及浅表组织触感，如腱鞘囊肿、结节、股三角处的淋巴结。
- 产生或引起肌肉痉挛。
- 以下部分的压痛：骨、转子或髂腰肌黏液囊（肿胀时触诊）、韧带、肌肉（Baer点的髂肌压痛/痉挛，其位于脐部与髂前上棘连线的下1/3处）、肌腱、腱鞘和触发点（参见图3.36）以及神经。
- 骨性隆起增加或减少。
- 触诊可激发或减少疼痛。

被动椎间辅助运动

在触诊表和运动图（或复合图）中记录发现结果是有帮助的，详细细节参考第3章。

临床医生需要注意以下几个方面。

- 运动的性质。
- 运动的范围。
- 运动范围内及最大范围时的阻力。
- 运动范围内的疼痛行为。
- 诱发肌肉痉挛。

腰椎（L1~L5）辅助运动见表12.5。图12.6所示为中央后前、单侧后前和横向滑动。临床医生可在患者屈曲、伸直、侧屈、旋转或以上体位的联合情况下检查腰椎的辅助运动。图12.7展示了在左侧屈位下检查右侧后前滑动的方法。检查腰椎的辅助运动后，临床医生应对所有的星号项目（可再现患者症状的运动或检查）进行重新评估，以明确辅助运动对患者体征和症状的影响。可检查疑似患者症状来源或促进患者症状的其他区域的辅助运动。同样的，在辅助运动检查之后，应重新评估所有的星号项目。可能需要检查的区域包括骶髂部、髋部、膝部、足部和踝部。

如果临床医生认为症状难以再现，可选择在更易激发的体位下检查辅助运动，这取决于患者的可加重症状的活动或激发性的功能活动。相反地，如果患者的疾病严重而易激惹，临床医生可选择一种非激发的体位来检查辅助运动，或选择在初次检查时完全排除这些动作。

Hicks等（2003）检测了用来明确腰椎节段性不稳的被动运动检查、触诊和激发试验的可靠性，发现节段性被动检查的kappa值不理想（κ值范围为0.02~0.06），被动激发试验的kappa值较理想（κ值范围为0.25~0.55）。Hidalgo等（2014）也发现联合疼痛激发试验在明确主要疼痛激发运动模式和腰椎节段受累水平上表现为可接受的检查者间信度。

表12.5　辅助运动、应用选择和对患者星号项目的重新评估

辅助运动	应用选择	明确辅助运动对患者体征和症状的影响
腰椎（L1~L5）		
中央后前	起始位置，如：	重新评估所有星号项目
一侧后前	■ 屈曲	
横向	■ 伸直	
一侧前后	■ 侧屈	
	■ 屈曲和侧屈	
骶骨		
基底、体部和顶端施加后前	■ 伸直和侧屈	
的压力	施加力的速度	
前间隙试验	施加力的方向	
后间隙试验	施加力的点	
尾骨		
后前位		
? 骶髂关节	同上	重新评估所有星号项目
? 髋部	同上	重新评估所有星号项目
? 膝部	同上	重新评估所有星号项目
? 足部和踝部	同上	重新评估所有星号项目

检查完成

到此即完成了腰椎的检查。主观检查和体格检查产生了大量信息并且需准确而迅速地记录下来。然而，临床医生不应生搬硬套表中推荐的顺序进行检查，这一点十分重要。每一个患者的表现不同，这也需要体现在检查过程中。临床医生需根据患者的表现采用灵活的手段进行检查。在这一阶段，用星号（*）强调检查的重要发现十分关键。在随后的治疗过程中需重新评估这些发现，以评估治疗对患者病情的影响。

在体格检查完成后，临床医生需要注意以下几点。

■ 解释体格检查的结果。患者对自身疾病或损伤的问题都应在此阶段得到解决。

■ 评估检查结果，确定临床诊断并写出问题列表。

■ 与患者合作，明确治疗目标，包括清晰的、特定时间的目标。

■ 提醒患者在检查后的24~48小时内病情可能加重。

■ 嘱咐患者在下次就诊时在体格检查后说明症状行为的详细情况。

关于治疗和管理原则的指导，读者可以参考配套的教科书（Petty 和 Barnard，2017）。

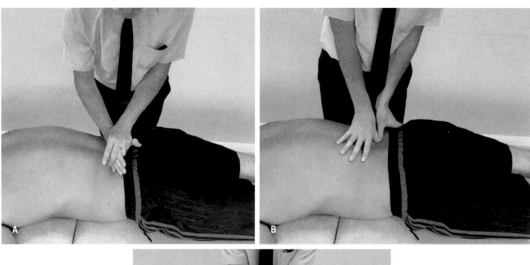

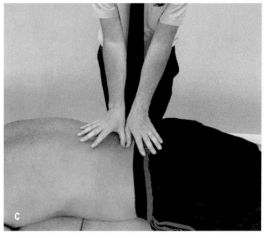

图12.6   腰椎的辅助运动。（**A**）中央后前方向。手握成豌豆状，对患者棘突施加后前方向的作用力。（**B**）一侧后前方向。用拇指对患者横突施加压力。（**C**）横向。用拇指对患者横突外侧缘施加压力。

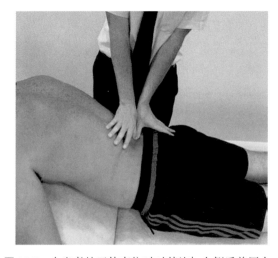

图12.7   在患者处于伸直位时对其施加右侧后前压力。

参考文献

Adams, M.A., et al., 2000. Mechanical initiation of intervertebral disc degeneration. Spine 25, 1625–1636.

Andersson, G.B.J., et al., 1977. Intradiskal pressure, intra-abdominal pressure and myoelectric back muscle activity related to posture and loading. Clin. Orthop. Relat. Res. 129, 156–164.

Brinjikji. W., et al., 2015. Systematic literature review of imaging features of spinal degeneration in asymptomatic populations. AJNR Am. J. Neuroradiol. 36, 811–816.

Carlston. H., Ramnssen-Barr, E., 2013. Clinical screening tests for assessing movement control in non-specific low-back pain.A systematic review of intra- and inter-observer reliability studies. Man. Ther. 18, 103–110.

Claus, A., et al., 2008. Sitting versus standing: does intradiscal pressure cauae disc degeneration or low back pain? J. Electromyogr. Kinesiol. 18, 550–558.

Clinical Standards Advisory Report, 1994. Report of a CSAG committu on back pain. HMSO, London.

Cole. J.H., et al., 1988. Muscles in action, an approach to manual muscle testing. Churchill. Livingstone, Edinburgh.

Dankaerts, W., et al., 2006. Altered patterns of superficial trunk muscle activation during sitting in non-specific chronic low back pain patients: importance of subclassification. Spine 31, 2017–2023.

Edwards, B.C., 1994. Combined movements in the lumbar spine: their uae in examination and treatment. In: Boyling. J.D., Palastanga, N. (Eds.), Grieve's modern manual therapy, second ed. Churchill Livingstone. Edinburgh. p. 745.

Edwards, B.C., 1999. Manual of combined movements: their use in the examination and treatment of mechanical vertebral column disorders, second ed. Butterword-Heinemann, Oxford.

Genevay, S., Atlas, S., 2010. Lumbar spinal stenosis. Best Pract. Res. Clin. Rheumatol 24. 253–265.

Gitdman, A., et al., 2008. Cauda equina syndrome: a comprehensive review. Am. J. Orthop. 37, 556–562.

Grieve, G.P., 1981. Common vertebral joint problems. Churchill Livingstone, Edinburgh.

Grieve, G.P., 1991. Mobilisation of the spine. fifth ed. Churchill Livingstone, Edinburgh.

Grieve, G.P., 1994. The masqueraders. In: Boyling, J.D., Palastanga, N. (Eds.), Grieve's modern manual therapy. second ed. Churchill Livingstone, Edinburgh. p. 745.

Harding, I., et al., 2004. Is the symptom of night pain important in the diagnosis of serious spinal pathology in a back pain triage clinic? Spine J. 4, S30.

Harris, C., et al., 2012. Differentiating inflammatory and mechanical back pain: challenge your decision making. National Association of Ankylosing Spondylitis. Abbott, London.

Hefford, C., 2008. McKenzie classification of mechanical spinal pain: profile of syndromes and directions of preference. Man. Ther. 13, 75–81.

Henschke, N., et al., 2009. Prevalence of and screening for serious spinal pathology in patients presenting to primary care settings with acute low back pain. Arthritis Rheumatol. 60, 3072–3080.

Henschke, N., etal., 2013. Red flags toscreen for malignancy in patients with low-back pain. Cochrane Database Syst. Rev. (2), CD008686.

Hicks, G. E., et al., 2003. Interrater reliability of clinical examination measures for identification of lumbar segmental instability. Arch. Phya. Med. Rehabil. 8412, 1858–1864.

Hidalgo, B., et al., 2014. Intertester agreement and validity of identifying lumbar pain provocative movement patterns using active and passive accessory movement tests. J. Manipulative Physiol. Ther. 37, 105–115.

Hide, J.A., et al., 1994. Evidence of lumbar multifidus muscle wasting ipsilateral to symptoms in patients with acute/subacute low back pain.

Spine 19, 165–172.

Hides. J., et al., 2008. Multifidus size and symmetry among chronic LBP and healthy asymptomatic subjects. Man. Ther. 13, 43–49.

Hill, J.C., et a!., 2008. A primary care back pain screening tool: identifying patient subgroups for initial treatment Arthritis RheumatoL 59, 632–641.

Hislop, H., Montgomery, J., 1995. Daniels and Worthingham's muscle testing, techniques of manual examination, seventh ed. W.B. Saunders, Philadelphia.

Hodges, P., 2015. The role of motor control training. In: Jull, G., et al. (Eds.), Grieve's modern musculoskeletal physiotherapy, fourth ed. Elsevier, Edinburgh.

Hodges, P.W., Richardson, C.A., 1999. Altered trunk muscle recruitment in people with low back pain with upper limb movement at different speeds. Arch. Phys. Med. Rehabil. 80, 1005–1012.

Hutton, W.C., et al., 1999. Altered trunk muscle recruitment in people with low back pain with upper limb movement at different speeds. Aviat. Space Environ. Med. 74, 73–78.

Janda, V., 1994. Muscles and motor control in cervicogenic disorders: assessment and management. In: Grant, R. (Ed.), Physical therapy of the cervical and thoracic spine, second ed. Churchill Livingstone, Edinburgh, p. 195.

Jones, M.A., Rivett, D.A., 2004. Clinical reasoning for manual therapists. Butterworth-Heinemann, Edinburgh.

Jull, G.A., 1986. Examination of the lumbar spine. In: Grieve, G.P. (Ed.), Modern manual therapy of the vertebral column. Churchill Livingstone, Edinburgh, p. 547.

Kazarian, LE., 1975. Creep characteristics of the human spinal column. Orthop. Clin. North. Am. 6, 3–18.

Kendall, F.P., et al., 2010. Muscles testing and function, 5th ed. Lippincott Williams and Wilkins, Baltimore.

Kirkaldy-Willis, W.H., Farfan, H.F., 1982. Instability of the lumbar spine. Clin. Orthop. Relat. Res. 165, 110–123.

Lavy, C., et al., 2009. Cauda equina syndrome. Br. Med. J. 338, 881–884.

Long, A., et al., 2004. Does it matter which exercise? A randomized controlled trial of exercise for low back pain. Spine 29, 2593–2602.

Luomajoki, H., et al., 2007. Reliability of movement control tests in the lumbar spine. BMC Musculoskelet. Disord. 8, 90.

Magee, D.J., 2014. Orthopedic physical assessment, 6th ed. Saunders Elsevier, Philadephia.

Maitland, G.D., et al., 2005. Maitland's vertebral manipulation, 7th ed. Butterworth-Heinemann, Edinburgh.

Majlesi, J,, et al., 2008. The sensitivity and specificity of the Slump and the straight leg raising tests in patients with lumbar disc herniation.J. Clin. Rheumatol. 14, 87–91.

McKenzie, R.A., May, S.J., 2003. The lumbar spine: mechanical diagnosis and therapy. Spinal Publications New Zealand, Waikanae, New Zealand.

Mercer, C., et al., 2006. Clinical guidelines for the physiotherapy management of persistent low back pain. Chartered Society of Physiotherapy, London.

Nachemson, A., 1992. Lumbar mechanics as revealed by lumbar intradiscal pressure measurements. In: Jayson, M.I.V. (Ed.), The lumbar spine and back pain, fourth ed. Churchill Livingstone, Edinburgh,p. 157.

National Institute for Health and Clinical Excellence 2009 Guidelines for the early management of persistent non specific low back pain. Available online at: www.nice.org.wk/CG88.

O'Sullivan, P., 2006. Classification of lumbopelvic disorders – why is it essential for management? Man. Ther. 11, 169–170.

O'Sullivan, P., et al., 2002. The effect of different standing and sitting postures on trunk muscle activity in a pain-free population. Spine 27, 1238–

1244.

O'Sullivan, P., et al., 2015. Multidimensional approach for the targeted management oflow back pain. In: Jull, G., et a!. (Eds.), 2015 Grieve's modern musculoskeletal physiotherapy, fourth ed. Elsevier, Edinburgh.

Petty, N.J., Barnard, K., 2017. Principles of musculoskeletal treatment and management: a handbook for therapists, third ed. Churchill Livingstone, Edinburgh.

Pope, M.H., Hansson, T.H., 1992. Vibration of the spine and low back pain. Clin. Orthop. Relat. Res. 279, 49–59.

Richardson, C., et al., 2004. Therapeutic exercise for lumbopelvic stabilization. A motor control approach for the treatment and prevention of low back pain, second ed. Churchill Livingstone, Edinburgh.

Royal College of Radiologists, 2007. Making the best use of a department of clinical radiology. Guidelines for doctors, sixth ed. Royal College of Radiologists, London.

Van Thlder, M., et al. 2005 Back Pain Europe: European Guidelines on the management of persistent low back pain. Available online at: http://www.backpaineurope.org.

Vleeming, A., et al., 1990a. Relation between form and function in the sacroiliac joint. Part 1. Clinical anatomical aspects. Spine 15, 130–132.

Vleeming, A., et al., 1990b. Relation between form and function in the sacroiliac joint. Part II. Biomechanical aspects. Spine 15, 133–136.

Walton, J.H., 1989. Essentials of neurology, sixth ed. Churchill Livingstone, Edinurgh.

White, A.A., Panjabi, M.M., 1990. Clinical biomechanics of the spine, second ed. J.B. Lippincott, Philadelphia.

Williams, C.M., et al., 2013. Red dags to screen for vertebral fracture in patients presenting with low-back pain. Cochrane Database Syst. Rev. (1), CD008643.

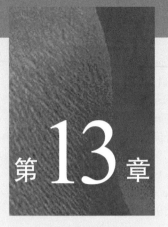

第13章 骨盆检查

Bill Taylor, Howard Turner

盆腔区域概述

骨盆区是与腰椎紧密相连的复杂区域。除了评估骨盆作为症状的来源外，还应考虑骨盆可能与其他部位的症状有关。它与腰椎机械性相连，有证据证明存在神经肌肉之间的相互作用。重要的是要区分骨盆带疼痛和腰部疼痛导致的功能障碍，以尽可能准确和有效地治疗。

为了评估骨盆带，必须完整了解其解剖结构和主要功能，其中包括运动、稳定性、排尿、排便和性功能。

骨盆带由两块髋骨和1块骶骨组成。3个关节中，在后方的两个关节位于髋骨的髂骨部分和骶骨之间，形成骶髂关节（SIJ），而在前方的1个关节位于髋骨的耻骨部分，形成耻骨联合关节（图13.1）。

骶髂关节的主要韧带为腹侧骶髂韧带、骶髂骨间韧带、骶髂后韧带、骶结节韧带、骶棘韧带和髂腰韧带，如图13.2。

对SIJ的神经支配意见不一，很多研究者认为其被从L5的腹支到S4的神经支配。这种广泛分布的神经支配模式很可能是患者的SIJ临床疼痛模式如此广泛变化的原因（Lee，2010）。

前关节，即耻骨联合，由纤维软骨椎间盘组成，被透明软骨覆盖。

骨组织表面的支撑韧带包括上、前、后韧带和下弓状韧带（图13.3）。耻骨联合由阴部神经（S2~S4）和（或）股神经（L1~L2）和（或）髂腹股沟/髂腹下神经（L1~L2）神经共同支配。

骶髂关节和耻骨联合受力大，且需要同时满足移动性和稳定性这两个相互矛盾的要求。

骶髂关节结构的某些面可最大化其抵抗剪切力的能力：其表面摩擦系数高于其他身体的关节，楔形的骶骨意味着体重可部分压迫关节，而关节表面有交联的骨棘和骨沟，20岁后可形成一种帮助稳定关节的扭曲的螺旋桨式形状。这些结构成分被描述为形式闭合元素（Vleeming等，1997）。然而，仅有骶髂关节的此种闭合形式显然不足以控制施加给关节的力，需要额外的关节压迫。这被称为力闭合。

肌肉收缩和韧带支撑系统的张力是造成骶髂关节力闭合的主要原因。当骶骨章动（骶骨在矢状位上向前旋转）和髋骨后旋同时出现时，韧带被最大限度地张紧，关节面被拉到一起并被压迫。而当骶骨后旋和髋骨前旋时，韧带松弛，关节减压。

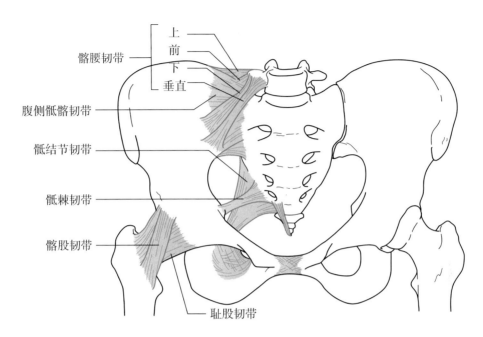

图13.1 骨盆韧带前面观。(*From Lee 2010, with permission.*)

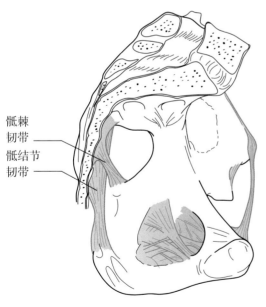

图13.2 骨盆矢状位，显示了骶骨的基底锚定作用。(*From Lee 2010, with permission.*)

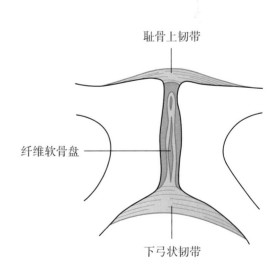

图13.3 耻骨联合冠状面。(*From Lee 2010, with permission.*)

肌肉收缩通过直接或间接压迫关节来支持稳定性。例如，臀大肌、梨状肌和腹横肌和腹斜肌等跨越关节的肌肉能够直接压迫关节。

盆腔疼痛的诊断和分类尚有争议，人们试图在生物–心理–社会框架下，按照一种基于机制的范式对盆腔疼痛进行分类（O' Suillivan 和 Beales，2007a）。该分类系统认为盆腔功能障碍通常是复杂的和多因素的，可能与骨盆束带力闭合的减少或增加、对疼痛敏感的骨盆结构和被动应对策略、错误的信念系统、焦虑和抑郁之间的相互影响等因素有关。O' Suillivan 和 Beales（2007b）提出假设，运动控制系统在对疼痛的反应中可能出现功能失调，或者由于异常的组织张力而产生疼痛。这可能导致持续的外周疼痛敏感。

当患者寻求物理治疗时，通常是由于一种或多种日常活动中疼痛或僵硬，他们的功能也因此受到限制。限制的程度从不能移动和不能行走，到工作或运动的能力降低。

对盆腔区域的检查不应该单独进行，而应同样包括对腰椎的评估（参见第 12 章）。如果患者有任何症状提示髋关节来源，很可能需要对髋关节进行修正评估（参见第 14 章）。髋部和骶髂关节的并发症并不罕见，这需要独立的评估和治疗。据报道，L5/S1 以下的慢性腰痛和盆腔痛的发生率高达 15%（Dreyfuss 等，2004），因此提高该部位评估和鉴别诊断的技能非常重要。

骨盆带疼痛，即髂后嵴和臀沟之间的疼痛，在妊娠期间的点患病率约为 20%，但估计其发生率可高达 76%（Vleeming，2008）。根据定义，产后骨盆带疼痛发生率为 1%~43%（Elden 等，2016）。暂无相关研究使用有效的测试程序来评估患病率。

主观检查

当开始与患者面谈时，遵循如下所述的主观问题和体格检查的特定顺序通常是有用的。一旦熟练掌握了问诊技巧，问诊顺序可更加灵活和个性化。

需询问的问题及随后的体格检查的详细内容可分别参考第 2 章和第 3 章。

患者对其经历的看法

与患者疾病起病和进展相关的社会和家庭病史在持续性盆腔疼痛的治疗管理中是有益的，包括患者的观点、经验和期望、年龄、就业、家庭情况和休闲活动的细节等。这些信息可提示机械性因素对骨盆的影响。为了获得更好的治疗效果，在患者社会和工作环境的背景下进行病情管理也是非常重要的。

有很多患者自觉疼痛在组织愈合后也一直持续存在。这些患者需采用与传统评估不同的治疗方式。下列问题可以帮助评估患者心理因素或者治疗效果不佳的重要特征（Waddell 和 Burton，2004）：

- 你是否因为腰痛而不得不终止工作？
- 你认为引起你腰痛的原因是什么？
- 你希望获得何种帮助？
- 你的雇主/同事/家人如何看待你的腰痛？
- 对于腰痛，你采取了什么处理方法？
- 你认为你能重新工作吗？什么时候？

尽管这些问题起初是被建议用于腰痛患者（Waddell 和 Burton，2004），但其同时也可用于盆腔痛患者。

人体图

下列当前症状的类型和区域的信息可以记录在人体图上（参见图2.3）。

当前症状的区域

绘制症状的区域时应谨慎细致。引导下骶髂关节麻醉注射的研究表明，来自骶髂关节的疼痛非常类似于累及下肢的腰椎疼痛——可放射至臀部、腹股沟、前部和后部大腿、小腿和足部（Schwarzer等，1995；Dreyfuss等，1996；van der Wurff等，2006；Visser等，2013）。髂后上棘（PSIS）和骶沟是最常见的疼痛部位，80%~100%对骶髂关节注射有效的患者有髂后上棘疼痛，但该部位的疼痛不能诊断骶髂关节介导的疼痛（Dreyfuss等，1996；van der Wurff等，2006）。

关节外来源的疼痛，例如，骶髂背侧韧带或背侧长韧带，是相对常见的产后盆腔疼痛（Vleeming等，2002）和慢性盆腔疼痛的来源（Dreyfuss等，1996；Fortin等，1999）。

坐骨痛可由盆底引起（Pastore和Katzman，2012）。机械性骶髂关节疾病常出现单侧疼痛，而典型的强直性脊柱炎出现双侧疼痛。疼痛不常放射到小腿和足，但有相关病例报道（Schwarzer等，1995；Dreyfuss等，1996；Visser等，2013）。

与检查部位相关的区域

检查其他所有相关区域。应询问是否有疼痛或僵直，这对检查有重要意义，因为这些可能与患者最主要的症状有关。检查足部、膝部、髋部、腰椎和盆底。

在人体图上用对勾（√）标记未受影响的区域。

疼痛的性质

确定疼痛的性质有助于识别出现问题的具体部位，因为不同的部位可能会引起特定类型的疼痛。这在第2章中有更详细的描述。重要的是要评估患者疼痛的严重性、激惹性和性质。

疼痛的强度

疼痛强度和疼痛模式可以使用数值或视觉模拟量表以及疼痛日记进行评估，如第2章所示。

感觉异常

检查腰椎、骶髂关节、髋部和大腿等任何其他相关区域的感觉改变。最常见的是感觉异常、麻木和无力。

在人体图上绘制出症状。

持续或间断性症状

确定症状的频率，是持续的还是间歇的。持续性疼痛意味着患者清醒的每一分钟都有症状，不存在没有症状的时候。如果症状为持续性的，检查症状的强度是否有变化，持续不缓解的疼痛提示存在严重的病变。

症状间的关系

如果有不止一个症状区域，确定有症状区域间的关系。是首先出现盆腔疼痛，然后再出现反射痛，还是二者同时发生？例如，患者可能有臀部痛而无SIJ疼痛，或疼痛总是同时出现。也可能存在两种不同来源的症状。

症状的行为

加重因素

对于每个有症状的区域，可以向患者询问以下一系列问题。

- 症状是持续的还是间歇的？
- 什么引起了症状？
- 症状加重前持续了多久？
- 是否存在原发和继发症状，原发症状出现或加重时，会发生什么？
- 症状加重后，需多长时间才可缓解？
- 患者是否可以维持这个姿势或动作？
- 症状如何影响功能，如坐、站立、躺、弯腰、步行、跑步、在不平坦路上步行以及上下楼梯、洗漱、驾驶、提和挖掘、工作、运动和社交活动。

临床医生可能会询问患者可能是症状来源的结构的功能活动。然而，这些问题并不能提供确凿的证据，因为功能活动能不同程度地压迫身体其他部位。下面列出的活动也会压迫腰椎和髋部。骶髂关节常见的加重因素有单腿站立、在床上翻身、下床、斜坡站立伴重心不均匀地分散在下肢上、习惯性的工作姿势，用受影响的一侧站立以及步行（Huijbregts，2004）。注射研究不能表明任何特定于骶髂关节疼痛的加重或缓解因素，使用疼痛激发试验程序的研究表明，这些加重活动通常与腰椎相关（Young 等，2003；Dreyfuss 等，2004；Visser 等，2013）。对于其他区域的加重因素，如果怀疑其是症状来源，也需进行询问，见表2.2。

缓解因素

对于每个有症状的区域，可以询问以下问题来帮助确定什么可缓解症状。

- 何种动作和（或）姿势使症状缓解？
- 症状缓解前持续了多久？如果症状是持续且可变的，应了解基线水平以及需多长时间症状可恢复到该水平。
- 这个症状缓解时，其他症状出现什么么改变？
- 你可以做什么来缓解症状？

对加重和缓解因素的分析有助于确定症状的激惹性。

即使没有发现特定的加重或缓解因素与已证实的骶髂关节疼痛有关（Young，2003；Dreyfuss 等，2004；Visser 等，2013），治疗师也可能会尝试与骶髂关节压缩不同的活动和干预措施。对于一部分患者来说，挤压骨盆可改善症状，而对于另一部分患者来说，压迫骨盆反而会加重症状。加压最直接的方式是穿戴骶髂关节加压带，有些患者会通过将普通腰带穿戴在更低位置来实现该效果。

临床医生可以询问患者理论上已知的可能是症状来源的结构的缓解因素，例如，屈卧、坐位伴骨盆向后倾斜、站立时向前弯腰等可以缓解骶髂关节的症状。挤压骨盆或应用骶髂稳定带有效可提示一定程度的功能不稳定，如妊娠女性（Ostgaard 等，1994）或运动或腹股沟疼痛患者（Mens 等，2006）对骨盆的压缩力的检测可在体格检查中进一步探讨。

对这些因素的分析将有助于确定潜在的病变区域并识别功能受限以及症状之间的关系。症状的严重程度可以通过症状的强度以及症状是否影响正常的日常生活来确定，如工作和睡眠。这些信息可帮助确定体格检查的方向、治疗目标和可能的建议。最相关的主观信息应用星号（*）强调，在体格检查中加以探讨，并在随后的治疗过程中重新评估，以评估治疗干预效果。

症状的24小时行为

通过询问夜间、早上和晚上症状的问题，临床医生可确定症状的24小时行为。

夜间症状。夜间疼痛是一种警示特征，特别是腰痛，其作为夜间常见症状需要得到重视（Harding等，2004）。记录患者出现症状时是否被惊醒并保持清醒状态是有必要的。当患者主诉需要直立位或坐起位才能入睡时，临床医生应该给予重视。

需要询问以下问题。

- 入睡有困难吗（特别是与疼痛相关）?
- 你的症状会让你夜间苏醒吗？是什么症状?
- 夜间出现次数?
- 过去一周一共几次?
- 你需要做些什么才能入睡?
- 如果有睡眠障碍，进一步询问可能有助于确定管理方案，例如，改变入睡姿势、药物治疗、冷/热应用等。

患者经常主诉在床上翻身很痛苦，且很难操作。他们启动该运动有困难。但如果治疗师在骨盆带处施加压力，对两侧的SIJ进行挤压后，患者翻身变得容易，则表明骨盆带处存在外力闭合问题（van der Wurff等，2000 a，b）。

早晨和晚间的症状。临床医生明确早晨首先出现的、白天和一天结束之时的症状的模式。持续 >1小时的僵硬常提示关节病变（Yazici等，2004）。对于强直性脊柱炎来说，骶髂关节的侵蚀常是其主要和最早期的病变，表现为疼痛，以及SIJ和腰椎周围的疼痛和晨僵（Solomon等，2010）。晨僵常持续30分钟甚至更短（Suresh，2004）。

疾病的阶段

为了确定疾病是否处于急性炎症期或亚急性期，评估是否存在炎症反应是有必要的。存在炎症反应的疾病通常表现为持续的疼痛，这种疼痛会因机械压力而加剧，但很难缓解。

特殊问题

如第2章所述，医生必须经常询问一些特殊问题，因为这些问题可以提示体检和（或）治疗过程中的某些注意事项或禁忌证。临床医生必须对患者的任何提示非肌肉骨骼起源（如内脏或全身疾病）的临床表现进行筛查（Goodman和Snyder，2013）。

一般情况

确定患者的一般健康状况，询问患者是否有任何不适、疲劳、发热、恶心或呕吐、压力、焦虑或抑郁。

生育史

由于妊娠女性产后盆腔疼痛的发生率增加，因此应获取患者完整的产科病史。患者是否妊娠？妊娠过几次？最后一次妊娠是什么时候？是否接受过剖宫产？她在分娩时是否有产钳和吸引器造成的骨盆底创伤？是否行会阴侧切术和（或）是否有撕裂伤？

尽管其潜在机制尚不清楚，但腰痛和盆腔疼痛常与妊娠有关。已提出的可能因素包括体重增加导致腰椎负荷增加、激素改变导致骶髂关节的过度活动（Hagen，1974）和腹部矢状径的增加（Ostgaard等，1993）。没有足够证据支持疼痛与姿势改变有关（Bullock 等，1987；Ostgaard 等，1993）。

如果患者是妊娠女性，最早可能在妊娠18周就出现症状（Bullock 等，1987）。目前还没有研究表明松弛素和骨盆带稳定性降低之间存在因果关系。事实上，研究表明松弛素和骨盆束带疼痛之间没有关系（Petersen 等，1994；Hansen，1996），且松弛素的水平在妊娠3个月后已低至无法检测，因此松弛素不太可能是引起症状的原因（Sapsford 等，1999）。

神经系统症状

患者可能存在马尾压迫（即L1以下压迫）的症状，这些症状包括鞍区麻木/感觉异常、性功能障碍或勃起功能障碍、阴道感觉丧失、膀胱和（或）肛门括约肌紊乱（排便失控、滞留、犹豫、尿急或尿不尽感）（Lavy 等，2009）。这些症状可能是由于S3和S4受累（Jull 等，2015）。为了防止永久性括约肌麻痹的发生，需要立即转诊并考虑手术干预（Lavy 等，2009）。

患者是否有脊髓受压的症状，如手或足的双侧刺痛和（或）步态障碍？四肢是否都有运动、感觉和张力的变化？患者是否存在共济改变，包括步态障碍？

现病史

在这部分检查中要收集的主要信息是病史，特别是发病形式。是突然起病还是缓慢起病？有外伤史吗？人们通常认为这是一种创伤导致的骶髂关节疼痛事件；然而，只在40%的患者中发现创伤事件与症状的出现有关（Dreyfuss 等，1996；Visser 等，2013）。

对于每一个有症状的区域，临床医生需要了解症状出现的时长，是突然起病还是缓慢起病，是否有已知的能引起症状产生的特殊事件，如摔倒或其他创伤。如果起病是缓慢的，临床医生应注意患者生活方式是否有改变，如新工作或爱好或体育活动的变化。

既往史

从患者处和（或）医疗记录中获得以下信息：

■ 任何相关病史的详细信息，如盆腔炎或下肢骨折。内脏结构可模拟肌肉骨骼疾病，如包括睾丸、卵巢和子宫在内的盆腔器官。任何与这些器官相关的病史对区分症状的原因都很重要。

■ 既往肩部疼痛的信息：发作多少次？什么时候？何种病因？每次发作持续多长时间？发作间期患者是否完全恢复？与既往发作相比，患者认为当前疾病好转、稳定还是恶化？如果患者既往没有发作，患者是否有颈椎、胸椎、肩部或其他相关区域的僵直？核查创伤史或复发的微小创伤。

■ 明确既往对相同或相似疾病的治疗结果。可从既往治疗记录中获得更多信息。

放射学和医学影像

常规的脊柱X线检查不再被认为是保守治疗前的必要检查，因为该检查只能发现正常的与年龄相关的退行性变化，而这些退行性变化不一定与患者的症状相关（临床标准咨询报告，1994）。骨单光子发射计算机化断层显像（SPECT）对诊断伴轻度骶髂关节改变的骶髂关节炎患者较敏感（Yong-il Kim 等，2015）。

对于患有脊椎前移或强直性脊柱炎的年轻患者（20岁以下）和对保守治疗无明

显反应的55岁以上老年患者,可行影像学检查(皇家放射医师学会,2007)。对于疑似强直性脊柱炎的患者,除非患者病史有6~9年,否则骶髂关节一般不会出现明显改变。对于外伤或骨质疏松引起的可疑骨折,应该在第一时间内行影像检查。其他检验项目包括血常规、磁共振成像、脊髓造影、椎间盘造影或骨扫描。

体格检查计划

收集完所有信息后,也就完成了主观检查。在这个阶段,为了便于查阅,用星号(*)标记重要的发现,特别是一个或以上的功能区域受限,这一方法是有用的。这些项目在随后的检查过程中可再次检查以评估治疗干预效果。

为了规划体格检查,需在主观检查过程中形成以下假设。

■ 是否存在进一步检查的体格检查的注意事项和(或)禁忌证,例如,神经系统病变、新近的骨折、外伤、激素治疗或类风湿关节炎?绝对禁忌证包括脊髓受累或马尾综合征。

■ 可能引起症状的区域和结构的检查,例如,SIJ、耻骨联合、腰椎、胸椎、髋、膝、踝和足、肌肉和神经。通常在初次检查时不太可能覆盖所有可能区域,所以在随后的就诊过程中,症状相关结构的检查应该优先于其他部位并进行评估。

■ 体格检查应该以何种方式进行?检查时诱发每一个症状是简单还是困难?为了诱发患者的症状,是否有必要做联合运动或重复运动?症状是严重的还是易激惹的?如果症状是严重的,一些体格检查只在症状即将产生或症状刚刚产生时进行,不应增加压力。如果症状不严重,可通过体格检查以充分再现症状,且可包括施压。如果症状是易激惹的,体格检查应在症状即将产生或刚刚要产生的时候进行,为了保证检查间的休息时间,应进行尽可能少的检查。如果症状是不易激惹的,可进行体格检查以充分再现症状,包括施压和联合运动。

体格检查计划表可在临床推理过程中帮助和指导临床医生(参见图2.9)。

体格检查

从主观检查中获得的信息可帮助临床医生计划合适的体格检查。疾病的严重性、激惹性和本质是主要因素,其能影响体格检查步骤的选择和优先度。有必要确定患者是否有适合物理治疗的肌肉骨骼功能障碍。患者的疾病本质将对体格检查的程度有很大的影响。如果患者的症状是严重的和(或)易激惹的,则临床医生的目标应该是在无症状范围内尽可能多地检查运动能力。如果患者无持续的、严重的和(或)易激惹的症状,那么临床医生的目标是找到能重现患者症状的体格检查。

为了便于查阅,在患者笔记中用星号(*)标记强调任何可诱发患者症状或减轻患者症状的检查。

以下描述的体格检查的顺序和细节需适合于被检查的患者,一些检查可能是不相关的,一些检查可简单进行,必要时可进行全面检查。本书介绍的评估技术并不是现有评估项目的完整清单,因为这些评估技术显示了一定程度的可靠性和有效性,故而被挑选和列出。虽然有效和可靠的评估工具总是首选,但根据治疗师和患者的身体匹配情况,可对检查进行必要的修正。

观察

非正式观察

非正式观察应该在医生第一次见到患者时就开始。在候诊室与患者打招呼通常是有益的。患者是选择坐位还是站位？当患者坐着或站着时，可以对患者的整体功能有一个大致的估计。患者从坐位转换到立位有困难吗？患者步态是否正常？临床医生应该对患者的行为举止、面部表情和语言交流情况进行更仔细的观察，因为所有这些都提供了与疼痛机制、症状的严重性和易激惹性相关的有价值的信息。

正式观察

临床医生可从前、侧、后等角度观察患者站立时脊柱、骨盆、下肢的姿势。需观察到脊柱的畸形，如脊柱侧凸、侧移。在骨盆，特别是髂嵴，髂后上棘和髂前上棘（ASIS）水平上的任何不对称都值得注意。例如，可以在立位时检查大转子与髂嵴水平的关系，以排除双侧下肢长度差异，以及其是否由双侧骨盆大小不对称导致。然后可以评估髂嵴高度，观察是否有探讨纠正坐姿不对称或腿长不对称的必要。

任何异常情况都应及时记录并报告。

观察还包括对肌容积、肌张力和对称性的评估。必须考虑到患者的惯用手或从事体力活动的情况，这可能会促使临床医生在体检时检查患者肌肉的力量和长度。当皮肤出现颜色发红、肿胀或出汗时，临床医生应引起注意，因为这些可能表明某些局部病变区域的位置，或存在系统性或皮肤疾病。

功能检查

一些功能已在主观检查和体格检查期间进行的对患者的一般观察中进行了检查，如主观检查中采取的姿势或检查前脱衣的难易程度。在体格检查的这个时间点可进行任何进一步的功能试验，包括步态分析和功能活动，如在检查底座上完成翻转、坐立、举重或体育专项运动。功能评估将使治疗师对患者的运动意愿有一个很好的认识，并可能有助于突出过度警惕和恐惧回避等问题。骨盆带调查问卷是一种专门针对盆腔的特异性评估工具，可用于评估骨盆带的症状和功能障碍（Stuge等，2011）。

主动生理运动

由于骨盆带总是与腰椎一起运动，因此并不存在孤立的SIJ运动。SIJ的运动有章动（骶骨前旋转）和反章动（骶骨后旋转）（Kapandji，2008），这些骶骨运动与脊柱和髋关节的运动协同进行。骶骨在双侧股骨头上方移动，屈曲时向前旋转，伸展时向后旋转。因此，当临床医生触诊SIJ时，可通过腰椎和髋关节的联合运动来检查SIJ的运动。

站立屈髋试验（Gillet试验）（图13.4）（Greenman，1996）

站立屈髋试验检查的是腰背部、骨盆和髋部单侧转移负荷的能力、髋部的屈曲能力、腰椎旋转能力和骨盆的骨盆内扭转能力。用一只手触诊髋骨，同时在S2的棘突或同侧的内外侧角触诊骶骨。患者用左侧下肢站立并将其右髋关节屈曲固定至90°，髋骨相对于同侧骶骨应有一个可触及的后部旋转。结果呈阴性时，S2应与左侧PSIS保持水平或轻微下降。如果左侧PSIS相对S2向前移动（如髋骨左前旋转），试验结果为阳性（Hungerford 和 Gilleard，2007）。还要注意股骨头轴的任何改变以及骨盆两侧是否存在任何失去控制的情况（Lee，2015）。试验应重复3次，以最大化一致性。该试验被证明具有良好的试验者间可靠性（Hungerford 和 Gilleard，2007）。

主动直腿抬高（ASLR）试验（图13.5 A）（Mens 等，2001，2002）

ASLR 已被确认为是评估围产期骨盆带疼痛患者躯干与下肢间负荷转移能力的临床试验。仰卧位时，嘱患者每次抬起一侧下肢，髋部屈曲约30°或离床20cm，记录

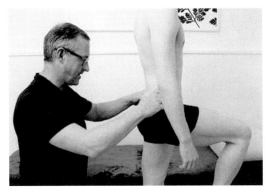

图13.4 站立屈髋试验（Gillet 试验）。

疼痛反应，对患者抬起每侧下肢时的费力程度进行评估。建议对每侧下肢进行6分制评分：0~5分，0分表示"不费力"，5分表示无法抬起下肢（Mens 等，2001）。然后治疗师在双侧髂骨内侧施压，或在使用骶髂固定带的情况下重复该检查，注意患者是否出现疼痛和费力。用这种方式对骶髂关节进行压迫，可以使患者抬起下肢变得更容易或更困难。这是盆腔疼痛患者进行分型的基础（O'Suillivan 和 Beales，2007 a；Hungerford，2014），治疗师应该注意是否有躯干旋转，因为该检查评估在骨盆受压情况下的躯干稳定性是否被影响。治疗师还应注意是否存在代偿表现，如屏气，干预包括使肌肉活动放松。最佳的 ASLR 试验是指髋关节是唯一移动的关节，而胸腔、腰椎和骨盆保持静止。在测试中，临床医生应该观察患者是否存在任何代偿表现，如屏气。

在抬起下肢时骨盆和躯干明显旋转的情况下，治疗师应区分骨盆挤压的效果与手法减少旋转的效果。挤压评估骨盆和控制旋转更有可能评估腰椎的旋转控制。

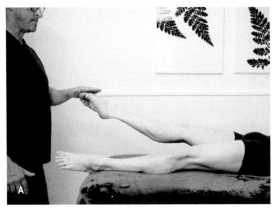
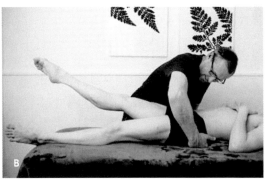

图13.5 （A）主动直腿抬高试验。（B）后方加压的主动直腿抬高试验。

当试验结果为阳性时，通过对双侧髂骨内侧施压来压迫骶髂关节可以使患者抬起下肢更容易或更困难（图13.5B）。如果施压使抬起下肢更容易，说明存在导致外力闭合缺陷的骨盆稳定肌肉的运动障碍。在这种情况下，康复可能包括运动控制激活锻炼。

如果施压导致抬起下肢困难，则是稳定骨盆的肌肉过度活跃导致外力压迫过度的一个信号，可通过放松肌肉活动来进行干预。ASLR还可重新评估这些康复措施和手法治疗的效果。

肌肉检查

肌肉检查包括检查肌肉力量、控制、长度和躯干及髋部肌肉的等长肌肉检查，读者可参阅相关章节以了解更多细节。

在妊娠期间，腹直肌可被拉伸，甚至与白线分离，这种情况称为腹直肌舒张（Boissonnault 和 Blaschak，1988）。从剑突到耻骨联合，直肌间的距离不同，因此脐上和脐下的异常可能不同（Axer 等，2001；Beer 等，2009）。

腹壁评估包括直肌间距离的手法评估，该方法通过数字评估从剑突胸骨到耻骨联合的距离。也可以使用超声成像进行更可靠的测量（Coldron 等，2008）。这些技术特异性很高（Lee，2015）。

肌肉力量

手法肌肉检测可以用来检查髋内收肌/外展肌、屈/伸肌和内/外旋肌的力量（参见第14章）。

评估腹部和盆底肌肉对评估骨盆带和腰-骨盆的核心稳定性来说必不可少。众所周知，盆底肌需要联合腹横肌（TrA）、多裂肌和腹肌一起发挥功能，它们一起产生足够的外力闭合骨盆带。

可通过触诊和超声成像进行腹壁评估。

当肌肉和筋膜张力增加时，有时很难触诊TrA，因为其位于外斜肌和内斜肌下。如Lee（2015）所述，为了有效地触诊TrA，治疗师用两侧拇指在患者每个ASIS的中间和稍下7cm处触诊腹壁。治疗师轻柔地下压拇指至腹外斜肌筋膜，然后下压至腹内斜肌纤维，最后横向牵拉TrA筋膜。

众所周知，TrA与盆底一起收缩，可使用线索动作启动盆底收缩以评估TrA的收缩。线索动作因人而异。常用的有以下几种。

■ 缓慢而轻柔地挤压盆底肌肉，类似阻止尿流动。

■ 缓慢而轻柔地将阴道/睾丸向上收缩。

■ 想象从肛门到耻骨的一条线，缓慢而轻柔地连接这些点。

正常的反应为感受到TrA筋膜的深部轻度紧张和腹部中空，拇指可向纵深及横向触诊。

异常反应包括无反应、反应不对称和外斜肌激活（Lee，2015）。

肌肉长度

临床医生应检查患者的肌肉长度，特别是对那些肌肉倾向于缩短的患者（Sahrmann，2002；Lee，2015）。肌肉长度检查的描述见第3章。检查时应特别注意腰方肌、梨状肌、髋屈肌和腘绳肌。肌肉长度检查对发现外力闭合过度的患者的代偿性措施不够敏感。在这方面没有有效的检查方法，但临床上可考虑进行简单的触诊。如果患者是放松的，那么其肌肉应该放松，触诊起来也应该放松。触诊若显示紧绷、僵硬或压痛，则可假设其提示过度募集反应。而这种现象可能会影响腹部或背部肌肉、臀肌或髋部旋转肌，如梨状肌、闭孔肌或股方肌、髋屈肌或内收肌或骨盆底的功能。由于许多肌肉参与了该区域的稳定，因此维持高水平的共同收缩应该是普遍的状态（O'Suillivan 和 Beales，2007a）。

盆底

盆腔评估中，盆底是常被忽视的区域。

肌肉张力的增加和（或）肌肉力量的降低对骨盆带的控制和功能起着重要的作用（Pastore 等，2012）。

许多盆底肌肉可以在外部触诊，盆底功能可以与腹肌和躯干肌肉一起进行评估。进一步的评估很可能需要在内部指检。由于该检查的私密性，医生需进行额外的专业培训且征得患者的同意。

神经系统检查

神经完整性检查详见第3章。

神经组织触诊

可以触诊骨盆区域的如下神经。

■ 生殖股神经（L1~L2）沿腹股沟韧带走行，男性与精索平行，女性则沿圆韧带走行。由于神经位于敏感区，因此在评估前必须征得患者的同意。

■ 腹股沟神经（L1）可以在腹肌穿过腹股沟韧带的内侧被触诊到。该神经损伤可引起腹股沟韧带上方疼痛和睾丸/阴唇痛（McCrory 和 Bell，1999；Comin 等，2013）。

■ 坐骨神经（L3~L4）可间接进行触诊。患者俯卧，沿着大转子和坐骨粗隆之间的假想线的2/3触诊。临床上坐骨神经的间接触诊可用于发现梨状肌综合征

（McCrory 和 Bell，1999）。

■ 股后皮神经（S1~S3）穿过位于梨状肌下方的坐骨孔，向下经过臀部和大腿至坐骨神经内侧，因此股后皮神经可以在坐骨水平的腘绳肌之间触诊到。

■ 阴部神经（S2~S4）有3个主要分支：直肠神经、会阴神经、阴道神经和阴茎/阴蒂神经。这些神经触诊通常在男性的直肠和女性的阴道中进行。在试图评估这个区域之前，必须征得患者的同意并通过专业培训。

疼痛激发试验

疼痛刺激试验的目的是机械地对骶髂关节施加压力，从而引起疼痛，并确定其是否为症状的来源。这些检查有一定可靠性，但有效性和特异性仍存在疑问。

不同专家推荐不同的检查组合（Laslett 和 Williams，1994；van der Wurff 等，2000a，b；Laslett 等，2005；Robinson 等，2007；Stuber，2007）。在5个可靠的测试中，使用3个或更多的标准来重现患者的疼痛，可达到94%的敏感性和78%的特异性（Young 2003；Laslett 等，2005；van der Wurff 等，2006；Laslett 2008）。这些研究中使用的试验包括牵张试验、挤压试验、大腿推力试验或P4试验、Gaenslen试验、骶骨推力试验和FABER（屈曲/外展/外旋）试验（Laslett 和 Williams，1994；Laslett 等，2005；Stuber，2007）。

大腿推力试验/后剪切试验/骨盆后侧疼痛刺激试验（P4试验）（图13.6）（Laslett 等，2005）

患者取仰卧位，90°屈髋。临床医生通过股骨施加纵向头侧力，在患者骶髂关节

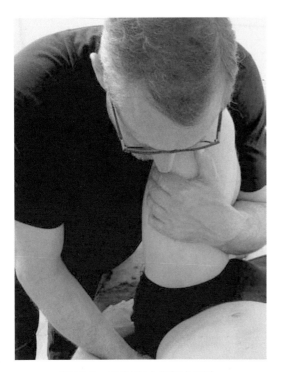

图 13.6　后剪切／大腿推力试验。

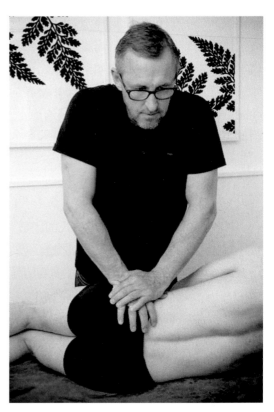

图 13.7　挤压试验／后间隙。

处产生前后切力。其他操作方法包括使用手在患者骶骨下稳定骶骨，和通过对对侧髂前上棘施压来稳定对侧髋骨。如果患者症状再现，则检验结果为阳性。该测试的敏感性为 88%（Laslett 等，2005）。该试验也可检查髋部。

挤压试验／后间隙试验（图 13.7）（Laslett 等，2005）

患者取仰卧位或侧卧位，医生两手分别压在患者骨盆的两侧 ASIS，向内相对挤压。压力应施加于的前外侧缘。若患者出现症状，则提示试验阳性。该检查特异性为 81%（Laslett 等，2005）

分离试验／前间隙试验（Laslett 和 Williams，1994；Hengeveld 和 Banks，2005；Magee，2014）

该检查同时测试左侧和右侧骶髂关节。

从后外侧直接向髂前上棘施加垂直作用力，分离骶髂关节（Laslett 和 Williams，1994）。

Gaenslen 试验／骨盆扭转试验（图 13.8）

患者取仰卧位，靠近底座边缘，将最靠近床边缘的下肢伸直，而另一侧的髋部完全弯曲并施压。另一侧下肢在底座的另一侧重复此试验。如果能重现患者的症状，则试验结果为阳性。已证明该试验在疼痛刺激试验中敏感性和特异性最低（Laslett 等，2005）。

骶骨推力试验（图 13.9）（Laslett 和 Williams，1994；Laslett 等，2005）

该检查同时检查左侧和右侧骶髂关节。

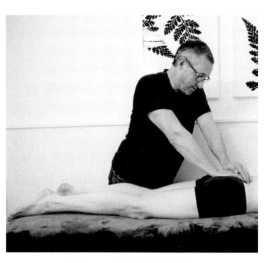

图 13.9 骶骨推力手法。

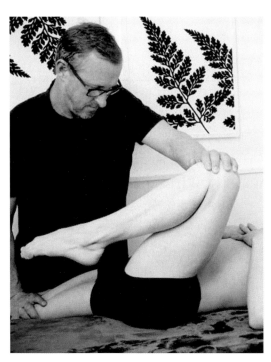

图 13.8 骨盆扭转试验/Gaenslen 试验。

患者取俯卧位，医生向位于骶骨曲线顶端的骶骨中线施加向前的垂直力，造成骶骨章动并在骶髂关节产生向后的剪切力。

FABER 试验（图 13.10）（van der Wurff 等，2006）

患者仰卧，治疗师将患者的髋部完全屈曲、外展和外旋，同时通过对侧髂前上棘的垂直压力稳定对侧骨盆。

触诊

将局部压痛直接归因于特定的潜在组织可能导致临床决策错误。因此，尽管触诊有助于确定大致的受累区域，但其特异性较差。临床医生应触诊骨盆，包括骶骨、SIJ、耻骨联合和耻骨联合周围的任何其

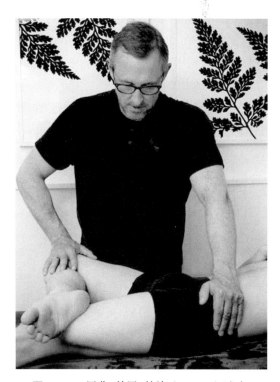

图 13.10 屈曲/外展/外旋（FABER）试验。

他相关区域。耻骨联合周围的触诊只能在进行详细的解释和获得患者的同意后才可进行。将触诊结果记录在人体图（参见图 2.3）和（或）触诊图（参见图 3.35）上。

临床医生应该注意以下几点。

■ 局部皮肤温度。

■ 局部皮肤湿度增加。

■ 水肿的存在，不常见但可被看到。

■ 表浅组织的活动度或触感，如腱鞘囊肿、结节和股三角的淋巴结。

■ 是否有肌肉过度紧张或痉挛的存在或诱发，尤指梨状肌、闭孔内肌、腰方肌。

■ 骨的压痛，如髂前上棘、耻骨、大转子和腰大肌黏液囊（肿胀时可触及）。

长背侧韧带触诊（Vleeming，2008）

长背侧韧带几乎从髂后上棘垂直向下延伸至骶骨侧缘的下部分。该处是妊娠期和产后盆腔疼痛（Vleemning等，2002）以及慢性盆腔疼痛（Dreyfuss等，1996；Fortin等，1999）触诊的敏感部位。但压痛并不一定是骶髂关节介导的疼痛（敏感性为85%~95%；特异性为10%~15%；Schwarzer等，1995；Dreyfuss等，1996；Fortin等，1999）。在这个区域的触诊疼痛并不证明骶髂关节疼痛的存在，但没有触痛则强烈提示骶髂关节并非疼痛来源。有压痛时，需进一步鉴别骨盆或腰椎来源。

被动辅助运动

相对于骶骨，髂骨可做少量的平移（Kapandji，2008）。方向是可变的，取决于两者接触面的方向。为了检查患者在右前后方向的运动，患者应屈膝平躺，放松肌肉。治疗师站在被检查的一侧，右手通过蚓状肌抓握患者髂前上棘。当施加前后方向作用力时，左手触诊骶骨沟的运动（图13.11）。

为了检查右侧头尾方向的运动，患者以相同的姿势躺下，治疗师在其右侧，右手沿其股骨施加纵向力，同时当施加头尾方向作用力时，左手触诊骶骨沟的运动（图13.12）。

检查完成

主观检查和体格检查可产生大量信息，这需要准确地记录。如上所述，用星号强调重要的检查结果是很关键的，在治疗期间和以后的治疗中，将重新评估用星号标记的项目，以评估治疗对患者疾病的影响。

在体格检查完成后，临床医生需要注意以下几点。

■ 解释体格检查的结果。患者对自身疾病或损伤的问题都应在此阶段得到解决。

■ 评估检查结果，确定临床诊断并写出问题列表。

■ 与患者合作，明确治疗目标，包括清晰的、定时的目标。

■ 提醒患者在检查后的24~48小时病

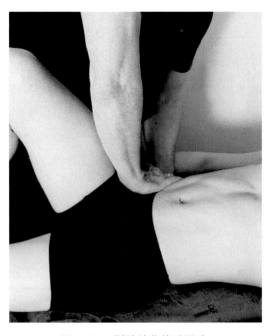

图13.11　骶髂关节前后滑动。

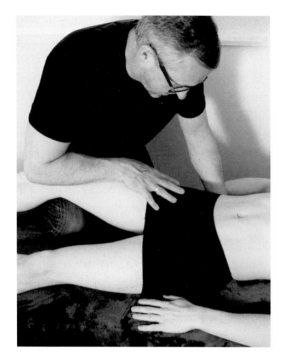

图13.12 骶髂关节头尾方向滑动。(*Adapted from Lee 2015.*)

情可能加重。

■ 嘱咐患者在下次就诊时在体格检查后说明症状行为的详细情况。

关于治疗和管理原则的指导，读者可以参考配套的教科书（Petty 和 Barnard，2017）。

参考文献

Aust. J. Phyliother. 33, 10–17.

Cliuical Standards Advisory Report. 1994. Report of a CSAG committee on back pain. London: HMSO.

Coldron. Y., et al, 2008. Postpartum characteristics of rectus abdominis on ultrasound imaging. Man. Ther. 13, 112–121.

Comin, J., et al, 2013. Radiofrequency denervation of the inguinal ligament for the treatment of 'sportsman's hernia': a pilot study. Br. J. Sports Med. 47, 380–386.

Dreyfuss, P., et al., 1996. The value of medical history and physical examinalion in diagnosing sacroiliac joint pain. Spine 21, 2594–2602.

Dreyfuss, P., et al., 2004. Sacroiliac joint pain. J. Am. Acad. Orthop. Surg. 12, 255–265.

Elden, H., et al., 2016. Predictors and consequences of long-term pregnancy-related pelvic girdle pain: a longitudinal follow-up study. BMC Musculoskelet. Disord. 17, 276.

Fortin. J.D., et al, 1999. Sacoiliac joint innervation and paim. Am. J. Orthop. 28, 687–690.

Goodman, C.C., Suyder, T.K., 2013. Differential diagnosis for physical therapists, fifth ed. Elsevier, St Louis, MO.

Greenman, P.R., 1996. Principles of manual medicine, second ed. Williams & Wilkins, Baltimore.

Hagen, R, 1974. Pelvic girdle relaxation from an orthopaedic point of view. Acta Orthop. Scand. 45, 550–563.

Hansen, A., 1996. Relaxin is not related to symptom-giving pelvic girdle relexation in pregnant women. Acta Obstet. Gynecol. Scand. 75, 245–249.

Harding. I., et al., 2004. Is the symptom of night pain important in the diagnosis of serious spinal pathology in a back pain triage clinic? Spine J, 4, S30.

Hengeveld. E., Beaks, K. (Eds.), 2005. Maitland's peripheral manipulation, fourth ed. Butterworth-Heinemann. Oxford.

Huijbregts, P., 2004. Sacroiliac joint dysfunction; evidence based diagnosis. Reh. Med. 8, 14–37.

Axer, H., et al., 2001. Collagen fibers in linea alba and rectus sheaths. General scheme and morphological aspects. J, Surs. Res. 96, 127–134.

Beer, G.M., et al., 2009. The nonnal width of the linea alba in nulliparous women. Clin. Anat. 22, 706.

Boillonnault, J., Blaschak, M., 1988. Incidence of diastasis recti abdominis during childbearing years. Phys. Tber. 68, 1082–1086.

Bullock. J.E., et al., 1987. The relationship of low back pain to postural changes during pregnancy.

Hungerford, B., 2014. Sacroiliac joint – pelvis series. In Touch issue 1.

Hungerford, B., Gilleard, W., 2007. The pattern of intrapelvic motion and lumbopelvic muscle recruitment alters in the presence of pelvic girdle pain. In: Vleeming, A., et al (Eds.), Movement, stability, and lumbopelvic pain: integration and rasearch. Churchill Livingstone, Edinburgh., pp. 361–376.

Jull, G., et al., 2015. Grievi's modem musculoskeletal physiotherapy. Elsevier, Edinburgh.

Kapandji, I.A., 2008. The physiology of the joints, sixth ed. Churchill Livingstone, Edinbursh.

Laslett. M., 2008. Evidence-based diagnosis and treatment of the painful sacroiliac joint. J, Man. Manip. Ther. 16, 142–152.

Laslett. M., et al., 2005. Diagnosis of sacroiliac joint pain: validity of individual provocation tests and composites of tests. Man. Ther. 10, 207–218.

Laslett, M., Williams, M., 1994. The reliability of selected pain provocation tests for sacroiliac jomt pathology. Spine 19, 1243–1249.

Lavy, C., et al., 2009. Cauda equina syndrome. Br. Med. J. 338, 881~884.

Lee, D., 2010. The pelvic girdle: an integration of clinical expertise and research. fourth ed. Churchill Livingstone, Edinburgh.

Lee, D., 2015. The pelvic girdle. An approach to the examinalion and treatment of the lumbo-pelvic-hip region, second ed. Churchill Livingstone, Edinburgh.

Magee, D.J., 2014. Orthopedic physical assessment. Elsevier Health Sciences, Philadelphia.

McCrory, P., Bell, S., 1999. Nerve entrapment syndromes as a cause of pain the hip, groin and buttock. Sports Med. 27, 261–274.

Mens, J.M.A., et al., 2001. Reliability and validity of the active straight leg raise test in posterior pelvic pain since pregnancy. Spine 26, 1167–1171.

Mens, J.M., et al., 2002. Validity of the active straight leg raise test for measuring disease severity in patients with posterior pelvic pain after pregnancy. Spine 27, 196–200.

Mens, J.M., et al., 2006. The mechanical effect of a pelvic belt in patients with pregnancy-related pelvic pain. Clin. Biomech. (Bristol, Avon) 21, 122–127.

Ostgaard, H.C., et al., 1993. Influence of some biomechanical factors in low-back pain in pregnancy. Spine 18,61–65.

Ostgaard, H.C., et al., 1994. Reduction of back and posterior pelvic pain in pregnancy. Spine 19, 894–900.

O'Sullivan, P.B., Beales, D.J., 2007a. Diagnosis and classification of pelvic girdle pain disorders, part 1: a mechanism based approach within a biopsychosodal framework. Man. Ther. 12, 86–97.

O'Sullivan, P.B., Beales, D.J., 2007b. Diagnosis and classification of pelvic girdle pain disorders, part 2: illustration of the utility of a classification system via case studies. Man. Ther. 12, el–e12.

Pastore, A.E., Katzman, W.B., 2012. Recognizing myofascial pelvic pain in the female patient with chronic pelvic pain. J. Obstet Gynecol. Neonatal Nurs. 41, 680–691.

Petersen, L.K., et al., 1994. Normal serum relaxin in women with disabling pelvic pain during pregnancy. Gynecol. Obstet. Invest. 38, 21–23.

Petty, N.J., Barnard, K., 2017. Principles of neuromusculoskeletal treatment and management: a handbook for therapists, third ed. Churchill Livingstone, Edinburgh.

Robinson, H.S., et al., 2007. The reliability of selected motion and pain provocation tests for the sacroiliac joint. Man. Ther. 12, 72–79.

Royal College of Radiologists, 2007. Making the best use of a department of clinical radiology. Guidelines for doctors, sixth ed. Royal College of Radiologists, London.

Sahrmann, S.A., 2002. Diagnosis and treatment of movement impairment syndromes. Mosby, St Louis.

Sapsford, R., et al., 1999. Women's health – a textbook for physiotherapists. W.B. Saunders, London.

Schwarzer, A.C., et al., 1995. The spine in chronic low back pain. Spine 20, 31.

Solomon, L., et al., 2010. Apley's system of orthopaedics and fractures, ninth ed. Arnold, London.

Stuber, K.J., 2007. Specificity, sensitivity and predictive values of clinical tests of the sacroiliac joint: a systematic review of the literature. J, Can. Chiropr. Assoc. 51, 30–41.

Stuge, B., et al., 2011. The pelvic girdle questionnaire: a conditionspecific instrument for assessing activity limitations and symptoms in people with pelvic girdle pain. Phys. Ther. 91, 1096–1108.

Suresh, E., 2004. Diagnosis of early rheumatoid arthritis: what the non-specialist needs to know. J. R. Soc. Med. 97, 421–424.

van der Wurff, P., et al., 2000a. Clinical tests of the sacroiliac joint. A systematic review. Part 1: reliability. Man. Ther. 5, 30–36.

van der Wurff, P., et al., 2000b. Clinical tests of the sacroiliac joint. A systematic review. Part 2: validity. Man. Ther. 5, 89–96.

van der Wurff, P., et al., 2006. Intensity mapping of pain referral areas in sacroiliac joint pain patients. J. Manipulative Physiol. Ther. 29, 190–195.

Visser, L.H., et al., 2013. Sciatica-like symptoms and the sacroiliac joint: clinical features and differential diagnosis. Eur. Spine J. 22, 1657–1664.

Vleeming,A., 2008. European guidelines for the diagnosis and treatment of pelvic girdle pain. Eur. Spine J, 17, 794–819.

Vleeming, A., et al. (Eds.), 1997. Movement, stability and low back pain, the essential role of the pelvis. Churchill Livingstone, Edinburgh.

Vleeming, A., et al., 2002. Possible role of the long dorsal sacroiliac ligament in women with peripartum pelvic pain. Acta Obstet. Gynecol. Scand. 81,430–436.

Waddell, G., Burton, K.A., 2004. Concepts of rehabilitation for the management of common health problems. London: Department of Work and Pensions.

Yazici, Y., et al., 2004. Stiffness in patients with rheumatoid arthritis is associated more strongly with functional disability than with joint swelling and erythrocyte sedimentation rate. J. Rheumatol 31, 1723–1726.

Yong-il, K., et al., 2015. The usefulness of bone SPECT/CT imaging with volume of interest analysis in early axial spondyloarthritis. BMC Musculoskelet. Disord. 16, 9.

Young, S., et al., 2003. Correlation of clinical examination characteristics with three sources of chronic low back pain. Spine J. 3, 460–465.

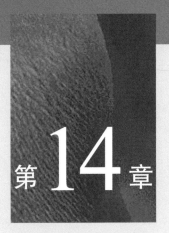

第14章 髋关节检查

Kieran Barnard

引言

髋关节属于具有协调性和稳定性的大关节。由于髋关节内、外的病变，相应区域可能会出现一些临床症状。关节内病变可能为急性创伤性，如股骨颈骨折；也可能逐渐出现。隐匿起病的髋关节疼痛可能意味着髋关节退行性病变，并且这种退行性病变往往与骨关节炎、股骨髋臼撞击综合征（FAI）等所引起的髋关节内形态学变化有关。虽然临床上髋骨关节炎和FAI都可能引起腹股沟疼痛，但其表现截然不同，骨关节炎的特点往往是从静态姿势移动时的髋部僵硬，特别是早上起床时尤为明显。然而，FAI经常在屈曲和扭转运动中引起疼痛。通常情况下，骨关节炎在老年人中多见，而年轻人更可能出现FAI。

关节外病变可表现为急性起病，也可有更隐匿的起病形式。在运动过程中加速或转弯时，如果在腹股沟处感觉到急性疼痛，可能意味着内收肌拉伤；如果是臀部或大腿根部，则意味着腘绳肌损伤。过度使用或机械压力可逐渐加重关节外症状。例如，由于髋外展肌和外侧旋肌耐力降低而导致的股骨持续内侧扭转可导致臀部肌腱病变，因而行走或跑步时可出现髋关节

外侧疼痛。临床医生还必须注意炎症或感染性病变等少见的情况，例如，类风湿关节炎或脓毒性关节炎。

本章将概述所提出的问题，并介绍完成髋关节全面检查的必需项目。下面介绍的问诊和体格检查的顺序可以因人而异。关于主观检查和体格检查的具体细节可分别参照第2章和第3章。

主观检查

患者对其经历的看法

患者的看法和感受可能与疾病的起病和进展有关，故需记录。年龄、职业、家庭情况以及任何休闲活动的细节等都需记录。这些信息可提示髋关节直接和（或）间接的机械受力。为选取适宜的治疗方法，还需综合考虑患者的社会生活和工作环境。

临床医生可从以下几方面评估可能影响患者病情的社会心理因素。

- 是否因疼痛停止工作？
- 你认为是什么引起疼痛的？
- 是否担心疼痛的原因？
- 期望得到什么帮助？
- 雇主/同事/家人对你的疼痛有何

反应?

■ 疼痛时做何处理?

■ 你认为自己会重返工作岗位吗? 什么时候重返?

■ 关于疼痛, 你以后有什么打算?

早期识别心理社会风险因素很重要, 因为这些因素的存在可能是慢性骨骼肌肉残疾的重要原因之一 (Nicholas 等, 2011)。

人体图

在人体图上记录以下关于类型和当前症状区域的信息 (参见图2.3)。

当前症状的区域

绘制症状的区域时应谨慎细致。髋部病变可放射至腹股沟、大腿前面和膝部。明确最严重的症状并记录患者感觉此症状来于何处。

与检查部位相关的区域

髋部周围的症状可从更近端的解剖结构放射而来, 包括腰椎或骶髂关节的关节源性、肌源性或神经源性结构。例如, 腹股沟和大腿内侧疼痛, 可能由上腰椎放射而来或来源于闭孔神经受累的周围神经。症状亦可由髋部外旋或代偿性前足内旋导致的股骨扭转引起。因此, 检查需包括所有的症状累及区域。检查所有相关的区域, 包括腰椎、骶髂关节、膝部和踝关节的症状, 如疼痛或僵直, 因为这可能与患者的主要症状相关。注意排除所有可能放射或引起症状的区域。临床医生应在人体图上用对勾 (√) 标记未受累的区域。

疼痛的性质

确定疼痛的性质, 如疼痛是锐痛、酸痛还是跳痛。

疼痛的强度

疼痛的强度可用如疼痛评分量表来衡量, 参见第2章。

感觉异常

检查髋部周围和其他相关区域的感觉改变 (如感觉异常或麻木)。

持续或间歇性症状

确定症状的频率, 是持续的还是间歇的。如果症状为持续性的, 检查症状的强度是否有变化, 持续不缓解的疼痛提示存在严重的病变。

症状间的关系

确定有症状区域间的关系——是同时出现还是单独出现。例如, 患者可能有大腿外侧疼痛而无背痛, 或疼痛可能总是一起出现。可明确关系的问题包括以下几项。

■ 你是否有腰部疼痛而无大腿疼痛?

■ 你是否有大腿疼痛而无腰部疼痛?

■ 如果症状是持续的, 当腰部疼痛加重时, 你的大腿疼痛有无改变?

症状的行为

加重因素

对于每个有症状的区域, 明确哪些活动和 (或) 姿势可加重患者的症状, 如是由什么引起的 (或使症状恶化)? 患者是否能维持该姿势或运动 (严重性)? 症状发生了什么变化? 一旦运动停止, 症状需多长时间可缓解 (激惹性)? 严重性和激惹性的原则在第2章中已有讨论。

如果已明确主观上的相关性, 首先询问能影响假设来源的加重因素很有帮助, 如腰椎, 随后明确影响依赖于来源的区域的加重因素，如腹股沟。如果两个区域的加重因素一样或类似，这可进一步支持假设，即两个区域的症状之间存在相关性。

髋部区域的特殊结构可通过联系症状区域与确定的加重因素给出提示。例如，腹股沟疼痛于穿鞋（屈曲）时加重更加提示关节源性髋关节问题，而不是股神经周围神经病。

在寻找加重因素时，临床医生应尽可能地具体。如果可能的话，分解运动或活动可能会提供更多关于体格检查中预期结果的线索。"……怎么样？"是一个有用的询问方式。例如，"园林工作"时腹股沟疼痛加重，不如"给花除草（屈曲）"或"修剪高处的树篱（伸展）"时疼痛加重更具有提示意义。

临床医生确定症状如何影响功能，如静息和活动姿势，包括坐、站、躺、弯曲、步行、跑步、在不平坦的地方步行、上下楼梯、驾驶、工作以及体育和社交活动。注意任意体育运动训练计划的细节信息。临床医生需注意患者是左利手还是右利手，因这可能增加优势侧的压力。

以上活动的详细信息非常有用，可以帮助确定有病变的结构并识别功能受限。这些信息也可用来确定治疗目标和任何可能需要的建议。用星号（*）标记最明显的功能受限，在体格检查中进行检查并在后续治疗过程中重新评估，以评价治疗干预效果。

缓解因素

对于每个有症状的区域，临床医生应询问何种运动和（或）姿势可缓解患者的症状，需要多长时间可完全缓解（如果症状是间歇的）或返回到基础水平（如果症状是持续的），以及当该症状缓解时其他症状如何改变。这些问题可帮助确定症状间的关系以及确定激惹性的水平。

偶尔，对于易激惹的症状或小题大做的患者，确定清晰且明显的加重因素往往很困难。当遇到这种情况时，以缓解因素为开始，进行逆向思维十分有意义。例如，如果坐下能减轻症状，询问"这是否意味着站立使腹股沟疼痛加重"十分有价值。

此时此刻，临床医生可综合来自加重因素和缓解因素的信息并形成可能有病变的结构的工作假设。需意识到且不可忽视的是，不符合某一机制模式的症状可能是严重病变的征象。

症状的24小时行为

通过询问关于夜间、早晨和晚间症状的问题，临床医生可确定症状的24小时行为。

夜间症状。了解患者在夜间是否有疼痛症状很重要。如果有，患者是否难以入睡？夜间醒来几次？需多长时间可再次入睡？

明确症状是否是姿势相关的十分关键。临床医生可向患者询问："你能找到一个睡眠的舒适的姿势吗？"或"对你而言，最舒服/最不舒服的姿势是什么？"姿势依赖的疼痛是机械性的，而非姿势依赖的和持续性的疼痛是非机械性的，并且应该怀疑存在更为严重的病变。

姿势依赖的疼痛可能提示病变的结构，例如，大转子疼痛综合征的患者经常有睡眠障碍和症状侧卧位困难。

早晨和晚间的症状。临床医生明确早晨首先出现的、白天和一天结束之时的症状的模式。这些信息有助于明确诱发疾病的疼痛机制和当前病变类型。例如，清晨疼痛和持续半小时以上的僵直提示炎症诱发的疼痛。

特殊问题

髋关节特异性的特殊问题可以帮助形成临床假设。这些问题包括以下运动。

下蹲

下蹲时发生腹股沟疼痛可能提示关节内病变是症状的来源。

闭锁/抓挠

腹股沟区的闭锁、"咔嗒"声、抓挠感可能与FAI有关（Philippon等，2013）。

捻发音

老年患者腹股沟区疼痛伴捻发音提示退行性病变。

神经系统症状

在主观检查中，应尽可能地保持假设的思维开阔性。如果询问患者和回顾人体表时发现可能存在神经病变，那么应明确针刺感、麻木或无力的准确区域。

患者是否有脊髓压迫的症状（至L1平面的脊髓压迫），包括双手或双足的刺痛和（或）步态障碍？患者是否有马尾受压的症状（如L1平面以下受压）？马尾受压的症状包括肛周感觉减退和括约肌功能障碍，伴或不伴尿潴留。与潴留类似，膀胱症状包括尿意减退、排空膀胱意愿减退和尿流不佳（Lavy等，2009）。这些症状可能提示骶神经根受压，并且需要及时的外科干预以防止永久性功能丧失。

现病史

对于每一个有症状的区域，临床医生

都需要了解症状出现的时长，是突然起病还是缓慢起病，是否有已知的能引起症状产生的原因。如果起病是缓慢的，临床医生应注意患者生活方式是否有改变，如新工作或爱好或体育活动或训练计划的变化。通过询问症状是好转、维持不变还是恶化，可明确疾病的阶段。

临床医生应明确患者以前是否有类似问题。如果有，该问题一共发作了多少次、什么时候、什么原因、每次发作的间隔期多长、间歇期患者是否完全恢复正常。如果以前没有类似问题，患者是否有过腰椎、髋部、膝部、足、踝部或其他相关区域的疼痛或僵直发作。

为明确症状间的关系，临床医生需询问当任一症状出现时，其他的症状如何变化。同一时间出现的症状可能提示症状的区域是相关的。如果存在主观上的相关性（症状同时出现或一种症状依赖于另一种）或者加重因素相同或类似，则可进一步支持症状间的相关性。

临床医生还应询问患者到目前为止是否接受过治疗。既往任何治疗策略的有效性都可帮助临床医生指导患者管理。患者是否曾咨询过专科医生或是否接受过可能协助诊断的检查，如血液检验、X线或磁共振成像（MRI）？

损伤的机制也可为临床医生提供一些关于髋部周围结构受损的线索，尤其在急性期，在该时期不太可能进行全面的体格检查。例如，快速奔跑时突然的臀部疼痛可能提示腘绳肌来源，而过度屈曲（如跨栏或武术）时的腹股沟疼痛则提示FAI病变。

既往史

详细的病史对确定体格检查和（或）

治疗的某些注意事项或禁忌证十分重要（参见表2.4）。正如第2章所描述的，临床医生应区分适合保守治疗和系统性、肿瘤性以及其他非肌肉骨骼疾病的情况，后者可能需要转诊至专科医生。

需向患者常规采集以下信息。

一般情况

临床医生应明确患者的一般健康情况，并且发现患者是否有任何不适、疲劳、发热、恶心或呕吐、应激、焦虑或抑郁情况。

体重下降

患者是否注意到最近有不明原因的体重下降？

严重的病理改变

患者以前是否有严重的病变，如肿瘤、结核、骨髓炎或HIV感染？

炎性关节炎

患者是否曾被诊断为炎性疾病，如类风湿关节炎或风湿性多肌痛？患者是否有系统性炎症过程的表现，如银屑病、干眼症或肠易激综合征？

家族史

患者是否有严重疾病或炎性关节炎的相关家族史？

心血管疾病

患者是否有心脏病的病史，如心绞痛？患者是否安装心脏起搏器？若患者有血压升高情况，是否需使用药物控制？

呼吸疾病

患者是否有肺部疾病病史？如何控制的？

糖尿病

患者有无糖尿病？如果有，是1型还是2型？患者血糖是否得到控制？如何控制的，是通过饮食控制、片剂药物还是注射？患有糖尿病的患者可能出现周围神经病和血管病，感染的风险增加，且治愈的时间较无糖尿病的患者更长。

癫痫

患者有癫痫吗？上一次发作是什么时候？

甲状腺疾病

患者是否有甲状腺疾病的病史？甲状腺功能减退可能引起29%~75%的近端肌肉肌病（Anwar和Gibofsky，2010），症状包括近端肌无力、僵硬和痉挛。

骨质疏松症

患者是否接受过双能X线吸收法（DEXA）扫描，并且被诊断为骨质疏松症或频发骨折？

既往手术史

患者以前是否接受过与当前症状相关的手术？

用药史

患者目前正在接受何种药物治疗？患者是否长时间（6个月或以上）服药？需特别注意以下药物。

类固醇。一些疾病，如风湿性多肌痛或慢性肺病需长时间使用类固醇，可能会导致骨质疏松的风险增加。

抗凝药。抗凝药（如华法林）常被用于一些疾病（如心房颤动），可能会导致出血和擦伤的风险增加。

非甾体抗炎药（NSAID）。NSAID（如布洛芬）有一些系统性作用，这可能会导致部分患者胃肠道出血。如果此类药物对疾病无积极作用，一般不推荐使用此类药物。然而，NSAID可缓解炎性伤害性疼痛。

体格检查计划

收集完所有信息后，也就完成了主观检查。在这个阶段，为了便于查阅，用星号（*）标记重要的发现来表示强调是有用的，特别是一个或多个功能区域受限。这些在随后的检查过程中可再次检查以评估治疗干预效果。

为了规划体格检查，需在主观检查过程中形成以下假设。

■ 每一个症状的区域是否严重和（或）易激惹的（参见第2章）？是否有必要停止症状再现，是否有必要部分或完全再现症状？如果症状是严重的，一些体格检查应只在即将产生症状或症状刚刚产生前进行，不应增加压力，因患者可能无法耐受。如果症状是易激惹的，则体格检查应在即将产生症状或症状刚刚产生的时候进行，为了保证检查间的休息时间，应进行尽可能少的检查。

■ 诱发患者症状的最主要的疼痛机制是什么？主动的"输入机制"（感觉通路）是什么，症状是机械性、炎症性、还是缺血性疼痛过程的产物？"加工机制"是什么，患者如何加工处理此类信息，其对疼痛的看法和感受如何？最后，"输出机制"是什么，患者对疼痛的生理、心理和行为的反应是什么？明确何种疼痛机制可导致和（或）维持疾病可帮助临床医生用合适的方法管理疾病和患者。读者可参考Gifford（1998）、Jones等（2002）和Thacker

（2015）的文献以获得更多的信息。

■ 引起患者症状的可能的关节源性、肌源性和神经源性结构是什么，例如，什么结构可放射至疼痛区域以及什么结构在疼痛区域之下？例如，大腿内侧疼痛理论上可由腰椎或骶髂关节放射而来。也可提示大腿内侧下方的结构，如髋关节、内收肌和闭孔神经。

■ 除此之外，是否有如下维持症状的促进因素。

　■ 物理因素，如髋外旋肌力弱导致股骨内侧扭转。

　■ 环境因素，如以驾驶为谋生手段。

　■ 心理社会因素，如害怕存在严重病变。

　■ 行为因素，如为促进康复而过度地休息。

■ 临床医生应基于证据明确哪些结构最可能是有病变的，并据此优化体格检查。将检查分为在第1天"必须、应该、可能"检查的和在随后就诊中进行的检查。这有助于临床医生进行临床推理并避免进行照本宣科的髋部评估。建议在可能的情况下尽可能全面地进行检查。例如，如果临床医生认为在第1天需要排除腰椎，其将会千方百计地全面检查该区域，以提示或排除该区域是症状来源的可能性。这种方法可避免在随后的就诊过程中同时应对大量可能的症状来源，这往往会引起困惑。

■ 另一个有助于临床医生推理的方法是考虑期望从体格检查中得到的结果。再现症状是容易的还是困难的？是否有必要使用联合运动或重复运动？某种试验是阳性的还是阴性的？疼痛是否为特定方向的？综合从主观检查中得到的信息，尤其是加重因素和缓解因素，能提供一些证据，这些证据与期待从体格检查中得到的结果有关。

■ 是否存在需进一步研究的体格检查的注意事项和（或）禁忌证，如神经系统受累、近期骨折、创伤、类固醇治疗或类风湿关节炎？也可能存在某些进一步检查和治疗的禁忌证，如脊髓或马尾压迫的症状。

体格检查计划表可在临床推理过程中帮助和指导临床医生（参见图2.9）。

体格检查

从主观检查中获得的信息可帮助临床医生计划合适的体格检查。疾病的严重性、激惹性和本质是主要因素，其能影响体格检查步骤的选择和优先度。临床医生需询问的第一个和首要问题是"患者的疾病是否适合由我来治疗？"例如，患者表现为马尾压迫的症状，在进行紧急转诊前，可能只需要进行神经系统完整性检查。患者疾病的本质对于体格检查有着重要影响。临床医生需要询问的第二个问题是："患者是否有我可以处理的肌肉骨骼疾病？"为了回答这个问题，临床医生需要对患者进行完整的体格检查，然而，如果症状严重和（或）易激惹，这似乎不太可能完成。如果患者的症状严重和（或）易激惹，临床医生应在无症状产生的范围内尽可能多地检查患者运动。如果患者有持续且严重的和（或）易激惹的症状，临床医生应找到可以缓解症状的检查。如果患者的症状不严重也不易激惹，临床医生应找到可以再现患者任一症状的检查。

为了便于查阅，应在患者笔记中用

星号（*）标记强调任何可诱发患者症状或减轻患者症状的检查项目。这些强调的检查项目也被称为"星号"项目或"标记"项目。

以下描述的体格检查的顺序和细节需适合于被检查的患者。一些检查可能是不相关的，一些检查可能只需要简单进行，而另一些检查则需全面进行。对于读者来说，需要理解并不是所有的体格检查的地位都是相同的，不同试验的可靠性、敏感性和特异性也各有差异（参见第3章）。临床医生应根据文献选择对临床最有用的检查。这些体格检查无法取代全面的主观检查的地位。在绝大多数病例中，良好的主观病史对于帮助明确诊断至关重要（Reiman 和 Thorborg，2014）。临床医生应在主观检查后形成清晰的临床假设，体格检查的目的即证实或推翻这些假设。

观察

非正式观察

临床医生需要在动作位和静息位分别观察患者，需注意其下肢运动和一般运动的性质，以及其姿势特点和面部表情。非正式观察从临床医生开始主观检查起便已开始，并持续至体格检查结束。

正式观察

姿势观察。临床医生从患者站立时的前面、侧面和后面观察患者的脊柱和下肢姿势，必要时可在与患者的主诉有关的功能位进行观察。骨盆观察包括矢状位、冠状位和水平面的观察。在矢状位上，可能发现骨盆前倾或后倾；在冠状位上，可能发现骨盆侧倾；在水平位上，可能发现骨盆旋转。通过观察髂嵴、髂前上棘和髂后上棘、皮肤皱褶（尤其是臀褶）的相对位置以及骨盆相对于腰椎和下肢的位置，发现可能的异常。除此之外，临床医生应注意两侧下肢的承重是否相等。临床医生应被动纠正任何的不对称以明确其与患者问题的相关性。

肌肉形态观察。临床医生观察患者的肌肉容积和肌张力，并进行左、右两侧对比。需记住的是，身体活动的水平和频率以及优势侧也可导致双侧肌肉容积的差异。一些肌肉在压力下收缩，而另一些肌肉力弱，引起肌肉不平衡（参见表3.7）。肌肉不平衡的模式可产生上述症状。

软组织观察。临床医生观察患者皮肤的质地和颜色、任何肿胀的区域或瘢痕，以获得进一步检查的信息。

平衡观察。平衡与前庭、视觉和本体觉信息有关。这一初步的和非特异的检查可通过嘱患者分别在睁眼和闭眼时单足站立进行。如果患者睁眼和闭眼时的平衡都较差，表明存在前庭或本体觉障碍（而不是视觉障碍）。在受累侧和未受累侧均应进行此检查，如果在受累侧保持平衡更加困难，也提示存在本体觉障碍。

除患者单足站立时控制平衡的能力外，临床医生还需密切注意患者的骨盆。骨盆朝无支撑侧下降提示直腿站立侧外展肌无力，为Trendelenburg阳性征（图14.1）。Trendelenburg阳性常见于接受过关节成形术的患者，当手术医生采用髋关节侧方入路的方法时，髋外展肌功能可能下降（Berstock等，2015）。外展肌无力导致外展不能，步行时骨盆动力改变，也可能与臀肌病变有关（Grimaldi和Fearon，2015；Grimaldi等，2015；Allison等，2016）。

步态观察。在平地/不平地、斜坡、楼梯和跑步中分析步态。注意步长和承重力。注意足部、鞋和任何步行辅助。髋部疼痛患者最可能出现的典型步态模式为臀大肌步态、Trendelenburg步态和短腿步态（更多细节见第3章）。

功能观察。如果可能，应仔细检查与患者主诉相关的功能性任务，如下蹲、旋转或爬楼梯。疼痛是否发生在特定运动的任何阶段，例如，站起时通过下肢负重？在这一阶段，可以通过调整骨盆旋转等手段来修正活动，以查看症状是否发生变化。读者可参考下文的"症状修正"部分，以进一步探讨这一概念。

主动生理运动

髋部的主动生理运动包括屈曲、伸直、外展、内收、内旋和外旋（表14.1）。除伸直需在俯卧位进行外，其他所有运动都可在仰卧位进行双侧检查。如果症状允许，可对运动稍微施压（图14.2）。

临床医生分别在静息时、每一运动之前明确患者的症状，并且被动纠正任何运动偏差来确定其与患者症状的相关性。需注意以下几点。

表14.1 主动生理运动和可能的修正

主动生理运动	修正
屈曲	重复
伸直	改变速度
外展	联合运动，如
内收	■ 屈曲伴旋转
内旋	■ 旋转伴屈曲
外旋	挤压或分离，如
腰椎	■ 通过大结节并屈曲
骶髂关节	持续
膝部	伤害性运动
踝部和足部	鉴别试验
	功能

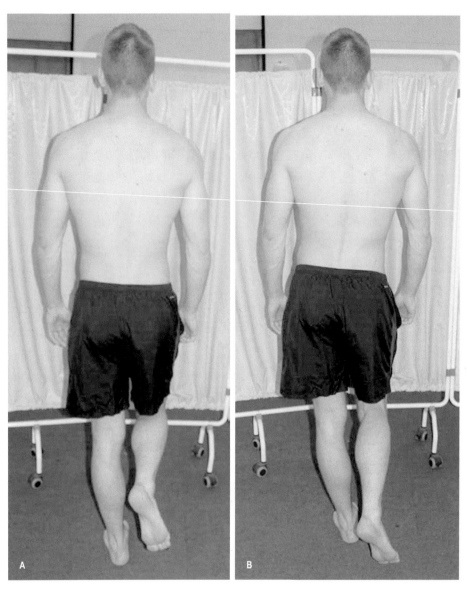

图 14.1　Trendelenburg 试验。(A) 患者以受累侧单足站立。(B) 阳性结果为骨盆朝无支撑侧下降。

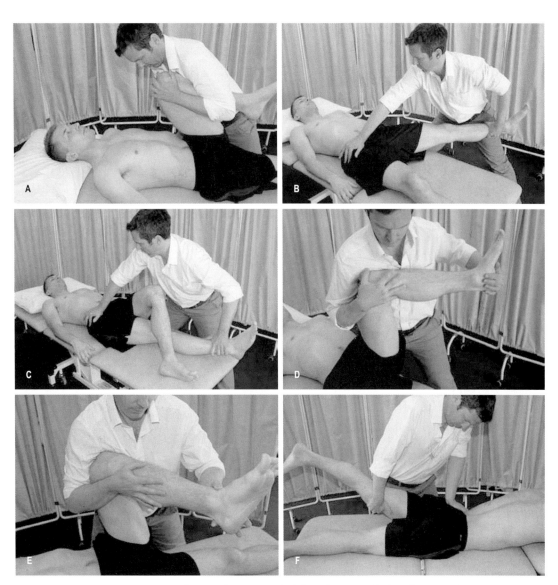

图14.2 对髋关节施压。(A) 屈曲。双手置于患者膝关节上方,施压使髋屈曲。(B) 外展。右手固定患者骨盆,左手抬起患者下肢至外展。(C) 内收。患者左下肢交叉于右下肢上方,临床医生右手固定其骨盆,左手抬腿至内收。(D) 内旋。临床医生的身躯和右手支撑患者的下肢。左手和身躯移动并向内旋患者髋部。(E) 外旋。临床医生的身躯和右手支撑患者的下肢,左手和身躯移动并向外旋患者髋部。(F) 伸直。患者取俯卧位,临床医生左手支撑其骨盆,右手抬起患者下肢至伸直。

- 运动的性质。
- 运动的范围。
- 运动范围内的疼痛行为。
- 运动范围内和最大范围中的阻力。
- 引起肌肉痉挛。

与有症状的体格检查的操作方法类似（见后文"症状修正"部分），考虑周全的医生可利用生理运动来区分不同的组织。例如，当患者单足站立并躯干旋转（引起腰椎和髋关节旋转）以再现患者的臀部疼痛时，需区分是腰椎还是髋关节来源。临床医生可依次增加或减少腰椎旋转和骨盆旋转，以了解每一项运动对臀部疼痛的影响。如果疼痛来源于髋部，那么腰椎运动将不会影响疼痛，而骨盆运动能影响疼痛；如果疼痛来源于腰椎，那么腰椎运动将会影响疼痛，而骨盆运动则不会受影响。

需检查其他组织以明确其与患者症状的相关性，其可能是患者症状的来源，或是患者症状的促进因素。最有可能的区域是腰椎、骶髂关节、膝部、足部和踝部。这些区域可以进行快速筛查，更多细节见第3章。对腰椎进行排查检查，并不能完全否定该区域是症状的来源，如果有任何可疑的地方，建议临床医生对这些可疑区域进行全面的检查（参见相关章节）。

被动生理运动

以上描述的所有运动都可以在患者仰卧位时被动地进行检查，并比较左、右两侧。如果患有骨关节炎，临床医生可发现（患者）屈曲、外展和内旋受限，伸展轻度受限，侧向旋转则不受限（Cyriax, 1982）。

比较症状对主动和被动运动的反应可帮助明确有病变的结构是非收缩（关节内的）还是可收缩的（关节外的）（Cyriax, 1982）。如果病变是不可收缩的，如韧带，那么主动和被动运动将导致疼痛和（或）在同一方向上运动受限。如果病变是可收缩的组织（如肌肉），那么主动和被动运动将会导致疼痛和（或）在相反方向上运动受限。例如，髋内收肌拉伤在主动和被动内收时产生疼痛。然而，这些模式只是理论上的，肌肉拉伤可以通过等长收缩肌肉来进行检查，此种情况下不可收缩组织的长度变化很少或没有变化。

关节内结构检查

除了检查主动和被动生理活动范围外，临床医生还可以针对髋关节周围的不同结构，进行特定检查。这些试验的可靠性、敏感性和特异性各不相同。根据文献，作者选择了临床上最常用的检查。关节内检查包括髋部撞击试验和骨折的检查。

髋部撞击试验

FAI是一种髋关节内形态学的病理改变，此类患者在屈曲和旋转运动时可出现腹股沟疼痛，通常发生在年轻人中。尽管尚不清楚导致这种情况的确切形态学改变（Agricola 和 Weinans, 2016）以及最合适的检查和治疗手段（Reiman 和 Thorborg, 2014），但疼痛被认为来源于运动过程中毗邻髋臼边缘的股骨头。这种情况可能是由股骨头形状异常（称为凸轮畸形）、髋臼的形态异常（称为钳形畸形）或两者共同导致（Diamond 等, 2014）。这种情况可能导致骨关节炎改变（Agricola 和 Weinans, 2016）。根据最新的系统性综述，临床上最有用的3项试验见下文（Reiman 等, 2015 a; Pacheco-Carrillo 和 Medina-Porqueres, 2016）。

一般情况下，这些试验敏感性较好，但不具有特异性，因此临床医生应注意假阳性。

内旋挤压试验（IROP）

患者仰卧，患侧髋关节屈曲至90°，检查者固定骨盆，并用较大压力使髋关节完全内旋（图14.3）。如果患者疼痛再现，则认为IROP试验阳性。IROP试验的敏感性>80%（Maslowski等，2010；Pacheco-Carrillo和Medina-Porqueres，2016），但其特异性低至17%。

屈曲内收内旋试验（FADDIR）

患者单膝屈曲仰卧，检查者充分弯曲其髋关节，然后内收并内旋股骨（图14.4）。此动作接近股骨颈与髋臼的前方。如果检查过程中，患者再次出现疼痛、"咔嗒"声、卡压或交锁，则为阳性。FADDIR试验的敏感性高达94%（以关节MRI作为参考）；而特异性较差，为8%（Reiman等，2015 b）。

屈曲外展外旋试验（FABER）

FABER试验同样是用于检查股骨髋臼撞击综合征的敏感试验，其敏感性为82%，但该试验特异性也不高，为25%（Maslowski等，2010）。患者取仰卧位，有症状一侧下肢放在对侧下肢上。然后检查者一手固定骨盆，另一只手于患者膝部稍稍施加向下的压力（图14.5），患者同侧髋关节疼痛的再现即为阳性（Pacheco-Carrillo和Medina-Porqueres，2016）。除股骨髋臼撞击综合征阳性外，FABER试验阳性也提示髂腰肌痉挛或骶髂关节损伤（Magee，2014）。

骨折

一些试验被推荐用来诊断股骨骨折和应力性骨折。实际上，下面提出的两个试验具有较好的诊断能力（Reiman等，2015 b）。

髌骨耻骨敲击试验

在此试验中，检查者坐在或站在患者的患侧，并将听诊器放在患者耻骨联合上。然后轻敲其患侧下肢的髌骨，或使用音叉来检查，并记录其声音响度（图14.6），然后与对侧进行比较。如果患侧响度较对侧低沉，则认为该试验阳性。其敏感性和特异性分别高达95%和86%（Reiman等，2013，2015 b）。

支点试验

另一项诊断骨折的检查——支点试验，也具有较好的敏感性和特异性。患者

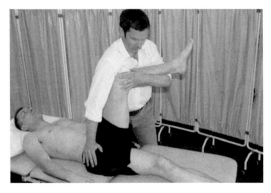

图14.3　内旋挤压试验（IROP）。临床医生固定骨盆，并用较大压力使患者髋关节完全内旋。

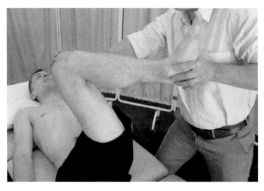

图14.4　屈曲内收内旋试验（FADDIR）。临床医生充分弯曲患者髋关节，然后使其内收并内旋股骨。

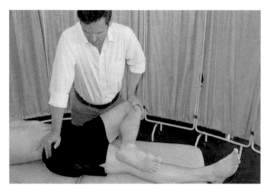

图14.5　屈曲外展外旋试验（FABER）。将患者有症状的一侧下肢放在对侧下肢上，并使患侧下肢处于屈曲、外展、外旋位，然后临床医生一手固定患者骨盆，另一只手于患者膝部稍稍施加向下的压力。

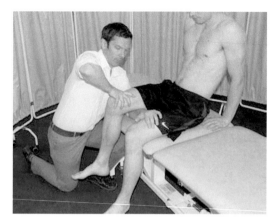

图14.7　支点试验。患者取坐位，临床医生位于患者的患侧，一手放在患者健侧大腿上，并将患侧大腿置于临床医生的前臂上。患者稍向后倾斜，临床医生在其患侧下肢的膝关节处施加向下的压力。

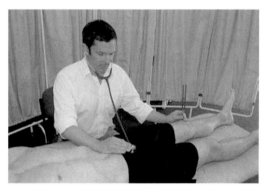

图14.6　髌骨耻骨敲击试验。临床医生坐或站在患者的患侧，并将听诊器放在其耻骨联合上。然后轻敲患侧下肢的髌骨，或使用音叉来检查，并记录其声音响度。

取坐位，检查者位于患侧，一手放在患者健侧大腿上，并将其患侧大腿置于检查者的前臂上。患者稍向后倾斜，检查者在其患侧下肢的膝关节处施加向下的压力（图14.7）。再次出现相应症状则表明试验阳性。其敏感性和特异性分别为93%和75%（Reiman等，2013，2015 b）。

关节外结构检查

下文将介绍关节外结构相关症状的试验。这些试验被归类为臀肌腱病和运动相关性腹股沟疼痛的检查试验。

臀肌腱病

相比以前，现在人们已经认识到更多因素可引起髋关节外侧疼痛。过去被称为"大粗隆滑囊炎"的疾病现在则被描述为"粗隆疼痛综合征"或简单的"髋关节外侧疼痛"。普遍认为髋关节外侧疼痛的主要原因是臀肌腱病（Grimaldi和Fearon，2015；Grimaldi等，2015）。

阻抗式外旋试验

经检验，阻抗式外旋试验对于诊断臀肌腱病具有良好的敏感性（88%）和特异性（97.39%）（Reiman等，2013，2015b）。患者取仰卧位，患侧髋关节屈曲90°，检查者使其髋关节完全外旋，要求患者在阻力下将下肢恢复到中间位置（图14.8）。再次出现疼痛表明试验阳性（Reiman等，2015 b）。

持续单足站立

Grimaldi 和 Fearon（2015）认为单足站立可有效和简单地诊断臀肌腱病。他们指出，文献中描述了这种试验的几种不同版本。正如 Lequesne 等推荐的那样（2008；图 14.9），检查者通过指尖提供平衡支持，使患者保持患侧单腿站立 30 秒。髋关节外展肌耐力较差的患者在检查期间可能会出现髋关节内收，从而使髋关节外侧压力增加并引起疼痛。如果 30 秒内出现疼痛，则认为该试验阳性。Lequesne 等（2008）发现该试验诊断臀肌腱病的敏感性为 100%，特异性为 97.3%。

运动相关的慢性腹股沟疼痛

运动相关的髋部损伤多种多样（Reiman 等，2013），以下试验通过在内收肌起始处和耻骨联合上施加压力（Reiman 等，2015 b），来确定该区域是否可能是患者症状的来源。一般而言，这些试验的特异性尚可，敏感性中等。

双内收肌试验

患者取仰卧位，下肢伸直。检查者抬起患者双侧下肢，使之稍屈曲，并要求患者最大限度内收以对抗手动阻力（图 14.10）。患者再次出现症状表明试验阳性（Reiman 等，2013）。该试验的敏感性为 54%，特异性为 93%（Reiman 等，2015 b）。

挤压试验

与双内收肌试验相似，在本试验中，患者保持双髋内收肌收缩，双膝关节屈曲 45°，检查者一手握拳置于患者双膝关节之间，然后嘱患者用力挤压检查者的拳头（图 14.11）。如果患者再次出现疼痛则表明试验阳性（Reiman 等，2013）。挤压试验的准确性与双内收肌试验相似，敏感性为 43%，特异性为 91%（Reiman 等，2015 b）。

肌肉检查

肌肉检查包括肌肉力量、控制、长度和等长肌肉检查。

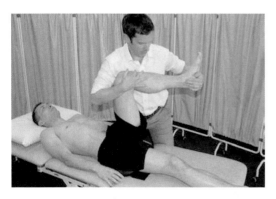

图 14.8 阻抗式外旋试验。患者取仰卧位，患侧髋关节屈曲 90°，临床医生使其髋关节完全外旋，要求患者在阻力下将下肢恢复到中间位置。

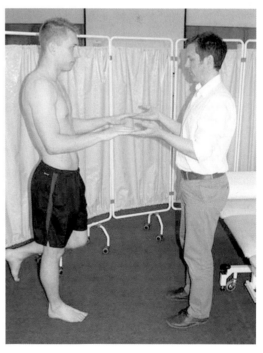

图 14.9 持续单腿站立试验。患者保持患侧单腿站立 30 秒，临床医生通过指尖提供平衡支持。

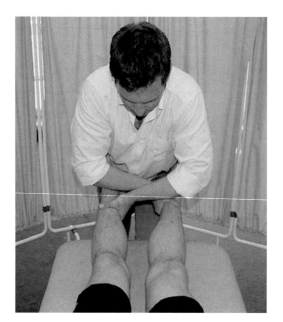

图14.10　双内收肌试验。临床医生抬起患者双侧下肢，使之稍屈曲，并要求患者最大限度内收以对抗手动阻力。

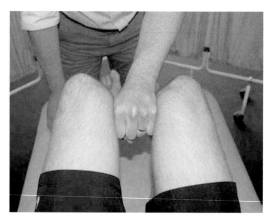

图14.11　挤压试验。患者双膝关节屈曲45°，临床医生一手握拳置于患者双膝关节之间，然后嘱患者用力挤压临床医生的手。

肌肉力量

为了准确地了解肌肉力量，临床医生在正常运动范围内等张地检查肌肉。在髋部的体格检查过程中，检查髋部屈肌、伸肌、外展肌、内收肌、内转肌、侧旋肌和其他任何相关的肌群也是有必要的。

下肢肌肉检查，尤其是倾向于力弱的肌肉，如腹直肌、臀大肌、臀中肌、臀小肌、股外侧肌、股内侧肌、股中间肌、胫骨前肌和腓骨肌（Jull 和 Janda，1987；Sahrmann，2002）。这些肌肉力量检查的描述见第3章。

肌肉控制

肌肉的相对力量被认为比某一肌群的整体力量更为重要（Janda，1994，2002；White 和 Sahrmann，1994；Sahrmann，2002）。如前文所述，通过观察姿势和主动运动的质量、注意肌肉募集模式的任何改变和在不同位置触诊肌肉活动来间接评估相对力量。

肌肉长度

临床医生检查肌肉的长度，尤其是倾向于缩短的肌肉（Janda，1994，2002），即竖脊肌、腰方肌、梨状肌、髂腰肌、股直肌、阔筋膜张肌、腘绳肌、胫骨后肌、腓肠肌和比目鱼肌（Jull 和 Janda，1987；Sahrmann，2002）。肌肉长度的检查的描述见第3章。

等长肌肉检查

等长肌肉检查可协助区分症状是来源于可收缩组织还是不可收缩组织。等长肌肉检查的详细信息见第3章。

在静息位或必要时在不同的生理范围下检查髋关节屈肌、伸肌、外展肌、内收肌、内转肌和侧旋肌（和其他相关肌群）。临床医生需注意收缩的长度和性质，以及任何再现的患者的症状。

神经系统检查

神经系统检查包括神经完整性检查和神经动力学检查。

神经系统完整性检查

如果怀疑症状来源于脊椎或周围神经，临床医生需检查神经系统完整性。

皮节/周围神经。用棉棒和大头针分别检查下肢的触觉和痛觉，具体描述见第3章。了解神经的皮肤分布（皮节）和周围神经支配区域能使临床医生区分根性病变引起的感觉缺失和周围神经病变引起的感觉缺失。皮肤神经分布和皮节区域见第3章。

肌节/周围神经。检查以下肌节（更多细节见3章）。

- L2：屈髋。
- L3：伸膝。
- L4：足背屈和足内翻。
- L5：蹋趾伸直。
- S1：足内翻、收臀、屈膝。
- S2：屈膝、足尖站立。
- S3~S4：盆底肌、膀胱和生殖功能。

了解神经根的肌肉分布（肌节）和周围神经的肌肉分布能使临床医生区分根性病变导致的运动丧失和周围神经病变引起的运动丧失。周围神经的分布见第3章。

反射检查。检查以下深腱反射（参见第3章）。

- L3~L4：膝反射。
- S1：踝反射。

神经动力学检查

进行以下神经动力学检查，以明确患者的症状在多大程度上与神经组织有关。

- 被动屈颈试验。

- 直腿抬高试验。
- 被动屈膝试验。
- 塌陷试验。

上述检查的具体描述见第3章。

其他检查

血管检查

如果怀疑循环的病变，临床医生可触诊股动脉、胫动脉、腘动脉和足背动脉。随后，临床医生可检查皮肤和皮温改变以及甲床毛细血管充盈。也可根据症状对下肢依赖位置和抬高下肢的反应来明确血管系统的状态。

下肢长度

下肢长度是先天的，应测量自髂前上棘至内踝或外踝的距离。由于一些代偿变化（如足旋前或脊柱侧凸），表观上的下肢长度多为脐部至内踝或外踝的距离。下肢长度差异在1~1.5cm被认为是正常的。

触诊

临床医生触诊髋部以及任何其他相关区域。在人体图（参见图2.3）和（或）触诊图（参见图3.35）上记录触诊结果是有帮助的。

临床医生注意以下内容。

- 局部温度。
- 局部皮肤湿度增加。
- 水肿——用卷尺测量，并进行左、右侧对比。
- 移动度以及浅表组织触感，如神经节、结节、股三角处的淋巴结。
- 肌肉痉挛的出现和诱发。
- 以下部分的压痛：骨骼（因大转子黏液囊炎而出现大转子压痛，以及坐骨结节滑囊炎引起的坐骨结节压痛）、髂腰滑囊炎、韧带、肌肉（Baer点的髂肌压痛/痉挛，其位于脐部与髂前上棘连线的下1/3处）、肌腱、腱鞘和触发点引起的腹股沟疼痛（参见图3.36）以及神经。

触诊下列神经，这些神经与髋部区域评估相关。

■ 患者俯卧，在大转子和坐骨结节之间连线的2/3处可触及坐骨神经。

■ 在股二头肌肌腱内侧和腓骨头周围可触及腓总神经。

■ 在膝关节后方皱褶和腘动脉内侧之间可触及胫神经；在内踝后方亦可触及胫神经，尤其是足背屈和外翻时更为明显。

■ 骨性隆起增加或减少。

■ 触诊可激发或减少疼痛。

辅助运动

在触诊表和运动图（或复合图）中记录发现结果是有帮助的，详细内容参考第3章。

临床医生需要注意以下几个方面。

■ 运动的性质。

■ 运动的范围。

■ 运动范围内及最大范围时的阻力。

■ 运动范围内的疼痛行为。

■ 诱发肌肉痉挛。

髋关节的辅助运动见图14.12和表14.2。在辅助运动之后，临床医生重新评估所有的体格检查"星号"项目（能再现患者症状的运动或检查），以明确辅助运动对患者体征和症状的影响。也可检查其他可能为患者症状来源或促进因素的区域的辅助运动。同样地，在辅助运动之后，临床医生应重新评估所有的"星号"项目。可

能需要检查的区域包括腰椎、骶髂关节、膝部、足部和踝部（表14.2）。

症状修正

检查针对患者主诉的有症状的体格检查是极其有帮助的。这种功能性任务可以加以改变，以便于更密切地监测患者的症状反应。合适的功能性任务通常可在临床背景下进行重复，并且在询问患者加重因素时可被识别出来。在评估早期进行功能性任务是有用的，有以下3个理由。

1. 该任务能为患者的问题提供初始的简单印象。

2. 可进行该任务以协助临床诊断和强调可能的治疗选择（见下文的示例）。

3. 该任务可提供有用的体格检查标记（*）。

通过在不同的方式下进行功能任务来区分不同的问题（不会耗费时间的），可收集有效的信息，如可能的诊断和管理疾病的最佳治疗方式。尽管以下的示例着重于实践中的临床推理艺术，但需要强调的是，症状性功能任务的修正并不是标准化的检查，因此会缺乏一定程度的有效性和可靠性。此处需要权衡：一方面，临床医生必须以患者为中心并检查特异性的问题，这些问题可使患者首先就诊；另一方面，其缺乏标准化。然而值得注意的是，即使是最广为人知的骨科检查也可能缺乏稳健的诊断准确性或可靠性。因此，在临床中需使用两种办法，因其各有优点，并能增加临床信息。鼓励临床医生综合主观检查和体格检查的信息来对患者的情况形成合乎逻辑的看法，而不是过分强调某一单独检查。

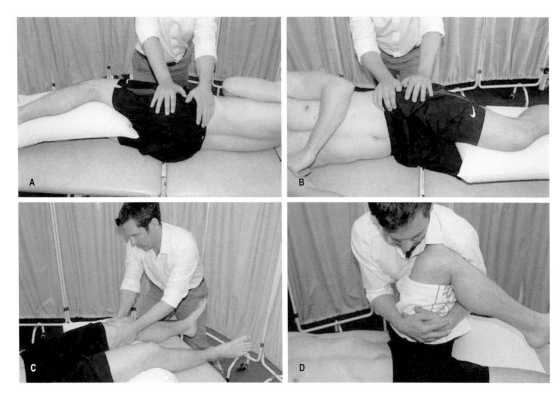

图 14.12　髋关节辅助运动。（A）前后。患者取侧卧位，将枕头置于患者双侧下肢之间，以使其髋关节保持中立位置。然后将左手置于其髂嵴后部以稳定骨盆，而右手底部在大转子的前部施加前后力。（B）后前。患者取侧卧位，将枕头置于患者双侧下肢之间，以使其髋关节保持中立位置。右手握住其髂前上棘的前部以稳定骨盆，左手向大转子的后部施加后前力。（C）纵向尾侧。双手紧握患者内侧和外侧股骨上髁的近端，并沿尾侧方向拉动股骨。（D）横向。患者髋部弯曲，将毛巾放置于其大腿上部。临床医生双手紧握于患者大腿内侧，并横向拉动下肢。

症状修正示例：转子疼痛

　　导致转子区域疼痛的原因通常多种多样。多种因素的组合可导致髋关节外侧承受额外的张力负荷（Grimaldi 和 Fearon，2015；Grimaldi 等，2015）。可能引起转子疼痛的因素包括：

■ 髋关节内收或双侧下肢交叉而坐（Grimaldi 等，2015）。

■ 一侧髋部"悬空"的同时，站立时内收髋关节（Grimaldi 等，2015）。

■ 臀部外展肌肌力差（Allison 等，2015）。

■ 在走路/跑步过程中跨过中线（Grimaldi 等，2015）。

■ 导致髋关节内收的内收步态（Lack 等，2014）。

　　因为很多原因可引起转子功能性疼痛，需要采用多因素的方法来评估和判断。例如，若患者在从坐到站的过程中感到疼痛，那么临床医生在评估时应观察这一特定动作，并且应密切关注患者的症状反应。如果患者在从坐到站这一动作开始即出现疼痛，那么可以立即改变（患者）症状。若患者没有感到疼痛，临床医生可能需要想

表14.2　辅助运动、应用选择和对患者星号项目的重新评估

辅助运动	应用选择	明确辅助运动对患者体征和症状的影响
髋关节 ↕ 前后 ↕ 后前 ↔ 头尾纵向 → 侧方横向	起始位置，如 　■ 屈曲 　■ 伸直 　■ 内旋 　■ 外旋（内或外） 　■ 屈曲和内旋 　■ 伸直和外旋 施力速度 施力方向 施力作用点	重新评估所有星号项目
? 腰椎 ? 骶髂关节 ? 膝部 ? 足部和踝部	同上	重新评估所有星号项目

办法诱发，如让患者从较低的椅子上站起来或者反复运动。

一旦观察到并且确认该试验可引起相关症状，临床医生可调整试验，同时密切关注患者的症状变化。这也有助于临床医生进行系统反思：如何才能影响髋关节外侧结构的压力？

临床医生首先要检查患侧髋关节是否从内收位开始向外移动。如果是，那么髋关节的位置可以被纠正，并且可以要求患者重复这一动作（图14.13）。如果症状得到改善，且患者能够保持髋关节处于中间位置而没有过度内收，那么这个简单的锻炼可以作为分级锻炼的开始。如果患者不能通过坐立运动保持中立姿势，则可通过增加其膝部周围阻力促进外展肌活动（图14.14）。临床医生指示患者在整个运动过程中保持阻力带上的阻力。同样，如果这一运动也有效的话，那么附带阻力的坐立练习亦可作为康复锻炼的开始，如果认为肌肉检查显示外展肌较弱，也可以进行一些额外的强化训练。

如果在坐立运动完成时发生疼痛，无论患者是否有Trendelenburg征，临床医生都应鼓励患者站立时保持髋关节外展。嘱患者按压患侧髋关节外展肌，同时检查者在对侧将其骨盆稍稍抬起。一开始在对侧给予患者支持是有帮助的（图14.15）。随后再次密切观察患者的症状。

症状也与运动的远端控制有关，因为足内翻可导致髋关节内收，在进行功能性试验时，足部矫形器可减少髋关节内收（Lack等，2014）。临床医生可能希望通过足部矫形器将患者足部纠正至适当的位置，并密切关注这一效果（图14.16）。如果患者症状得到缓解，则可将矫形器放在患者的鞋中。

该例可证明如何以不同方式完成各种功能性试验，进而明确哪些组织引起相关症状，并帮助指导治疗。在实践中，一个多因素的问题需要多因素的治疗方法来解决，并且可能需要将几个策略组合成一个连贯的治疗计划。当认为患者症状得到改善时，临床医生需要反思，哪些肌源性、

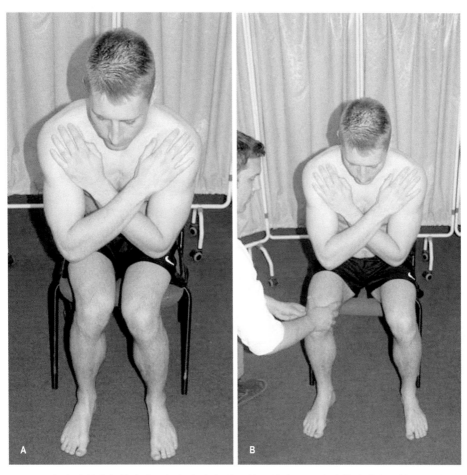

图14.13 （A）患者髋关节保持内收。（B）在患者站立前，临床医生移动其髋关节，使之处于中间位置。

关节性或神经源性结构可能导致患者的问题。鼓励检查者全面、有条理地、创造性地思考，同时密切观察患者对这一干预的反应。

检查完成

完成上述检查后，即完成髋部检查。从主观检查和体格检查中获取的大量的信息，需要准确且快速地记录下来。在这个阶段，用星号（*）突出强调检查的重要发现至关重要。在随后的治疗过程中，需重新评估这些发现，以评估治疗对患者病情的影响。

明确提示关节、神经或肌肉组织是患者症状来源的特异性体格检查见表3.9总结。

在体格检查完成后，临床医生需要注意以下几点。

■ 提醒患者在检查后的24~48小时内病情可能加重。

■ 嘱咐患者在下次就诊时在体格检查后说明症状行为的详细情况。

■ 解释体格检查的结果以及这些结果与主观评估的相关性。设法消除患者对其疾病或损伤的任何误解。

■ 评估检查结果，确定临床诊断并写出问题列表。

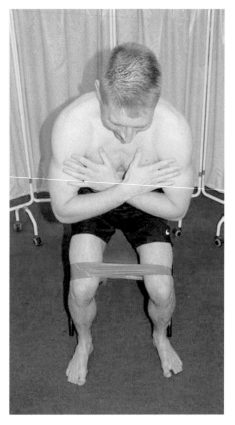

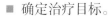

图14.14　患者从坐位站起，将阻力带绕于其双膝，从而有助于髋关节外展。

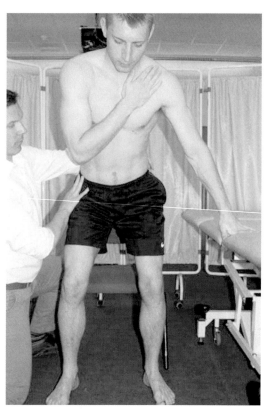

图14.15　嘱患者按压患侧髋关节外展肌，同时临床医生在对侧将其骨盆稍稍抬起。一开始在对侧给予患者支持是有帮助的。

■ 确定治疗目标。

■ 制订初始治疗计划。

按照上述方法，临床医生可形成以下假设分类（Adapted from Jones & Rivett 2004）。

■ 功能：能力和限制。

■ 患者对其经历的看法。

■ 症状来源。这包括被认为可能引起患者症状的结构或组织以及与愈合过程和所涉及的疼痛机制相关的结构或组织的特性。

■ 促进疾病发展和维持的因素。可能是环境、心理社会、行为、身体或遗传因素。

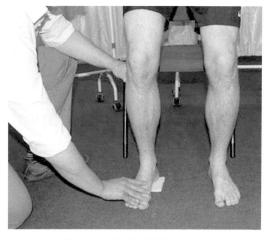

图14.16　临床医生将矫形器放在患者足下以纠正内收。

■ 治疗和管理的注意事项/禁忌证。这包括患者症状的严重性、激惹性和患者症状的性质。

■ 管理策略和治疗计划。

■ 预后——这可能受疾病阶段和程度以及患者的期望值、性格和生活方式等因素的影响。

关于治疗和管理原则的指导，读者可以参考配套的教科书（Petty 和 Barnard，2017）。

参考文献

Agricola, R., Weinans. H., 2016. What a femoroacetabular impingement? Br. J. Sporta Med. 50, 196–197.

Allison, K., et al., 2015. Hip abductor muacle weakness in individuals with gluteal t endinopathy. Med. Sci. Sports Exerc. 48, 346–352.

Allison, K., et aL, 2016. Kinematics and kinetics during walking in individuals with gluteal tendinopathy. Clin. Biomech. (Bristol, Avon) 32, 56–63.

Anwar, S., Gibofsky, A., 2010. Mustuloskeletal manifeltations of thyroid disease. Rheum. Dis. Clin. North Am. 36, 637–646.

Berstock. J.R., et al, 2015. A systematic review and meta-analysis of cmnplications following the posterior and lateral surgical approaches to total hip arthroplasty. Ann. R. Coll. Surg. Engl. 97, 11–16.

Cyriax, J., 1982. Textbook of orthopaedic medicine – diagnosis of soft tissue lesions, eighth ed. Baillière Tindall, London.

Diamond. L.E., et al, 2014, Phyaical impairments and activity limitations in people with femoroacetabular impingement: a systematic review. Br. J. Sports Med. 49, 230–242.

Gifford, L.S., 1998. Pain, the tissues and the nervous system: a conceptual model. Physiotherapy 84, 27–36.

Grimaldi. A., et al, 2015. Gluteal tendinopathy: a review of mechanisms, assesament and management. Sports Med. 45, 1107–1119.

Grimaldi, A., Fearon, A., 2015. Gluteal tendinopathy: integrating pathomechanics and clinical features in its management. J. Orthop. Sports Phys. Ther. 45, 910–922.

Janda. V., 1994. Muscles and motor control in cervicogenic disorders: assessment and management. In: Grant. R. (Ed.), Physical therapy of the cervical and thoracic spine, second ed. Churchill Livingstone, New York. p. 195.

Janda. V., 2002. Muscles and motor control in cervicogenic disorders. In: Grant, R. (Ed.), Physical therapy of the cervical and thoracic spine, third ed. Churchill Livingstone, New York. p. 182.

Jones, M.A., et al., 2002. Conceptual models for implementing biopsychosocial theory in clinical practice. Man. Ther. 7, 2–9.

Jones, M.A., Rivett, D.A., 2004. clinical reasoning for manual therapists. Butterworth-Heinemann, Edinburgh.

Jull. G.A., Janda, V., 1987. Muscles and motor control in low back pain: assessment and management In: Twomey, L.T,. Taylor, J.R. (Eds.), Physical therapy of the low back. Churchill Livingstone, New York. p. 253.

Lack, S., et al., 2014. The effect of anti-pronation foot orthoses on hip and knee kinematics and muscle activity during a functional step-up task in healthy individuals: a laboratory study. Clin. Biomech. (Bristol, Avon) 29, 177–182.

Lavy, C., et al., 2009. Cauda equina syndrome. Br. Med. J. 338, 881–884.

Lequesne, M., et al., 2008. Gluteal tendinopathy in refractory greater trochanter pain syndrome: diagnostic value of two clinical tests. Arthritis Rheum. 59, 241–246.

Magee, D.J., 2014. Orthopedic physical assessment. Elsevier Health Sciences, Philadelphia.

Maslowski, E., et al., 2010. The diagnostic validity of hip provocation maneuvers to detect intra-articular hip pathology. PM&R 2, 174–181.

Nicholas, M.K., et al., 2011. Early identification and management of psychological risk factors ('yellow flags') in patients with low back pain: a reappraisal. Phys. Ther. 91, 737–753.

Pacheco-Carrillo, A., Medina-Porqueres, I., 2016. Physical examination tests for the diagnosis of femoroacetabular impingement. A systematic review. Phys. Ther. Sport 21, 87–93.

Petty, N.J., Barnard, K.J., 2017. Principles of musculoskeletal treatment and management: a handbook for therapists, third ed. Churchill Livingstone, Edinburgh.

Philippon, M.J., et al., 2013. Arthroscopic hip labral repair. Arthrosc. Tech. 2, e73–e76.

Reiman, M.P., et al., 2013. Diagnostic accuracy of clinical tests of the hip: a systematic review with meta-analysis. Br. J. Sports Med. 47, 893–902.

Reiman, M.P., et al., 2015a. Diagnostic accuracy of clinical tests for the diagnosis of hip femoroacetabular impingement/labral tear: a systematic review with meta-analysis. Br. J. Sports Med. 49, 811.

Reiman, M.P., et al., 2015b. Physical examination tests for hip dysfunction and injury. Br. J. Sports Med. 49, 357–361.

Reiman, M.P., Thorborg, K., 2014. Invited clinical commentary. Clinical examination and physical assessment of hip-related pain in athletes. Int. J. Sports Phys. Ther. 9, 737–755.

Sahrmann, S.A., 2002. Diagnosis and treatment of movement impairment syndromes. Mosby, St Louis.

Thacker, M., 2015. Louis Gifford – revolutionary: the mature organism model, an embodied cognitive perspective of pain. In Touch 152, 4–9.

White, S.G., Sahrmann, S.A., 1994. A movement system balance approach to musculoskeletal pain. In: Grant, R. (Ed.), Physical therapy of the cervical and thoracic spine, second ed. Churchill Livingstone, Edinburgh, p. 339.

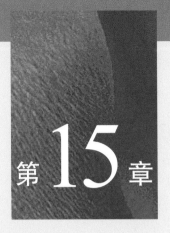

第 **15** 章 膝关节检查

Kieran Barnard

引言

膝关节属于大关节，此区域结构复杂，由胫股关节、髌股关节和上胫腓关节及其周围软组织组成。此处是创伤性损伤的常见部位。例如，膝关节受显著的内翻或外翻力时可导致侧副韧带损伤、对固定的足部施加较强的轴移力时则可造成前交叉韧带（ACL）或半月板受伤，以及腘绳肌肌腱损伤时，快速的加速运动引起膝关节后方急性疼痛。尽管不具有特异性，但在运动过程中经常发生创伤性膝关节损伤。

过度使用或处于生物机械性应力（如膝前疼痛或髌腱末端病）时，膝部也可出现相应症状。例如，髋关节外展肌和外转肌耐力降低造成的股骨持续内旋，可能会引起膝前部症状，这往往是由行走或跑步时的膝外翻模式所致。

其他症状可能更加隐匿。膝关节是骨关节炎退行性病变的常见部位，随着时间的推移，可能出现症状，临床医生还必须注意其他少见情况，例如，类风湿关节炎、脓毒性关节炎等炎症和感染性疾病。

本章概括了需询问的问题以及全面检查膝关节必需的核心体格检查。下文介绍的主观检查和体格检查的顺序可因人而异。

关于主观检查和体格检查原则的具体细节可参考第2章和第3章。

主观检查

患者对其经历的看法

患者的态度和感受可能与疾病的发生和进展有关，因此被记录下来。患者的年龄、职业、家庭情况、任何休闲活动的细节等也应进行记录。这些信息可提示膝关节直接/间接的机械受力作用。为选取适宜的治疗方法，需了解患者的社会工作环境。

临床医生可从以下几方面评估可能影响患者病情的心理社会因素。

■ 是否因疼痛停止工作？
■ 你认为是什么引起疼痛的？
■ 是否担心疼痛的原因？
■ 期望得到什么帮助？
■ 雇主/同事/家人对你的疼痛有何反应？
■ 疼痛时做何处理？
■ 你认为自己会重返工作岗位吗？什么时候重返？
■ 关于疼痛，你以后有什么打算？

早期识别心理社会风险因素很重要，

因为这些因素的存在可能是慢性肌肉骨骼残疾的重要原因之一（Nicholas 等，2011）。

患者态度和感受观察

患者的年龄、性别、种族以及文化、职业和社会背景将会影响他们对自己、健康状况和对临床医生的态度和感受。临床医生应该敏锐地意识到这些态度和感受，并适当地予以同情和沟通，建立融洽的医患关系，从而提高患者对治疗的依从性。

人体图

在人体图（参见图2.3）中记录当前症状的类型和区域的相关信息。

当前症状的区域

绘制存在症状的区域时应谨慎细致。膝关节复合体的病变可向近端放射症状至大腿，或向远端放射至足部和踝部。确定并记录最严重的症状及患者认为是症状来源的部位。

与检查部位相关的区域

膝关节复合体的症状可来自更近端的解剖结构，包括腰椎、骨盆及髋部的关节性、肌源性或神经源性结构。例如，膝前疼痛可能来自腰椎的放射痛或影响股神经的周围神经病。症状也可能来源于能影响足部和（或）踝部的促进因素。例如，足内旋可能会导致胫骨和股骨的过度内旋，这也会反过来导致髌骨外侧应力增加（Barton 等，2010）。因此，检查包括症状的所有区域很重要。检查所有与疼痛甚至僵直的症状相关的区域，包括腰椎、骨盆、髋部、足部和踝部，因为这可能与患者的主要症状有关。确定排除所有可能涉及或促进疼痛的区域。用对勾（√）在人体图上标记未受累的区域。

疼痛的性质

确定疼痛的性质，如疼痛是锐痛、酸痛还是跳痛。

疼痛的强度

疼痛的强度可用疼痛等级评分来衡量，见第2章。

疼痛的深度

患者感觉到疼痛是在表面还是在深部？如果可以，区分髌骨以下的疼痛和胫股关节的疼痛。

异常感觉

检查膝部周围和其他相关区域的感觉改变（如感觉异常或麻木）。

持续性或间歇性症状

确定症状的频率，是持续的还是间歇的。如果症状为持续的，检查症状的强度是否有变化，持续不缓解的疼痛提示存在严重的病变。

症状间的关系

确定有症状的区域间的关系——是同时出现还是单独出现。例如，患者可能有膝部疼痛而无背部疼痛，或疼痛可能总是一起出现。可明确关系的问题包括以下几项。

■ 你是否有背部疼痛而无膝部疼痛？

■ 你是否有膝部疼痛而无腰部疼痛？

■ 如果症状是持续的，当腰部疼痛加重时，膝部疼痛有无改变？

症状的行为

加重因素

对于每个有症状的区域，明确哪些活

动和（或）姿势可加重患者的症状，如症状是由什么引起的（或使症状恶化）？患者是否能维持该姿势或运动（严重性）？一旦该姿势或运动停止，会发生什么，症状需要多久可缓解（激惹性）？严重性和激惹性的原则在第2章中已有讨论。

如果已明确主观上的相关性，应首先询问影响所假设来源的加重因素（如腰椎），随后明确影响依赖于来源的区域的加重因素（如膝部）。如果两个区域的加重因素相同或类似，则可进一步支持两个区域的症状之间存在相关性的假设。

如果怀疑膝部，通过关联症状的区域的某些加重因素可提示膝关节的某些特定结构。例如，膝前疼痛，疼痛因爬上楼梯或下楼梯而加重时可能提示是髌股关节来源（Petersen等，2014），然而蹲坐时产生的疼痛则提示是半月板来源（McHale等，2014）。

对于临床医生而言，当寻找加重因素时应尽可能地具体。如果可能的话，分解运动或活动，这可以为体格检查的结果提供一些线索。"关于……如何"是一个很有用的提问方式。"驾驶"加重的膝部疼痛无法提供与"踩下离合器（伸展）""改变踏板（旋转）"或"在高速公路上进行远距离驾驶（持续屈曲）"加重的膝部疼痛同样多的信息。如果怀疑其他区域的加重因素是症状的来源，则也需要加以询问，参见表2.2。

临床医生应确定症状如何影响功能，如静息和活动姿势（例如，坐、站、躺、弯曲、步行、跑步、在不平坦的地方步行、上下楼梯、驾驶、工作、体育和社交活动）。注意任意体育运动训练计划的细节信息。临床医生需注意患者是左利手还是右利手，因这可能增加优势侧的压力。

以上活动的详细信息非常有用，可以帮助确定有病变的结构和识别功能受限。这些信息也可用来确定治疗目标和任何可能需要的建议。用星号（*）标记最明显的功能受限，并在体格检查中进行检查且在后续治疗过程中重新评估，以评价治疗干预效果。

缓解因素

对于每个有症状的区域，临床医生应询问何种运动和（或）姿势可缓解患者的症状，需要多长时间可完全缓解（如果症状是间歇的）或返回到基础水平（如果症状是持续的），以及当该症状缓解时其他症状如何改变。这些问题可帮助确定症状间的关系以及激惹性的水平。

偶尔，对于易激惹的症状或将症状小题大做的患者，确定清晰且明显的加重因素往往很困难。当遇到这种情况时，以缓解因素为开始并进行逆向工作十分有意义。例如，如果伸展膝部能减轻症状，则询问"这是否意味着屈曲膝部可加重症状"十分有价值。

此时此刻，临床医生可综合来自加重因素和缓解因素的信息并形成可能有病变的结构的工作假设。需意识到不符合某一机制模式的症状可能是严重病变的征象。

症状的24小时行为

通过询问夜间、早上和晚上症状的问题，临床医生可确定症状的24小时行为。

夜间症状。了解患者在夜间是否有症状很重要。如果有，其是否难以入睡？夜间醒来几次？需多长时间可再次入睡？

明确症状是否与姿势相关十分关键。临床医生可向患者询问："你能找到一个舒适的睡姿吗？"或"对你而言，最舒服/最不舒服的姿势是什么？"姿势依赖性的疼痛是机械性的，而非姿势依赖性的和不缓解的疼痛是非机械性的，并且应该怀疑存在更为严重的病变。

姿势依赖性的疼痛可能提示病变的结构，例如，内侧半月板损伤的患者经常有睡眠障碍和症状侧卧位困难，因其会压迫该侧。

早晨和晚间的症状。临床医生明确早晨首先出现的、白天和一天结束之时的症状的模式。这些信息有助于明确诱发疾病的疼痛机制和当前病变的类型。例如，清晨疼痛和持续半小时以上的僵直提示炎症诱发的疼痛。

特殊问题

膝关节的特殊问题可以帮助形成临床假设。这些问题包括以下几项。

肿胀

膝关节是否有肿胀？如果有的话，临床医生需明确肿胀是在受伤后立即出现的（2小时以内）还是数小时或数天后才形成的。受伤后立即形成的肿胀，尤其是膝内的"爆裂声"或"咔嗒声"，常提示出血（关节积血），表明存在严重的创伤或破裂，这与受伤后数小时出现的肿胀不同，后者表明炎性渗出物的逐渐增加（Wagemakers 等，2010）。

无力

膝部无力可能提示韧带不稳定或周围肌肉组织无力支撑膝部，尤其是股四头肌。韧带不稳定性通常是创伤导致的，肌源性的无力更为复杂，可能是因为废用、疼痛

抑制和关节渗出（Torry 等，2000）或韧带肌肉反射抑制（Solomonow，2009）。将无力和更多的临床表现相联系可提供有用的信息。例如，无预兆地摔倒在地和有外伤史可能提示机械性不稳定，而无创伤史的情况下有疼痛和（或）肿胀的无力则可能提示肌源性的病因。

关节绞锁

如果存在关节绞锁，则需区分"真性绞锁"和"假性绞锁"。真性绞锁提示关节内紊乱，如半月板撕裂，而假性绞锁仅表明因疼痛而不愿活动膝关节。通过以下问题识别关节绞锁可能是有帮助的："你的膝关节是否被卡住了以至于膝部无法弯曲或伸直"。

捻发音

如果捻发音与疼痛相关，其可能会帮助构建临床表现。例如，下楼时出现的捻发音提示髌股疼痛。

神经系统症状

在主观检查过程中，尽可能保持思维开阔很重要。如果在询问患者和回顾人体图时，有可能存在神经病变，则应明确针刺感、麻木或无力的准确区域。

患者是否有脊髓压迫的症状（至L1平面的脊髓压迫），包括双手或双足的刺痛和（或）步态障碍？患者是否有马尾受压的症状（如L1平面以下受压）？马尾受压的症状包括肛周感觉减退和括约肌功能障碍，伴或不伴尿潴留。与潴留类似，膀胱症状包括尿意减退、排空膀胱意愿减退和尿流不佳（Lavy 等，2009）。这些症状可能提示骶神经根受压，并且需要及时的外科干预以防止永久性功能丧失。

现病史

对于每一个有症状的区域，临床医生均需要了解症状出现的时长，是突然起病还是缓慢起病，是否存在已知的能引起症状产生的原因。如果起病是缓慢的，临床医生应找出患者生活方式是否有改变，如新工作或爱好或体育活动与训练计划的变化。通过询问症状是否好转、维持不变还是恶化可明确疾病的阶段。

临床医生应明确患者以前是否存在类似问题。如果有，该问题一共发作了多少次、什么时候、什么原因、每次发作的间隔期为多长、间歇期患者是否完全恢复正常。如果以前没有类似问题，那么患者是否有过腰椎、髋部、膝部、足部、踝部或其他相关区域的疼痛或僵直发作。

为明确症状间的关系，临床医生需询问当任一症状出现时，其他的症状如何变化。同一时间出现的症状可能提示症状的区域是相关的。如果主观上的相关性（症状同时出现或一个症状依赖于另一个）或者加重因素相同或类似，则可进一步支持症状间的相关性。

到目前为止，患者是否接受过治疗。既往任何治疗策略的有效性都可帮助临床医生指导患者管理。患者是否曾咨询过专科医生或是否接受过可能协助诊断的检查，如血液检验、X线或MRI？

损伤的机制也可为临床医生提供一些关于膝部周围结构受损的线索，尤其在急性期，在该时期不太可能进行全面的体格检查。例如，旋转、抓住足部或从下蹲的姿势起身时疼痛都提示半月板损伤（Drosos和Pozo，2004；McHale等，2014），而在立即肿胀后的足部固定的情况下的躯体旋转导致的损伤则应考虑前交叉韧带（ACL）撕裂（Wagemakers等，2010）。这种损伤可能（而不是总是）会伴爆裂声（Casteleyn等，1988）。表15.1列举了根据损伤机制应考虑的可能的诊断。

既往史

详细的病史对确定体格检查和（或）治疗的某些注意事项或禁忌证十分重要（参见表2.4）。正如第2章所述，临床医生应区分适合保守治疗和系统性、肿瘤性以及其他非肌肉骨骼疾病的情况，后者可能需要转诊至专科医生。

需向患者常规采集以下信息。

一般情况

临床医生需明确患者的一般健康情况，并且发现患者是否有任何不适、疲劳、发热、恶心或呕吐、应激、焦虑或抑郁。

体重下降。患者是否注意到最近有不明原因的体重下降？

严重的病理改变。患者以前是否有严重的病变，如癌症、结核、骨髓炎或HIV感染？

炎性关节炎。患者是否曾被诊断为炎性疾病，如类风湿关节炎或风湿性多肌痛？患者是否有系统性炎症过程的表现，如银屑病、干眼症（虹膜炎）或肠易激问题？

家族史

是否有严重疾病或炎性关节炎的相关家族史？

心血管疾病

是否有心脏疾病的病史，如心绞痛？患者是否安装心脏起搏器？患者是否有血压升高，是否需药物控制？

表15.1 根据损伤机制应考虑的可能诊断（Adapted from Magee，1997；Hayes et al，2000）

损伤机制	可能受损的结构	评价
屈曲过度	内侧和（或）外侧半月板 ACL 后角	可能主诉关节绞锁
长期屈曲	内侧和（或）外侧半月板后角	尤其见于老年患者，可能主诉关节绞锁
伸展过度	胫骨前部和（或）股骨髁 PCL、ACL 后囊 脂肪垫	交叉韧带损伤，可能由于胫骨前移（ACL）或后移（PCL）
足外翻	胫骨外侧和（或）股骨髁 MCL、ACL、PCL	严重外力下交叉韧带损伤
足内翻	胫骨内侧和（或）股骨髁 LCL、ITB	不常见
屈曲外翻不伴旋转	胫骨外侧和（或）股骨髁 MCL 髌骨半脱位/脱位	
屈曲外翻伴旋转	胫骨外侧和（或）股骨髁 MCL、ACL 内侧和（或）外侧半月板 髌骨半脱位/脱位	常见损伤。立刻出现肿胀（关节积血）伴爆裂声提示 ACL 撕裂。半月板损伤可能表现为关节绞锁
屈曲内翻不伴旋转	胫骨内侧和（或）股骨髁 ACL、后外侧角 内侧和（或）外侧半月板	半月板损伤可能表现为关节绞锁
伸展伴外翻	胫骨前外侧和（或）股骨髁 MCL、PCL 后内侧角	
伸展伴内翻	胫骨前内侧和（或）股骨髁 ACL 后外侧角 腘肌腱	可能导致不稳定的后外侧角损伤
屈曲伴胫骨后移（仪表盘损伤）	严重外力下 PCL 后脱位，导致后部不稳定，伴或不伴髌骨、胫骨近端和（或）胫骨平台骨折	孤立性 PCL 损伤的最常见机制

ACL，前交叉韧带；PCL，后交叉韧带；MCL，内侧副韧带；LCL，外侧副韧带；ITB，髂胫束。

呼吸疾病

患者是否有肺部疾病病史？如何控制的？

糖尿病

患者有无糖尿病？如果有，是1型还是2型？患者血糖是否得到控制？如何控制的，通过饮食控制、片剂药物还是注射胰岛素？患有糖尿病的患者可能出现周围神经病和血管病，感染的风险增加，愈合的时间较无糖尿病的患者更长。

癫痫

患者有癫痫吗？上一次发作是什么

时候？

甲状腺疾病

患者是否有甲状腺疾病的病史？甲状腺功能减退可能引起29%~75%的近端肌肉肌病（Anwar 和 Gibofsky，2010）。症状包括近端肌无力、僵硬和痉挛。

骨质疏松症

患者是否接受过双能X射线骨吸收法（DEXA）扫描，并且被诊断为骨质疏松症或频发骨折？

既往手术史

患者以前是否接受过与当前症状相关

的手术?

用药史

患者目前正在接受何种药物治疗? 患者是否长时间(6个月或以上)服药? 需特别注意以下药物。

类固醇。一些疾病(如风湿性多肌痛或慢性肺病)需长时间使用类固醇,可能会导致骨质疏松的风险增加。

抗凝药。抗凝药(如华法林),常被用于治疗一些疾病(如心房颤动),可能会导致出血和擦伤的风险增加。

非甾体抗炎药(NSAID)。NSAID(如布洛芬)有一些系统性作用,这可能会导致部分患者胃肠道出血。如果此类药物对疾病无积极作用,一般不推荐使用此类药物。然而,NSAID可缓解炎性伤害性疼痛。

体格检查计划

收集完所有信息后,也就完成了主观检查。在这个阶段,为了便于查阅,用星号(*)标记重要的发现来表示强调是有用的,特别是一个或多个功能区域受限。这些在随后的检查过程中可再次检查以评估治疗干预效果。

为了规划体格检查,需在主观检查过程中形成以下假设。

■ 每一个症状的区域是否为严重的和(或)易激惹的(参见第2章)? 是否有必要停止症状再现,是否有必要部分或完全再现症状? 如果症状是严重的,一些体格检查只在刚好无症状产生或症状刚刚产生前进行,不应增加压力,因患者可能无法耐受。如果症状是易激惹的,则体格检查应在刚好无症状产生或症状即将产生的时候进行,为了保证检查间的休息时间,应进

行尽可能少的检查。

■ 诱发患者症状的最主要的疼痛机制是什么? 主动的"输入机制"(感觉通路)是什么:症状是机械性、炎症性,还是缺血性疼痛过程的产物? "加工机制"是什么,患者如何加工处理此类信息,其对疼痛的看法和感受如何? 最后,"输出机制"是什么,患者对疼痛的生理、心理和行为的反应是什么? 明确何种疼痛机制可导致和(或)维持疾病可帮助临床医生适当地管理疾病和患者。读者可参考Gifford(1998)、Jones等(2002)和Thacker(2015)的文献以获得更多的信息。

■ 引起患者症状的可能的关节源性、肌源性和神经源性结构是什么,例如,何种结构可放射至疼痛区域以及何种结构在疼痛区域之下? 例如,膝部内侧疼痛理论上可由腰椎、骶髂关节、髋部、股四头肌和髋内收肌放射而来。也可提示膝部内侧下方的结构,如内侧副韧带(MCL)、内侧半月板、内侧间室关节面、髌股关节内侧小面、鹅足肌腱和隐神经。

■ 除此之外,是否有维持症状的促进因素,包括以下几项。

■ 物理因素,如髋外旋肌力弱导致股骨内侧扭转。

■ 环境因素,如以驾驶为谋生手段。

■ 心理社会因素,如害怕存在严重病变。

■ 行为因素,如为促进愈合而过度地休息。

■ 临床医生应基于证据明确哪些结构最可能是有病变的,并据此优化体格检查。将检查分为在第1天"必须、应该、可能"检查的和在随后就诊中进行检查的。这有

助于临床医生进行临床推理和避免照本宣科的膝部评估。建议在可能的情况下尽可能全面地进行检查。例如，如果临床医生认为在第1天需要排除腰椎，则其应尽可能全面地检查该区域，以证实或排除该区域是症状来源的可能性。这种方法可避免在随后的就诊中同时应对大量可能的症状来源，这往往会引起困惑。

■ 另一个有助于临床医生推理的方法是考虑期望通过体格检查得到什么结果。再现症状是容易的还是困难的？是否有必要使用联合运动或重复运动？某种试验是阳性的还是阴性的？疼痛是否是方向特异的？综合从主观检查中得到的信息，尤其是加重因素和缓解因素，能提供一些证据，这些证据与期待从体格检查中得到什么结果有关。

■ 是否存在需进一步研究的体格检查的注意事项和（或）禁忌证，如神经系统受累、近期骨折、创伤、类固醇治疗或类风湿关节炎？也可能存在某些进一步检查和治疗的禁忌证，如脊髓或马尾压迫的症状。

体格检查计划表可在临床推理过程中帮助和指导临床医生（参见图2.9）。

体格检查

从主观检查中获得的信息可帮助临床医生安排合适的体格检查。疾病的严重性、激惹性和本质是主要因素，其能影响体格检查步骤的选择和优先度。临床医生需询问的第一个和首要问题是："患者的疾病是否适合由我来治疗？"例如，患者表现为马尾压迫的症状，在进行紧急转诊前，可能只需要进行神经系统完整性检查。患者疾病的本质对于体格检查有着重要影响。临床医生需要询问的第二个问题是："患者是否有我可以处理的肌肉骨骼疾病？"为了回答这一问题，临床医生需要进行完整的体格检查。然而，如果症状严重和（或）易激惹，这似乎不太可能完成。如果患者的症状严重和（或）易激惹，临床医生应在无症状产生的范围内尽可能多地检查运动。如果患者有持续的、严重的和（或）易激惹的症状，那么临床医生应找到可以缓解症状的检查。如果患者的症状不严重也不易激惹，临床医生则应找到可以再现患者任一症状的检查。

为了便于查阅，应在患者笔记中用星号（*）标记强调任何可诱发或减轻患者症状的检查。这些被强调的检查项目也被称为"星号"项目或"标记"项目。

以下描述的体格检查的顺序和细节需适合于被检查的患者。一些检查可能是不相关的，一些检查可能只需要简单进行，而另一些检查则需全面进行。对于读者来说，需要理解并不是所有的体格检查的地位都是相同的，不同试验的可靠性、敏感性和特异性也各有差异（参见第3章）。临床医生应根据文献选择对临床最有用的检查。这些体格检查无法取代全面的主观检查的地位。临床医生应在主观检查后形成清晰的临床假设，体格检查的目的即证实或推翻这些假设。

观察

非正式观察

临床医生需要在动作位和静息位分别观察患者，需注意运动的性质，以及姿势特点和面部表情。非正式观察从临床医生开始主观检查时起便已开始，并持续至体格检查结束。

正式观察

这对于明确内在的诱发因素很有用。

姿势观察。临床医生检查患者站立位的下肢姿势，必要时检查与患者主诉有关的动作位的下肢姿势。异常情况包括股骨内旋、胫骨结节扩大（见于Osgood-Schlatter病）、膝内翻/外翻/反屈、胫骨内侧扭转/外侧扭转和足旋前。膝外翻和膝内翻可通过测量双踝之间的距离和股骨内侧髁之间的距离来衡量。正常情况下，胫骨内侧扭转与膝内翻有关，胫骨外侧扭转与膝外翻有关（Magee，2014）。

臀肌功能不全引起的股骨内旋通常见于髌股疼痛的患者，并且能导致髌骨偏向和Q角增加。髌骨可能存在位置异常，如内侧/外侧滑动、向外倾斜、向前后倾斜、内/外旋或以上位置的组合。脂肪垫扩大通常与膝部过伸和股四头肌控制力弱有关，尤其是偏心向内范围（屈曲0°~20°）。

临床医生可在内侧和外侧触诊距骨，两个侧面的距骨正常情况下应位于距下关节的中间位置且突出度相同。如果距骨在内侧更为突出，则提示距下关节旋前。可检查跟骨和距骨的位置，如果距下关节旋前，跟骨应外翻。任何异常都应进行进一步检查，如下文"触诊"部分中所述。除此之外，临床医生应注意左、右下肢的承重是否均匀。临床医生可被动纠正任何不对称来明确其与患者问题的相关性。

值得记住的是，单纯的姿势障碍很少单独地影响某一个身体区域，因此有必要更全面地观察患者以进行全面的姿势检查。

临床医生应检查与患者主诉相关的动作位姿势，如下蹲、步行或爬楼梯。如果加重因素提示在承重和步行时出现疼痛，那么临床医生应仔细地观察特定的活动并尝试明确疼痛出现于步态周期的哪一个阶段。例如，步态观察可能提示骨盆过度旋转（约在水平面）与骨盆前倾有关。这可能是由于膝部过伸、髋部伸展和外旋受限。在这个阶段，有必要修正活动来观察症状是否改变，如调整骨盆旋转。读者可参考下文的症状修正部分以获得更多信息。

肌肉形态观察。临床医生可观察患者的肌肉容积和肌张力，并进行左、右两侧对比。需记住的是，身体活动的水平和频率以及优势侧也可导致双侧肌肉容积的差异。一些肌肉在压力下收缩，而另一些肌肉力弱，引起肌肉不平衡（参见表3.7）。

软组织观察。临床医生应观察患者皮肤的质地和颜色、任何肿胀的区域、关节渗出或瘢痕，以获得进一步检查的信息。

平衡观察。平衡与前庭、视觉和本体觉信息有关。这一初步的和非特异的检查可通过嘱患者分别在睁眼和闭眼时单腿站立进行。如果患者睁眼和闭眼时的平衡都较差，则表明存在前庭或本体感觉障碍（而不是视觉障碍）。在受累侧和未受累侧均进行此检查，如果在受累侧保持平衡更加困难，也提示存在本体感觉障碍。

步态观察。在平地/不平地、斜坡、楼梯和跑步中分析步态。注意步长和承重力。注意足部、鞋和任何步行辅助。

关节渗出试验

临床医生首先检查膝关节的渗出，在有明显的大片渗出时，该检查是不必要的。区分软组织肿胀和关节内肿胀很重要，前者是局部和表浅的，如低级别的MCL扭伤；后者则提示更为重要的关节内损伤，如ACL撕裂。

浮髌试验

患者仰卧，临床医生一只手对患者髌上囊施加压力，使液体积聚于髌骨后方，另一只手轻压髌骨，如果存在渗出，可感受到浮动感并且可能感觉到髌骨向下碰撞股骨髁。浮髌试验的可靠性的数据仍有争议，因此进行该检查时应谨慎。观察者间信度从较差到良好不等，而观察者内信度似乎不佳（Maricar等，2015）。

Sweep试验

该试验也被称为"Brush试验"和"Stroke试验"。该检查提示存在渗出的观察者间可靠性为中等到极好（Maricar等，2015）。患者仰卧，临床医生用一只手的掌部将膝关节内侧的液体朝近端向上"扫"到髌上囊。另一只手朝远端向下"扫"膝关节外侧的液体。如果存在渗出，可看到膝关节内侧有液体凸出。

关节完整性检查

对于以下所有的关节完整性检查，阳性结果均为相对于未受累侧存在过度运动。

副稳定性试验

副稳定性检查膝内侧和外侧结构的稳定性，包括外翻应力试验和内翻应力试验。

外翻应力试验。患者仰卧，临床医生触诊患者膝关节内侧线并且施加外翻应力，使膝关节内侧间隙增加。应在患者膝关节完全伸展和屈曲20°~30°下进行该检查（图15.1）。比较左、右侧膝关节的运动范围，运动过度提示为阳性。如果该试验在轻度屈曲时为阳性，而在完全伸展时为阴性，则可考虑部分性MCL撕裂。如果该试验在屈曲和伸展下均为阳性，则提示完全性MCL撕裂，伴可能的后内角以及前和（或）后交叉韧带损伤（Kurzweil和Kelley，2006）。

正如上文所描述的，可在不同程度的屈曲、伸展和旋转下进行外翻应力试验。尽管与标准方法不同可能会降低检查的有效性和可靠性，然而对于一些患者，跳出固有检查模式可能会帮助临床医生再现轻微症状或建立一个物理标记。这些差异也对治疗技术有帮助。

内翻应力试验。患者仰卧，临床医生触诊患者关节外侧线并施加内翻应力，使其膝关节外侧间隙增加。临床医生应在患者膝关节完全伸展和屈曲20°~30°时进行该检查（图15.2）。比较左、右侧膝关节的运动范围，运动过度提示为阳性。如果该试验在轻度屈曲时为阳性，则提示外侧副韧带、后外侧囊、弓形腘肌复合体、髂胫束（ITB）和股二头肌肌腱损伤。完全伸展时结果阳性则提示外侧副韧带、后外侧囊、弓形腘肌复合体、前和后交叉韧带和腓肠肌外侧头损伤（Magee，2014）。

和外翻应力试验相同，对于一些患者来说，在不同程度的屈曲、伸展和旋转下进行外翻应力试验是有帮助的。

前方稳定性试验

前方稳定性试验主要检查ACL的完整性。最近的一些综述回顾了一些文献，这些文献与ACL完整性的物理检查的诊断准确性和可靠性有关（Swain等，2014；Lange等，2015；Leblanc等，2015；Anderson等，

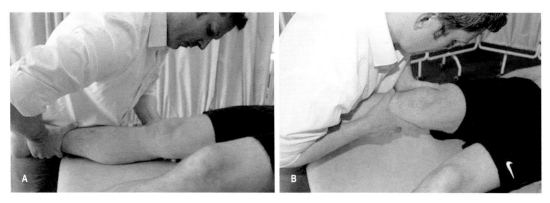

图15.1 外翻应力试验，膝伸展（A）和一定程度的屈曲（B）。

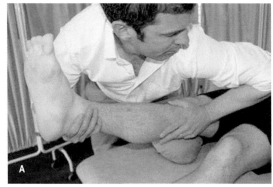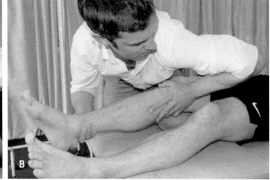

图15.2 内翻应力试验，膝伸展（A）和一定程度的屈曲（B）。

2016）。检查包括Lachman试验、前抽屉试验和轴移试验。这些试验各有优缺点，建议临床医生使用联合试验。

Lachman试验。Lachman试验主要检查ACL的完整性，尽管也需强调后斜韧带和弓形腘肌复合体（Magee，2014）。患者仰卧位，膝关节屈曲（0°~30°），临床医生固定其股骨，沿关节平面对其胫骨施加后前方向的压力（图15.3A）。阳性结果为感受到柔和的运动终末范围和过度运动。在所有ACL试验中，Lachman试验的评定者内信度最高，尽管评定者间信度不甚明朗（Lange等，2015）。尽管如此，Lachman

试验仍被认为是提示ACL撕裂的最佳标志（Jonsson等，1982；Katz和Fingeroth，1986；Mitsou和Vallianatos，1988；Ostrowski，2006；Swain等，2014；Leblanc等，2015；Anderson等，2016）。该试验检测部分撕裂的敏感性尚可（68%），检测所有类型撕裂的敏感性较好（89%），检测完全撕裂的敏感性最好（96%，Leblanc等，2015）。该试验的特异性尚可（78.1%）（Beldame等，2011）。然而，该试验也有一些缺点，因其在技术上有一些困难，特别是临床医生的手较小或患者的下肢较粗时。在这种情况下，可能有帮助的改良方式是让患者将下

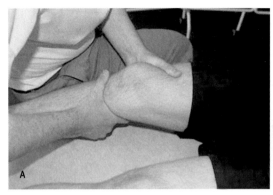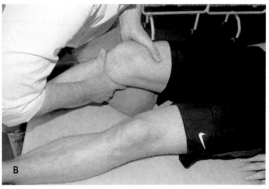

图 15.3 （A）Lachman 试验。临床医生用左手固定患者股骨，用右手对胫骨施加后前方向的力。（B）改良的 Lachman 试验。患者膝部放于临床医生的大腿上，医生用左手固定患者膝部，右手对胫骨施加后前方向的力。

肢放于医生的大腿上，如图 15.3 B。这可以固定患者膝部，承担部分下肢重量，使患者的肌肉得到充分放松。

前抽屉试验。前抽屉试验与 Lachman 试验类似，但是在患者屈膝 90° 时进行检查。该试验比 Lachman 试验更易进行，但是效果不如 Lachman 试验。该试验的可靠性不确定（Lange 等，2015），敏感性和 Lachman 试验相比较差（55%），尽管特异性较高（92%）（Benjaminse 等，2006）。临床医生同样沿关节平面对胫骨施加后前方向的压力，感受胫骨向前运动和腘绳肌肌群的收缩，该肌肉的收缩可能会抵抗运动（图 15.4）。坐在患者的足上可固定患者的下肢。阳性结果，即柔和的运动终末范围和过度运动，提示 ACL、后斜韧带、弓形腘肌复合体、后内和后外侧关节囊、MCL 及 ITB 损伤（Magee，2014）。同样，找到其他膝部屈曲范围和胫骨内旋或外旋的试验，对某些患者可能是相关的和有必要的。伴胫骨内旋和外旋的改良前抽屉试验也被称为 Slocum 试验。除胫骨内旋以外，膝外侧的过度运动也可提示前外侧不稳定，而膝内侧的过度运动和胫骨外旋则提示前内侧不稳定性。

轴移试验。进一步检查前外侧稳定性和 ACL 完整性的试验是轴移试验。此试验利用 ITB 在屈曲时作为屈肌而在伸展时作为伸肌的情况。患者仰卧，髋部稍屈曲和内旋，膝部屈曲。在试验的第一部分，患者下肢膝部内旋，临床医生移动患者膝部至伸展并对腓骨施加后前方向的力。当存在前外侧不稳定性时，随着 ITB 向前拉胫骨，胫骨向前半脱位。在试验的第二部分，临床医生对下肢施加内收的力，被动移动膝部使其从伸展到屈曲，并维持下肢内旋（图 15.5）。患者膝关节屈曲 20°~40° 时，随着 ITB 向后拉胫骨（胫骨半脱位复位），胫骨被向后推，即为阳性结果。这可再现患者膝部无力的感受。

尽管轴移试验较难掌握，但其是所有 ACL 试验中最具特异性的试验。在清醒患者中，其特异性为 81%，在麻醉患者中，其特异性可高达 98%（van Eck 等，2013）。敏感性尚可，但不如 Lachman 试验，对完全撕裂的敏感性为 86%（Leblanc 等，2015）。

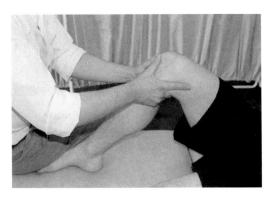

图15.4 前抽屉施压。患者屈膝约90°，临床医生轻轻地坐在患者足上以固定下肢。用手指握住其膝部后方，施加后前方向的力，拇指放在前关节线上来感受运动。

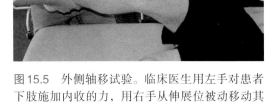

图15.5 外侧轴移试验。临床医生用左手对患者下肢施加内收的力，用右手从伸展位被动移动其膝部至屈曲，同时维持其下肢内旋。

根据目前的研究，难以确定该试验的可靠性（Lange等，2015）。

后方稳定性试验

后方稳定性试验检查膝部后方结构的稳定性，包括后交叉韧带和后外侧角。检查的主要内容包括后抽屉试验和胫骨外旋试验。

后抽屉试验。尽管此试验较常见，但后抽屉试验的诊断准确性仍有待研究（Kopkow等，2013）。该试验在膝屈曲90°的情况下进行。临床医生首先观察患者膝部来确认胫骨没有下垂向后方，然后对其胫骨施加前后方向的力（图15.6）。阳性结果即出现运动过度，提示以下一个或多个结构损伤：后交叉韧带、弓形腘肌复合体、后斜韧带和ACL（Magee，2014）。如果临床医生不经意间在已经下垂向后方的胫骨上进行该试验，由于以上结构的损伤，可能出现假阴性结果。

正如前文提及的试验，在不同角度的膝屈曲和胫骨内旋或外旋的情况下进行后抽屉试验，对某些患者而言是相关且必要的。在后抽屉试验中外旋胫骨对确定后外侧不稳定性也是有帮助的，胫骨外侧面的过度运动可提示后外侧不稳定性（Bonadio等，2014）。

胫骨外旋试验。另一个评估后外侧不稳定性的试验是胫骨外旋试验（图15.7）。在该试验中，患者仰卧或俯卧，临床医生分别使其胫骨外旋30°和90°。与未受累侧相比，旋转30°而不是90°时，受累侧的旋转角度更大，则提示后外侧角不稳定性；旋转30°和90°时，旋转角度均增大，则提示后外侧角和后交叉韧带均不稳定（Magee，2014）。胫骨外旋试验的可靠性和有效性尚不确定，因此，在诊断后外侧不稳定性时，应谨慎看待该试验，并参考主观检查提供的病史信息。

半月板试验

不是所有的半月板撕裂都是千篇一律的。放射状撕裂、半月板根部撕裂和瓣状撕裂对半月板功能有着破坏性的影响，然而退行性撕裂，尤其是在中老年患者中发生的，也可是无症状的膝部的正常现象（Guermazi等，2012）。随机对照试验表明骨

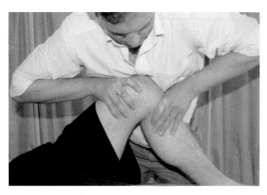

图15.6　后抽屉试验。膝部屈曲约90°，临床医生右手扶住膝部，左手向胫骨施加前后方向的力。

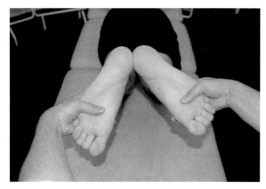

图15.7　胫骨外旋试验。临床医生外旋双侧胫骨30°和90°。

关节炎和退行性半月板撕裂对骨关节镜干预的效果反应并不比假手术或保守治疗好（Moseley等，2002；Kirkley等，2008；Herrlin等，2013；Sihvonen等，2013），即使在有机械性症状的情况下（Sihvonen等，2016）。尽管以下试验在检查半月板病变方面有帮助，但由于不是所有的半月板撕裂都可引起症状，所以仍建议保持谨慎态度。提及的试验包括McMurray试验、Thessaly试验和关节线压痛。

McMurray 试验

在McMurray试验中，通常通过联合膝屈曲/伸展以及胫骨外旋和压迫内侧间室的方法检查内侧半月板。临床医生触诊患者内侧关节线，使其被动屈曲并外旋其膝部，使其内侧半月板的后部与胫骨一起旋转，如果患者半月板有撕裂，可出现关节的"断裂"声。然后将其膝部从完全屈曲的位置移动至屈曲90°，可对半月板的整个后部进行检查（图15.8）。如果临床医生感受到"咔嗒"声，则为阳性结果，提示内侧半月板撕裂（McMurray，1942）。用同样的方法检查外侧半月板，此时可联合膝屈曲/伸展以及胫骨内旋和压迫外侧间室（图15.9）。近期的系统性综述认为McMurray试验的敏感性为61%，特异性为84%（Smith等，2015）。

临床医生可采用不同的方法进行此试验。例如，他们可能内旋和外旋患者胫骨，从完全屈曲到伸展移动膝部。试验的关键是充分检测内侧和外侧间室。值得注意的是，撕裂最常发生于半月板后角。McMurray试验中最为显著的阳性的结果出现于最大范围的屈曲下，此时半月板负荷最大。

Thessaly 试验

Thessaly试验是一个相对较新的骨科检测（Karachalios等，2005），其具有相对较高的敏感性（75%）和特异性（87%；Smith等，2015）。在屈曲5°和20°时进行Thessaly试验。临床医生应嘱患者以有症状侧单腿站立，伸开双臂，在用手扶住患者双臂后，指导患者充分地内旋和外旋膝部（图15.10）。在屈曲5°时重复上述动作3次，在屈曲20°时重复3次。出现内侧或外侧关节线疼痛或感觉到绞锁或卡住即为阳性结果（Karachalios等，2005）。Thessaly试验是一种

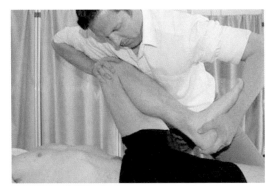

图15.8　内侧半月板。临床医生右手扶住患者膝部并触诊内关节线。左手外旋其下肢，并将其膝部从充分屈曲移至伸展。

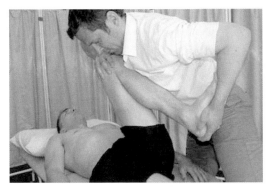

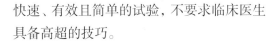

图15.9　外侧半月板。临床医生右手扶住患者膝部并触诊外关节线。左手内旋其下肢，并将其膝部从充分屈曲移至伸展。

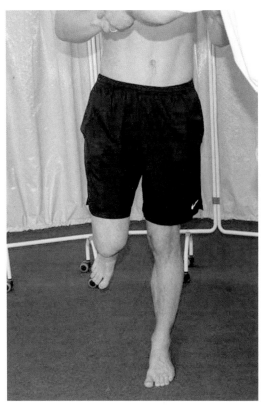

图15.10　Thessaly试验。患者单腿站立，双手借助支撑以保持平衡，临床医生指导患者充分外旋和内旋膝部。在屈曲5°时重复上述动作3次，在屈曲20°时重复3次。

快速、有效且简单的试验，不要求临床医生具备高超的技巧。

关节线压痛

怀疑半月板撕裂时，不能忽略对内侧和外侧关节线的触诊。尽管关节线触诊只作为McMurray试验和Thessaly试验的补充而不是代替，但仍需注意的是，关节线压痛的敏感性为83%，特异性为83%（Smith等，2015）。这种疼痛可能是来源于半月板以外的结构，如MCL，但是当外翻应力试验为阴性，而关节线近端和远端MCL无痛的时候，应高度怀疑半月板撕裂。

髌股试验

遗憾的是，目前尚无髌股试验表现出显著的诊断准确性的证据（Nijs等，2006；Cook等，2012）。为了完整起见，下文将介绍Clarke试验和Fairbank试验，但髌股疼痛主要是在主观检查过程中做出的诊断。在诊断和管理髌股疼痛时，因其病情受多种因素影响，故临床医生可考虑研究其症状修正（见下文"症状修正"部分）。

Clarke试验

Clarke试验意义有限，因该检查对无症状人群有一定程度的激发作用。幸运的是，髌股疼痛可为临床医生提供有力的主观证据，根据这些证据可形成临床假设，如下楼梯时疼痛，激发试验应被认为是对评估的补充。

与髌骨关节面触诊相同，Clarke试验是最普遍使用的髌骨激发试验，前者可通过向内和向外滑移髌骨来进行触诊。患者仰卧或长坐，膝关节充分伸展，临床医生一手放在髌骨上方，向下轻压（图15.11）。嘱患者收缩股四头肌，朝床面下压膝部。如果出现疼痛，则试验为阳性。在无髌股功能障碍时，该试验也经常引起疼痛，因此临床医生应意识到假阳性结果，以及当结果为阳性时，可询问患者是否符合其疼痛状况，这也许有帮助。

Fairbank恐惧试验

该试验检查髌骨半脱位或脱位。检查时，患者屈膝30°，临床医生被动向外移动髌骨，出现疼痛、患者恐惧和（或）过度运动为阳性结果（Nijs等，2006）。在存在不稳定性时也可有股四头肌的反射性收缩。对某些患者而言，在其他屈曲角度下检查髌骨的滑移也是相关和有必要的。

主动生理运动

膝部的主动生理运动包括屈曲、伸展、胫骨内旋和外旋（表15.2）。患者仰卧位时检查双侧屈曲和伸展运动。如果症状允许，可进行加压的屈曲和伸展运动（图15.12）。胫骨旋转可在患者坐位时进行，尽管临床上少有单独的旋转障碍。

临床医生分别在静息时、每一运动之

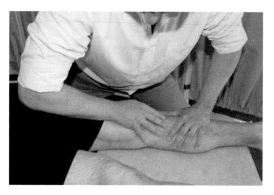

图15.11　Clarke试验。临床医生右手放在患者髌骨上方，向下轻压。患者收缩股四头肌。

前明确患者的症状，并且被动纠正任何运动偏差来确定其与患者症状的相关性。需注意以下几点。

- 运动的性质。
- 运动的范围。
- 运动范围内的疼痛行为。
- 运动范围内和最大范围中的阻力。
- 引起肌肉痉挛。

与有症状的体格检查的操作方法类似（见后文"症状修正"部分），考虑周全的医生可利用生理运动来区分不同的问题。例如，俯卧位屈膝再现患者膝前疼痛时，需区分膝关节、大腿前群肌和神经组织。向下肢施加压力能使膝关节受压而不改变肌肉长度或神经组织。如果症状增加，则提示膝关节（髌股或胫腓关节）可能是症状的来源。

需检查其他组织，以明确其与患者症状的相关性，其可能是患者症状的来源，或是患者症状的促进因素。最有可能的区域是腰椎、骶髂关节、髋部、足部和踝部。这些区域可以进行快速筛查，更多细节见第3章。例如，对腰椎进行排查检查，并不能完全否定该区域是症状的来源，如果有任何可疑的区域，建议临床医生对这些区域进行全面的检查（参见相关章节）。

被动生理运动

以上描述的所有运动都可以在患者仰卧位时被动地进行检查，并比较左、右两侧。比较症状对主动和被动运动的反应可帮助明确有病变的结构是非收缩（关节的）还是可收缩的（关节外的）（Cyriax，1982）。如果病变是不可收缩的，如韧带，那么主动和被动运动将是疼痛的和（或）在相同方向上受限。如果病变是可收缩的组织（如肌肉），那么主动和被动运动将会是疼痛的和（或）在相反的方向上受限。例如，股四头肌拉伤在主动和被动屈曲中会出现疼痛。然而，这种模式只是理论上的，肌肉拉伤可以通过等长收缩肌肉来进行检查，此种情况下非收缩组织的长度很少或没有变化。

为了在被动运动下评估患者的症状，在不同程度的内翻力或外翻力下探讨主要的屈曲和（或）伸展运动十分有用（图15.13）。在探究此类运动时，也可增加一定程度的胫骨内旋或外旋。对于临床医生而言，关键是要寻找患者的症状并且不被刻板的膝部评估所限制。通常来说，反过来回顾患者的加重因素来获得线索是有用的。例如，如果患者的疼痛出现在屈膝时，临床医生则需要在类似的联合不同运动成分的屈曲角度下进行研究。

正如主动生理运动，有必要检查其他区域，如腰椎、骶髂关节、髋部、足部和踝部，这些区域可能是患者症状的来源或促进因素。

肌肉检查

肌肉检查包括肌肉力量、控制、长度和等长肌肉检查。

表15.2 主动生理运动和可能的修正

主动生理运动	可能的修正
屈膝	重复
伸膝	速度改变
膝内旋	联合，如：
膝外旋	■ 屈曲伴内旋
? 腰椎	压迫或分离
? 骶髂关节	持续
? 髋部	伤害性运动
? 足和踝	鉴别试验
	功能

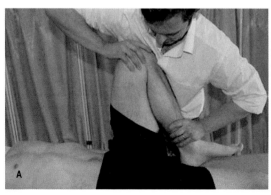
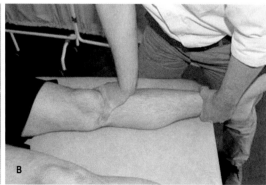

图15.2 对膝部施压。（A）屈曲。一手扶住患者膝部，另一手对其施压至屈曲。（B）伸展。一手固定患者胫骨，另一手抬起其下肢至伸展。

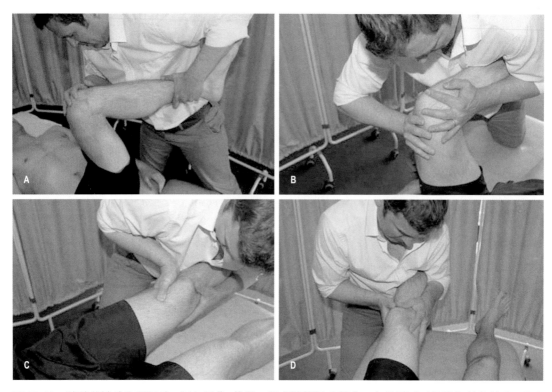

图15.13　膝关节被动生理运动。（A）屈曲/外翻。患者膝部被动屈曲，与此同时对其施加外翻的力。（B）屈曲/内翻。患者膝部被动屈曲，与此同时对其施加内翻的力。（C）伸展/外翻。患者膝部被动伸展，与此同时对其施加外翻的力。（D）伸展/内翻。患者膝部被动伸展，与此同时对其施加内翻的力。

肌肉力量

为了准确地了解肌肉力量，临床医生应在正常运动范围内等张地检查肌肉。在膝部的体格检查过程中，检查膝部屈肌/伸肌和踝背屈肌/跖屈肌及其他任何相关的肌群也是有必要的。

下肢肌肉检查，尤其是力量易变弱的肌肉，如臀大肌、臀中肌、臀小肌、股外侧肌、股内侧肌、股中间肌、胫骨前肌和腓骨肌（Jull和Janda，1987；Sahrmann，2002），描述见第3章。

肌肉长度

临床医生检查肌肉的长度，尤其是被认为易缩短的肌肉（Janda，1994，2002），即竖脊肌、腰方肌、梨状肌、髂腰肌、股直肌、阔筋膜张肌、腘绳肌、胫骨后肌、腓肠肌和比目鱼肌（Jull和Janda，1987；Sahrmann，2002）。关于肌肉长度检查的描述见第3章。

等长肌肉检查

等长肌肉检查可协助区分症状是来源于可收缩组织还是非收缩组织。等长肌肉检查的详细信息见第3章。

在静息位或必要时在不同的生理范围下检查膝屈肌（应力下胫骨内旋和外旋，尤其是承受分别对应的外侧和内侧腘绳肌的应力）、伸肌、背屈肌及跖屈肌的等长长度是合理的。临床医生需注意收缩的长度和性质，以及任何再现的患者的症状。

肌肉控制

单腿下蹲是检测下肢动力位置和肌肉控制的有用的检查。近端肌力受损、耐力减退（Baldon 等，2012；Lack 等，2015）和旋前足（Barton 等，2010，2011）可通过导致过度的胫骨和腓骨内旋而与髌股疼痛的发生和维持有关，这又会反过来导致外侧髌骨压力增加。这些功能障碍可引起"内侧塌陷"的现象，该现象中单腿下蹲时整个膝部向内侧偏移。这一看起来简单的动作需要良好地控制骨盆、髋部、膝部及足部。如果检查不佳且患者症状再现，临床医生可能需要调整下肢位置并观察是否可引起患者症状变化（见后文"症状修正"部分）。

神经系统检查

神经系统检查包括神经完整性检查和神经动力学检查。

神经系统完整性检查

如果怀疑症状来源于脊椎或周围神经，临床医生需检查神经系统完整性。

皮节/周围神经。用棉棒和大头针分别检查下肢的触觉和痛觉，具体描述见第3章。了解神经根的皮肤分布（皮节）和周围神经支配区域能使临床医生区分根性病变引起的感觉缺失和周围神经病变引起的感觉缺失。皮神经分布和皮节区域见第3章。

肌节/周围神经。检查以下肌节，具体见第3章。

- L2：屈髋。
- L3：伸膝。
- L4：足背屈和足内翻。
- L5：踇趾伸直。
- S1：足外翻、收臀、屈膝。
- S2：屈膝、足尖站立。
- S3~S4：骨盆底肌、膀胱和生殖功能。

了解神经根的肌肉分布（肌节）和周围神经的肌肉分布能使临床医生区分根性病变导致的运动障碍和周围神经病变引起的运动障碍。周围神经的分布见第3章。

反射检查。检查以下深腱反射，见第3章。

- L3~L4：膝反射。
- S1：踝反射。

神经动力学检查

进行以下神经动力学检查以明确患者的症状在多大程度上与神经组织有关。

- 被动屈颈试验。
- 直腿抬高试验。
- 被动屈膝试验。
- 塌陷试验。

这些检查的具体描述见第3章。

触诊膝部周围的神经，如下所述。

- 于股二头肌肌腱内侧和腓骨头周围触诊腓总神经。
- 于腘动脉内侧的膝后皱褶中央触诊胫神经；也可在内踝后侧进行触诊，足背屈和内翻时更容易触及。

其他检查

血管检查

如果怀疑循环的病变，临床医生可触诊股动脉、胫动脉、腘动脉和足背动脉。其次，临床医生可检查皮肤和皮温改变以及甲床毛细血管充盈情况。也可根据症状对体位和抬高下肢的反应来明确血管系统的状态。

下肢长度

下肢长度是先天性的，测量自髂前上棘至内踝或外踝的距离。由于一些代偿变化，如旋前足或脊柱侧凸，表观上的下肢长度多为脐部至内踝或外踝的距离。下肢长度差异为1~1.5cm被认为是正常的。

触诊

临床医生触诊膝部以及任何其他相关区域。在人体图（参见图2.3）和（或）触诊图（参见图3.35）上记录触诊结果是有帮助的。

临床医生注意以下方面。

■ 局部温度。

■ 局部皮肤湿度增加。

■ 注意水肿或渗出——临床医生可进行浮髌试验和Sweep试验来评估是否有关节渗出。用卷尺测量下肢或关节的周径，并进行左、右侧对比。

■ 浅表组织移动度及感觉，如神经节、结节、瘢痕组织。

■ 存在或引起肌肉痉挛。

■ 以下部分的压痛：骨（滑膜皱襞综合征中髌骨上极和股骨髁可能会有压痛，髌骨关节疾病中髌骨下方压痛）、滑囊（髌前囊、髌下囊）、韧带、肌肉、肌腱、腱鞘和触发点（参见图3.36）以及神经。

■ 骨性隆起增加或减少——在滑移、侧倾、前后倾和旋转时观察髌骨在股骨髁上的位置（参见下文）。测量股四头肌角（Q角）。该角是股四头肌拉力线与经髌骨中心的髌骨腱连线的相交之角。正常Q角<15°，Q角增加提示髌骨外移力增加，可导致疼痛或脱位。然而，此测量不一定像想象中一样有用。实际上，文献提示Q角

增加不足以鉴别"病理性膝关节和非病理性的膝关节"（Smith等，2013）。

■ 触诊可激发或减轻疼痛。

骨性隆起增加或减少

髌骨最理想的位置是，在冠状面和矢状面上与股骨平行，以及当膝稍屈时，髌骨位于两侧股骨髁中间（Grelsamer和McConnell，1998）。髌股疼痛与髌骨外移增加，导致外侧面压力增加（Heino Brechter和Powers，2002；Farrokhi等，2011；Lack等，2015）。这些压力通常来源于生物力学性原因，如足旋前，或近端肌无力所致的股骨和胫骨内旋。这些力可改变髌骨的轨迹，引起外移增加、倾斜和旋转（Herrington，2008；Draper等，2009；Wilson等，2009；Souza等，2010；Lack等，2015）。读者可参考下文的"症状修正"部分内容，来进一步研究和评估髌股疼痛。有证据表明髌骨位置的评估，尤其是有经验的临床医生进行评估时，与MRI相比，其有较好的评分者间信度和中度到良好的校标效度（McEwan等，2007；Smith等，2009）。

关于髌骨的位置，注意以下方面。

■ 正常情况下，屈膝20°时，髌骨的基底部位于与内、外股骨上髁距离相等（±5mm）处。如果髌骨距离股骨内上髁或外上髁更近，则应考虑股骨上髁内侧滑移或外侧滑移的可能。临床医生需检查髌骨在股四头肌收缩时的任何侧向滑移。临床医生分别用拇指和其他手指触诊髌骨的左、右基底以及股内侧肌（VMO）和股外侧肌，同时嘱患者伸膝。若感受到髌骨侧向滑移，提示存在动力问题，在股外侧肌之后可感到VMO收缩。通常认为VMO与股外侧肌同时激活，或略早于其激活。需要发现更多的

区别以便临床医生感受到肌肉收缩的时间差异。

■ 通过测量髌骨内、外侧缘与股骨之间的距离来衡量侧倾。当外侧面距离减少或内侧面距离增加以至于髌骨朝向侧边时，可认为髌骨有侧倾。侧倾是紧张的外侧支持带（浅表和深部纤维）和ITB所致。首先进行被动内侧滑移时（参见下文），髌骨侧倾加重，表明存在动力性倾斜问题，提示外侧支持带紧张（深部纤维）。

■ 通过测量髌骨下极和上极与股骨之间的距离来衡量前后倾。髌骨后倾发生于下极比上极更靠后时，可导致脂肪垫易激惹和下髌骨疼痛。髌骨后倾的动力控制可通过要求患者撑起膝背部并观察胫骨的运动来检查。髌骨倾斜阳性时，足部离开椅子，胫骨近端向后运动。这种运动被认为可将髌骨下极拉进脂肪垫。

■ 旋转是髌骨长轴与股骨的相对位置，正常情况下是平行的。如果髌骨下极位于股骨长轴侧面，则可认为髌骨向侧方进行了旋转。髌骨的外旋或内旋是部分支持带的紧张所致。髌股疼痛中最常见的异常是髌骨侧倾的同时外旋，这可能是髌骨内侧（VMO无力）和外侧结构［外侧支持带紧张和（或）股外侧肌无力］的不平衡所致（McConnell，1996）。

■ 检查外侧支持带的长度。患者侧卧并屈膝约20°，临床医生被动向内滑移髌骨。髌骨正常运动并暴露股骨外侧髁。如果无法完成上述运动，则可怀疑浅部支持带紧张。以同样的方法检查深部支持带，只是需额外对髌骨内侧缘施加前后方向的力。髌骨外侧缘可正常地向前运动并远离股骨，不能运动则提示深部支持带紧张。

辅助运动

在触诊表和运动表（或关节图）中记录发现结果是有帮助的，详细阐述参考第3章。

临床医生需要注意以下几个方面。

■ 运动的性质。
■ 运动的范围。
■ 运动范围内及最大范围时的阻力。
■ 运动范围内的疼痛行为。
■ 诱发肌肉痉挛。

髌股关节（图15.14）、胫股关节（图15.15）和上胫腓关节（图15.16）的辅助运动见表15.3。所有的辅助运动都可在不同程度的屈曲/伸展和胫骨内旋/外旋下进行。在辅助运动之后，临床医生重新评估所有的体格检查"星号"项目（能再现患者症状的运动或检查），以明确辅助运动对患者体征和症状的影响。也可检查其他可能为患者症状来源或促进因素的区域的辅助运动。同样地，在辅助运动之后，临床医生应重新评估所有的"星号"项目。可能需要检查的区域包括腰椎、骶髂关节、髋部、足部和踝部（表15.3）。

症状修正

检查针对患者主诉的、有症状的身体任务是极其有帮助的。这种功能性任务可以加以修正，以便于更密切地监测患者的症状反应。合适的功能性任务通常可在临床背景下重复进行，并且可在询问患者加重因素时被确定。在评估早期进行功能性任务是有用的，有以下3个理由。

1. 该任务能为患者的问题提供初始的简单印象。

2. 可进行该任务以协助临床诊断和强

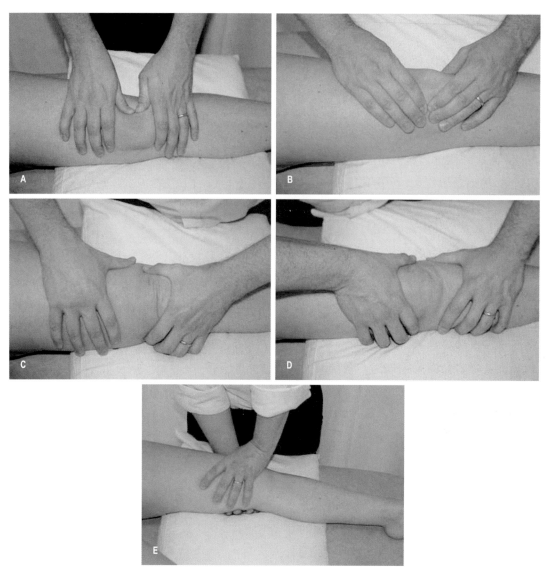

图15.14   髌股关节辅助运动。（A）内侧横向。拇指向内侧移动患者髌骨。（B）外侧横向。手指向外侧移动患者髌骨。（C）纵向头侧。左手沿头侧方向推动患者髌骨。（D）纵向尾侧。右手沿尾侧方向推动患者髌骨。（E）压迫。左手置于患者髌骨前部，将其髌骨推向股骨。

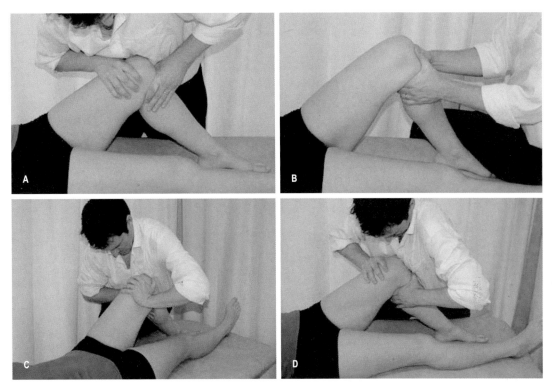

图15.15 胫骨关节辅助运动。（A）前后。患者膝部屈曲。临床医生右手固定患者膝部，左手虎口置于其胫骨前部，并向膝部施加前后力。（B）后前。患者膝部屈曲，临床医生轻坐于患者足上以固定该位置。手指握住患者小腿后部，以施加作用力，同时拇指停留于其前关节线以感受运动。（C）内侧横向。临床医生左手固定患者大腿内侧，而右手对其胫骨施加内侧力。（D）外侧横向。临床医生右手固定患者大腿外侧，而左手向其胫骨施加外侧力。

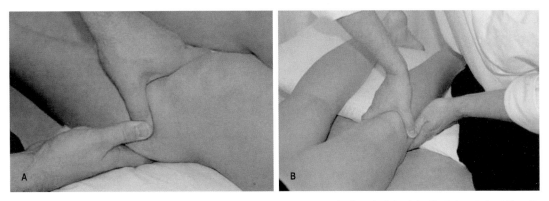

图15.16 上胫腓关节辅助运动。（A）前后。临床医生拇指向患者腓骨头前部施加前后力。（B）后前。临床医生拇指向患者腓骨头后部施加后前力。

15.3　辅助运动、应用选择和对患者星号项目的重新评估

辅助运动	应用选择	明确辅助运动对患者体征和症状的影响
髋股关节 →• 内侧横向 →• 外侧横向 ←→ 纵向头侧 ⤹ 内旋 　 内倾 ⤸ 外旋 　 外倾 　 压迫 　 分离	起始位置，如： ■ 屈曲 ■ 伸展 ■ 内旋 ■ 外旋 ■ 屈曲和内旋 ■ 伸展和外旋 施力速度 施力方向 施力作用点	重新评估所有星号项目
胫股关节 ↕ 前后 ↕ 后前 →• 内侧横向 →• 外侧横向	同上	重新评估所有星号项目
上胫腓关节 ↕ 前后 ↕ 后前 ←→ 通过足外翻进行的纵向头侧 ←→ 通过足内翻进行的纵向尾侧	同上	重新评估所有星号项目
其他需要考虑的区域 腰椎 骶髂关节 髋部 足部和踝部	同上	重新评估所有星号项目

调可能的治疗方案（参见下文的示例）。

3. 该任务可提供有用的体格检查标记（*）。

通过在不同的方式下进行功能性任务来区分不同的问题（不会耗费时间的），以收集有效的信息，如可能的诊断和管理疾病的最佳治疗方式。尽管以下的示例着重于实践中的临床推理艺术，但需要强调的是症状性功能任务的修正并不是标准化的检查，因此会缺乏一定程度的有效性和可靠性。此处需要权衡：一方面，临床医生必须以患者为中心并检查可使患者首先就诊的具体问题；另一方面，其缺乏标准

化。然而，值得注意的是，即使是最广为人知的骨科检查也可能缺乏稳健的诊断准确性或可靠性。因此，在临床中需使用两种办法，因其各有优点，并能增加临床信息。应鼓励临床医生综合主观检查和体格检查的信息，从而对患者的情况形成合乎逻辑的看法，而不是过分强调于某一单独检查。

症状修正示例：膝前疼痛

膝前疼痛由多种因素引起（Lankhorst等，2012；Barton等，2015），其导致在功能性任务中髌骨应力异常（Draper等，2009；

Wilson 等，2009；Souza 等，2010；Farrokhi 等，2011）。引起膝前疼痛的因素包括以下几种。

■ 局部因素——包括紧张的支持带组织或股内侧斜肌收缩时间改变（Herrington，2008；Draper 等，2009；Wilson 等，2009；Souza 等，2010；Giles 等，2013，2015）。

■ 近端因素——包括髋部肌力、耐力及控制力下降，导致股骨内旋和髌骨偏侧性（Meira 和 Brumitt，2011；Noehren 等，2012）。

■ 远端因素——包括旋前足所致的胫骨内旋和髌股机械学改变（Barton 等，2011）。

因膝前疼痛存在多因素相关性，故应采用多模式方法来进行评估和处理（Barton 等，2015）。如果患者在上楼时出现疼痛，那么单腿下蹲或上抬或许是一项有用的功能性任务，在此任务期间，可探讨局部、近端和远端因素发生变化时带来的影响。

临床医生应密切关注患者对功能性任务的反应。如果任务导致患者症状再现，则可以立即进行症状修正。反之，临床医生可能需要想办法激发患者症状，例如，深蹲、高抬或重复运动。

一旦任务被观察到和被确定为有症状，临床医生就需改变任务，同时密切监测症状反应。这有助于临床医生进行系统分析和反思："我该如何影响局部/近端/远端结构，从而判断这些结构是否在维持此状态中发挥作用？"

关于局部结构，临床医生可能希望在运动过程中研究髌骨朝不同方向的滑动，以观察患者症状反应。有些方向可使疼痛减轻，有些方向则使疼痛加重。由于髌股疼痛时髌骨可出现偏侧性，因此临床医生可发现在运动过程中髌骨向内侧滑移

可减少疼痛（图 15.17）。如果症状得到改善，那么理论上可以使用这项技术或添加卷尺进行症状修正以协助康复（Barton 等，2014）。值得注意的是，在管理髌股疼痛时，这种运动技术缺乏 I 级证据（Barton 等，2015）。

关于近端结构，临床医生希望在运动过程中激活患者的髋部外展肌和外旋肌，从而纠正股骨的动态性内收和内旋位。可通过向膝部外侧手动施加阻力并嘱患者外展/外旋，也可通过借助橡皮带（图 15.18）来完成。如果症状改善，那么临床医生可使用近端肌分级强化项目，这在管理髌股疼痛患者中是有效的（Baldon 等，2012；Peters 和 Tyson，2013；Lack 等，2015）。

关于远端结构，临床医生希望改变患者足部的位置，因为旋前足与髌股疼痛有关（Barton 等，2011）。若在运动过程中存在旋前足，临床医生可在足下放置阻挡物或矫形物以纠正姿势（图 15.19）。如果改变姿势对症状有积极影响，则临床医生可尝试增加矫形物来控制足部运动。使用足部矫形物可改善髌股疼痛患者的功能性表现（Barton 等，2010）。

此例表明如何以不同的方式系统性实施功能性任务，从而区分不同的组织以及协助明确可能促进症状的组织。症状修正也可帮助指导治疗策略。在实践中，多因素的问题需要多因素的管理手段，一些策略需被整合为一个连贯的治疗计划。也可采用其他未提及的治疗计划。例如，收缩深部腹肌来控制盆部运动是否有所不同？或者运动过程中腓骨头、胫骨或股骨的活动可否影响症状？考虑症状修正时，临床医生应思考：哪一种肌源性、关节源性或神经源性结构可导致患者的问题？鼓励临

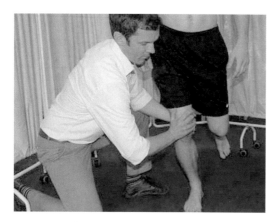

图15.17　单腿下蹲时手动应用髌骨内侧滑移以改善症状。

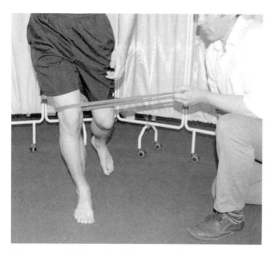

图15.18　使用阻力激活髋关节外旋转肌以改善症状。

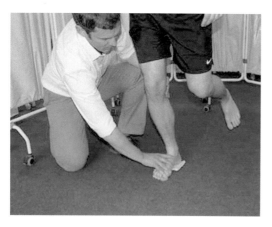

图15.19　使用阻挡物或矫正器矫正旋前症状。

床医生功能性、系统性和创造性思考，与此同时，密切监测患者对干预的症状反应。

检查完成

完成了上述检查后，即完成膝部检查。从主观检查和体格检查中获取的大量的信息，需要准确且快速地记录下来。第2章和第3章中主观检查和体格检查表的纲要对一些临床医生而言是有用的。然而，重要的是，临床医生不应以生硬的方式进行检查，而应遵循图表纲要的建议顺序进行检查。每个患者的表现不尽相同，这需要在检查过程中得以体现。在这一阶段，用星号（*）突出强调检查的重要发现至关重要。在随后的治疗过程中需重新评估这些发现，以评估治疗对患者病情的影响。

提示关节、神经或肌肉组织是患者症状来源的特异体格检查的总结见表3.9。

在体格检查完成后，临床医生需要注意以下几点。

■　提醒患者在检查后的24~48小时病情可能加重。

■　嘱咐患者在下次就诊时在体格检查后说明症状行为的详细情况。

■　解释体格检查的结果以及这些结果与主观评估的相关性。设法消除患者对其疾病或损伤的任何误解。

■　评估检查结果，确定临床诊断并写出问题列表。

■　确定治疗目标。

■　制订初步治疗计划。

按照上述方式，临床医生可形成以下假设分类（Adapted from Jones & Rivett, 2004）。

■　功能：能力和限制。

■ 患者对其经历的看法。

■ 症状来源。这包括认为可能引起患者症状的结构或组织以及与愈合过程和所涉及的疼痛机制相关的结构或组织的特性。

■ 促进疾病发展和维持的因素。可能是环境、心理社会、行为、身体或遗传因素。

■ 治疗和管理的注意事项/禁忌证。这包括患者症状的严重性、激惹性和患者症状的性质。

■ 管理策略和治疗计划。

■ 预后——这可能受疾病阶段、程度及患者的期望值，尤其是性格和生活方式等因素的影响。

关于治疗和管理原则的指导，读者可以参考配套的教科书（Petty 和 Barnard，2017）。

参考文献

Anderson, M.J., et al., 2016. A systematic summary of systematic reviews on the topic of the anterior cruciate ligament. Orthop. J. Sports Med. 4, 2325967116634074.

Anwar, S., Gibofsky, A., 2010. Musculoskeletal manifestations of thyroid disease. Rheum. Dis. Clin. North Am. 36, 637–646.

Baldon, R.M., et al., 2012. Effect of functional stabilization training on lower limb biomechanics in women. Med. Sci Sports Exerc. 44, 135–145.

Barton, C.J., et al., 2010. Foot and ankle characteristics in patellofemoral pain syndrome: a case control and reliability study. J. Orthop. Sports Pbys. Ther. 40, 286–296.

Barton, C.J., et al., 2011. Relationships between the Foot Posture Index and foot kinematics during gait in individuals with and without patellofemoral pain syndrome. J Foot Ankle Res. 4, 1–8.

Barton, C.J., et al., 2014. Patellar taping for patellofemoral pain: a systematic review and meta-analysis to evaluate clinical outcomes and biomechanical mechanisms. Br. J. Sports Med. 48, 417–424.

Barton, C.J., et al., 2015. The 'best practice guide to conservative management of patellofemoral pain': incorporating level 1 evidence with expert clinical reasoning. Br. J, Sports Med. 49, 923–934.

Beldame, J., et al., 2011. Laxity measurements using stress radiography to assess anterior cruciate ligament tears. Orthop. Traumatol Surg. Res. 97, 34–43.

Benjaminse, A., et aL, 2006. Clinical diagnosis of an anterior cruciate ligament rupture: a meta-analysis. J. Orthop. Sports Phys. Ther. 36, 267–288.

Bonadio, M.B., et al., 2014. Correlation between magnetic resonance imaging and physical exam in assessment of injuries to posterolateral corner of the knee. Acta Ortop. Bras. 22, 124–126.

Casteleyn, P.P., et al., 1988. Traumatic haemarthrosis of the knee. J, Bone Joint Surg. Br. 70B, 404–406.

Cook, C., et al., 2012. Best tests/clinical findings for screening and diagnosis of patellofemoral pain syndrome: a systematic review. Physiotherapy 98, 93–100.

Cyriax, J., 1982. Textbook of orthopaedic medicine – diagnosis of soft tissue lesions, eighth ed. Baillière Tindall, London.

Draper, C.E., et aL, 2009. Using real-time MRI to quantify altered joint kinematics in subjects with patellofemoral pain and to evaluate the effects of a patellar brace or sleeve on joint motion. J, Orthop. Res. 27, 571–577.

Drosos, G.I., Pozo, J.L, 2004. The causes and mechanisms of meniscal injuries in the sporting and non-sporting environment in an unselected population. Knee 11, 143–149.

Farrokhi, S., et al., 2011. Individuals with patellofemoral pain exhibit greater patellofemoral joint stress: a finite element analysis study. Osteoarthritis Cartilage 19, 287–294.

Gifford, L.S., 1998. Pain, the tissues and the nervous system: a conceptual model. Physiotherapy 84, 27–36.

Giles, L.S., et al., 2013. Does quadriceps atrophy exist in individuals with patellofemoral pain? A systematic literature review with meta-analysis. J. Orthop. Sports Pbys. Ther. 43, 766–776.

Giles, L.S., et al., 2015. Can ultrasound measurements of muscle thickness be used to measure the size of individual quadriceps muscles in people with patellofemoral pain? Phys. Ther. Sport 16, 45–52.

Grelsamer, R., McConnell, J., 1998. The patella in a team approach. Gaithersburg, Aspen.

Guermazi, A., et al., 2012. Prevalence of abnormalities in knees detected by MRI in adults without knee osteoarthritis: population based observational study (Framingham Osteoarthritis Study). Br. Med. J, 29, 345.

Hayes, C.W., et al., 2000. Mechanism-based pattern approach to clasaification of complex injuries of the knee depicted at MR imaging. Radiographies 20, S121–S134.

Heino Brechter, J., Powers, C.M., 2002. Patellofemoral stress during walking in persons with and without patellofemoral pain. Med. Sci. Sports Exerc. 34, 1582–1593.

Herrington, I., 2008. The difference in a clinical measure of patella lateral position between individuals with patellofemoral pain and matched controls. J, Orthop. Sports Phys. Ther. 38, 59–62.

Herrlin, S.V., et aL, 2013. Is arthroscopic surgery beneficial in treating non-traumatic, degenerative medial meniscal tears? A five year follow-up. Knee Surg. Sports Traumatol. Arthrosc. 21, 358–364.

Janda, V., 1994. Muscles and motor control in cervicogenic disorders: assessment and management. In: Grant, R. (Ed.), Physical therapy of the cervical and thoracic spine, second ed. Churchill Livingstone, New York, p. 195.

Janda, V., 2002. Muscles and motor control in cervicogenic disorders. In: Grant, R. (Ed.), Physical therapy of the cervical and thoracic spine, third ed. Churchill Livingstone, New York, p. 182.

Jones, M.A., Rivett, D.A., 2004. Clinical reasoning for manual therapists. Butterworth-Heinemann, Edinburgh.

Jones, M.A., et al., 2002. Conceptual models for implementing biopsychosocial theory in clinical practice. Man. Ther. 7, 2–9.

Jonsson, T., et al., 1982. Clinical diagnosis of ruptures of the anterior cruciate ligament: a comparative study of the Lachman test and anterior drawer sign. Am. J, Sports Med. 10, 100–102.

Jull, G.A., Janda, V., 1987. Muscles and motor control in low back pain: assessment and management. In: Twomey, L.T., Taylor, J.R. (Eds.), Physical therapy of the low back. Churchill Livingstone, New York, p. 253.

Karachalios, T., et al., 2005. Diagnostic accuracy of a new clinical test (the Thessaly test) for early detection of meniscal tears. J. Bone Joint Surg. Am. 87, 955–962.

Katz, J.W., Fingeroth, R.J., 1986. The diagnostic accuracy of ruptures of the anterior cruciate ligament: comparing the Lachman test, the anterior drawer sign, and the pivot shift test in acute and chronic knee injuries. Am. J, Sports Med. 14, 88–91.

Kirkley, A., et al., 2008. A randomized trial of arthroscopic surgery for osteoarthritis of the knee. NEJM 359, 1097–1107.

Kopkow, C., et al, 2013. Physical examination tests for the diagnosis of posterior cruciate ligament rupture: a systematic review. J. Orthop. Sports Pbys. Ther. 43, 804–813.

Kurzweil, P.R., Kelley, S.T., 2006. Physical examination and imaging of the medial collateral ligament and posteromedial comer of the knee. Sports Med. Arthroscopy 14, 67–73.

Lack, S., et al., 2015. Proximal muscle rehabilitation is effective for patellofemoral pain: a systematic review with meta-analysis. Br. J. Sports Med. 49, 1365–1376.

Lange, T., et al., 2015. The reliability of physical examination tests for the diagnosis of anterior cruciate ligament rupture – a systematic review. Man. Ther. 20, 402–411.

Lankhorst, N .E., et al., 2012. Factors aMOciated with patellofemoral pain syndrome: a systematic review. Br. J. Sports Med. 47, 193–206.

Lavy, C., et al., 2009. Cauda equina syndrome. Br. Med. J, 338, 881–884.

Leblanc, M.C., et al., 2015. Diagnostic accuracy of physical examination for anterior knee instability; a systematic review. Knee Surg. Sports Traumatol. Arthrosc. 23, 2805–2813.

Magee, D.J., 1997. Orthopedic physical assessment, third ed. W.B. Saunders, Philadelphia.

Magee, D.J. 2014 Orthopedic physical assessment. Philadelphia; Elsevier Health Sciences.

Maricar, N., et al., 2015. Clinical assessment of effusion in knee osteoarthritis – a systematic review. Semin. Arthritis Rheum. 45, 556–563.

McConnell, J., 1996. Management of patellofemoral problems. Man. Ther. 1, 60–66.

McHale, K.J., et al., 2014. Physical examination for meniscus tears. In: Kelly, I.V.J.D. (Ed.), Meniscal injuries, vol. 2. Springer, New York, pp. 9–20.

McMurray, T.P., 1942. The semilunar cartilages. Br. J. Surg. 29, 407–414.

McEwan, I., et al., 2007. The validity of clinical measures of patella position. Man. Ther. 12, 226–230.

Meira, E.P., Brumitt, J., 2011. Influence of the hip on patients with patellofemoral pain syndrome: a systematic review. Sports Health 3, 455–465.

Mitsou, A., Vallianatos, P., 1988. Clinical diagnosis of ruptures of the anterior cruciate ligament: a comparison between the Lachman test and the anterior drawer sign. Injury 19, 427–428.

Moseley, J.B., et al., 2002. A controlled trial of arthroscopic surgery for osteoarthritis of the knee. NEJM 347, 81–88.

Nicholas, M.K., et al., 2011. Early identification and management of psychological risk factors ('yellow flags') in patients with low back pain: a reappraisal. Phys. Ther. 91, 737–753.

Nijs, J., et al., 2006. Diagnostic value of five clinical tests in patellofemoral pain syndrome. Man. Ther. 11, 69–77.

Noehren, B., et al., 2012. Proximal and distal kinematics in female runners with patellofemoral pain. Clin. Biomech. (Bristol, Avon) 27, 366–371.

Ostrowski, J.A., 2006. Accuracy of 3 diagnostic tests for anterior cruciate ligament tears. J, Athl. Thain. 41, 120–121.

Peters, J.S.J., Tyson, N.L., 2013. Proximal exercises are effective in treating patellofemoral pain syndrome: a systematic review. Int. J. Sports Phys. Ther. 8, 689–700.

Petersen, W., et al., 2014. Patellofemoral pain syndrome. Knee Surg. Sports Traumatol. Arthrosc. 22, 2264–2274.

Petty, N.J., Barnard, K.J., 2017. Principles of musculoskeletal treatment and management: a handbook for therapists, third ed. Churchill Livingstone, Edinburgh.

Sahrmann, S.A., 2002. Diagnosis and treatment of movement impainnent syndromes. Mosby, St Louis.

Sihvonen, R., et al., 2013. Arthroscopic partial meniscectomy versus sham surgery for a degenerative meniscal tear. NEJM 369, 2515–2524.

Sihvonen, R., et al., 2016. Mechanical symptoms and arthroscopic partial meniscectomy in patients with degenerative meniscus tear: a secondary analysis of a randomized trial. Ann. Intern. Med. 164, 449–455.

Smith, T.O., et al., 2009. The reliability and validity of assessing media-lateral patellar position: a systematic review. Man. Ther. 14, 355–362.

Smith, T.O., et al., 2013. The contemporary management of anterior knee pain and patellofemoral instability. Knee 20, S3–515.

Smith, B.E., et al., 2015. Special tests for assessing meniscal tears within the knee: a systematic review and meta-analysis. Evid. Based Med.. 20,

88–97.

Solomonow, M., 2009. Ligaments: a source of musculoskeletal disorders. J. Bodyw. Mov. Ther. 13, 136–154.

Souza, R.B., et al., 2010. Femur rotation and patellofemoral joint kinematics: a weight-bearing magnetic resonance imaging analysis. J. Orthop. Sports Phys. Ther. 40, 277–285.

Swain, M.S., et al., 2014. Accuracy of clinical tests in the diagnosis of anterior cruciate ligament injury: a systematic review. Chiropr. Man. Therap. 22, 1.

Thacker, M., 2015. Louis Gifford– revolutionary: the mature organism model, an embodied cognitive perspective of pain. In Touch 152, 4–9.

Torry, M.R., et al., 2000. Intra-articular knee effu-sion induces quadriceps avoidance gait patterns. Clin. Biomech. (Bristol, Avon) 15, 147–159.

van Eck, C.F., et al., 2013. Methods to diagnose acute anterior crudate ligament rupture: a meta-analysis of physical examinations with and without anaesthesia. Knee Surg. Sports Traumatol. Arthrosc.21, 1895–1903.

Wagemakers, H.P., et al., 2010. Diagnostic accuracy of history taking and physical examination for assessing anterior cruciate ligament lesions of the knee in primary care. Arch. Phys. Med. Rehabil. 91, 1452–1459.

Wilson, N.A., et al., 2009. In vivo noninvasive evaluation of abnormal patellar tracking during squatting in patients with patellofemoral pain. J. Bone Joint Surg. Am. 91, 558–566.

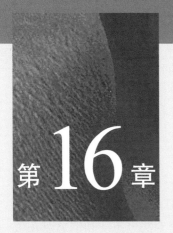

第16章 足部和踝部检查

Andrea Moulson

足部和踝部概述

足部和踝部由26块骨、数目不定的籽骨（通常为两块）所组成，包括34个关节和100多块肌肉、肌腱和韧带，由3条不同的周围神经——胫神经、腓总神经和隐神经支配。足部和踝部的主要关节包括下胫腓关节、距小腿关节、距下关节，跗中关节、跗跖关节、跖骨间关节、跖趾关节和趾间关节。经典分类将足部分为前足、中足和后足（表16.1）。足部和踝部构成整个身体动力学链的一部分，兼有灵活性和稳定性以促进两个主要功能：推进和支撑。对于推进，足部和踝部可作为一个复杂而灵活的杠杆；对于支撑，充当支撑整个身体重量的刚性结构。与这些功能相一致，足部和踝部必须适应不平坦的地形，并在步态周期和其他日常生活活动中提供减震功能。

许多肌肉骨骼疾病能影响足部和踝部的正常功能，症状可来自局部，也可能从身体的其他部位放射而来，或者是更系统的、先前就已经存在的病理状态所致。创伤较为常见，并可导致严重的功能障碍。例如，踝关节内翻扭伤可引起外踝骨折或第五跖骨基底部骨折、影响距骨的骨软骨缺损，以及下胫腓关节和外侧韧带复合体断裂，由此导致踝关节不稳定。或者，患者可表现为创伤性或过度使用性肌腱病变，如胫骨后肌腱功能障碍或跟腱病，或与创伤、手术、过度使用、超负荷或卡压相关的神经组织敏感化。其他隐匿性起病的疾病，如足底筋膜炎、跖痛症或跖间神经瘤病，可显著影响日常生活和活动，而更为近端的疾病，如腰椎功能障碍，可向远端放射疼痛至足部和踝部。或者，系统性炎症疾病，如类风湿关节炎（RA）、强直性脊柱炎（AS）、痛风和退行性关节疾病如骨关节炎（OA），导致中等程度的疼痛和相关的畸形，从而影响足部和踝部的正常功能。其他的代谢性疾病，如糖尿病，也可显著影响足部，引起周围神经病变和血管危象，以及一些特殊病变，如Charcot病。某些疾病具有遗传易感性也已得到确认，例如，家族性的踇外翻和其他少趾畸形。此外，其他较少见的上运动神经元和下运动神经元疾病，如

表16.1 足的功能单元

后足	中足	前足
距小腿关节	距舟关节	跗跖关节
距下关节	跟骰关节	跖趾关节
		趾间关节

颅脑损伤、卒中、脊髓损伤、脑性瘫痪和Charcot-Marie-Tooth病，都会对足部和踝部的功能产生重大影响。此类例子不胜枚举，强调这一区域的功能可受多种因素影响。

根据足部和踝部的功能重要性，有特殊疾病（或术后）的患者需由专门的足部和踝部治疗团队管理，该团队包括骨科顾问，物理治疗师，有手术、创伤管理、注射和矫形手术等额外技能的足科医生等。全面了解足部和踝部的解剖学和生物力学的知识，并掌握其功能作用，有助于临床推理、确保初次体格检查的效率、寻求管理策略并优化各方面的功能恢复。

主观检查

主观检查过程中询问的问题和体格检查中实施的检查的相关细节分别参考第2章和第3章。

下文描述的主观提问和体格检查的顺序需根据临床推理进行调整和选择以适用于被检查的患者。

患者对其经历的看法

大多数患者会因为其有症状和（或）影响日常生活的功能限制而寻求治疗，如疼痛、感觉异常、肿胀和（或）不能进行承重活动。有时，患者发现难以找到舒适的鞋子，或者足部外观本身或与其他症状一起令其烦恼，这可能影响患者的心理幸福感。其中的一个例子是踇外翻或爪状/锤状趾畸形。了解患者主要的担忧和所处的背景，如社交/工作需求，可指导临床医生从患者处寻求相关信息。例如，患者的工作是否包括负荷承重活动，如体力劳动者。这可激发机械性伤害性疼痛或炎症，并可

能影响工作适应性。或者，患者是否认为矫正有益？这可能提示生物机械因素促进症状产生。患者认为首次起立时的无活动期可否加重症状？这种"突然站起"疼痛常见于肌腱病和足底筋膜炎。掌握患者的个人看法有助于推理可能的症状来源、指导治疗并协助制订合理的目标。

了解患者的看法、态度和信念对在生物心理框架内的合适管理也很重要。临床医生应意识到患者的感受并对其敏感，通过产生共鸣和适当沟通来与患者形成支持性的密切关系。以下类型的问题有利于评估疼痛和行为的心理社会驱动因素，其可能是持续性症状产生的危险因素。

- 你认为什么导致了疼痛/症状？
- 你希望/期望什么可以帮助你？
- 你可以做什么来应对疼痛/症状？

除此之外，还有许多有效且可靠的自我报告结局评估工具，这些工具可用来衡量症状对功能的影响和患者对其功能障碍的认知，并评估干预措施随着时间推移而得到的效果，如足踝能力评估量表（FAAM）、足部功能指数（FFI）、足部健康状态问卷量表（FHSQ）、下肢功能量表（LEFS）和运动踝部评分系统生活质量评估，概述可见Martin和Irrgang（2007）的文献。

社会史

记录与患者疾病起病和进展相关的社会和家族史，包括患者的年龄、职业、家庭情况和任何休闲活动的细节。了解体育运动情况，核实患者是否计划参加任何竞赛或比赛，有助于了解患者对于持续运动计划的已知动机。来源于这些信息的因素可能提示对足部和踝部的直接和（或）间接影响及其频率。了解这些需求并将其与

组织负重/损伤愈合过程等同起来，这对于考虑恢复运动是有帮助的。

为了恰当地治疗患者，在患者的社交和工作环境背景下管理疾病很重要。这既可作为临床医生的创造性领域，也可作为指导患者完成居家锻炼的有用提醒。走楼梯而不是乘电梯以及在休息间期进行锻炼都是有用的，因而居家计划也没那么麻烦。

临床医生可询问以下类型的问题来说明这些因素。

- 过去是否因症状而停止工作？
- 你的症状使你无法完成当前做的什么事情？
- 你的雇主/同事/家人对你的症状如何反应？
- 你认为你会重返工作吗？什么时候？

早期识别心理社会危险因素很重要，因为这些可能在持续性肌肉骨骼疾病的发生中起作用（Nicholas 等，2011）。

人体图

在人体图上记录以下有关当前症状类型和区域的信息（参见图2.3）。

当前症状的区域

绘制症状的区域时应精确。要求患者指出存在主要症状的区域通常是有用的。足部和踝部的功能障碍常会引起局部的症状，因此全面的解剖学知识能帮助推理潜在的结构来源和疼痛机制。例如，胫骨或距骨的应力性骨折所提示的疼痛部位具有一定的特异性（Fetzer 和 Wright，2006；Young 和 McAllister，2006），而足底筋膜炎则是足底内侧跟痛征最常见的原因（Martin 等，2014）。然而，情况也许更为复杂。例如，后内侧踝部疼痛可能是由局部距小腿

关节的碰撞或关节退行性变所致，也可能来源于胫后肌、趾长屈肌或姆长屈肌的肌腱，抑或是跗管内胫神经敏感甚至是血管结构如胫动脉损伤所致。如果患者可以告知，则明确患者最严重的症状，并记录患者感受到的症状来源于何处以及患者对于引起这些症状的原因的潜在想法。

与检查部位相关的区域

足部和踝部的症状可能是由更近端的关节源性、肌筋膜性或神经组织如腰椎以及近端下肢结构放射而来（Uth，1999；Nelson 和 Hall，2011）。症状可能产生于促进因素，如盆部近端、髋部或膝部控制不佳或足部生物机械功能障碍，这可引起足部和踝部肌腱代偿性的病理性负荷（Sueki 等，2013）。检查疼痛/僵直的所有相关区域，进行与患者症状相关的推理，在人体图上用对勾（√）标记未受累的区域。

症状的性质

症状的性质可帮助推理可能有问题的结构。例如，感觉异常支持神经组织来源的假设，尤其是与烧灼样或电击样疼痛相关。无论伴疼痛还是不伴疼痛，外侧韧带复合体的功能性或机械性韧带不稳定性可能引起踝部无力，患者可能报告踝部"不听使唤"（van Rijn 等，2008；O'Loughlin 等，2009）。或者，描述为僵直通常提示退行性病变，如第一跖趾关节（MTPJ）姆僵症或距小腿关节骨关节炎。如果存在炎症/反应性疾病的其他症状或体征，如RA、Reiter病、痛风和AS，则持续很久的僵硬可能提示系统性疾病。

疼痛的强度

可用第2章中介绍的视觉模拟评分或数

字分级评分来衡量疼痛的强度。这有助于临床推理严重性和明确可能产生症状的结构。这也可作为一个监测进展的主观标记物。

感觉异常

检查整个下肢以及足部和踝部局部的感觉变化（如感觉异常、感觉缺失、感觉减退、感觉过敏和痛觉超敏）。任何感觉改变的定位都可帮助鉴别脊髓神经根皮节区分、周围神经来源的症状和上运动神经元病变。例如，手部和足部双侧感觉异常/感觉缺失、下肢无力/沉重感、步行困难和写作等精细运动困难，可能提示颈椎病（Cook和Cook，2016）。

持续性或间歇性症状

明确症状的频率以及是持续性的还是间歇性的。如果症状是持续性的，检查症状的强度是否有变化，因为持续性症状（尤其是进展的持续性疼痛）可能需要进一步检查以排除更为严重的病变，如肿瘤性疾病。足部和踝部的肿瘤不常见，所以持续性的疼痛可能提示炎症性疾病，如痛风和RA。如果伴有其他症状，如感觉、运动、血管舒缩和（或）营养改变、使患者丧失能力的疼痛，可能提示慢性局部疼痛综合征，这可能是骨折、微创或手术之后的并发症（Rewhorn等，2014；Kim，2016）。

症状间的关系

明确有症状的区域之间的关系。该信息可帮助推理患者症状最可能的原因，从而聚焦于体格检查。了解症状关系的问题包括以下几项。

- 你的症状是一起出现还是单独出现？
- 如果一个症状区情况加重，其他症状区域如何变化？

明确疼痛的深度

明确感受到症状的区域是在表浅还是在深部。这一信息有助于推理患者症状最可能的原因，并聚焦于体格检查。例如，在踝部内翻损伤之后，深部前外侧或前内侧踝部疼痛伴承重时疼痛，可能提示存在骨软骨病变，而更为表浅的症状则支持表浅软组织受累（van Dijk等，1996；O'Loughlin等，2010）。

症状的行为

加重因素

因足部和踝部的功能在日常生活中举足轻重，故患者常自诉有显著的受限情况。对于每一个有症状的区域，临床医生需询问患者哪种活动和（或）姿势能加重其症状，患者是否能维持某种活动或姿势，或者患者是否需要停止或改变姿势（严重性）。一旦姿势或活动停止，需要多长时间症状才可缓解（易激惹性）。在第2章中已有对于严重性和易激惹性的解说。这些问题可帮助确认症状之间的关系，以及作为评估进展的主观/身体标记物。

此外，询问患者该区域内解剖结构常见的加重因素很关键，尝试"纳入"或"排除"可能产生患者临床表现的结构。足部和踝部常见的加重因素是一些承重的活动，如爬楼梯、下蹲、步行或跑步，尤其是在不平整的地面。临床上的特异性示例包括穿鞋步行和赤脚步行相比的效果——Morton神经瘤或踇外翻患者倾向于赤脚（Vanore等，2003；Adams，2010）。有足底筋膜炎或肌腱病的患者经常描述典型的"起步"疼痛，因此询问相关的特异性问题十分有用（Martin等，2014）。或者，表现为神经机械敏感性的患者可能发现塌陷姿势（如驾驶）是刺激性的或受限制的（Pahor和Toppenberg，1996）。对于某些特定的病理情况，可进一步询问与已知的临床预测规则模式相关的问题。例如，前外侧踝关节撞击综合征可表现为以下特征：前外踝关节触痛和反复的肿胀、被动背屈和外翻时疼痛、单腿下蹲时疼痛、活动时疼痛以及可能缺乏踝部不稳定性（Liu等，1997）。因而全面了解特定的病理情况和典型的表现对于指导高效地进行主观询问和使用体格检查试验而言是很重要的。

对于其他区域的加重因素，如果怀疑该区域是症状的来源，也应加以询问，参见表2.2。

任一活动的详细信息可帮助提炼可能有问题的结构以及严重性、易激惹性和症状之间关系的临床推理。这些信息有助于解释症状并以便于理解的、非威胁性的专业术语给予患者建议。除此之外，还可用来确定治疗计划和一致同意的目标方案。用星号（*）标记最显著的功能受限，在体格检查中再次检查，并在随后的治疗过程中再次评估以评价治疗干预效果。

缓解因素

对于每一个有症状的区域，临床医生应询问哪一种运动或姿势可缓解患者的症状、需要多长时间才可缓解、是否可完全缓解，以及当某一症状缓解时，其他症状如何变化。这些问题可帮助临床医生确认症状之前的关系，判断激惹性，了解在体格检查过程中缓解患者症状的难易程度。了解相关的生物力学和功能性运动知识，有助于临床医生推断某种活动改善症状的原因。例如，跑步可加重局部踝或第一跖

趾关节（MTPJ）骨关节炎（OA），这是因为跑步所需的背屈范围增加以及作用力更大。步行则不会引起症状。

临床医生可运用临床推断技巧校正从加重因素和缓解因素中所得到的信息并形成可能有问题的结构的假设。这些信息可用来关注体格检查、治疗目的以及任何需要的建议。如果患者的症状不符合肌肉骨骼疾病症状，那么临床医生则需要警惕其他可能更为严重的疾病。

症状的24小时行为

临床医生通过询问夜间、早晨和晚上的症状来了解症状的24小时行为。

夜间症状。相关问题和细节见第2章。夜间疼痛可提示存在严重的病理改变，采用多样的思维方式很有帮助。例如，患骨关节炎的患者可能将夜间疼痛描述为疾病进展以及变得愈发严重（Abhishek和Doherty，2013），这种类型的夜间疼痛可能提示需要手术治疗。

早晨和晚间的症状。临床医生询问早晨、白天、一天结束时的症状以确定症状的模式。这些信息可提供关于导致疾病的疼痛机制和当前病理改变类型的信息。例如，清晨的疼痛和僵直可能提示炎性疼痛。早晨负重起步时足跟内侧局部疼痛常见于足底筋膜炎，尽管"起步"疼痛也可见于与其他肌腱疾病，如跟腱病和胫后疾病相关的症状（Patla和Abbot，2000；Chiodo和Gomez-Tristan，2012）。症状的模式可能是一个有帮助的重新评估标志物，以确定治疗和管理的效率。

疾病的阶段

为了明确疾病的阶段，临床医生应询

问症状是否好转、恶化或保持稳定。可询问在预期的恢复时间范围外症状是否持续，如果持续，则询问可以解释此现象的因素。

特殊问题

应注意询问特殊问题，因为这些问题可明确体格检查和（或）治疗的某些注意事项或禁忌证。正如第2章中所讨论的，临床医生应注意区分适合手动或手法治疗的情况以及系统性、肿瘤性和其他非肌肉骨骼疾病的状况，这些不适合此种治疗并需要转诊至专科医生。第2章详细地讨论了特殊问题的细节，因此下文仅强调与足部和踝部相关的问题的示例。

一般情况

了解患者的一般情况。临床医生应意识到患者生活方式的选择对健康的影响，如吸烟、饮酒、娱乐性药物的使用情况和运动的水平。临床医生应询问任何有关身体不适或疲倦、发热、恶心或呕吐、应激、焦虑或抑郁的感觉。这些因素与足部和踝部的相关性的示例为，吸烟和抑郁与足部和踝部手术后女性的慢性局部疼痛综合征的高发病率之间的相关性（Rewhorn等，2014）以及吸烟和肌肉骨骼疾病之间的相关性（Lee等，2013）。不适感或劳累常见于系统性、代谢性或恶性疾病（Greenhalgh和Selfe，2010）。

体重减轻

患者是否注意到近期不明原因的体重减轻？

严重的病理改变

有关癌症、结核和HIV的进一步讨论见第2章。值得注意的是，足部和踝部的恶性

病变很罕见（Kennedy等，2016）。足部和踝部也是肌肉骨骼结核的非典型部位，如果怀疑，可询问患者可能的结核暴露史（Korim等，2014）。

骨质疏松症

患者是否曾被诊断为骨质疏松症或是否曾有反复骨折？相对匹配的对照组，桡骨和跟骨骨密度下降的老年女性足部骨折的风险更高（Hasselman等，2013）。如果怀疑骨质疏松症，应调整体格检查。

炎性关节炎

询问患者或其家属是否曾被诊断患有炎性疾病。类风湿关节炎常以足部和手部的小关节起病，并能导致明显的残疾（Aletaha等，2010）。

心血管疾病

患者是否有心血管疾病，如高血压、心绞痛、陈旧性心肌梗死、卒中等。有周围血管疾病症状的患者可有间歇性跛行——一种由运动引起的肌肉疼痛，休息后可迅速缓解。症状取决于病变的部位，包括小腿和足部疼痛（Peach等，2012），因此可类似于肌肉骨骼疾病。

呼吸疾病

患者是否存在可影响呼吸的疾病？如果有，是如何管理的？

糖尿病

足部和踝部是糖尿病的主要受累部位，糖尿病的影响可表现为广泛的足部疾病谱，从轻微的神经病到严重的溃疡、感染、血管病变、Charcot关节和神经病理性骨折（Oji和Schon，2013）。由于血管缺陷，糖尿

病患者的组织愈合较慢（Gaston 和 Simpson 2007），与判断预后和检查强度有关。证据表明，有持续的急性骨折或曾接受足部和踝部手术的糖尿病患者出现并发症和感染的概率更高（Wukich 等，2010，2011）。糖尿病性神经病可影响足部和手部，典型表现为袜套-手套样分布，远端起病并向近端进展，可表现为轻触觉、本体感觉、温度觉和痛觉的减退。因此，由于敏感性受损，糖尿病患者的足部可表现为溃疡和感染，导致病理性的机械性组织应激（Oji 和 Schon，2013）。

疑似脊髓病变时的神经症状

关于脊髓压迫、马尾综合征和神经病理性疼痛的症状见第2章。需注意的是，脊髓压迫也可引起双手或双足的刺痛（Cook 和 Cook，2016）以及第2章中强调的其他症状，因此对下肢感觉改变的患者进行评估时应考虑相关的可能性。

关节过度活动综合征

患者是否曾被诊断为关节过度活动综合征？患者出现症状时应对阳性病史进行临床推断，并在体格检查中进行检查。

药物史

患者正在服用何种药物？这些药物是否是针对其他疾病或针对目前的症状？药物是否有效？使用抗凝药物和类固醇药物提示在体格检查中应谨慎小心以及对一些治疗方式存在禁忌。某些特定药物的使用也可能影响潜在手术的复杂性和预后。

既往病史

既往病史的细节，如与患者疾病有关的重大或慢性疾病、事故或手术可从患者和（或）医疗记录中获得，这些可解释当前症状的发展情况。例如，如果怀疑神经敏化是远端症状的原因，则腰部疼痛史可能与此相关；或者既往踝部扭伤或下肢骨折可能与患者易患创伤后关节炎有关。

家族史

询问患者本人或其家属是否曾被诊断患有与当前症状相关的疾病。例如，畸形（如蹰外翻）（Perera 等，2011）和炎性疾病（如 RA 和 AS）有遗传倾向性，而 Charcot-Marie-Tooth 病则是一组可累及周围神经，导致进行性肌肉功能丧失和足部及下肢畸形的遗传性疾病（Botte 和 Franko，2013）。

放射学和医学影像

患者是否接受过影像学检查或最近是否接受其他医学检查？X线片是影像诊断基石，并为许多足部和踝部疾病提供必要的筛查手段。出现创伤时，Ottawa 足踝部准则为应当接受X线检查的患者提供指南（Bachmann 等，2003）。MRI 常规被用于评估足部和踝部的软组织疾病，对骨软骨疾病、骨性和软组织肿瘤、应激反应、骨挫伤、韧带损伤、滑囊炎、筋膜炎、肌腱病/肌腱撕裂和糖尿病足成像十分有效（Mohan 等，2010；Pedowitz，2012）。超声可用于检查有足部和踝部症状的患者如肌腱、神经节和神经瘤等软组织，对疑似 Morton 神经瘤或跟腱炎的病例是首选的影像检查手段（Pedowitz，2012；Bignotti 等，2015）。对引导抽液和特殊注射也是有益的。

计算机断层扫描（CT）是一种评估复杂解剖结构和病理状况的快速影像检查，其主要用来评估骨骼而不是软组织。CT的多维性加强了其检测在 X 线片上不明显的疾病的能力（Haapamaki 等，2005）。SPECT-CT 是一种具有单光子发射 CT 和 CT 的放射性核素骨扫描，是一种相对较新的影像检查。其结合了高度细节的 CT 和三期放射性核素骨扫描的功能信息。SPECT-CT 越来越被认为拥有较高的诊断准确性，被推荐用于诊断不明的足部和踝部病例以及评估慢性足部/踝部疼痛，尤其是在既往有手术史或原位金属植入史的患者中（Mohan 等，2010；Williams 等，2012；Singh 等，2013）。

其他检查包括血液检验，见于一些系统性炎性疾病，如 RA、AS 或痛风。

来源于仔细的询问和其他检查的结果可提供一些信息，这些信息可提示症状潜在病因的临床推断，指导康复并提示可能的预后。

现病史

对于每一个症状区域，临床医生均应询问症状出现的时间长短、是突然还是慢性起病、是否存在可导致症状的已知病因。如果患者能够回忆起创伤性起病，进一步询问受伤机制可提示可能损伤的结构以及损伤的程度。根据 Ottawa 足踝准则，明确患者是否能承重，同时受伤后是否出现特异性骨压痛，是排除踝部和中足部骨折的准确手段。该手段的敏感性几乎达到 100%，特异性适当，适用于成人和 5 岁以上儿童（Bachmann 等，2003；Dowling 等，2009）。如果症状是隐匿起病的，临床医生则需发现患者生活方式的任何变动，如新的工作或爱好，或当前体育活动（包括鞋类、器材、地面或强度）的变化。敏感地意识到近期或长期的体重增加有助于评估额外的生物力学压力的影响，非运动员人群明确增加的体重指数与足底筋膜炎等疾病有关（Martin 等，2014）。我们的目的只是弄清楚发生了什么或描画出发生了什么变化，以便充分理解患者为何会出现症状。

为了证实症状之间的关系，临床医生应询问当一个症状出现时其他症状如何变化。此次是否为第一次发作或既往是否有足部或踝部问题？如果有的话，出现了多少次？什么时候出现的？病因是什么？每次发作的持续时间为多少？在发作间期，患者是否完全恢复？存在多年的损伤可能与症状有相关性，例如，既往的踝部扭伤或骨折已被证实可预测骨软骨疾病和创伤后关节炎的发展（Hirose 等，2004；Valderrabano 等，2006）。如果既往无发作，患者是否出现过腰椎、髋部或膝部或其他相关区域的僵硬？

除此之外，临床医生需询问到目前为止，患者是否接受过治疗？何种治疗？该治疗是否有效？患者被嘱咐了什么以及被何人嘱咐，患者认为正在发生什么。了解患者的经历可帮助临床医生理解患者的背景并制订合适的管理策略/计划以满足个体需要。

体格检查计划

为制订合理的体格检查，需考虑根据问诊结果提出的假设（参见图 2.8）。在主观检查结束时，再次确认患者的主诉很有帮助，并允许其补充迄今没有提到的一些细节。需向患者解释体格检查的目的和计划，并征得其同意。

主观检查获取的信息有助于临床医生明确患者症状的原因的原始假设和备择假设。体格检查计划表可帮助指导临床医生在提出和检查这些初始假设时对症状来源进行推理（参见图 2.9）。

为了便于参考，用星号（＊）标记重要的主观检查结果，尤其是一个或多个功能区域受限。在随后的治疗过程中反复检查这些部位，以评估治疗效果。与患者沟通此点很有用，可以使其主动关注治疗进展。

为了完成体格检查，需根据主观检查结果提出以下假设：

■　根据主观信息，临床医生需判断哪些区域和结构最有可能是症状的原因。还需考虑到关节源性、肌筋膜、神经源性和其他结构，如症状区域下方的血管结构以及可能放射至足部和踝部的结构。通过临床推理，临床医生需明确哪些体格检查项目是必须在第一阶段完成的，哪些项目应该或可以随后再完成。因为初诊时往往难以对患者进行全面的体格检查。而体格检查又能为患者的某些症状提供合理的解释，甚至可以排除某些凶险的疾病或进一步明确诊断。

■　其他物理性诱发因素也需要进行检查，如姿势、足部的生物力学、相关的功能活动（如下蹲、上下楼梯或静态/动态平衡）。

■　如果疼痛是特征性的表现，需明确症状潜在的疼痛机制，以及这些信息将如何影响对问题的理解及随后的评估和管理决策。输入机制（感官通路）是什么？例如，与特定运动相关的疼痛可能提示机械伤害性感觉。中央处理机制是什么？患者如何解释这些症状？患者是否担心？根据患者的反应，其输出机制是什么？例如，患者是否改变了工作要求或运动量，这些变化是否适应或适应不良？当然，这些信息可对特定功能活动进行早期评估，并进一步发现患者的恐惧和担忧。明确并处理这些相关因素可能是治疗成功的关键。读

者可参考Gifford（1998），Jones等（2002）和Thacker（2015）的文献。

■　对每一症状区域的严重程度和易激惹性进行的评估是什么（参见第2章）？如果症状很严重，那么有些体格检查项目会受到限制，或者体格检查时无法使症状重现。如果体格检查时患者症状表现出易激惹性，那么要避免使症状恶化，体格检查的重点则是缓解患者的症状而不是诱发。不同的项目之间应使患者得到休息，以避免症状加重。反之，如果症状没那么严重也不易激惹，则可完成更多的项目，并且可能会使用过度加压、重复运动和联合运动来使症状再现。

■　在进行体格检查前需明确注意事项和（或）禁忌证，如：神经系统受累、新发骨折、创伤、类固醇治疗或炎性疾病，是否存在进一步检查和治疗的禁忌证，如脊髓或马尾神经压迫。

体格检查

主观检查中获得的信息可帮助临床医生合理计划体格检查。严重度、激惹性、持续的疼痛机制、原始工作假设及备择假设是影响选择、优先度和体格检查步骤的主要因素。

为了便于参考，在患者记录中用星号（＊）标记每一个能引起或缓解患者症状的重要的体格检查。

下文描述的体格检查的顺序和细节应根据患者量体裁衣。临床医生应基于（原始和备择）假设的临床推断来选择检查，目的在于证实或推翻假设。选择检查时也应考虑可靠性、敏感性和特异性（参见第3章），并合理地解读检查结果。读者应理解

此章中提及的技术只是众多技术中的一部分，所选的技术有临床实用性且有文献支持，这一点十分重要。不是所有的检查都适合每一个患者。技术的适应性依赖于患者临床表现/体型和治疗师体型，也是不断发展和灵活可变的。

观察

非正式观察

临床医生需在动态和静态下观察患者，注意运动的质量，以及姿势特点和反应。非正式观察自临床医生看到患者的那一刻便已开始，并开始主观检查且持续至体格检查结束。

正式观察

姿势观察。患者着装恰当，临床医生观察患者站立时的骨性和软组织轮廓，注意足部、下肢、盆骨和脊柱姿势。足部和踝部的观察可在非承重位进行。常见的下肢异常包括下肢和足部承重不平衡、股骨内旋和膝内翻/外翻或膝反张（伸展过度）。需注意足部姿势和足部是否有扁平或夸张的内侧纵弓，这些可能提示扁平足或高弓足。可使用足姿指数（FPI）来进一步评估足部姿势（Redmond 等，2006）。足趾可能畸形，如爪状趾、锤状趾、槌状趾和拇外翻/拇僵症。有关这些畸形的进一步信息可参考标准骨科教材（Thordarson，2013；Magee，2014）。站立位的偏离可能由很多下肢因素引起，包括胫骨扭转和股骨前倾或后倾。对观察到的畸形的被动纠正能够给出可以轻松实现此目的的方法以及任何对下肢和骨盆的相关影响，但这并不能提示畸形的原因。

足部和踝部观察。随着时间进展，已发展出多种评估足部和下肢生物机械学的理论和手段，其中一些包括距下关节中立位（Root 等，1977）、组织应激理论（McPoil 和 Hunt，1995；Fuller 和 Kirby，2013）、足功能手段（Harradine 等，2006）、治疗方向测试（Vicenzino，2004）、矢状面手段（Dananberg，1986）、距下关节轴定位和足功能的旋转平衡理论（Kirby，2001）和 FPI（Redmond 等，2006）。足病医生、物理治疗师和骨科医生等可使用上述手段来评估和管理足部和踝部症状，并且建议使用一些设备，如矫形器。优先选择一种方法而不是另一种方法是存在争议的（Kirby，2015）。然而，在开始评估足部和踝部生物力学时，使用系统的、相对简单的方法是非常有益的。

FPI（Redmond 等，2006）是一种包含6项经过验证的、基于准则的对研究对象放松站立时的后足和前足的观察。可通过触诊距骨头、观察外踝上方或下方曲线以及跟骨内翻/外翻的程度来评估后足。前足的观察包括评估距舟关节区域的凸起、内侧纵弓的一致性和前足外展和内收的程度。FPI 表现出一致性和内部结构效度，以及较高的评分者内信度和中等的评分者间信度（Redmond 等，2006；Keenan 等，2007；Cornwall 等，2008），结果得分为–12 至 +12（–12 提示足姿高度旋后，+12 提示足姿高度旋前，成年人群中正常值为 +4）（Redmond 等，2008）。FPI 表现出检测病理性姿势人群的敏感性（Redmond 等，2008），且研究提示 FPI 评分与下肢疾病相关，如膝关节内侧间室 OA、髋 OA、慢性足跟痛和胫骨内侧应力综合征（Yates 和 White，2004；Irving 等，2007；Reilly 等，2009），尽管这种相关性尚不明确且并未完全成立（Neal 等，2014）。临床使用目的的 FPI 的具体细节可免费浏览http://www.leeds.ac.uk/medicine/FASTER/fpi.htm，类似评估下肢生物力学工具或方法的知识和用法可帮助临床医生支持或推翻临床推断的假设、与同事交流、教育患者和帮助做出管理决定（如转诊至骨科医生）。

肌肉形态观察。临床医生观察患者的肌肉容积和肌张力，并进行左、右两侧对比。需记住的是，身体活动的水平和频率以及优势侧也可导致双侧肌肉容积的差异。一些肌肉在压力下收缩，而另一些肌肉力弱，引起肌肉不平衡（参见表3.7）。

软组织观察。临床医生观察患者皮肤的质地和颜色、任何肿胀的区域、关节渗出或瘢痕及感染，以获得进一步检查的信息。

足部和踝部常见的观察内容如下。

■ 扁平足。

■ 高弓足。

■ 踇外翻：踇趾在跖趾关节连线处发生外翻，踇趾的内侧明显凸出，伴或不伴踇趾内旋。通常称为踇滑囊肿。

■ 踇僵症：第一跖趾关节骨关节炎可导致跖趾关节背侧出现明显的骨质增生。

■ 锤状趾畸形：影响小趾，近端趾间关节发生屈曲挛缩，导致跖趾关节和远趾间关节继发性伸展，可固定也可活动。

■ 爪状趾畸形：影响小趾，跖趾关节呈过度伸展，近趾间关节和远趾间关节发生屈曲收缩。可固定也可活动。

■ 槌状趾畸形：远趾间关节发生屈曲挛缩。可固定也可活动。

■ 小趾囊炎（裁缝师滑囊炎）：第五趾骨头侧面明显凸出，小趾在跖趾关节处向内侧偏离，通常伴有骨痂形成。

■ Hagland畸形或摩擦性后跟病：跟骨后外侧或后内侧的外生骨赘，病因尚不清楚，其形成可能与过度使用、创伤或压力过大有关（Magee，2014）。

■ 顽固性足底角化病：足底部位角化组织过度增生（骨痂），通常在跖骨头下。多由过度的机械负荷引起。

■ 沿胫骨后肌走行的后内侧凹陷性水肿：相比MRI结果，这一症状可用来评估胫后肌腱功能障碍，并具有较高的特异性和敏感性（分别为100%和86%），因此有利于在随后的视诊中对该结构进行进一步评估。

■ 跟腱局部的梭形肿胀可提示反应性肌腱病变（Cook和Purdam，2009；Cook等，2016），并且通常见于跟腱中部。

■ 在踝关节近端可观察到由创伤/踝关节扭伤所致的肿胀，这往往提示下胫腓关节的联合损伤，而外踝远端的肿胀可能提示外侧韧带复合体损伤，并且如果关节囊受损，往往会累及到足（Dubin等，2011）。

■ 成人获得性扁平足畸形：通常继发于胫后肌腱功能障碍，包括可活动的畸形和僵硬性畸形伴进展性关节炎。临床上可见后足外翻、内侧弓塌陷、前足外展伴多趾征和不能完成双侧和单侧提踵试验（Zaw和Calder，2010）。

不能孤立地看待任何临床观察和不同试验的结果；相反，在临床上应该把这些结果与患者的体征和症状结合，合理分析。

功能性检查

在主观检查和体格检查时，通过对患者的一般观察已经进行了一些功能性评估，例如，当患者走进诊室时可观察其步态，主观检查时观察患者的姿势以及患者站立活动时症状加重或缓解的因素。在早期体查时，可以进行任意的功能性试验。可通过主观检查结果选择合适的功能性试验，尤其是使患者症状加重的因素，如走路、上下楼梯、下蹲、跳跃、跑步等。

步态观察

步态分析是体格检查的重要部分，包括向前走/向后走、在平地/不平的地上走、足尖走、足跟走、足外侧走和足内侧走，以及在斜坡上走、上下楼梯和跑步。从头到足或从足到头有条理地进行检查，观察每一个身体部分在正常范围内的变异。观察不对称，如头侧屈、摆臂、躯干旋转和步幅不均及承重能力是否有区别。每一种变异都可能提示肌肉紧张、结构异常或习惯所致的功能运动模式，如单肩背包。步态分析可作为一种物理尺度来协助识别引起当前症状的促进因素。更多关于步态分析和分析方法的详细指导可查阅Whittle等（2012 b）和Magee（2014）的文献。

步态周期被定义为"连续发生两次的行走中的某一重复事件间的时间间隔"（Whittle等，2012 a，p32）。常以一侧足着地开始计算，曾被称为足跟着地，但因并不总是足跟先着地，因此现在改称为首次触地。步态周期包括以下主要事件。

1. 首次触地。

2. 足尖着地。

3. 足跟离地。

4. 对侧足趾离地。

5. 足尖离地。

6. 足离地面。

7. 胫骨垂直。

8. 首次触地——另一步态周期开始。

足跟接触地面的角度经常轻微内翻。着地时显著内翻将会导致足功能障碍，这一障碍可通过足部的跗中关节和第一到第五跖趾，或踝关节、膝关节（髋部较少见）

和骶髂关节的近端代偿。早期足跟抬高可能提示小腿后部肌肉紧张，这可能引起功能性马蹄足（Pascual Huerta，2014），这种情况下正常步态所需的背屈范围不足，需要足、踝和下肢的代偿。

注意观察站立中期时足旋前的程度。足旋前在步态周期中是正常的，这可缓冲震荡并适应移动。在站立中后期，距下关节旋前时间延长，不能旋后或旋后延迟（通常表现为跟骨延长或僵硬性外翻以及内侧纵弓塌陷），这往往提示胫后肌腱功能障碍。这种情况可导致扁平足畸形的渐进性后遗症，最终需要外科手术干预（Zaw和Calder，2010）。在足跟抬起时，足部变成了较坚硬的杠杆，有利于足趾活动。限制或改变跖趾关节的正常功能可显著影响足趾活动，并导致更多的近端功能障碍或者代偿（Canseco等，2008；Nix等，2013）。步行时任何功能异常都可使运动系统的其他结构产生从轻度、累积性到急性症状。

步态分析小结

■ 在步态周期检查中应从上至下系统地对每个区域进行检查。

■ 注意两侧是否存在不对称。

■ 注意两侧不对称的位置，思考不对称的原因。

关节完整性检查

骨的完整性、静息的韧带和关节囊约束以及肌筋膜结构是踝关节稳定性的主要影响因素。流行病学研究表明，踝关节扭伤的发生率很高，每年估计有30万人进入英国急诊科就诊（Bridgman等，2003）。研究表明，外侧韧带扭伤是最常见的踝部损伤，其次是下胫腓连结损伤（下胫腓关节断裂），然后是内侧踝关节扭伤（Doherty

等，2014）。据报道，急性踝关节扭伤后残留症状的发生率在5%~33%（van Rijn等2008）。外侧韧带扭伤包括外侧踝关节韧带［距腓前韧带（ATFL）、跟腓韧带（CFL）和后距腓韧带（PTFL）］的部分或完全断裂，但大多数损伤往往与单独的ATFL断裂有关（Martin等，2013），其次是CFL，PTFL占少数。不同韧带结构的损伤机制不同。例如，ATFL最可能在踝跖屈处于屈曲和内翻位置时发生损伤，而CFL则在踝关节背屈和内翻时容易受损（Neumann，2002）。相反，联合损伤最常见的体位是足部牢固站立时踝关节背屈和外旋（Sman等，2013）。上述主观检查信息可以与体格检查结合起来，以支持临床推理过程。检查关节完整性的试验是推理检查的一部分。

前抽屉试验

这一试验用来检查踝关节间隙与距骨前平移量的关系。患者取坐位，屈膝90°，踝关节跖屈10°~20°。下肢保持放松，没有支撑物。临床医生的一只手放在患者胫骨和腓骨远端的前侧，另一只手抓住其跟骨后方。当胫骨/腓骨远端稳定时，向跟骨与距骨施加稳固的后前向力（图16.1）。这一试验也可在其他体位进行，如仰卧或俯卧，膝关节稍屈曲。与健侧相比，距骨过度前移出现松散的感觉常提示内外侧韧带被动稳定功能的减弱（Martin等，2013）。观察到ATFL附近的酒窝征或沟槽征也提示不稳定（Cook和Hegedus，2011）。Martin等（2013）在临床实践指南中对当前证据的回顾表明，前抽屉试验的敏感性范围为58%~80%，特异性为74%~94%。基于几项研究，测试者间信度范围为0.5~1.0（中度到完全），（Raatikainen等，1992；van Dijk等，

1996；Hertel等，1999）。触诊ATFL出现疼痛、外侧血肿和受伤后5天检查提示前抽屉试验阳性，这3点组合起来诊断外侧韧带断裂的敏感性为96%，特异性为84%（van Dijk等，1996）。

距骨倾斜试验

距骨倾斜试验主要用来评估踝穴接处距骨内翻的程度。患者通常取坐位，膝关节屈曲90°，下肢充分放松，没有支撑，踝关节处于跖屈位。检查者的一只手放在胫骨和腓骨远端，而另一只手抓住跟骨，使其慢慢内翻；可施加少许牵引（图16.2）。与健侧相比，患侧跟骨内收增加，减少或者缺少终感，听到"咔嗒"声/"咔嚓"声则提示外侧韧带复合体损伤，即跟腓韧带（CFL）损伤。本试验也可在其他体位进行，如仰卧位或俯卧位，其敏感性为50%，特异性为88%（Hertel等，1999；Schwieterman等，2013）。

研究表明，单个试验测试不足以区分哪条外侧韧带受到了损伤，也不能评估外侧韧带复合体的损伤程度。因此，明智的做法是将这些试验与其他试验结合使用，以明确外侧韧带的损伤情况；参见Martin等（2013）和Kerkhoff等（2012）。

Cotton试验

Cotton试验主要用来检查下胫腓连结的完整性。患者通常取仰卧位。检查者用一只手稳定其远端胫骨和腓骨，并通过跟骨向其足部施加外侧平移力（图16.3）。与健侧相比，患侧足平移增加；或发出"咔嚓"声/"咔嗒"声往往提示下胫腓联合不稳定。该试验的敏感性和特异性分别为25%~29%和71%（Beumer等，2002；

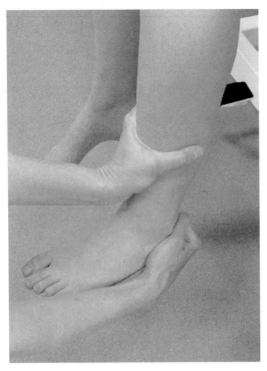

图16.1　前抽屉试验。左手握住患者小腿，右手通过跟骨向距骨施加后前向力。

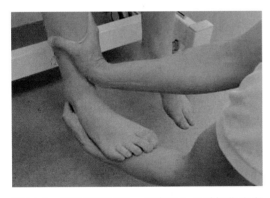

图16.2　距骨倾斜试验。临床医生左手握住患者距骨和跟骨，并施加少许牵引力使足内翻，另一只手稳定其小腿。

Schwieterman 等，2013；Sman 等，2013）。

外旋应力试验（Kleiger 试验）

这一试验也用于检查下胫腓联合的完整性。此方法会诱发疼痛。患者取坐位，膝关节屈曲90°。临床医生一手稳定胫骨和腓骨，其力度并不会对远端的胫腓连结造成压迫。临床医生另一只手托住足跟，向足和踝关节施加一个被动的外旋应力（图16.4）。这一试验还可在其他体位进行，如仰卧位或俯卧位。若患者在胫腓前韧带或胫腓后韧带以及骨间膜位置出现疼痛，或者同时还出现"高足踝"损伤，则试验阳性。据报道，该试验的特异性为85%~99%，敏感性为20%~50%（Beumer 等，2002；de Cesar 等，2011；Schwieterman 等，2013；Sman 等，2013）。

挤压试验

挤压试验也用于检查下胫腓连结的完整性。此方法会诱发疼痛。患者取坐位，膝关节屈曲90°；或取仰卧位，膝关节稍屈曲。检查者进行手动挤压，在小腿中部施加一个力，挤压腓骨和胫骨。然后在远端施加同样的力挤压踝部（图16.5）。小腿出现疼痛则提示胫腓连结损伤（在已排除骨折和骨筋膜室综合征的情况下）。据报道，

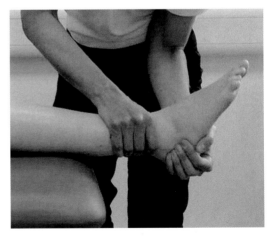

图16.3　Cotton试验。右手稳定患者小腿，左手抓住患者跟骨向足部施加外侧平移力。

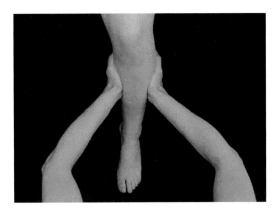

图16.5 挤压试验。临床医生双手在患者小腿中部同时施加力来挤压腓骨和胫骨。

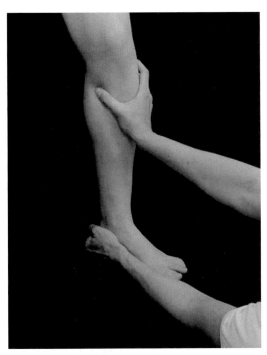

图16.4 外旋应力试验。临床医生右手稳定患者小腿，左手托住其足跟，向足和踝关节施加一个被动的外旋应力。

本试验的敏感性和特异性为30%~100%和14%~93%（Nussbaum 等，2001；Beumer 等，2002；de Cesar 等，2011；Schwieterman 等，2013；Sman 等，2013）。

主动生理运动

在检查运动的过程中，可对比患者不同体位（坐位、仰卧位、俯卧位）以及左右两侧的情况。可使用测角仪来测量患者足和踝部的运动范围。对于主动生理运动，临床医生注意以下方面。

- 患者运动的意愿。
- 运动的性质。
- 运动的范围。
- 运动范围内的疼痛行为。
- 运动范围内和最大范围中的阻力。

- 引起保护性肌肉痉挛。

可用运动图表来描述这些信息（参见第3章）。图16.6显示了患者仰卧或俯卧时，对足部或踝部施加压力下的主动运动。可对全足在最大运动范围内施加压力。为了进行鉴别，可考虑将足部分为以下功能单位：后足、中足和前足，见表16.1。利用关节线的知识，可在最大运动范围对不同的区域局部施加压力进行单独检查。临床医生需明确患者在静止及运动前的症状，并注意被动纠正任何运动偏差的效果以确定其与患者症状的相关性。足部和踝部的主动生理运动及可能的修正见表16.2。

可根据患者的症状和体征进行多种检查（Hengeveld 和 Banks，2014）。例如，足内翻产生外踝疼痛，足内翻包括后足、中足和前足一定程度内收运动。临床医生使足内翻，如果出现症状，可调整姿势至无症状处，并对每一区域施加压力，观察对再现症状产生的影响。这样，可对产生症状的位置进行推理和局部定位。

其他区域也需进行检查，以明确其与患者症状的相关性，因其可能导致症状。

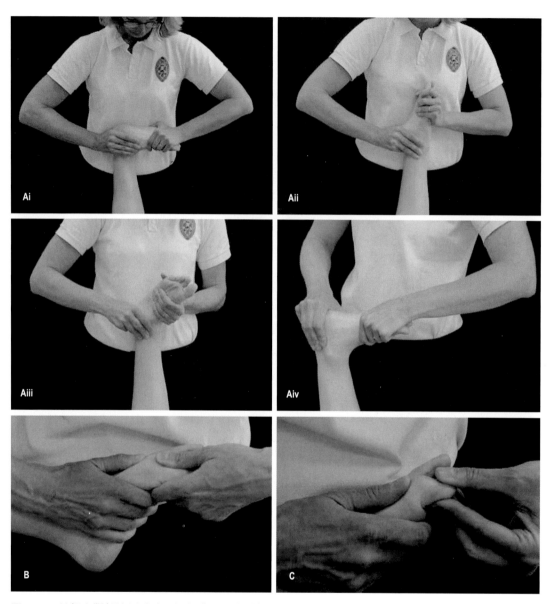

图16.6　足部和踝部施压试验。(Ai) 背屈。右手握住患者跟骨使足背屈，左手和前臂在其足底的长轴上施加压力使之背屈。(Aii) 跖屈。左手握住患者前足，右手握住跟骨，同时移动至使足跖屈。(Aiii) 内翻。右手内收患者跟骨并加强跖屈，左手使其后足背屈并使中足和前足内收、旋后和跖屈；(Aiv) 外翻，右手外展患者足跟并加强背屈，左手使其后足背屈并使中足和前足外展、旋前及背屈。(B) 跖趾关节屈曲和伸展。右手稳定患者跖骨，左手屈曲或伸展其近节趾骨。(C)趾间关节屈曲和伸展。右手稳定患者足近节趾骨，左手弯曲或伸展其远节趾骨。

表16.2 主动生理活动和可能的修正

主动生理活动	修正
踝关节背屈	重复
踝关节跖屈	改变速度
内翻	联合运动, 如:
外翻	▪ 内翻和跖屈
跖趾	压缩或分离
▪ 屈曲	持续
▪ 伸展	伤害性运动
趾间关节	鉴别试验
▪ 屈曲	功能
▪ 伸展	

最常见的区域包括腰椎、骶髂关节、髋部和膝部。这些区域内的关节应进行充分检测（参见相关章节）或使用筛查工具进行部分检查（更多信息参见第3章）。

一些功能已在主观检查和体格检查过程中对患者进行一般观察中进行了检查，如主观检查中采取的姿势或脱衣及在检查前改变姿势的难易度。在体格检查的这一时间点可进行任何进一步的功能试验，包括在此前的观察部分进行的进一步步态分析。可从主观检查结果尤其是加重因素中获得适合检查的依据。

负重弓步试验

这是一项测量足部和踝部功能性背屈范围的试验。患者处于负重状态，要求将一侧足垂直于墙壁，轻轻地将同侧膝关节抵向墙壁，保持髋部处于中间位置。然后，足部逐渐远离墙壁，直至膝部几乎不能接触到墙壁，注意，保持足部平贴地面，不能抬起足跟，并且保证足部不向侧面或中间偏离（图16.7）。接下来测量从墙壁到跗趾的距离，以厘米为单位，并进行左右两侧对比。如两侧有差异，则表明距小腿关节僵硬导致足背屈受限（Hoch和McKeon，

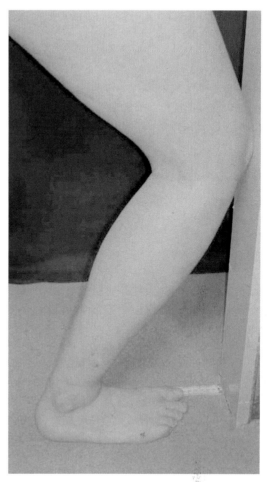

图16.7 负重弓步试验。患者踝关节充分背屈，膝关节顶靠在墙壁上，保持足部平贴于地面且垂直于墙壁，并逐渐远离墙壁，医生测量从墙壁到患者跗趾的距离。

2011）。最近一项系统性综述的结果显示，有强有力的证据表明，在评估患者运动幅度改变这一方面，测量踝关节背屈运动范围的试验具有良好的临床间和临床内信度以及合理的敏感性（Powden等，2015）。

被动生理运动

上文描述的所有主动生理运动均可在患者俯卧屈膝90°或仰卧并屈膝于枕头上被动进行检查，并比较左右两侧。比较

症状对主动和被动生理运动的反应可帮助明确引起症状的结构是不可收缩（关节性）还是可收缩的（关节外的，如肌源性）（Cyriax，1982）。如果病变是不可收缩的，如韧带或关节囊，那么主动和被动运动将会产生疼痛并且（或）在同一方向上受限。如果病变位于可收缩的组织（如肌肉），那么主动和被动运动将会产生疼痛，并在相反方向上受限（参见第3章）。也可检查跖趾和趾间外展/内收和旋转运动（图16.8）。

肌肉检查

肌肉检查包括检查肌肉的力量、长度、等长肌肉检查和其他肌肉检查。需根据患者体格检查以及所观察到的姿势和运动情况做出合理选择（Kendall等，2010）。具体细节见第3章。

肌肉力量

为了正确评价肌肉的力量，临床医生应通过改变范围来检查肌肉的等张收缩，可对下列肌群进行检查。

- 踝背屈肌、跖屈肌。

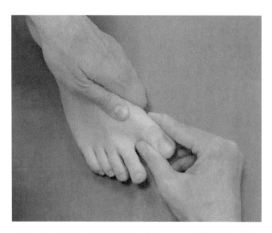

图16.8 跖趾关节外展和内收。左手稳定患者跖骨，右手将其近节趾骨外展和内收。

- 足内翻肌、足外翻肌。
- 趾屈肌，趾伸肌，外展肌和内收肌。

有关这些检查的详细信息，读者可参阅Kendall等的文献（2010）。当在功能性运动检查中观察到偏差，且不能仅通过足部和踝部症状来解释时，应考虑近端肌肉的力量。参考相关章节和Kendall等的文献（2010）了解更多细节。

肌肉长度

临床医生应检查可能影响下肢功能的肌肉长度，尤其是可能会收缩的肌肉（Janda，1994，2002），即梨状肌、髂腰肌、股直肌、阔筋膜张肌、腘绳肌、腓肠肌和比目鱼肌（Jull和Janda，1987）。第3章描述了检查这些肌肉长度的方法。

等长肌肉检查

临床医生检查静息位踝背屈肌和跖屈肌及其他相关肌群，如果必要，也可在不同生理活动范围检查。临床医生应观察维持位置的肌肉收缩的力量、替代策略的采用以及患者症状的再现。还应触诊肌肉的触发点（参见第3章）。

其他肌肉检查

Thompson跟腱断裂试验。患者俯卧并将双足置于坐垫末端或足部无支撑地跪在膝上。临床医生挤压其腓肠肌，若不出现跖屈，则试验为阳性，提示跟腱断裂（图16.9）。Maffulli（1998）报道Thompson试验用于诊断皮下跟腱断裂的敏感性为96%，特异性为93%。

Matles跟腱断裂试验。患者俯卧，主动屈膝90°。在屈膝过程中观察患者踝部和足部的位置。如果患侧足下落至中立位置或背屈，可诊断为跟腱断裂。在健侧，

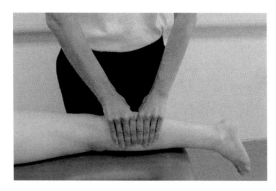

图16.9　Thompson试验。临床医生双手挤压腓肠肌，并观察足的跖屈运动。

当膝部屈曲至90°时，足部仍然保持稍跖屈的状态（Matles，1975）。Maffulli（1998）报道，Matles试验诊断皮下跟腱断裂的敏感性为88%，特异性为85%。

神经系统检查

神经系统检查包括神经完整性检查、感觉运动检查和其他神经检查。

神经系统完整性检查

根据起病、描述和症状分布，临床医生可使用临床推理来确认神经系统检查以评估症状是来源于脊椎的神经组织还是来源于周围神经。

皮节/周围神经。下肢的轻触觉及痛觉检查可分别使用棉棒或针，描述见第3章。了解神经根的皮肤分布（皮节）和周围神经分布使临床医生能辨别根性病变所致的感觉减退与周围神经病变所致的感觉减退。皮节/周围神经分布见第3章。

肌节/周围神经。可检查下列肌节，参见第3章。

- L2：屈髋。
- L3：伸膝。
- L4：足背屈和内翻。
- L5：姆趾伸展。
- S1：足外翻、收臀、屈膝。
- S2：屈膝、足趾站立。
- S3~S4：盆底肌、膀胱和生殖功能。

反射检查。检查下列深反射（参见第3章）。

- L3~L4：膝反射。
- S1：踝反射。

神经动力学检查

为检查神经对运动的敏感性和明确神经组织对患者踝部和足部症状的影响程度，可进行神经动力学检查。检查的细节描述参见第3章。

- 被动屈颈试验。
- 直腿抬高试验。
- 被动屈膝试验。
- 塌陷试验。

足部的不同位置可影响不同的周围神经。例如，踝跖屈/内翻往往与腓神经有关，踝背屈/外翻则与胫神经相关（因此，以此类推足底内侧和外侧神经以及跟骨内侧神经），而背屈/内翻则与腓肠神经相关（Pahor 和 Toppenberg，1996；Butler，2000；Alshami等，2008）。

神经触诊

- 触诊如下下肢神经。
  - 内踝后方可触及胫神经，在足背屈和外翻时可能更明显。
  - 腓总神经可以在股二头肌腱的内侧和腓骨头周围触诊。
  - 可在足背沿着第四跖骨上方的假想线触诊腓浅神经，在足部跖屈和内翻时更明显。
  - 腓深神经可以在第一跖骨和第二

跖骨之间、跛伸肌腱外侧进行触诊。

■ 腓肠神经可以在外踝后方的足部外侧、跟腱外侧进行触诊。

循环和水肿检查

血管检查

足部和踝部的血管评估包括足背和胫骨后部脉搏的触诊以及毛细血管再充盈的末梢循环试验（Thordarson，2013；King 等，2014）。对血管的评估也可通过症状的体位依赖性、下肢抬高及对运动的反应来确定，如间歇性跛行。

Wells 评分判断深静脉血栓形成。如果患者出现深静脉血栓形成（DVT）的体征或症状，临床医生应对其病史进行了解，并进行体格检查以排除其他原因。NICE 指南目前推荐二级 DVT Wells 评分来评估 DVT 的可能性（NICE，2015）。评分在 –2 和 +9 之间。≥2 分提示可能是 DVT，而评分 ≤1 分则可排除 DVT。这两种情况都需要进一步检查，包括血液检测 D–二聚体、完善近端下肢静脉超声或使用肠外抗凝剂。读者可以参考最新的 NICE 指南，以详细了解这方面的内容，包括二级 Wells 评分的细节（Wells 等，2003；NICE，2015）。

"八字" 法测量踝关节。这一方法用于测量踝部的大小和肿胀情况。患者长时间保持坐位，双足伸直。踝关节跖屈 20°（Rohner-Spengler 等，2007）。将 6mm（1/4 英寸）宽的塑料卷尺起始端置于胫骨前肌腱和外踝连线的中点，将卷尺的另一端沿足背内侧、足舟骨粗隆绕足底一周，至第五跖骨基底部的近端，继续穿过胫骨前肌腱，至踝关节内踝远端周围，再经过跟腱。在此处，将卷尺绕踝部一周，直至外踝，然后回到胫骨前肌腱和外踝连线的中点。因此，卷尺环绕踝关节，回到原始位置前在外踝远端停止（图 16.10）。八字法已被证明是一种可靠和有效的间接测量方法，用于测量因扭伤或其他下肢肌肉骨骼疾病继发的踝关节水肿（Mawdsley 等，2000）。

足部和踝部的其他检查

距小腿关节的前部撞击征

该方法是距小腿关节（骨/软组织）前部撞击的疼痛激发试验。患者通常取坐位，膝关节屈曲 90°，下肢充分放松，无支撑物。该试验也可取仰卧位或俯卧位进行。检查者一手拇指触摸患者前外侧踝关节并在局部施加压力，而另一只手将踝关节从跖屈位缓慢移动至背屈位（图 16.11）。症状再现则提示试验阳性。研究表明，该试验的敏感性为 95%，特异性为 88%（Molloy 等，2003）。

Morton 神经瘤的 Mulders 跖骨挤压试验

这是针对跖骨头之间 Morton 神经瘤的疼痛激发试验。患者通常取仰卧位，双足放松。检查者通过拇指和示指在足底和足背疼痛的跖骨头间隙局部施加压力。另一只手也同时挤压跖骨头，并继续向前足施加压力。如果疼痛再现并出现 "咔嗒" 声，则该试验阳性。Mahadevan 等（2015）报道，与超声检查相比较而言，这一试验的敏感性为 62%，特异性为 100%。

星形偏移平衡试验（SEBT）

这一试验主要用于评估平衡和随意运动功能损害。SEBT 的布局为从中心点发出 8 条线，线与线之间的角度为 45°（图 16.12）。要求患者被检查的下肢在中心点

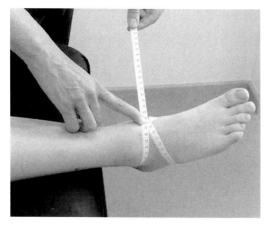

图16.10 "八字"法测量踝关节肿胀情况。

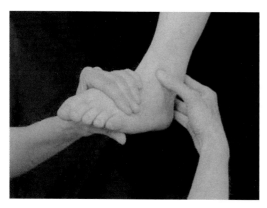

图16.11 距小腿关节的前部撞击征。临床医生右手拇指触摸患者前外侧踝关节并在局部施加压力，而另一只手将踝关节从跖屈位缓慢移动至背屈位。

伤人群的训练计划（Gribble等，2012）。对这一试验的改进包括将练习测试的数量减少到4个（Robinson和Gribble，2008），并将SEBT简化为3个方向（前、后外侧和后内侧），也称之为Y平衡试验（Hertel等，2006）。

触诊

临床医生触诊足部、踝部和其他相关区域。需在人体图（参见图2.3）和（或）触诊图上记录触诊结果（参见图3.35）。

临床医生注意以下方面。

- 局部温度。
- 局部皮肤的湿度。
- 水肿。

保持平衡，同时用另一侧足部在8个不同方向上尽可能地伸展，轻触地面，然后返回中心。沿每条线测量所达到的距离，并以厘米为单位。注意提醒患者不移动在中心位置的支撑足，并将手置于患者髋部。允许患者在8个方向分别进行6次练习和3次检查。

SEBT已被证明是一种有效和可靠的试验，可预测下肢损伤的风险，识别不同患者的下肢动态平衡缺陷，并应列入健康和受

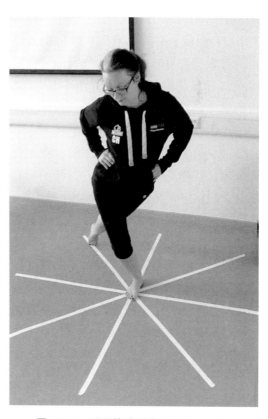

图16.12 星形偏移平衡试验（SEBT）。

■ 浅表组织的活动度和质地，如神经节、结节、瘢痕组织。

■ 存在或诱发肌肉痉挛。

■ 骨、韧带、肌肉、肌腱、腱鞘、触发点（参见图3.36）或神经的压痛。

■ 骨骼突出的程度增减。

■ 触诊时疼痛加重或减轻。

辅助运动

使用触诊图和运动图（或关节图）记录检查结果。详细阐述参考第3章。

临床医生应注意以下方面。

■ 运动的性质。

■ 运动的范围。

■ 运动范围内及最大范围时的阻力。

■ 运动范围内的疼痛行为。

■ 诱发肌肉痉挛。

足部和踝部的辅助运动见图16.13和表16.3；但没有必要检查图表中的所有项目，可根据临床实际情况来选择。例如，踝关节背屈受限，则先检查距小腿关节，因为其主要控制背屈。为了验证临床医生的工作假设，可选择部分辅助运动。例如，Kaltenborn 10分试验可用来详细检查足部和踝部，同样不需要完成这一试验的所有部分。如果患者症状主要体现在中足内侧，则临床医生可选择Kaltenborn试验的第3、4、5部分（表16.4）。

对疑似症状来源或促成因素的其他区域亦需进行辅助运动检查。临床医生应对星号项目进行辅助运动检查，需检查的区域包括：腰椎、骶髂关节、髋关节和膝关节。

症状修正和运动动员

运动动员需在主动运动时进行，该运动由物理治疗师Brian Mulligan提出。辅助

运动可用于评估症状的变化，如果症状或症状的范围变化显著，则提示与引发症状的结构相关的假设，同时提供治疗方案。

下胫腓关节

患者仰卧，将足内翻，同时临床医生对腓骨施加前后滑动的力（图16.14）。运动范围增大、疼痛减轻或无疼痛为阳性结果，提示关节连接异常。

踝关节跖屈

患者仰卧，膝关节屈曲，双足位于坐垫末端。临床医生一手在胫骨和腓骨下端施加前后滑动的力，另一只手使距骨向前移动，同时嘱患者主动跖屈踝关节（图16.15 A）。运动范围增大、疼痛减轻或无疼痛为阳性结果，提示关节连接异常（图16.15 A）。

踝关节背屈

患者仰卧，双足位于坐垫末端，膝关节微屈于卷起的毛巾上。临床医生一只手抓住跟骨，另一只手虎口处接触距骨前端，两只手同时对跟骨和距骨施加前后滑动的力，同时嘱患者背屈踝关节（图16.15 B）。趾伸肌腱使检查者的手离开距骨，嘱患者重复收缩，然后放松。患者放松时，医生移动踝关节并使其收缩，观察进一步背屈范围。

有关使用运动动员的进一步说明详见Mulligan（2010）和Hing等（2015）。

检查完成

进行完上述检查说明足部和踝部的基本检查已完成。主观和客观检查所获得的大量信息应准确并快速记录。第2章和第3

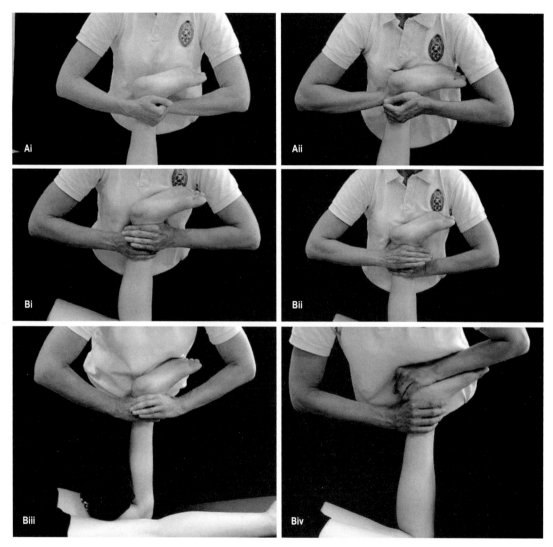

图16.3　足部和踝部的辅助运动。（A）下胫腓关节。（Ai）前后。右手对患者胫骨施加后前方向的力，左手对腓骨施加前后方向的力。（Aii）后前。左手对患者胫骨施加前后方向的力，而右手对腓骨施加后前方向的力。（B）距小腿关节。（Bi）前后。右手稳定患者腓肠肌，左手在距骨前面施加前后方向的力量。（Bii）后前。左手稳定患者腓肠肌，右手向距骨后方施加后前方向的力。（Biii）纵向尾侧。临床医生将下肢置于患者大腿后部以稳定患者下肢，另一手握住距骨上提。（Biv）纵向头侧。临床医生右手使患者足背屈，左手向跟骨施加纵向头侧的压力。（待续）

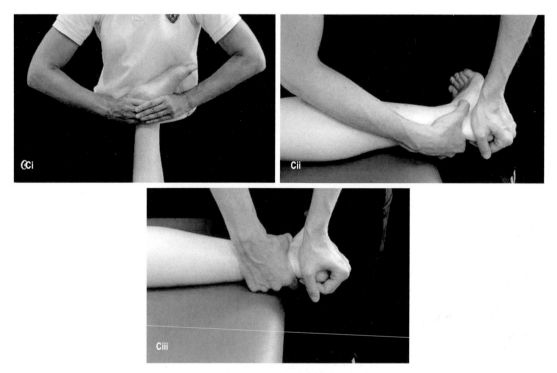

图 16.3（续）（C）距下关节。（Ci）纵向尾侧。临床医生将一侧下肢轻置于患者大腿后方以稳定患者下肢，右手握住跟骨，左手握住前足并上提。（Cii）横向内侧滑动。患者侧卧，临床医生右手示指和中指 "V" 字形固定距骨和胫骨远端，左手环绕跟骨，双侧前臂相对，主要通过左手使跟骨产生相对于距骨的横向内侧滑动，而右手主要用于保持距骨的位置。（Ciii）横向外侧滑动。患者侧卧，临床医生右手示指和中指 "V" 字形固定患者距骨和胫骨远端，左手环绕跟骨，双侧前臂相对，主要通过左手产生运动，而右手主要用于保持距骨的位置。（待续）

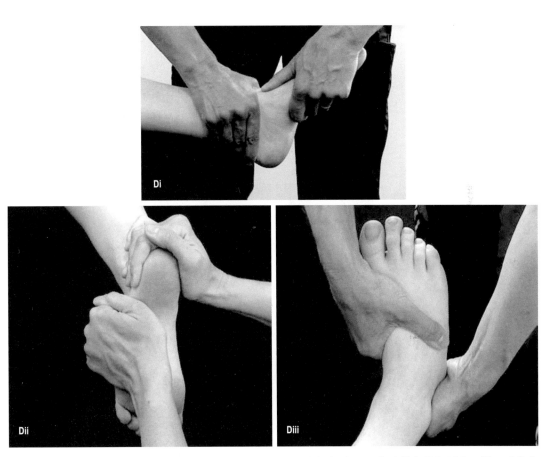

图16.3（续）（D）中足。（Di）足舟骨的前后运动。通过重点抓握或鱼际舟骨前方施加压力，另一手稳定距骨。（Dii）骰骨的后前运动。通过鱼际向骰骨后方施加压力，另一手稳定跟骨。（Diii）外展/内收。左手握住并稳定足跟，右手握住前足。右手向足施加外展力，且足不外翻。双手交换完成内收。（待续）

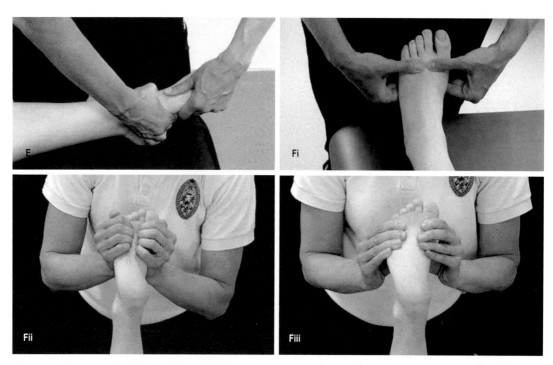

图16.3(续) (E)第一跗趾关节前后和后前运动。右手稳定患者内侧楔骨，左手在跖骨底部施加前后或后前方向的力量。(F)近端和远端跖间关节。(Fi)前后和后前运动。双手握住患者相邻的跖骨头，分别在跖骨间关节远端施加相反的前后方向或后前方向的力。(Fii)水平屈曲。手指放置于患者跖骨头水平的足部中心位置，跖骨头围绕指尖弯曲以水平屈曲，可想象为将足部折叠。(Fiii)水平伸展。手指放置于患者跖骨头水平的足部中心位置，打开跖骨头，位于足背的拇指屈曲，使足水平伸展，可想象为将足部打开。(待续)

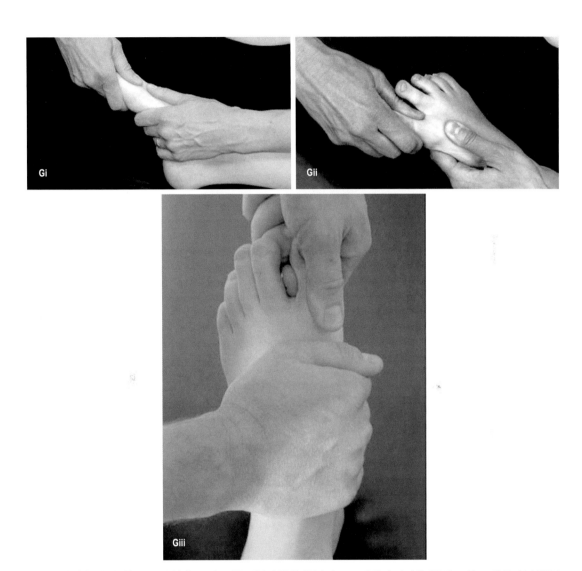

图16.3(续)（G）第一跖趾关节。对于第一跖趾关节的运动，一手稳定患者跖骨头，另一手移动近端跖骨。（Gi）前后和后前运动。近节趾骨向前和向后运动。（Gii）内侧或外侧横向运动。近节趾骨水平向内或向外横向运动。（Giii）旋内和旋外。近节趾跖骨旋内或旋外。（待续）

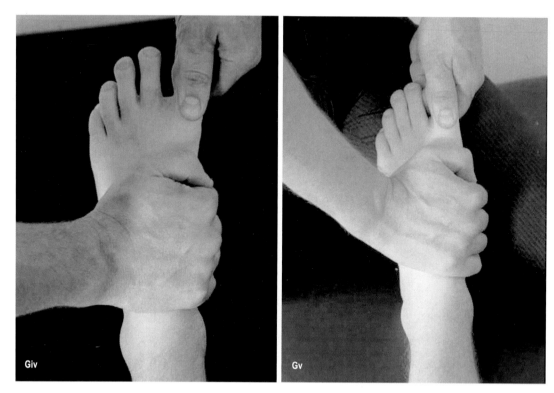

图16.3(续)（Giv）外展和内收运动。近节趾骨呈外展和内收运动。（Gv）纵向尾侧或头侧。近节趾骨向纵向尾侧或头侧运动。

章中的主观检查和体格检查图表可能对临床医生有帮助。然而，临床医生不一定要生搬硬套地进行检查，这点尤为重要。患者的症状各不相同，这一点需要在检查过程中体现出来。在此阶段，用星号（*）标记重要的体格检查结果。这些结果将在随后的治疗中进行重新评估，以评估患者的治疗效果。

完成体格检查后，基于最初的假设以及替代假设，临床医生要对所获取的信息进行整理，评估并重新审视实际结果，并与预期结果进行比较。在体格检查过程中，临床医生将重新审视并完善假设类别（Adapted from Jones & Rivett, 2004）（参见图2.10和下文）。

- 功能：功能和限制。患者能够做什么？不能做什么？这些症状对患者的生活产生哪些影响？
- 患者对其经历的感受：患者的看法是什么，是否有助于改善症状？
- 症状的来源：症状产生的机制有哪些（包括解剖学、生物力学、损伤机制、疼痛机制、组织愈合阶段、组织功能障碍等）？这些是关节源性/肌源性/神经源性吗？
- 有哪些导致患者症状的身体损伤和相关结构或组织？
- 疾病发展的原因：是否有其他影响患者症状发展和持续的因素，如环境因素、心理社会因素、行为因素、外部因素和遗

表16.3　辅助运动、应用选择和对患者星号（*）项目的重新评估

辅助运动	应用选择	明确辅助运动对患者体征和症状的影响
足踝关节的辅助运动 下胫腓关节 ↕　　前后 ↕　　后前	起始位置，如： ▓　背屈 ▓　跖屈 ▓　内翻 ▓　外翻	重新评估所有星号项目
踝关节 ↕　　前后 ↕　　后前 ↻　旋内 ↺　旋外 ↔　纵向头侧 ↔　纵向尾侧	施力速度 施力方向 施力作用点	
距下关节 ↕　　前后 ↕　　后前 ↻　横向内侧滑动 ↻　横向外侧滑动 ↻　旋内 ↺　旋外 ↔　纵向头侧 ↔　纵向尾侧		
跗中关节 ↕　　前后 ↕　　后前 ↻　旋内 ↺　旋外 外展 内收 →　内侧滑动 →　外侧滑动		
跗间关节 ↕　　前后 ↕　　后前 ↻　旋内 ↺　旋外 外展 内收		
跗跖关节 ↕　　前后 ↕　　后前 ↻　旋内 ↺　旋外 →　内侧滑动 →　外侧滑动		

（待续）

表16.3（续）

辅助运动	应用选择	明确辅助运动对患者体征和症状的影响
近端和远端跖骨间关节		
↕ 前后		
↕ 后前		
水平屈曲		
水平伸展		
跖趾关节和趾间关节		
↕ 前后		
↕ 后前		
→ 横向向内		
→ 横向向外		
外展		
内收		
←→ 纵向尾侧		
←→ 纵向头侧		
? 腰椎	同上	重新评估所有星号项目
? 骶髂关节	同上	重新评估所有星号项目
? 髋关节	同上	重新评估所有星号项目
? 胫股关节	同上	重新评估所有星号项目
? 髌股关节	同上	重新评估所有星号项目

表16.4　跗骨的10种辅助运动（Kaltenborn，2002）

中足的运动
1. 固定第2、3楔骨，活动第2跖骨
2. 固定第2、3楔骨，活动第3跖骨

足内侧的运动
3. 固定第1楔骨，活动第1跖骨
4. 固定足舟骨，活动第1、2、3楔骨
5. 固定距骨，活动足舟骨

足外侧的运动
6. 固定骰骨，活动第4、5跖骨
7. 固定足舟骨和第3楔骨，活动骰骨
8. 固定跟骨，活动骰骨

距骨和跟骨的运动
9. 固定距骨，活动跟骨

踝关节的运动
10. 固定胫骨/腓骨，活动距骨，或固定距骨，活动胫骨/腓骨

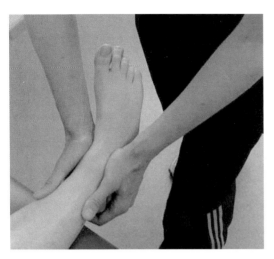

图16.14 下胫腓关节运动。右手支撑患者踝关节，在患者足部内翻时，左手在足跟向腓骨施加前后方向的力量并向上滑动。

传因素。

■ 管理和治疗的禁忌证/注意事项：包括症状的严重程度、易激惹性以及患者症状产生的潜在原因。

■ 管理策略和治疗方案：管理和治疗的重点是什么？

■ 预后：这可能受到症状的阶段和原因、患者的期望、个性和生活方式等因素的影响。预后中应包括对该患者的改善百分比、实现这一目标所需的治疗次数以及发生的时间段的初步估计。

在患者离开之前，临床医生可以：

■ 解释体检结果以及这些结果与主观评估的关系，如果合适，提供一些初步建议。

■ 让患者有足够的机会讨论想法和信念，这些想法和信念在检查过程中发生了很大的变化。

■ 重新审视患者的初始期望，并通过与患者的合作确定双方共同认可的治疗策略。

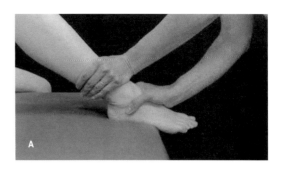

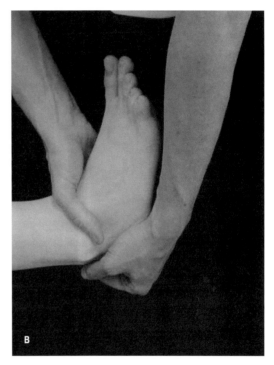

图16.15 踝关节的运动动员。（A）跖屈。左手向患者胫骨和腓骨施加前后滑动的力，右手在患者足部主动跖屈时，向前翻转距骨。（B）背屈。左手握住跟骨后方，右手握住距骨的前方，当患者足部主动背屈时，双手施加前后滑动的力。

■ 提醒患者在检查后的24~48小时病情可能加重。

■ 嘱咐患者在下次就诊时在体格检查后说明症状行为的详细情况。

关于治疗和管理原则的指导，读者可以参考配套的教科书（Petty和Barnard，2017）。

致谢

本章作者十分感谢 Mr Htwe Zaw FRCS（Consultant Orthopaedic Surgeon）和 Alessandro Campana Bsc（Podiatrist）、足部和踝部单元以及 Hillingdon Hospital Trust 给予的建议和临床指导。

参考文献

Abhishek, A., Doherty, M., 2013. Diagnosis and clinical presentation of osteoarthritis. Rheum. Dis. Clin. North Am. 39, 45–66.

Adams, W.R., 2010. Morton's neuroma. Clin. Podiatr. Med. Surg. 27, 535–545.

Aletaha, D., et al., 2010. Rheumatoid arthritis classification criteria: an American College of Rheumatology/European League Against Rheumatism collaborative initiative. Arthritis Rheum. 62, 2569–2581.

Alshami, A.M., et al., 2008. A review of plantar heel pain of neural origin: differential diagnosis and management. Man. Ther. 13, 103–111.

Bachmann, L.M., et al., 2003. Accuracy of Ottawa ankle rules to exclude fractures of the ankle and mid-foot: systematic review. Br. Med. J. 326, 417.

Beumer, A., et al., 2002. Clinical diagnosis of syndesmotic ankle instability: evaluation of stress tests behind the curtains. Acta Orthop. Scand. 73, 667–669.

Bignotti, B., et al., 2015. Ultrasound versus magnetic resonance imaging for Morton neuroma: systematic review and metaanalysis. Eur. Radio. 25, 2254–2262.

Botte, M.J., Franko, O., 2013. Neuromuscular disorders. In: Thoroarson, D. (Ed.), Foot and ankle, second ed. Lippincott Williams and Wilkins, Philadelphia, pp. 43–80.

Bridgman, S.A., et al., 2003. Population based epidemiology of ankle sprains attending accident and emergency units in the West Midlands of England, and a survey of UK practice for severe ankle sprains. Emerg. Med. J. 20, 508–510.

Butler, D., 2000. The sensitive nervous system, second ed. noigroup, Adelaide.

Canseco, K., et al., 2008. Quantitative characterization of gait kinematics in patients with hallux rigidus using the Milwaukee foot model. J. Orthop. Res. April, 416–427.

Chiodo, C.P., Gomez-Tristan, A., 2012. Achilles pathology and posterior calcaneal pain. In: Hurwitz, S.R., Parekh, S.G. (Eds.), Musculoskeletal examination of the foot and ankle. Slack, New Jersey, pp. 145–156.

Cook, J.L., et al., 2016. Revisiting the continuum model of tendon pathology: what is its merit in clinical practice and research? Br. J. Sports Med. 0, 1–7.

Cook, C., Cook, A., 2016. Differential diagnosis and treatment of cervical myelopathy, cervical radiculopathy and cervical myeloradiculopathy. In: Femandez-de-las-Penas, C., et al. (Eds.), Manual therapy for musculoskeletal pain syndromes: an evidence and clinical informed approach. Elsevier, UK, pp. 118–2008.

Cook, C., Hegedus, E., 2011. Orthopedic physical examination tests: an evidence-based approach, seconded. Prentice Hall, New Jersey, USA.

Cook, J.L., Purdam, C., 2009. Is tendon pathology a continuum? A pathology model to explain the clinical presentation of loadinduced tendinopathy. Br. J. Sports Med. 43, 409–416.

Cornwall, M.W., et al., 2008. Reliability of the modified Foot Posture Index. J. Am. Podiatr. Med. Assoc. 98, 7–13.

Cyriax, J., 1982. Textbook of orthopaedic medicine – diagnosis of soft tissue lesions, eighth ed. Baillière Tindall, London.

Dananberg, H., 1986. Functional hallux limitus and its relationship to gait efficiency. J. Am. Podiatr. Med. Assoc. 76, 648–652.

de Cesar, P.C., et al., 2011. Comparison of magnetic resonance imaging to physical examination for syndesmotic injury after lateral ankle sprain. Foot Ankle lnt. 32, 1110–1114.

DeOrio, J.K., et al., 2011. Validity of the posterior tibial edema sign in posterior tibial tendon dysfunction. Foot Ankle Int. 32, 189–192.

Doherty, C., et al., 2014. The incidence and prevalence of ankle sprain injury: a systematic review and meta-analysis of prospective epidemiological studies. Sports Med. 44, 123–140.

Dowling, S., et al., 2009. Accuracy of Ottawa ankle rules to exclude fractures of the ankle and midfoot in children: a meta-analysis. Acad. Emerg. Med. 16, 277–287.

Dubin, J.C., et al., 2011. Lateral and syndesmotic ankle sprain injuries: a narrative literature review. J. Chiropr. Med. 10, 204–219.

Fetzer, G.B., Wright, R.W., 2006. Metatarsal shaft fractures and fractures of the proximal fifth metatarsal. Clin. Sports Med. 25, 139–150.

Fuller, B.A., Kirby, K.A., 2013. Subtalar joint equilibrium and tissue stress approach to biomechanical therapy of the foot and lower extremity. In: Albert, S.F., Curran, S.A. (Eds.), Biomechanics of the lower extremity: theory and practice, vol 1. Bipedmed, Denver, pp. 205–264.

Gaston, M.S., Simpson, A.H., 2007. Inhibition of fracture healing. J. Bone Joint Surg. 89–B, 1553–1560.

Gifford, L.S., 1998. Pain, the tissues and the nervous system: a conceptual model. Physiotherapy 84, 27–36.

Greenhalgh, S., Selfe, J., 2010. Red flags II. Churclrill Livingstone, Edinburgh.

Gribble, P.A., et al., 2012. Using the star exausion balance test to assess dynamic postural-control deficits and outcomes in lower extremity injury: a literature and systematic review. J. Athl. Tain. 47, 339–357.

Haapamaki, V., et al., 2005. Multidetector computed tomography in acute joint fractures. Acta Radio. 46, 587–598.

Harradine, P., et al., 2006. An overview of podiatric biomechanics theory and its relation to selected gait dysfunction. Physiotherapy 92, 122–127.

Hasselman, C.T., et al., 2003. Foot and ankle fractures in elderly white women: incidence and risk filctors. J. Bone Joint Surg. 85, 820–824.

Hengeveld, E., Banks, K., 2014. Maitland's peripheral manipulation, fifth ed. Churchill Livingstone, Edinburgh.

Hertel, J., et al., 1999. Talocrural and subtalar joint instability after lateral ankle sprain. Med. Sci. Sports Exerc. 31, 1501–1508.

Hertel, J., et al., 2006. Simplifying the star excursion balance test: analyses of subjects with and without chronic ankle instability. J. Orthop. Sports Phys. Ther. 36, 131–137.

Hing, W., et al., 2015. The Mulligan concept of manual therapy: textbook of techniques. Churchill Livingstone, Chatswood, NSW, Australia.

Hirose, K., et al, 2004. Lateral ligament injury of the ankle and associated articular cartilage degeneration in the talocrural joint: anatomic study using elderly cadavers. J. Orthop. Sci. 9, 37–43.

Hoch, M.C., McKeon, P.O., 2011. Nonnative range of weightbearing lunge test perfonnance asymmetry in healthy adults. Man. Ther. 16, 516–519.

Irving, D.B., et al., 2007. Factors associated with chronic plantar heel pain: a systematic review. J, Sci. Med. Sport 9, 11–22.

Janda, V., 1994. Muscles and motor control in cervicogenic disorders: assessment and management. In: Grant, R. (Ed.), Physical therapy of the cervical and thoracic spine, second ed. Churchill Livingstone, New York, p. 195.

Janda, V., 2002. Muscles and motor control in cervicogenic disorders. In: Grant, R. (Ed.), Physical therapy of the cervical and thoracic spine, seconded. Churchill Livingstone, New York, p. 182.

Jones, M.A., et al., 2002. Conceptual models for implementing biopsychosocial theory in clinical practice. Man. Ther. 7, 2–9.

Jones, M.A., Rivett, D.A., 2004. Clinical reasoning for manual therapists. Butterworth-Heinemann, Edinburgh.

Jull, G.A., Janda, V., 1987. Muscles and motor control in low back pain: assessment and management. In: Twomey, L.T., Taylor, J.R. (Eds.),

Physical therapy of the low back. Churchill Livingstone, New York, p. 253.

Kerkhoffs, G.M., et al., 2012. Diagnosis, treatment and prevention of ankle sprains: an evidence-based clinical guideline. Br. J, Sports Med. 46, 854–860.

Kaltenbom, F.M., 2002. Manual mobilisation of the joints, vol. I, sixth ed. The extremities. Norli, Oslo.

Keenan, A.M., et al, 2007. The foot posture index: Rasch analysis of a novel, foot-specific outcome measure. Arch. Phys. Med. Rehabil. 88, 88–93.

Kendall, F.P., et al, 2010. Muscles testing and function, fifth ed. Lippincott Williams and Wilkins, Baltimore.

Kennedy, J.G., et al, 2016. Primary tumors of the foot and ankle. Foot Ankle Spec. 9, 58–68.

Kim, J.H., 2016. Complex regional pain syndrome in the foot and ankle. In: Jung, H.G. (Ed.), Foot and ankle disorders – an illustrated reference. Springer, Berlin.

King, D., et al., 2014. How to use capillary rdill time. Arch. Dis. Child Educ. Pract. Ed. 99, 111–116.

Kirby, K., 2001. Subtalar joint axis location and rotational equihbrium theory of foot function. J. Am. Podiatr. Med. 91, 465–487.

Kirby, K., 2015. Prescribing orthoses: has tissue stress theory supplanted root theory? Podiatry Today 28 (4). Available online at: www.podiatrytoday.com/prescribing-orthoses-has-tissue-stress-theory-supplanted-root-theory.

Korim, M., et al., 2014. Foot and ankle tuberculosis: case series and literature review. Foot (Edinb.) 24, 176–179.

Lee, J.J., et al., 2013. Current concepts review. The musculoskeletal effects of cigarette smoking. J. Bone Joint Surg. Am. 95, 850–859.

Liu, S.H., et al., 1997. Diagnosis of anterolateral ankle impingement. Comparison between magnetic resonance imaging and clinical examination. Am. J, Sports Med. 25, 389–393.

Maffulli, N., 1998. The clinical diagnosis of subcutaneous tear of the Achilles tendon. Am. J, Sports Med. 26, 266–270.

Magee, D.J., 2014. Orthopedic physical assessment, sixth ed. Elsevier, St Louis.

Mahadevan, D., et al., 2015. Diagnostic accuracy of clinical tests for Morton's neuroma compared with ultrasonography. J. Foot Ankle Surg. 54, 549–553.

Martin, R.L., et al, 2013. Ankle stability and movement coordination impainnents: ankle ligament sprains. J, Orthop. Sports Phys. Ther. 43, A1–A40.

Martin, R.L., et al., 2014. Heel pain-plantar fasciitis: revision. J. Orthop. Sports Phys. Ther. 44, A1–A33.

Martin, R.L., Irrgang, J.J., 2007. A survey of self-reported outcome instruments for the foot and ankle. J. Orthop. Sports Phys. Ther. 37, 72–84.

Matles, A.L., 1975. Rupture of the tendo Achilles. Another diagnostic sign. Bull. Hosp. Joint Dis. 36, 48–51.

Mawdsley, H.R., et al., 2000. Criterion-related validity of the figureof-eight method of measuring ankle edema. J. Orthop. Sports Phys. Ther. 30, 49–153.

McPoil, T.G., Hunt, G.C., 1995. Evaluation and management of foot and ankle disorders: present problems and future directions. J. Orthop. Sports Phys. Ther. 21, 381–388.

Mohan, H.K., et al., 2010. SPECT/CT in imaging foot and ankle pathology – the demise of other coregistration techniques. Semin. Nucl. Med. 40, 41–51.

Molloy, S., et al., 2003. Synovial impingement in the ankle: a new physical sign. J, Bone Joint Surg. 85-B, 330–333.

Mulligan, B.R., 2010. Manual therapy 'NAGs', 'SNAGs', 'MWMs' etc, sixth ed. Plane View Services, New Zealand.

Neal, B.S., et al., 2014. Foot posture as a risk filctor for lower limb overuse injury: a systematic review and meta-analysis. J. Foot Ankle Res.

7, 55.

Nelson, R., Hall, T., 2011. Bilateral dorsal foot pain in a young tennis player managed by neurodynamics treatment techniques. Man. Ther. 16, 641–645.

Neumann, D.A., 2002. Kinesiology of the musculoskeletal system. Mosby, St Louis.

NICE, 2015. Venous thromboembolic diseases: diagnosis, management and thrombophilia testing. Available online at: https://1www.nice.org.uk/Guidance/CG144.

Nicholas, M.K., et al., 2011. Early identification and management of psychological risk factors ('yellow flags') in patients with low back pain: a reappraisal. Phys. Ther. 91, 737–753.

Nix, S.E., et al., 2013. Gait parameters associated with hallux valgus: a systematic review. J. Foot Anlde Res. 6, 9.

Nussbaum, ED., et al., 2001. Prospective evaluation of syndesmotic ankle sprains without diastasis. Am. J. Sports Med. 29, 31–35.

Oji, D.E., Schon, L.C., 2013. The diabetic foot. In: Thordarson, D.B. (Ed.), Foot and ankle, seconded. Lippincott Williams and Wilkins, Philadelphia, pp. 104–124.

O'Loughlin, P.F., et al., 2009. Ankle instability in sports. Phys. Sports Med. 37, 93–103.

O'Loughlin, P.F., et al., 2010. Current concepts in the diagnosis and treatment of osteochondral lesions of the ankle. Am. J. Sports Med. 38, 392–404.

Pahor, S., Toppenberg, R., 1996. An investigation of neural tissue involvement in ankle inversion sprains. Man. Ther. 1, 192–197.

Pascual Huerta, J., 2014. The effect of the gastrocnemius on the plantar fascia. Foot Ankle Clin. 26, 701–718.

Patla, C.E., Abbot, J.H., 2000. Tibialis posterior myofascial tightness as a source of heel pain: diagnosis and treatment. J. Orthop. Sports Phys. Ther. 30, 624–632.

Peach, M., et al., 2012. Diagnosis and management of peripheral arterial disease. Br. Med. J. 345, e5208.

Pedowitz, D.I., 2012. General imaging of the adult foot and ankle. In: Hurwitz, S.R., Parekh, S.G. (Eds.), Mwculoskeletal examination of the foot and ankle. Slack, New Jersey.

Perera, A.M., et al., 2011. The pathogenesis of hallux valgus. J. Bone Joint Surg. Am. 93, 1650–1661.

Petty, N.J., Barnard, K., 2017. Principles of musculoskeletal treatment and management: a handbook for therapists, third ed. Churchill Livingstone, Edinburgh.

Powden, C.J., et al., 2015. Reliability and minimal detectable change of the weight-bearing lunge test: a systematic review. Man. Ther. 20, 524–532.

Raatikainen, T., et al., 1992. Arthrography, clinical examination, and stress radiograph in the diagnosis of acute injury to the lateral ligaments of the ankle. Am. J. Sports Med. 20, 2–6.

Redmond, A. C., et al., 2006. Development and validation of a novelrating system for scoring standing foot posture: the Foot Posture Index. Clin. Biomech. (Bristol, Avon) 21, 89–98.

Redmond, A.C., et al., 2008. Normative values for the Foot Posture Index. J. Foot Ankle Res. 1, 6.

Reilly, K.K., et al., 2009. The role of foot and ankle assessment of patients with lower limb osteoarthritis. Physiotherapy 95, 164–169.

Rewhom, M.J., et al., 2014. Incidence of complex regional pain syndrome after foot and ankle surgery. J. Foot Ankle Surg. 53, 256–258.

Robinson, R.H., Gribble, P.A., 2008. Support for a reduction in the number of trials needed for the Star Excursion Balance Test. Arch. Pbys. Med. Rehabil. 89, 364–370.

Rohner-Spengler, M., et al., 2007. Reliability and minimal detectable change for the figure-of-eight-20 method of measurement of ankle edema. J. Orthop. Sports Phys. Ther. 37, 199–205.

Root, M.L., et al., 1977. Clinical biomechanics. Normal and abnormal function of the foot, vol. II. Los Angeles. Clio. Biomech. (Bristol, Avon).

Schwieterman, B., et al., 2013. Diagnostic accuracy of physical examination tests of the ankle/foot complex: a systematic review. Int. J. Sports Phys. Ther. 8, 416–426.

Singh, V.K., et al., 2013. The diagnostic value of single photonemission computed tomography bone scans combined with CT (SPECT-CT) in diseases of the foot and ankle. Foot Ankle Surg. 19, 80–83.

Sman, A., et al., 2013. Diagnostic accuracy of clinical tests for diagnosis of ankle syndesmosis injury: a systematic review. Br. J. Sports Med. 47, 620–628.

Sueki, D.G., et al., 2013. A regional interdependence model of musculoskeletal dysfunction: research, mechanisms, and clinical implications. J. Man. Manip. Ther. 21, 90–102.

Thacker, M., 2015. Louis Gifford – revolutionary: the mature organism model, an embodied cognitive perspective of pain. In Touch 152: 4–9.

Thordarson, D.B., 2013. Foot and ankle, second ed. Lippincott Williams and Wilkins, Philadelphia.

Uth, C., 1999. The case of a non-traumatic sprained ankle. Man. Ther. 4, 163–168.

Valderrabano, V., et al., 2006. Ligamentous post-traumatic ankle osteoarthritis. Am. J. Sports Med. 34, 612–620.

van Dijk, C.N., et al., 1996. Physical examination is sufficient for the diagnosis of sprained ankles. J. Bone Joint Surg. 78-B, 958–962.

Vanore, J.V., et al., 2003. Diagnosis and treatment of first metatarsophalangeal joint disorders. Section 1: Hallux valgus clinical practice guideline. J. Foot Ankle Surg. 42, 112–123.

van Rijn, R.M., et al., 2008. What is the clinical course of acute ankle sprains? A systematic literature review. Am. J. Med. 121, 324–331. e6.

Vicenzino, B., 2004. Foot orthotics in the treatment of lower limb conditions: a musculoskeletal physiotherapy perspective. Man. Ther. 9, 185–196.

Wells, P.S., et al., 2003. Evaluation of d-dimer in the diagnosis of suspected deep-vein thrombosis. NEJM 349, 1227–1235.

Whittle, M., et al., 2012a. Normal gait. In: Levine, D., et al. (Eds.), Whittle's gait analysis, fiveth ed. Churchill Livingstone, Edinburgh, (Chapter 2).

Whittle, M., et al., 2012b. Methods of gait analysis. In: Levine, D., et al. (Eds.), Whittle's gait analysis, fifth ed. Churchill Livingstone, Edinburgh, (Chapter 5).

Williams, T., et al., 2012. SPECT-CT imaging of obscure foot and ankle pain. Foot Ankle Surg. 18, 30–33.

Wukich, D.K., et al., 2010. Postoperative infection rates in foot and ankle surgery: a comparison of patients with and without diabetes mellitus. J. Bone Joint Surg. Am. 92, 287–295.

Wukich, D.K., et al., 2011. Surgical site infections after foot and ankle surgery. Diabetes Care 34, 2211–2213.

Yates, B., White, S., 2004. The incidence and risk factors in the development of medial tibial stress syndrome among naval recruits. Am. J. Sports Med. 32, 772–780.

Young, J., McAllister, D.R., 2006. Evaluation and treatment of tibial stress fractures. Clin. Sports Med. 25, 117–128.

Zaw, H., Calder, J.D., 2010. Operative management options for symptomatic flexible adult acquired flatfoot deformity: a review. Knee Surg. Sports Traumatol. Arthrosc. 18, 135–142.

索　引